L'ATHREPSIE

PARIS. — IMPRIMERIE DE E. MARTINET, RUE MIGNON, 2

CLINIQUE

DES NOUVEAU-NÉS

L'ATHREPSIE

PAR

J. PARROT

PROFESSEUR A LA FACULTÉ DE MÉDECINE DE PARIS
MÉDECIN DE L'HOSPICE DES ENFANTS-ASSISTÉS

LEÇONS RECUEILLIES PAR LE Dr TROISIER

AVEC 13 PLANCHES, DONT 4 EN COULEUR, DESSINÉES PAR F. RENAUDOT

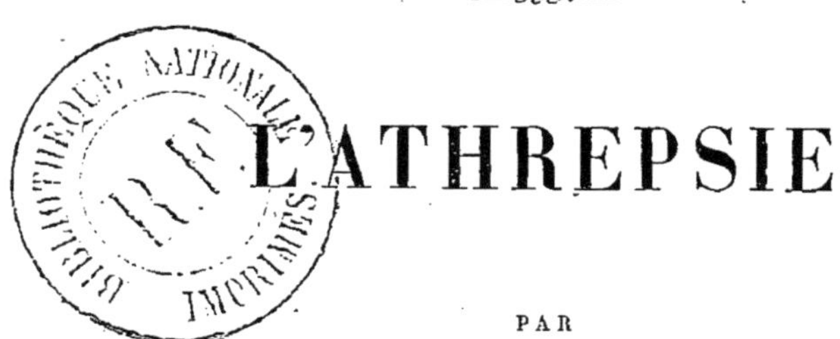

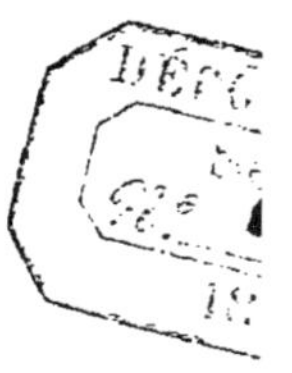

PARIS

G. MASSON, ÉDITEUR

LIBRAIRE DE L'ACADÉMIE DE MÉDECINE

Boulevard Saint-Germain, en face de l'École-de-Médecine

M DCCC LXXVII

PRÉFACE

Placé depuis plusieurs années à la tête du service médical de l'hospice des Enfants-Assistés, j'y ai vu, sous leurs formes multiples et leurs physionomies variées, les diverses affections de l'enfance.

Dans ce milieu, j'ai pu me convaincre que l'*évolution* jouait un rôle pathogénique capital, et que, dans presque tous les états morbides, les troubles fonctionnels et les altérations d'organes se présentaient comme des modifications, par excès ou par défaut, des phénomènes physiologiques. Dominé par cette idée, j'ai cru devoir classer parmi les *maladies d'évolution* : l'Athrepsie, l'Œdème et les Convulsions des nouveau-nés, la Syphilis héréditaire et le Rachitis.

L'Athrepsie, qu'elle soit primitive ou secondaire, mérite par sa fréquence d'être envisagée comme la base de la pathologie du premier âge ; c'est ce qui m'a déterminé à commencer par elle.

Mais que faut-il entendre par ATHREPSIE, et pourquoi ce néologisme? C'est dans mon travail tout entier qu'il faut chercher la réponse à ces questions. Il est donc indispensable de le lire pour comprendre le titre qu'il porte.

Toutefois, voici par avance ce que je puis dire là-dessus.

L'étude d'un certain nombre d'affections très-communes chez les nouveau-nés, telles que la Diarrhée, les Vomissements, le Muguet, les Ulcérations buccales et cutanées, l'Érythème, l'Endurcissement, les Convulsions et même le Mal de mâchoire, m'y a fait apercevoir des marques incontestables de parenté. J'ai vu qu'en toute circonstance elles procédaient d'une origine unique; et que, variables dans leur nombre, mais invariables dans leur succession, elles étaient disposées dans un ordre typique.

A de tels caractères, j'ai reconnu qu'il y avait là une *maladie*, certainement très-ancienne, mais jusqu'ici méconnue. En la déterminant pour la première fois, je devais lui donner un nom; j'ai proposé celui d'Athrepsie, formé de la particule privative α et du mot $\theta\rho\epsilon\psi\iota\varsigma$, qui signifie nutrition; parce que ses divers épisodes sont reliés entre eux, gouvernés, expliqués par un phénomène qui en est l'essence même; à savoir : un trouble profond du travail nutritif.

Ayant justifié le terme Athrepsie, je dois aller au-devant de quelques autres objections. — On s'étonnera peut-être que, dans une étude *clinique*, j'aie consacré deux leçons à l'Anatomie et à la Physiologie, et que je sois entré dans de longs développements à propos de l'Anatomie pathologique.

Sur le premier point, je dirai qu'attribuant à l'évolution une importance pathogénique considérable je devais rappeler les faits principaux qui s'y rattachent; et que, voulant éviter la confusion où sont tombés presque tous les auteurs de pédiatrique, relativement aux déterminations morbides des différentes périodes de l'enfance, il était indispensable de limiter ces périodes et de préciser celle que je voulais particulièrement étudier.

Pour ce qui est de l'Anatomie pathologique, je lui ai donné dans mon plan une grande place, parce que j'estime qu'elle est indispensable au clinicien, et qu'en dehors d'elle le problème clinique reste sans solution précise et sans *preuve*. Morgagni disait que les nécropsies ne peuvent servir que si elles sont faites par un homme expérimenté dans la clinique, et si elles sont accompagnées de l'histoire détaillée de la maladie. Cette proposition si vraie garde toute son importance lorsqu'on en transpose les termes; et il est permis d'affirmer que la clinique n'a de base solide que si elle s'appuie sur des notions étendues et exactes d'anatomie pathologique. Autrement, elle est mouvante et conjecturale.

Si ce travail a quelque mérite, je ne voudrais pas que l'on m'en rapportât tout l'honneur, car je ne l'ai pas fait seul. D'autres y ont mis la main avec moi, et je suis heureux de reconnaître l'aide que m'ont donnée mes élèves de l'hospice des Enfants-Assistés, et surtout mes internes. L'un d'eux, M. le docteur Troisier, a bien voulu recueillir les leçons que j'ai faites en 1875, et qui sont la substance même de ce livre (1) ; il a, de plus, beaucoup contribué à la publication actuelle ; je l'en remercie cordialement. Je suis également très-obligé à M. F. Renaudot, qui a exécuté les planches avec son talent bien connu et une sollicitude des plus affectueuses.

M. Georges Masson, mon éditeur, avec une largeur de vues, dont il sait faire bénéficier la science, s'est courtoisement prêté à toutes les exigences d'une exécution typographique difficile. Qu'il me permette de lui en témoigner ici ma gratitude.

Paris, ce 15 février 1877.

J. PARROT.

(1) La partie clinique de ces leçons a paru dans le *Progrès médical*. En la reproduisant ici, je lui ai fait subir d'importantes modifications.

L'ATHREPSIE

PREMIÈRE LEÇON

CONSIDÉRATIONS PRÉLIMINAIRES SUR LE NOUVEAU-NÉ

ANATOMIE

MESSIEURS,

Dans l'enfance, les états morbides diffèrent notablement, suivant l'âge des sujets. Aussi, pour tracer l'histoire pathologique de cette première partie de la vie, à un point de vue pratique, est-il indispensable de la diviser en un certain nombre d'époques, afin de n'attribuer à chacune d'elles que les maladies qui lui sont propres.

Parmi ces périodes secondaires, je n'en prendrai qu'une, celle qui suit immédiatement la naissance; et dans les leçons que je commence aujourd'hui devant vous, je vous parlerai seulement des nouveau-nés, auxquels sert d'asile la maison où nous sommes.

Dans l'évolution de l'individu, ce temps ne tient qu'une bien petite place, et les affections que l'on y observe sont en réalité peu nombreuses; mais presque toutes elles n'appartiennent qu'à lui, et à ce point de vue il n'est aucun autre moment de la vie qui mérite autant d'être étudié d'une manière isolée.

On comprendrait mal la pathologie des nouveau-nés si on l'abordait sans s'être préalablement renseigné sur ce qu'ils sont à l'état de santé; car chez eux, plus manifestement encore qu'aux autres âges, le mal a sa source dans une condition physiologique.

Convaincu de cette vérité, j'ai cru devoir commencer par vous faire connaître les particularités anatomiques et physiologiques qui caractérisent ces enfants et leur assignent une place si particulière parmi tous les autres (1).

(1) Burdach (a) dit que la première des deux époques que comprend la vie non à maturité porte le nom d'*enfance;* qu'elle embrasse les sept premières années, et que la *première enfance* est limitée aux neuf premiers mois. Cette division très-incomplète ne mentionne même pas la période que nous étudions.

Les auteurs qui ont écrit le plus récemment sur la pédiatrique n'ont pas su éviter l'écueil que je signale. « Les Anglais, dit M. Archambault (b), désignent par le mot *infancy* la période de l'enfance, qui s'étend du moment de la naissance jusqu'à la fin de la deuxième année environ, et par celui de *childhood* la période qui, de la deuxième année, va jusqu'à la puberté. A défaut d'un terme spécial, j'ai traduit le mot *infancy* par l'expression *première enfance,* et *childhood* par celle de *deuxième enfance...* C'est surtout en clinique qu'il importe de conserver cette distinction, attendu que plus l'enfant est près du moment de sa naissance, plus les affections dont il est

(a) Burdach, *Traité de physiologie,* traduct. française, t. IV, p. 312. Paris, 1839.
(b) Charles West, *Leçons sur les maladies des enfants.* Traduction française. Paris, 1875; note, p. 1.

Jusqu'ici l'on n'a pas donné une définition rigoureuse du nouveau-né ; et cela, par manque d'un critérium tiré de l'anatomie ou de la physiologie. Celles que l'on a proposées, répondant à des préoccupations différentes, présentent entre elles des divergences considérables.

La plupart des auteurs s'étant placés au point de vue de la médecine légale, sans aucun souci de la pathologie, ont assigné une durée trop courte au temps pendant lequel cette dénomination est applicable ; aussi je rejette complétement la définition de Robert Froriep (a), qui revient à *l'infans sanguinolentus, cruentatus* de l'ancien droit romain ; celle de P. Dubois et Désormeaux (b), pour qui le terme nouveau-né est synonyme d'enfant naissant ; celles enfin d'Ollivier (d'Angers) (c) et de Billard, qui proposent pour limiter cette époque de l'enfance, le premier, la chute du cordon, et le second, la formation de la cicatrice ombilicale.

Après une critique très-judicieuse de ces opinions, M. le professeur Tardieu (d) adopte la manière de voir de la Cour de cassation, qui dans un arrêt du mois de décembre 1835 considère comme nouveau-né *tout enfant au moment où il vient de naître ou dans un temps très-rapproché de celui de la naissance.* — Je la repousse comme les précédentes, parce

atteint ont un caractère spécial... S'il y a réellement une médecine propre à l'enfance, c'est pendant la période que nous désignons sous le nom de première enfance, tandis qu'à partir de la fin de la première dentition, la pathologie du jeune âge tend de plus en plus à se rapprocher de celle de l'adulte. » — Ainsi, tout en comprenant la nécessité d'établir des divisions, M. Archambault ne les a pas faites assez

(a) Froriep, *Qu'est-ce qu'un enfant nouveau-né?* (*Annales d'hygiène et de méd. lég.,* 1re série, t. XVI, p. 356.)

(b) P. Dubois et Désormeaux (*Dict. en 30 vol.,* Article *Nouveau-né*).

(c) Ollivier (d'Angers), *Mémoire médico-légal sur l'infanticide — Examen de cette question : Pendant combien de temps un enfant doit-il être considéré comme enfant nouveau-né?* (*Annales d'hygiène et de méd. lég.* 1re série, t. XVI, p. 328.)

(d) Tardieu, *Étude médico-légale sur l'infanticide,* p. 21. Paris, 1868.

qu'elle embrasse une période mal délimitée et en tout cas beaucoup trop courte. — Par contre, celle de Denis (1), qui s'étend aux quatre et même aux cinq ou six premiers mois, est trop étendue. — Je vous propose la suivante, qui sans être irréprochable a du moins l'avantage de s'adapter aux faits pathologiques : l'enfant NOUVEAU-NÉ (2) est celui qui, *né à terme ou non, viable ou non viable* (3), *n'a pas dépassé le deuxième mois de la vie extra-utérine.*

nombreuses ; et il a précisément omis celle que je considère comme la plus importante.

(1) « Pendant quatre, cinq et même six mois après sa naissance, dit-il, l'enfant offre un organisme particulier qui modifie puissamment les formes de son état de santé et de son état de maladie. C'est pourquoi je lui donne le nom de *nouveau-né ;* par là je le distingue et de *l'enfant naissant,* vulgairement nommé nouveau-né, et de *l'enfant qui commence à pousser les dents,* à donner des marques d'intelligence etc. (a). »

D'après les médecins chinois, le nouveau-né n'a aucune des trois âmes qui normalement habitent le corps humain, du moins celui de l'homme ; car il n'est pas bien établi que la femme en ait autant. Voici d'ailleurs ce que, dans un intéressant travail (b), nous apprend sur ce point M. le docteur E. Martin : « Les petits nouveau-nés n'ont pas encore d'âme, et la très-indulgente législation établie par le code contre l'infanticide se ressent beaucoup de cette curieuse hypothèse spiritualiste. Mais ils (les médecins) ne déterminent pas l'époque à laquelle apparaissent les trois âmes ; ils se contentent de dire qu'elles viennent peu à peu, successivement, et d'autant plus vite que l'enfant est appelé à une plus haute destinée. »

(2) Voici dans quelques langues les termes synonymes de ce mot :

Italien	Nuovo nato.
Espagnol	Recien-nacido.
Anglais	New-born.
Allemand	Neugeboren.
Russe	Noworogedenny.
Latin	Neonatus ; recens natus.
Grec	νεογνός ; νεογενής.

(3) Les deux expressions *enfant viable et enfant à terme* ne doivent pas être confondues.

Il n'existe pas à vrai dire de caractères permettant d'affirmer qu'un enfant vivant est né à terme. Au moment de la naissance, la taille, le poids, l'état de la peau autorisent à formuler là-dessus une opinion probable mais non certaine. Si l'enfant

(a) Denis, *Recherches d'anatomie et de physiologie pathologiques sur plusieurs maladies des enfants nouveau-nés.* Commercy, 1826, p. 581.

(b) E. Martin, *Étude historique et critique sur l'art médical en Chine (Gazette hebdom. de méd. et de chir.,* 2ᵉ série, t. IX, p. 75, 1872).

Cette limite posée, qui détermine nettement les enfants dont nous aurons à étudier les maladies, je vais d'abord chercher à vous les faire connaître à l'état normal, vous disant ce qu'ils étaient hier, ce qu'ils seront demain; et vous initiant ainsi, autant que je le pourrai, aux transformations que subissent, pour ainsi dire à chaque instant, ces êtres dont la modalité organique et fonctionnelle a pour caractère dominant l'instabilité.

Le fœtus est attaché à sa mère; il vit de sa substance, recevant d'elle son liquide nourricier et le lui rendant après l'avoir épuisé pour sa nutrition. — La naissance le jette brusquement dans le monde extérieur, transformant les conditions de son existence, changeant le jeu de ses organes et faisant éclore de nouvelles fonctions. — Désormais il va respirer et digérer, ses sens vont entrer en action et son appareil circulatoire, profondément modifié, va donner au cours du sang sa direction définitive.

Durant la vie intra-utérine, quand la seconde circulation fœtale est établie, c'est dans le placenta que se fait l'hématose. C'est dans l'intimité de cet organe transitoire que le

est mort-né ou s'il succombe au bout de quelques jours, deux signes d'une grande valeur ne permettent pas de douter qu'il soit venu à terme : ce sont, d'une part, la présence du point d'ossification de l'extrémité inférieure du fémur, qui présente une largeur de 2 à 5^{mm}; et en second lieu l'existence dans le maxillaire inférieur de quatre alvéoles, nettement circonscrits par un cloisonnement complet.

La viabilité peut s'allier à un développement incomplet du fœtus; aussi l'époque à laquelle un enfant est viable ne peut-elle être précisée d'une façon rigoureuse. La loi française déclare non viable tout fœtus âgé de moins de six mois; mais cette limite n'a rien de fixe, et le plus souvent elle doit être étendue jusqu'au septième et parfois même jusqu'au voisinage du neuvième mois; de sorte qu'un enfant venu à terme peut n'être point viable, tandis que la viabilité est compatible avec une naissance anticipée de deux mois. Je reviendrai du reste sur ce point à propos de la faiblesse congénitale.

sang du produit s'artérialise par son contact avec celui de la mère. Il y arrive par des artères et en sort par une veine. Dans ce dernier trajet, après avoir franchi l'anneau ombilical, il suit deux voies pour atteindre le cœur droit. Une faible portion traverse le foie, rencontrant le sinus de la veine porte ; tandis que la masse principale, suivant le canal veineux d'Arantius, arrive directement dans la cave inférieure, déjà parcourue par le sang des extrémités inférieures. Il est versé dans l'oreillette droite, qui reçoit également par la cave supérieure, le sang de la tête et des membres supérieurs ; mais tandis que celui-ci s'engage directement dans le ventricule droit et de là dans le canal artériel (quelques gouttes seulement vont aux poumons), le premier, grâce à la disposition de la valvule d'Eustache qui le sépare du précédent, passe par le trou de Botal dans l'oreillette gauche ; et de celle-ci dans le ventricule correspondant, qui le pousse par l'aorte dans deux directions différentes. Le courant principal arrive à l'extrémité céphalique par les carotides ; l'autre parcourt l'aorte descendante, où il se mêle au sang du canal artériel, se rend aux parties inférieures, et par les artères ombilicales au placenta, d'où nous l'avons vu partir.

Après la naissance, le cordon, d'abord bleuâtre et turgide, ne tarde pas à se décolorer, à s'affaisser, et au bout de deux ou trois minutes les battements dont il était le siége ont cessé. Désormais les vaisseaux funiculaires rétractés ne recevront plus le sang placentaire ; mais bientôt, par une sorte de compensation, la veine porte sera remplie par celui des organes digestifs.

Du côté du cœur s'accomplissent des changements non moins importants. L'aspiration thoracique détermine un courant considérable de l'artère pulmonaire vers les poumons, et le sang ne passe plus par le canal artériel, qui s'obstrue avec une rapidité telle que, si la vie a duré de vingt-quatre à quarante-huit heures, on n'y peut plus faire pénétrer un stylet de trousse. Un autre effet de l'expansion des poumons est d'appeler dans le ventricule droit le sang de l'oreillette, détourné du trou ovale, dont l'occlusion complète ne tarde pas à se produire par l'accroissement rapide de sa valvule.

Telles sont les modifications anatomiques que subit l'organisme de l'enfant aussitôt après la naissance et dans les jours qui la suivent. Elles ont lieu rapidement, mais aucune d'elles n'est instantanée. Pendant qu'elles s'accomplissent, chacun des organes en cause peut devenir le siége d'un travail morbide.

Ainsi le nouveau-né ne se débarrasse pas brusquement de ses caractères fœtaux ; cela se fait peu à peu. Je vais vous faire connaître avec quelques détails ces changements.

Commençons par le travail qui s'opère au niveau de l'ombilic et qui accompagne la chute du cordon.

La structure de celui-ci vous est connue. Vous savez qu'une gaîne formée par un prolongement de l'amnios enveloppe deux artères et une veine, enchassées dans ce que l'on appelle la gélatine de Wharton. Les artères naissent des hypogastriques, avec lesquelles elles se continuent à plein canal, se dirigeant en avant et en dedans, pour se placer sur les parties latérales de la vessie, gagner la paroi abdominale antérieure et pénétrer dans l'ombilic. La veine, plus large que les artères, naît du placenta par de nombreuses branches, parcourt la tige funiculaire dans toute son étendue, arrive à l'ombilic, et de là se dirige en haut et à droite pour aboutir à la veine porte et au canal veineux.

La gélatine de Wharton, interposée entre les vaisseaux, y

joue un rôle de protection. M. J. Renaut a récemment donné une bonne description de sa structure et de sa constitution histologique (1).

Chute du cordon ombilical.

Après la ligature et la section du cordon, la partie qui reste adhérente à l'enfant se flétrit, devient molle, prend une teinte bleuâtre. Puis elle brunit, se rétrécit, diminue de lon-

(1) Autour des vaisseaux est une couche de fibres longitudinales blanches, plus opaques que le reste du tissu et se tordant en spirale, comme les canaux eux-mêmes. A la périphérie, au contraire, la substance muqueuse étant beaucoup plus abondante, le tissu est plus mou. Comme elle est irrégulièrement répartie, il en résulte de petites masses globuleuses, translucides, qui donnent au cordon un aspect noueux. Cette substance est constituée par des fibres conjonctives, finement striées ou ondulées, anastomosées les unes avec les autres, et formant des alvéoles de dimensions variables, que remplit la substance muqueuse avec quelques cellules embryonnaires semblables aux leucocytes et qui sont traversés par des fibrilles très-grêles. Les fibres principales sont recouvertes de cellules plates constituées par une large plaque de protoplasma et par un noyau vésiculeux. Le revêtement ainsi formé par ces cellules est discontinu et les éléments cellulaires eux-mêmes sont peu adhérents aux fibres, le long desquelles on les voit glisser avant de devenir libres. Il résulte de cette disposition, comme le fait observer M. J. Renaut, que le tissu aréolaire du cordon, situé sous le revêtement fourni par l'amnios, rappelle d'une manière frappante la structure du tissu cellulaire lâche sous-cutané, dont cette couche pourrait être considérée comme le prolongement, suivant la remarque de M. Virchow. La seule différence, consiste en ce fait, que les mailles du tissu muqueux de Wharton, sont très-régulièrement aréolaires, et qu'elles contiennent, au lieu de lymphe, de la mucine. — L'épithélium de la surface libre du cordon, prolongement de celui qui recouvre l'amnios, est formé de deux couches. La plus superficielle est constituée par de larges plaques irrégulières à bords crénelés, avec noyau. La profonde est formée par des cellules pavimenteuses à noyau central, entouré quelquefois de nombreuses gouttes d'une matière réfringente, probablement muqueuse, qui sur certains points se réunissent pour former un globe unique très-volumineux. Au-dessous d'elles, et les séparant du tissu muqueux proprement dit, est une troisième couche de cellules plates irrégulières, qui semble être l'analogue des couches profondes du corps muqueux de Malpighi (a).

(a) J. Renaut, *Note sur le tissu muqueux du cordon ombilical* [gélatine de Wharton] (*Arch. de phys. norm. et path.*, p. 219, 1872).

gueur, se contourne en vrille, se dessèche et finit par être réduite en une sorte de lamelle parcheminée, semi-transparente, à travers laquelle on aperçoit des lignes noires, formées par les vaisseaux ombilicaux.

Billard (*a*) pensait que la dessiccation du cordon, phénomène essentiellement physiologique, ne peut se faire que pendant la vie; qu'elle cesse dès que celle-ci s'éteint; et que sur le cadavre, au lieu de se dessécher et de tomber au bout de quelques jours, comme cela s'observe sur l'être vivant, il subit une inévitable décomposition.

Contrairement à cette manière de voir, Lorain (*b*) a démontré expérimentalement qu'il s'agit là d'un fait purement physique et nullement d'ordre vital, dépendant des conditions thermiques et hygrométriques où l'enfant se trouve placé, qu'il soit vivant ou mort. M. Tardieu (*c*) professe la même opinion.

La partie desséchée du cordon est éliminée à la suite d'un travail inflammatoire, qu'elle provoque, comme le ferait un corps étranger. La peau rougit au niveau de son insertion abdominale et il se forme autour d'elle un sillon qui est le siége d'un suintement séro-purulent. Isolée de la sorte, elle finit par tomber, laissant à sa place une petite plaie qui se cicatrise habituellement en huit ou dix jours.

Cette chute n'a pas lieu toujours à la même époque. Elle est d'autant plus rapide que l'enfant est plus robuste. Chaque jour on peut vérifier l'exactitude de ce fait, signalé par Billard. Le plus souvent elle a lieu du quatrième

---

(*a*) Billard, *Traité des maladies des enfants nouveau-nés et à la mamelle*, p. 20. 2ᵉ édit., Paris, 1833.

(*b*) Lorain, *De la fièvre puerpérale chez la femme, le fœtus et le nouveau-né*. (Thèses de Paris, 1855.)

(*c*) *Loc. cit.*

au cinquième jour; quelquefois le troisième ou le sixième, rarement le second. Elle n'est retardée jusqu'au dixième, que chez des sujets chétifs, atteints de faiblesse congénitale, malades ou nés avant terme.

L'élimination du cordon est une conséquence de sa constitution; il ne renferme pas de vaisseaux dans son tissu, ceux du derme cutané s'arrêtant à sa base où ils forment un cercle très-net. Dès qu'il a cessé d'être baigné par le liquide amniotique et d'être parcouru par le sang des artères et de la veine ombilicale, il ne peut plus se nourrir et meurt. Seule, la portion qui se trouve unie aux tissus vasculaires continue à vivre; l'autre se mortifie et se détache de la première, au point même où cesse la vascularisation (*a*).

Rétraction des vaisseaux ombilicaux.

A ces phénomènes extérieurs d'autres succèdent, qui en sont la conséquence et qui s'accomplissent dans l'intérieur de la cavité abdominale; en voici un aperçu d'après Lorain (*b*) et M. Ch. Robin (*c*).

La séparation des divers éléments funiculaires n'est pas simultanée. Les artères se divisent les premières, du troisième au cinquième jour; ce n'est que consécutivement que se détachent d'abord la veine, puis l'enveloppe périphérique.

Cela fait, les vaisseaux dont la portion intra-abdominale continue de vivre ne restent pas en place. En vertu de leur élasticité propre, ils se rétractent dans le sens de leur longueur. Cette rétraction commence pour les artères plus tôt

---

(*a*) Voir, à ce sujet, Théas, *De quelques considérations sur le cordon ombilical* (Thèses de Paris, 1864). — Bouchaud, *De la mort par inanition et études expérimentales sur la nutrition chez le nouveau-né* (Thèses de Paris, 1864).

(*b*) *Thèse citée.*

(*c*) Ch. Robin, *Mémoire sur la rétraction, la cicatrisation et l'inflammation des vaisseaux ombilicaux et sur le système ligamenteux qui leur succède.* — (*Mémoires de l'Académie de médecine,* t. XXIV, p. 391. 1860.)

que pour les veines, et parfois avant la chute totale du cordon.
Elle est complète à la fin de la première année, et chez quelques
sujets les artères ont atteint le sommet de la vessie au bout
du deuxième mois. Le même travail s'accomplit dans la veine,
de quatre à huit jours plus tard. La distance à laquelle
l'extrémité des vaisseaux se trouve de l'ombilic n'est pas la
même à tous les âges, non plus que chez tous les sujets. Elle
peut varier de 5 à 14 centimètres pour les artères, et de 3 à
10 centimètres pour la veine. La rétraction porte sur les tuniques interne et moyenne, l'adventice restant adhérente à
l'ombilic. En même temps s'opère une véritable contraction,
qui réduit notablement le calibre vasculaire; puis l'extrémité
des artères se cicatrise, de la cinquième à la huitième semaine;
celle de la veine, du dixième au vingtième jour. A partir de
ce moment, l'oblitération se fait par adhésion de la paroi interne : de haut en bas pour les artères, et de bas en haut
pour la veine. Elle s'accompagne d'une atrophie de la
tunique moyenne et d'une augmentation de volume de
l'adventice; si bien que depuis le moment de la naissance
jusqu'à l'âge adulte le calibre des artères reste à peu près le
même.

Les différentes phases de ce travail ont pour résultat d'a-
mener les artères ombilicales dans le bassin, sur les côtés de
la vessie; et la veine, dans le ligament falciforme du foie,
laissant à la place qu'elles occupaient, entre leur extrémité
actuelle et l'ombilic, des cordons fibreux dus aux transformations de leur tunique adventice.

La dépression ombilicale se produit par la rétraction
des ligaments artériels, dont un faisceau s'insère au derme
de la cicatrice cutanée et la maintient fixée de haut en
bas sous forme d'un cul-de-sac, qui a son fond au niveau
de l'anneau fibreux. Il en résulte que l'ombilic cutané est

situé un peu plus haut que l'anneau, et paraît d'autant plus enfoncé, que les tissus musculaire et adipeux dépassent davantage en avant le niveau de la ligne blanche.

Les modifications organiques les plus importantes que provoque la naissance sont celles du cœur et des gros vaisseaux, dans leur région cardiaque. Pendant la vie fœtale, les oreillettes communiquent largement par le trou de Botal, ouverture ovale ou arrondie dont est percée leur cloison. Chez le nouveau-né, cette communication disparaît rapidement. A sa place on voit, du côté de l'oreillette droite, une dépression régulière ayant le contour de l'ancien orifice (c'est *la fosse ovale*); et dans l'oreillette gauche, une sorte de cicatrice, souvent couverte de trabécules saillantes.

Valvule du trou de Botal.

La valvule qui doit servir à l'oblitération du trou de Botal commence à se montrer chez l'embryon humain dans le courant de la huitième semaine, en même temps que la cloison inter-auriculaire se développe sous forme d'un léger croissant, dans le prolongement de la cloison des ventricules. On la voit apparaître, en regard de la valvule d'Eustache, à l'embouchure de la veine cave inférieure, dont elle n'est en quelque sorte qu'une continuation. Elle s'accroît d'arrière en avant. Son bord antérieur, en forme d'arcade, s'insère par deux piliers, l'un supérieur, l'autre inférieur, sur la paroi de l'oreillette; interceptant avec le bord opposé du trou de Botal une ouverture ovalaire, qui se rétrécit graduellement et qui d'ordinaire a disparu quelques jours après la naissance. Alors

Mode d'oblitération du trou de Botal.

le diaphragme obturateur dépasse dans sa marche envahissante, le bord antérieur du trou ovale, et vient s'appliquer sur la paroi gauche de la cloison, qui de la sorte est double en ce point. Durant sa période d'accroissement, il est mince, lisse, transparent et de couleur rosée; constitué par deux feuil-

lets de l'endocarde, que relient entre eux des fibres élastiques
et du tissu conjonctif. On y distingue aussi des vaisseaux et
de petites bandes musculaires, qui d'abord distribuées sans
ordre apparent, ne tardent pas à se grouper, de manière à
présenter deux dispositions principales. La plus fréquente
rappelle un éventail qui, ayant son pied dans l'un des piliers,
l'inférieur ordinairement, s'étale dans toutes les directions et
jusqu'à la périphérie. Dans d'autres cas, de chaque pilier
part un faisceau dont les fibres rayonnent d'avant en arrière,
reliées entre elles par un certain nombre de trabécules anas-
tomotiques.

Quelques années après la naissance, la valvule a pris une
épaisseur qui diffère peu de celle de la paroi inter-auriculaire. A droite elle est en général rosée et lisse ; à gauche,
elle est un peu jaunâtre, et sa surface est rugueuse, surtout
à la périphérie, où se dessinent nettement des faisceaux
musculaires qui s'insèrent sur la paroi de l'oreillette, laissant
parfois entre eux un certain nombre d'anfractuosités, ce qui
rappelle la cicatrice d'une brûlure.

Il est très-rare que le bord antérieur de la valvule compris
entre les deux piliers adhère à la paroi de l'oreillette gauche
sur laquelle il est venu s'appliquer. Habituellement on peut
engager au-dessous de lui, un stylet qui, après un trajet de
quelques millimètres, tantôt est arrêté dans un cul-de-sac,
tantôt pénètre dans l'oreillette droite par un orifice caché sous
le bourrelet qui circonscrit en arrière la fosse ovale. Cette dernière disposition est de beaucoup la plus fréquente ; l'examen
de deux cent treize cœurs, appartenant à des sujets de
un jour à deux ans, fait par M. Da Costa Alvarenga (a), lui

____

(a) Da Costa Alvaranga, *Études sur les perforations cardiaques et particulièrement
sur les communications entre les cavités droite et gauche du cœur.* Lisbonne 1868.
(*Gaz. méd. de Paris,* p. 104, 1870.)

a montré que l'occlusion n'existait que dans huit cas, c'est-
à-dire quatre fois environ sur 100.

Cet observateur pense que dans les deux premiers mois
l'orifice est constamment ouvert, et qu'il n'y a pas d'époque
fixe pour son occlusion.

J'ai fait quelques recherches sur ce point d'anatomie, et
voici ce qu'elles m'ont appris : chez soixante-deux sujets, âgés
de moins de deux ans, l'oblitération du trou de Botal n'était
complète que quatre fois, c'est-à-dire six à sept fois pour 100.
Sur cinquante-deux individus des deux sexes, âgés de plus
de dix-neuf ans, l'occlusion existait vingt-six fois, c'est-à-dire,
dans la moitié des cas.

Mais de ce que l'orifice n'est par hermétiquement clos,
quel que soit l'âge, il ne s'ensuit pas que dans le jeu régulier du cœur le sang passe d'une oreillette dans l'autre.
Les parties sont tellement disposées, qu'au moment de la
systole auriculaire le sang lui-même applique l'une contre
l'autre les deux parois du trajet et empêche ainsi toute
communication.

Cependant lorsque, sous l'influence d'une des causes qui
déterminent l'affaiblissement et le relâchement du cœur et
l'accumulation du sang dans ses cavités, l'oreillette droite
subit une distension considérable, le passage devient prati-
cable au sang : c'est ce qui arrive dans les asystolies passagères ou tenaces. Dans ces cas, la fosse ovale avec son orifice
joue véritablement le rôle d'une soupape de sûreté au
profit de l'oreillette droite, plus exposée que la gauche aux
surcharges brusques.

La seconde voie fœtale qui se ferme après la naissance
est le canal artériel, connu de Galien et bien étudié par
Fallope et Vésale.

Son oblitération, contrairement à l'opinion de Flourens et

de quelques autres auteurs, coïncide à peu près avec celle du trou de Botal. Billard (a) a fait là-dessus les observations suivantes : sur dix-neuf enfants morts le jour de leur naissance, il était complétement fermé deux fois, et en voie d'occlusion quatre fois; chez les treize autres, il était libre et plein de sang. Ces conditions sont peu modifiées le deuxième et le troisième jour. Le cinquième, sur vingt-neuf cas, dix fois seulement, le canal était largement ouvert; son oblitération était très-avancée cinq fois, presque complète dans sept et absolue dans sept autres. Sur vingt enfants de huit jours, il était presque oblitéré chez six et complétement imperméable chez onze.

M. Brière (a), sur vingt et un enfants morts du dixième au vingtième jour, a trouvé le canal artériel complétement oblitéré quatorze fois, et seulement rétréci sept fois. Il a vu qu'après le vingtième jour la perméabilité est tout à fait exceptionnelle.

M. Alvarenga, sur cent trente autopsies d'enfants de un jour à douze ans, a trouvé le canal artériel plus ou moins perméable cent quatorze fois; mais il ne l'a jamais vu complétement fermé avant le trentième jour. Pour cet auteur, l'oblitération aurait habituellement lieu du second au cinquième mois, et elle se ferait en même temps que celle du trou ovale; cependant, quand l'une précède l'autre, c'est celle du canal artériel.

J'ai recherché de mon côté l'état du canal artériel chez cent quatre-vingt-sept enfants âgés de un mois à trois ans et au-dessus. Le tableau suivant permet d'embrasser d'un coup d'œil le résultat de ces observations :

Époque à laquelle le canal artériel s'oblitère.

(a) Loc. cit., p. 575.
(b) Voy. Bernutz, Article *Canal artériel*. (*Nouv. dict. de méd. et de chir. pratiques*, t. III, p. 247.)

Age.	Nombre de cas.	CANAL ARTÉRIEL			
		Ouvert.	Rétréci.	Oblitéré	Oblitéré avec thrombose.
1 mois	36	30	2	1	3
2 »	12	8	1	3	
3 »	13	3	3	7	
1 an	33	4	1	27	1
2 »	54	1	9	44	
3 »	22		2	20	
Au-dessus de 3 ans	17			17	
	187	46	18	119	4

 Un point de l'histoire du canal artériel, très-intéressant mais non encore tout à fait élucidé, malgré d'assez nombreuses recherches, est son mode d'oblitération. Vater suppose qu'elle est due à la production d'une matière blanche semblable à une espèce de moelle, et non à la sécheresse qui, en rétrécissant le tuyau, en effacerait la cavité. Trew l'attribue à ce que les tuniques augmentent en épaisseur vers la cavité. Sénac (a), après avoir cité ces auteurs, ne se range pas à leur opinion. Pour lui, les causes du phénomène, sont purement mécaniques. Il dit que le calibre intérieur du canal s'amoindrit et s'efface par le tiraillement que font subir à la crosse aortique le sang qui la soulève, le gonflement des poumons par l'air, et accessoirement par son changement de direction.

Norman Chevers (b) attribue cette oblitération au ré-

(a) Sénac, *Traité de la structure du cœur, de son action et de ses maladies*, p. 171 et 178. Paris, 1749.

(b) Norman Chevers. *Sur la persistance du canal artériel et sur le procédé suivant lequel il s'oblitère naturellement. (London medical Gazette*, 1845, et *Gazette médicale de Paris*, p. 717, 1845.)

current. Il commence par faire remarquer, que le nerf affecte des rapports intimes avec la crosse de l'aorte ; que celle-ci offre invariablement à sa face interne, dans la partie inférieure de sa courbure descendante, à deux ou trois lignes environ de l'insertion du canal artériel, une petite marque transversale qui correspond exactement à la ligne d'application du récurrent à sa périphérie ; que suivant Craigie et d'autres autorités, le canal se ferme primitivement dans le lieu de son embouchure aortique ; et que le récurrent, qui agit pour l'inspiration et le cri, est l'un des premiers nerfs qui entrent en action après la naissance. Or, dit-il, à chaque inspiration, le larynx s'élève, entraînant avec lui le nerf ; si bien que son anse péri-aortique, devient chaque fois plus serrée et, par la pression qu'elle exerce, peut amener l'oblitération du canal.

Suivant Longet (a), le canal se trouve oblitéré dès le troisième jour après la naissance, par un caillot qui se transforme ultérieurement en un cordon fibreux. Cette oblitération, qui marche de l'aorte vers l'artère pulmonaire, est due à l'angle que le canal artériel forme avec l'aorte, par l'effet de l'abaissement du cœur et de l'élévation de la crosse aortique ; et à l'élongation qui résulte de ce déplacement.

Billard (b) avait remarqué que les parois du canal, deviennent peu à peu plus épaisses ; et qu'elles subissent une sorte d'hypertrophie concentrique, qui, sans modifier en apparence la grosseur du vaisseau, en diminue cependant le calibre. — « Lorsque le canal artériel a subi l'hypertrophie et l'oblitération dont je parle, dit cet auteur, je ne puis mieux donner l'idée de la disposition qu'il présente, qu'en le comparant à un tuyau de pipe dont la cassure est fort épaisse,

(a) Longet, *Traité de physiologie,* 3ᵉ édit., t. III, p. 998.
(b) *Loc. cit.,* p. 582.

et ne présente à son centre qu'un pertuis d'un médiocre calibre. »

D'après M. Brière, dont les recherches sont consignées dans l'article déjà cité de M. Bernutz, l'oblitération du canal artériel est due à une couche fibrineuse d'un blanc jaunâtre qui se dépose à la surface de la membrane interne. Cette fausse membrane, tantôt uniforme, tantôt épaisse, inégale, projetterait dans l'intérieur du vaisseau des lamelles pseudo-membraneuses, allant à la rencontre les unes des autres, adhérant entre elles et amenant l'oblitération, partielle d'abord, puis générale.

Modifications anatomiques du canal artériel après la naissance.

L'intervention du microscope était nécessaire pour mettre fin à ces explications erronées et contradictoires. Mais avant d'exposer les progrès qui ont été réalisés grâce à son emploi, je dois vous dire ce que l'on voit à l'œil nu et à l'aide de la dissection, pendant les différentes phases du travail d'oblitération.

Au moment de la naissance, le canal, long de 12 à 13 millimètres et dont la lumière a de 5 à 6 millimètres de diamètre, est un peu plus épais que l'aorte et l'artère pulmonaire.

Aussitôt après, ses parois se vascularisent légèrement, prennent peu à peu une épaisseur plus grande, deviennent plus élastique et plus consistantes. En même temps, son calibre diminue, et sa lumière rétrécie par un produit membraniforme, parfois comblée par un caillot, devient bientôt imperméable au sang.

Sa surface interne inégale, comme rugueuse, souvent colorée par le sang, mais ordinairement d'une teinte blanc sale, est constituée par un tissu tout à la fois élastique et friable que l'on peut détacher avec une pince, sous forme de lambeaux, et dans quelques cas, en un bloc massif, formé de lamelles concentriques, que certains observateurs ont prises pour une fausse membrane ou pour les couches stratifiées d'un caillot ancien.

Au bout d'un certain temps, la rougeur, ainsi que l'élasticité et la friabilité, disparait ; le canal diminue de calibre, et finalement, il ne reste plus à sa place, qu'un cordon ligamenteux, sur la coupe duquel on retrouve assez fréquemment les traces d'un trajet central. Au niveau des points où il communique avec l'aorte et l'artère pulmonaire, existent des cicatrices déprimées, qui chez certains sujets, laissent voir à leur centre un petit orifice par où l'on peut introduire une fine soie de sanglier.

C'est aux histologistes allemands, que l'on doit la connaissance des modifications que subit le tissu du canal artériel pendant qu'il s'oblitère ; et Langer est le premier qui leur ait consacré un travail étendu (*a*). Il y mentionne la différence, jusqu'alors méconnue, qui existe normalement entre la structure du canal et celle des deux gros troncs auxquels il aboutit.

Puis viennent les recherches de Henle (*b*) et celles de Luschka (*c*). Plus récemment, le docteur F. Walkhoff (*d*), utilisant ces travaux, et s'appuyant sur le résultat de ses investigations personnelles, a donné sur la structure du canal artériel et sur son oblitération, des renseigne-

---

(*a*) Langer, *Journal de la Société de médecine de Vienne*, 1857.
(*b*) Henle, *Manuel de l'anatomie des systèmes*, vol. III.
(*c*) Luschka, *Anatomie de l'homme*, vol. I.
(*d*) Walkhoff, *Le tissu du canal artériel et son oblitération* (*Zeitschrift für rationelle Medicin, von J. Henle und Pfeufer*, XXXV band, p. 109, 1869).

ments plus complets que ceux que l'on possédait jusqu'à lui.

Il en étudie d'abord la structure, avant le début du processus oblitérant, et fait remarquer qu'elle n'est pas la même, au niveau de la partie moyenne et des deux points d'embouchure.

Sur des coupes transversales et longitudinales de la première de ces deux régions, on voit, même à un faible grossissement, comme dans tous les vaisseaux, trois tuniques. L'épaisseur de l'interne est relativement considérable, puisqu'elle peut atteindre 0,02 millimètre. A sa surface, existent des cellules allongées à noyau ovale. Au-dessous, est une couche claire de tissu conjonctif délié, à mailles, traversé de fibres élastiques fines, contenant des noyaux ovales dirigés suivant l'axe longitudinal du canal, et quelques éléments fusiformes courts. Puis vient un réseau constitué de même, mais plus épais. La tunique interne de l'aorte et celle de l'artère pulmonaire y envoient des fibres élastiques longitudinalement dirigées et formant un fin réseau, dont les mailles contiennent de nombreux noyaux ovales, appartenant sans doute au tissu conjonctif jeune. Sur sa limite externe, on voit une traînée de tissu conjonctif épais et de faisceaux de fibres élastiques, venant des deux gros vaisseaux. Ce qui caractérise donc la tunique interne du canal artériel, c'est sa laxité plus grande et l'arrêt de développement de son tissu élastique.

Dans la tunique moyenne, dont l'épaisseur varie de 0,3 à 0,5 millimètre, on ne trouve ni plaques de fibres élastiques, ni cellules musculaires lisses, comme il en existe dans l'aorte. On y voit un réseau élastique délicat, venant des artères et dans les mailles duquel sont des éléments celluleux, fusiformes, à noyau ovale, souvent muni d'un nucléole; reliés entre eux, et en groupes assez compacts, par une fine substance intermédiaire; se dirigeant les uns en long, les autres en large. — Aux extrémités du canal, les faisceaux transversaux l'emportent de beaucoup sur les autres. — Par la structure de cette couche, on explique les particularités que présente l'aspect du canal; et de plus, l'on est conduit à penser qu'elle ne peut être permanente et que par les changements qu'elle subit, elle doit, pour une part considérable, contribuer à l'oblitération.

La tunique adventice, qui a 1,6 millimètre environ d'épaisseur, est constituée surtout par du tissu conjonctif, disposé en faisceaux, reliés entre eux par des fibrilles. On y voit aussi des noyaux ovales qui, au voisinage de la tunique moyenne, sont beaucoup plus nombreux que dans les autres points. Sur des coupes longitudinales, pratiquées au niveau de l'embouchure du canal dans l'aorte, on voit que celle-ci lui envoie un faisceau blanchâtre et brillant de fibres aplaties, qui se perdent en partie dans la tunique adventice et dont le reste prend part à la formation du fin réseau élastique de la tunique moyenne.

Cette structure peut être constatée, dans ses traits essentiels, dès le cinquième mois de la vie fœtale; toutefois, les tissus sont moins développés, notamment dans les couches longitudinales.

Comme on le voit, c'est surtout par sa tunique moyenne, que le canal artériel, diffère des deux gros troncs vasculaires qu'il met en communication.

Ceci dit, voici, toujours d'après M. Walkhoff, par quels changements dans l'état des parois se produit l'oblitération. Dès la fin du deuxième jour après la naissance, l'épaisseur de la tunique moyenne s'est accrue. Ses cellules fusiformes sont le siége d'une active division nucléaire, surtout au voisinage de la tunique interne; si bien que la ligne qui la sépare de celle-ci est beaucoup plus foncée. En même temps, vers le milieu du canal, et parfois plus près de la pulmonaire, la tunique interne subit un travail semblable; les noyaux de son épithélium et de sa couche conjonctive superficielle se multiplient rapidement, et leur accumulation en triple rangée donne à la surface interne du canal, un aspect velouté. Au cinquième jour, le travail d'oblitération fait de nouveaux progrès dans les deux tuniques; les noyaux des traînées cellulaires longitudinales de la moyenne, sont si abondants, qu'ils compriment la couche transversale et par places, repoussent devant eux la tunique interne, qui présente de ce fait des plis longitudinaux, où l'on voit de fines concrétions fibrineuses, mêlées aux amas nucléaires superficiels, et remplissant bientôt la cavité du canal. Ces saillies contribuent beaucoup à son rétrécissement, et diminuent parfois sa lumière de plus de moitié. En même temps, les noyaux des mailles du réseau conjonctif interne sont devenus très-abondants, et par suite d'un phénomène analogue, la couche transparente s'est obscurcie et ne peut être distinguée des tissus voisins.

Les deux points où le canal s'abouche dans les artères, prennent peu de part aux néoformations dont la partie moyenne est le siége; aussi à leur niveau, sa lumière conserve une forme conique, ce qui a permis à Langer de comparer le canal à un sablier.

Au vingtième jour, l'oblitération est complète.

Plus tard, les noyaux de la tunique interne et les cellules fusiformes de la moyenne, se transforment en tissu conjonctif, puis en tissu élastique, qui par sa rétraction, réduit les parties de moitié, comme ou peut le constater à partir de la dixième semaine. Plus tard, il n'est pas rare de trouver deux substances étrangères dans le ligament qui remplace le canal : de l'hématoïdine et des dépôts de carbonate de chaux.

J'ai contrôlé, par des recherches personnelles, les détails consignés dans cette description, et je me crois autorisé à vous en garantir l'exactitude.

Dans des cas d'ailleurs rares, le canal artériel notablement renflé à la partie moyenne et devenu fusiforme, contient un caillot.

Billard a improprement qualifié cet état d'anévrysme du canal artériel (1). Il s'agit simplement d'une thrombose. Il est probable que le sang, ayant continué à traverser le canal après la naissance, a déterminé la dilatation de sa partie moyenne, moins résistante et moins élastique; de telle sorte qu'au moment de la formation du thrombus par le dépôt de la fibrine, sur les saillies de la tunique interne, celui-ci s'est trouvé plus volumineux au centre qu'aux extrémités. Il est d'abord rougeâtre et peu consistant; puis, peu à peu, il subit les transformations habituelles des caillots. Plus tard, on

Thrombose du canal artériel.

---

(1) Thore, malgré le titre de son mémoire (a), s'élève contre la dénomination d'anévrysme et propose de la remplacer par celle de *dilatation*, déjà employée par Parise. Il a constamment observé que le point dilaté était plus rapproché de l'aorte que de l'artère pulmonaire ; et remarquant avec M. Gendrin, que les artères pulmonaires naissent primitivement de l'aorte par l'intermédiaire du canal artériel, il se demande s'il n'est pas permis de supposer qu'à une certaine époque de la vie intra-utérine, le canal artériel a une capacité bien plus grande que celle qu'il doit avoir plus tard, quand le tronc de l'artère pulmonaire est formé, et s'il n'est pas surtout dilaté à son insertion à l'aorte. Dans cette hypothèse, il s'agirait, comme on le voit, de la persistance d'un état qui existe d'une manière transitoire dans les premiers temps de la vie fœtale. — Cette explication est inadmissible.

(a) Thore, *De l'anévrysme du canal artériel* (Arch. génér. de méd., 4ᵉ série, t. XXIII, p. 30).

trouve à sa place, une sorte de réseau, formé par des faisceaux de tissu conjonctif, entre lesquels existent, soit une matière granulo-graisseuse, qui finit elle-même par disparaître, soit des concrétions calcaires.

La présence du thrombus n'empêche pas l'oblitération; elle en retarde seulement la marche.

DEUXIÈME LEÇON

CONSIDÉRATIONS PRÉLIMINAIRES SUR LE NOUVEAU-NÉ

PHYSIOLOGIE

Messieurs,

Lorsque le fœtus est jeté dans le monde extérieur, la plupart de ses organes, tenus jusque-là comme en réserve, remplissent immédiatement et sans préparation, les fonctions auxquelles ils sont destinés.

C'est la première inspiration, qui marque ce brusque changement; en modifiant le cours du sang en l'attirant au foyer de l'hématose. — Elle est la manifestation la plus apparente de la vie; — et cependant, la vie n'est pas fatalement éteinte, quand elle manque. Car il est des enfants qui peuvent naître vivants, s'agiter, exécuter des mouvements de la face ou des membres, crier même (a), sans que la respiration s'établisse ou se fasse avec assez d'ampleur, pour permettre à l'air de pénétrer dans les

Vie sans respi-
ration.

(a) Tardieu, *Étude méd.-lég. sur l'infanticide*, p. 67, 1868.

poumons. Cela s'observe surtout chez ceux qui naissent avant terme, qui sont atteints de *faiblesse congénitale* (1) ; chez ceux que la longueur du travail a profondément débilités ; chez ceux enfin qui ont certains vices de conformation.

Cet état peut durer quelques heures et même plus d'un jour. Billard (*a*) le désigne sous le nom *d'établissement incomplet de la respiration*. Il l'a observé chez six enfants remarquables par une faiblesse extrême, la lenteur de leurs mouvements ; l'altération particulière du cri, qui ne consistait qu'en une sorte de hoquet aigu et saccadé. Chez l'un d'eux, la poitrine s'élevait et s'abaissait assez régulièrement, mais elle rendait à la percussion un son mat dans toute son étendue, et l'application du stéthoscope ne faisait nullement entendre le bruit respiratoire. Le cœur battait cinquante fois par minute... L'enfant s'éteignit huit heures après sa naissance ; à l'autopsie, on trouva les poumons à l'état fœtal.

Ed. Joerg (*b*), après Billard, a étudié cet état qu'il attri-

---

(1) On l'a encore qualifiée *de faiblesse native* ou *originelle*. Elle est caractérisée par les particularités suivantes : le poids est plus faible que celui d'un enfant ordinaire né à terme ; il en atteint à peine les deux tiers et même la moitié. Le corps est grêle, la peau fine et d'un rouge uniforme, est douée d'une certaine transparence, le cri est très-affaibli et monotone. La respiration est faible, et les mouvements du thorax très-peu sensibles. A l'exception du cœur, qui se contracte énergiquement, le système musculaire tout entier est dans l'inertie ; les mouvements des membres sont rares et sans vigueur ; et l'enfant plongé dans une sorte de torpeur n'a même pas la force de téter.

La faiblesse congénitale est presque toujours la conséquence d'une naissance prématurée (*c*).

(*a*) *Loc. cit.*, p. 525 et 698.
(*b*) Joerg, *De morbo pulmonum organico, ex respiratione neonatorum imperfectâ orto.* Leipsick, 1833.
(*c*) Voir Billard, *loc. cit.*, p. 73. — Guéniot, *Sur la faiblesse congénitale et son traitement* (*Gaz. des hôp.*, p. 1162, 1872).

bue surtout aux accouchements rapides ou trop faciles et à ceux dans lesquels la tête subit une compression très-forte soit **au passage**, soit par le forceps.

Maschka (*a*) en a observé deux cas : dans le premier, la naissance avait eu lieu à quatre heures et demie du matin ; l'enfant était froid et inanimé. Enterré presque aussitôt, il fut déterré à neuf heures et demie, et on le ranima par des frictions, des lavements, des insufflations d'air. Au bout de deux heures, il respirait et pouvait teter ; mais il mourut le troisième jour. — Le second fait est celui d'un enfant que l'on considéra comme mort-né et que l'on mit dans un cercueil ; vingt-trois heures après l'accouchement, il était froid et bleuâtre, mais sans roideur cadavérique. Les bruits du cœur s'entendaient, mais faibles et à de longs intervalles ; ils finirent par disparaître et la mort survint malgré les tentatives que l'on fit pour l'éviter. Dans ces deux cas, l'examen des poumons montra qu'ils n'avaient pas respiré.

M. Tardieu (*b*) qui a vu plusieurs faits semblables, fait observer très-justement que la vie ne se maintient, chez ces enfants, que par la persistance de la circulation « qui continue, pendant un certain temps, à s'accomplir d'une manière régulière et constante, même en l'absence de la respiration. » En pareil cas, lorsque du sang vient à s'épancher dans les tissus, il se coagule ; ce qui est un signe de vie, comme l'a démontré l'éminent médecin légiste.

S'il était nécessaire de multiplier les exemples, je vous citerais encore ceux que M. Bardinet a communiqués à l'Académie de médecine. Le premier a trait à un fœtus de six mois environ, jeté dans un égout. Ses poumons pré-

---

(*a*) Maschka, *Prager Vierteljahrschrift*, t. III, p. 1, 1854.
(*b*) Tardieu, *Sur la mort par suffocation* (*Ann. d'hyg. et de méd. lég.*, 2e série, t. IV, 1855). — *Étude méd. lég. sur l'infanticide*, p. 71.

sentaient de la manière la plus incontestable l'état fœtal, et dans ses tissus on trouva cependant un certain nombre d'ecchymoses et des caillots, indiquant qu'il vivait, au moment où ces lésions s'étaient produites. Le second fait, est celui d'un enfant qui vécut pendant quinze heures, sans que l'air fût arrivé jusqu'aux poumons. Il n'avait pu ni boire ni crier franchement, mais il remuait les membres et parfois contractait sa face. Dans un troisième cas, il s'agit d'un enfant né à huit mois, qui, enterré à vingt-cinq centimètres de profondeur, séjourna dans la fosse quatre ou cinq heures et qui cependant fut retiré vivant et survécut quatre jours. — M. Bardinet fait remarquer que c'est principalement lorsque la naissance est prématurée, que l'on observe la vie sans respiration ; il va même plus loin et se demande si ces enfants ne vivent pas précisément parce qu'ils ne respirent pas ; et si cette vie imparfaite, que l'on a considérée comme une exception, ne serait pas au contraire une règle pour ces cas particuliers. Peut-être, dit-il, pour l'enfant dont la circulation fœtale se fait encore bien, vaut-il mieux, pendant une première et nécessairement très-courte période, que la respiration ne commence pas, que de s'établir d'une manière trop incomplète ; et si l'on voit tant d'enfants nés avant terme, résister pendant un certain temps à la mort, c'est très-probablement dans cette absence de respiration et par suite, de toute circulation pulmonaire, qu'il faut en chercher la véritable cause.(a).

Quelle que soit la valeur de ces explications, il n'est pas douteux que les nouveau-nés puissent vivre sans respirer, grâce à la persistance de la circulation fœtale. La vie est incomplète mais n'a pas cessé ; c'est la continuation de la vie intra-utérine ; aussi, ne faut-il pas désigner cet état, sous le nom de

(a) Bardinet, *La vie sans respiration chez les nouveau-nés* (*Bull. de l'Acad. de méd.*, 1864-65).

mort apparente, comme l'ont fait quelques auteurs. La mort apparente, que l'on peut observer sans doute chez les nouveau-nés mais qui diffère beaucoup de l'état que je cherche à vous faire connaître, a pour signe caractéristique la suspension momentanée des mouvements du cœur. En même temps, la peau et les muqueuses sont d'une pâleur cadavérique, les membres sont flasques et le corps entier est dans la résolution ; c'est une syncope qui se prolonge. Ici le cœur a cessé de battre ; tandis que dans l'état précédent, les battement et les bruits du cœur sont encore perceptibles et ne disparaissent qu'avec la vie ; toutes les fonctions, bien que réduites à leur plus simple expression, existent encore. La mort apparente est accidentelle et peut survenir chez des enfants doués de toutes les apparences de la santé ; l'autre, au contraire, la vie sans respiration, est intrinsèque, elle dépend de l'individu, dont l'organisme est imparfait et dont les fonctions tiennent encore de celles du fœtus. « Ces enfants, dit Billard (*a*), vivent pour ainsi dire de la vie embryonnaire, soit que le sang conserve le principe vivifiant qu'il avait reçu de la mère, soit que l'oxygène de l'air absorbé par la peau ou les membranes muqueuses, pénètre dans le torrent de la circulation ; soit, enfin, que cet élément de la vie ne soit pas encore à cette époque d'une aussi grande importance qu'il le sera plus tard. »

Chez les enfants qui viennent de naître, on observe aussi un autre état morbide, particulièrement caractérisé par la congestion de la peau et de tous les organes. Il est habituellement qualifié d'*asphyxie* ou d'*apoplexie* des nouveau-nés. La figure est violacée, le pouls à peine sensible, le cri étouffé ; les

(*a*) *Loc. cit.*, p. 527.

mouvements respiratoires font défaut ou ne se montrent que pendant un temps très-court. L'asphyxie survient alors avec ses caractères habituels, et, pour en triompher, il faut rétablir la respiration soit en excitant la peau ou les muqueuses, soit en pratiquant l'insufflation. L'asphyxie des nouveau-nés, diffère de la mort apparente, parce que, chez ceux qui en sont atteints, le cœur n'a pas cessé de battre ; — et de la faiblesse congénitale, parce qu'elle se montre chez des enfants aptes à vivre, mais qui ont subi l'influence d'une cause accidentelle et tout à fait extrinsèque si l'on peut ainsi dire, comme par exemple la longueur de l'accouchement ou la compression du cordon.

Premier cri.   Lorsque les choses s'accomplissent normalement, l'enfant pousse un cri ; — manifestation éclatante de l'indépendance qu'il vient d'acquérir, et pour la vie extérieure, signe comparable au premier battement du cœur qui révéla la vie dans l'utérus.

Nous n'avons pas à rechercher ici quelle est la cause de ce cri et du mouvement inspiratoire qui le précède. « Comme le premier battement du cœur, dit Longet, la première inspiration doit reconnaître pour cause une loi primitive de la nature, une force inconnue qui domine tous les phénomènes de la vie ; nous n'expliquerons pas autrement le premier effort de succion que fait l'enfant sur le sein de sa mère, ni le premier mouvement volontaire qu'il exécutera (a). »

Une fois établie, la respiration s'accomplit d'une manière continue, mais non avec la régularité qu'elle aura plus tard. L'enfant qui vient de naître est inhabile à respirer comme

(a) *Loc. cit.*, t. III, p. 997.

plus tard il le sera à marcher. Il semble que l'instrument dont il se sert soit mal réglé.

L'habitude joue un rôle considérable dans le jeu respiratoire, comme dans toutes les autres fonctions; et il ne faudrait pas croire avec M. Bouchut, que si le nouveau-né respire d'une manière incomplète, c'est parce que son poumon est plus dense et moins perméable à l'air, car le bruit respiratoire est fort, ample, souple, puéril, comme on dit habituellement. A la cause invoquée par M. Bouchut on doit en substituer une autre: il faut accuser les mouvements thoraciques qui sont irréguliers, saccadés, inégaux de force, comme l'on peut s'en convaincre soit par la vue, soit à l'aide de l'auscultation. Rhythme de la respiration.

La fréquence de la respiration est plus grande qu'aux autres âges. N'ayant trouvé sur ce point que très-peu de renseignements, j'ai compté les mouvements respiratoires sur 34 nouveau-nés, dont 22 dormaient, et 12 étaient éveillés. Les chiffres que j'ai obtenus sont très-variables. Dans la première série, le minimum du nombre des respirations, par minute, est de 36 et le maximum de 82; dans la seconde, 32 et 80 représentent ces deux termes extrêmes. La distance qui les sépare dans les deux cas est, comme on le voit, considérable. En moyenne, le nombre des mouvements respiratoires est pendant le sommeil de 51,54; et à l'état de veille, de 51,16. Le nouveau-né respire donc un peu plus rapidement lorsqu'il dort que lorsqu'il est éveillé. Je crois pouvoir expliquer cette différence en disant que pendant le sommeil, certaines fonctions ne sont troublées par aucune circonstance extérieure; tandis qu'à l'état de veille, elles peuvent être modifiées; l'enfant est en quelque sorte surpris par tout ce qui se passe autour de lui; or chacune de ces impressions tend à ralentir momentanément sa respiration et même a la suspendre. Fréquence.

Les organes digestifs, eux aussi, entrent en jeu après la naissance; mais d'une manière moins prompte que ceux de la respiration. La présence du *méconium* dans l'intestin du fœtus est la preuve incontestable qu'ils ne sont pas restés complétement inactifs pendant le sommeil intra-utérin.

L'expulsion de la matière, ainsi dénommée de μήκων (*pavot*), à cause de l'analogie qu'elle présente avec le suc concret de cette plante, commence en général immédiatement après la naissance et est habituellement terminée trois jours après.

Elle a l'aspect d'une pâte molle, homogène, brune ou verdâtre, quelquefois presque noire, visqueuse, tenace, adhérant aux doigts et aux linges. D'ordinaire inodore et insipide, le méconium a quelquefois une saveur fade et une odeur terreuse désagréable (*a*).

Il est constitué par du mucus qui tient en suspension des granulations moléculaires grisâtres, quelques granulations graisseuses de $0^{mm},001$ à $0^{mm},006$ de diamètre; des cellules épithéliales diverses, provenant de l'estomac et des intestins, isolées ou groupées en nombre variable; formant parfois de véritables gaînes, qui se sont détachées des villosités. Quelques-unes sont prismatiques et proviennent des voies biliaires; plus granuleuses que celles qui tapissent la muqueuse intestinale, à bords moins nets, elles sont teintées en jaune verdâtre par la matière colorante de la bile. Il y a en outre, d'une façon à peu près constante, des cristaux de cholestérine, généralement de petites dimensions.

Mais ce qui caractérise essentiellement le méconium, c'est la présence, en quantité prédominante, de la matière colorante

(*a*) Bordeu, *Analyse méd. du sang*, 1775.

verte de la bile, décrite sous le nom de biliverdine ou bili-
phœine. Elle y est à l'état solide ou demi-solide, sous la forme
de petits grains isolés, ou agglutinés les uns aux autres par
le mucus. Ces grains sont globuleux, le plus souvent ovoïdes
ou polyédriques à angles arrondis, d'une belle teinte verte et
d'un diamètre moyen de 0,010 à 0,020^{mm}., qui peut atteindre jusqu'à 0,040^{mm}. L'acide nitrique les rend violacés.

Chez les enfants qui ont déjà pris le sein, on trouve dans le
méconium un assez grand nombre de cellules pavimenteuses dépourvues de noyau, ayant une grande ressemblance
avec celles de la muqueuse du pharynx et de l'estomac ; ce qui
doit faire supposer, avec M. Robin (a), qu'elles ont été détachées de ces organes par les premiers mouvements de déglutition. Fœrster (b) pense qu'elles proviennent du liquide
amniotique que le fœtus aurait avalé pendant la vie intra-
utérine. Cette hypothèse est en contradiction avec la nature
des épithéliums trouvés dans le méconium le jour de la naissance.

Bouillon-Lagrange (c) y a signalé la présence de petits
poils, que M. Robin considère comme accidentelle.

D'après Lehmann, il est faiblement acide, rarement
neutre. Il renferme 700 parties d'eau pour 1000. Lassaigne
(d) y a trouvé du chlorure de sodium, du carbonate de soude
et du phosphate de chaux ; J. Davy, un peu de phosphate de
magnésie et des traces de carbonate de magnésie ; F. Simon,
de la résine biliaire, des matières extractives, du vert biliaire, du picromel et une substance caséeuse. Il y a encore de
la cholestérine, de la margarine et de l'oléine. Le méconium

(a) Ch. Robin, *Diction. encyclopéd. des sc. méd.*, 2ᵉ série, t. V, art. MÉCONIUM.
(b) Fœrster, *Wiener medicinische Vochenschr.*, 1858.
(c) Bouillon-Lagrange. *Examen du méconium des enfants et de celui des agneaux* (*Ann. de chimie*, t. LXXXIV, 1813).
(d) Lassaigne, *Annales de physique et de chimie*, 2ᵉ série, t. XVIII. Paris, 1821.

n'a pas l'amertume de la bile, parce qu'il ne contient pas le principe amer que cette humeur doit aux glycocholates et aux taurocholates.

On le trouve à peu près tel qu'il vient d'être dit, dans les intestins du fœtus à partir du cinquième mois de la fécondation. Avant la fin du troisième, le contenu intestinal, que l'on désigne sous le nom de *premier méconium*, est grisâtre et entièrement composé de mucus et d'épithélium prismatique. La bile le colore en jaune dans les mois qui suivent, puis en vert; et il se transforme insensiblement en méconium proprement dit.

Origine du méconium. Quelle est son origine? Probablement il résulte d'abord d'une desquamation épithéliale et d'une sécrétion de la muqueuse digestive. Ces produits accumulés dans l'intestin y appellent, par action réflexe, la bile qui se mélange à eux et en empêche la putréfaction. Cette hypothèse, développée par M. Robin (a), paraît la plus plausible.

Ainsi, pendant la vie intra-utérine, le foie commence à fonctionner et le méconium s'accumule dans l'intestin et y séjourne (1).

Si, comme le seront plus tard les matières fécales, il n'est pas expulsé au fur et à mesure de sa formation et s'il ne se mêle pas au liquide amniotique, c'est que cela nécessiterait de la part du fœtus un effort : phénomène que l'on ne peut concevoir sans le concours de la respiration.

---

(1) La raison qu'en donne Ambroise Paré est bien simple : « L'enfant, dit-il (b), ne jette autre excrément au ventre de sa mère, fors la sueur et l'urine, parce qu'il est nourry de sang bénin et louable, et non de sang menstruel, vilain et corrompu, comme aucuns ont pensé et escrit. »

(a) *Article cité*, p. 564.
(b) A. Paré, *De la génération*, liv. XXIV, ch. XII.

La peau, chez le nouveau-né, présente quelques parti- Coloration de la peau.
cularités qui méritent de nous arrêter. Vous savez qu'au
moment de la naissance elle a une teinte rouge cerise qui
persiste un certain temps, quelquefois huit, dix et même
quinze jours ; plus prononcée et plus durable chez les enfants
chétifs et les avortons. D'abord répandue d'une manière
à peu près uniforme sur la surface du corps, cette coloration
s'éteint graduellement et ne disparaît qu'en dernier lieu des
extrémités, où la circulation est toujours ralentie.

L'exfoliation épidermique qui survient quelque temps Exfoliation épi-dermique.
après la naissance est un indice médico-légal de la vie,
mais elle ne peut servir à préciser l'âge de l'enfant. Elle
n'apparaît chez les avortons que très-tardivement, tandis
que chez les enfants nés à terme elle commence le premier
ou le second jour et est en pleine activité du troisième au
cinquième. Elle se termine à une époque très-variable, le
trentième, le quarantième et même le soixantième jour.
Chez les sujets malades et affaiblis, elle dure plus longtemps ;
de même que chez eux, l'élimination du cordon ombilical
se fait avec plus de lenteur. On l'observe principalement
sur le ventre et les parois thoraciques.

D'abord, l'épiderme forme des plis et se fendille ; puis il se
détache, en formant soit de larges lamelles (1), soit des pelli-
cules presque imperceptibles, analogues à celles que produit
la desquamation furfuracée de la rougeole.

Cette modification de la peau est en rapport avec les
nouvelles fonctions qu'elle va remplir ; jusque-là elle a été
imperméable et inactive, désormais elle sera le siége d'une

---

(1) Baer a vu chez un enfant, né
depuis quelques heures seulement,
l'épiderme présenter non-seulement
des plis au visage, mais encore être
totalement détaché sur la poitrine et
y former comme une espèce de che-
mise.

perspiration continue, qui s'effectuerait mal, si elle ne subissait le travail que je viens de vous signaler.

Il peut arriver que la chute de l'épiderme se fasse dans quelques régions, les aisselles par exemple, avant que les couches qui doivent le remplacer soient parfaites. Il en résulte un suintement et parfois un véritable intertrigo.

Quand après une première exfoliation il en survient une seconde, ce qui d'ailleurs est rare, il faut toujours, d'après Billard, la considérer comme un phénomène morbide.

Dans l'étude de la circulation, après ce que je vous ai dit de l'occlusion des orifices fœtaux, une seule question nous intéresse, c'est celle du pouls. Habituellement on l'explore au poignet. Ce procédé, dont on peut se contenter à l'état de santé, est presque toujours insuffisant, comme vous le verrez bientôt, chez l'enfant malade. L'examen de la radiale, est alors très-difficile, pour ne pas dire impossible, à cause de l'amoindrissement qu'a subi son volume, de l'agitation du sujet et de quelques autres circonstances que vous apprendrez à connaître, et qui dépendent de la maladie. Pour compter les pulsations, et apprécier leurs diverses qualités, c'est au cœur qu'il faut s'adresser. Son auscultation est indispensable, si l'on ne veut pas errer à chaque pas ; et je m'étonne que cette méthode ne soit pas recommandée dans les ouvrages consacrés aux maladies des enfants (1). J'ausculte le cœur soit directement, soit à l'aide d'un stéthoscope, qui en maintenant l'oreille éloignée de la poitrine fait disparaître

Le pouls determiné par l'auscultation du cœur.

(1) Après avoir donné relativement à l'exploration de la radiale des conseils minutieux, Billard ajoute (a) : « Enfin, si les battements du pouls sont trop précipités, trop obscurs, ou trop difficiles à saisir, on pourra, à l'aide du stéthoscope ou de la main, observer et

(a) *Loc. cit.*, p. 72.

en partie l'empêchement qui résulte du bruit respiratoire.

La détermination de la fréquence du pouls a été l'objet de nombreuses recherches; mais les résultats fournis par les divers observateurs sont loin d'être concordants. Floyer donne le chiffre de 134 comme moyenne; Haller et Sœmmering, ceux de 140 et de 130.

MM. Jacquemier et Lediberder, cités par Trousseau (a), indiquent : le premier 126 — et le second 160, comme représentant le chiffre moyen des pulsations dans les instants qui suivent la naissance (1).

Billard (b) croit pouvoir conclure de ses relevés, « que le pouls chez l'enfant naissant n'est guère plus fréquent que chez l'adulte, mais qu'il acquiert de la fréquence à mesure que le sujet avance en âge; » et il ajoute « qu'on a tort de dire d'une manière générale et exclusive que, chez les enfants, le pouls est plus fréquent que chez les adultes. »

Valleix (c) est arrivé à la moyenne de 87 pulsations à la minute en explorant le pouls chez 13 enfants; le minimum étant 76 et le maximum 104. C'est là un chiffre manifeste-

---

compter les mouvements du cœur, et c'est même ce que l'on est souvent obligé de faire. »

(1) Recherches de M. Jacquemier, sur 51 fœtus encore dans l'utérus.

Minimum des pulsations.. 108
Maximum.............. 160
Moyenne.............. 133
Le premier jour de la vie :
Minimum.............. 97
Maximum.............. 156
Moyenne.............. 126

Recherches de Lediberder.

Première minute de la vie avant l'excision du cordon :

Minimum.............. 72
Maximum.............. 94
Moyenne.............. 83

Après la troisième ou quatrième minute :

Minimum.............. 140
Maximum.............. 208
Moyenne.............. 160

(a) Trousseau, *Sur le pouls des enfants à la mamelle (Journal des connaissances médico-chirurgicales*, 9ᵉ année, p. 23, 1841).
(b) *Loc. cit.*, p. 71.
(c) Valleix, *Clinique des maladies des enfants nouveau-nés*, p. 18. Paris, 1838.

ment trop faible. Valleix comptait le pouls pendant le sommeil ; de plus, il est certain que ses observations ont été faites sur des enfants débiles ou déjà malades. Presque tous, en effet, ils ont succombé ; et quelques pages après celles où est indiqué leur pouls, on trouve la relation de leur autopsie.

Trousseau, dans le travail que j'ai précédemment cité, est arrivé à cette conclusion générale : le pouls, chez le nouveau-né, est à peu près deux fois plus fréquent que chez l'adulte. Voici les chiffres qu'il a donnés. De quinze jours à un mois, la moyenne a été 137 ; de un mois à deux, 132 ; de deux à six, 128. — L'état de veille ou de sommeil a une influence marquée sur le nombre des pulsations. La moyenne a été chez les enfants de la première catégorie, éveillés, 142, et chez ceux endormis, 124 ; dans la seconde, les chiffres qui correspondent aux précédents sont 136 et 124 ; et dans la troisième, 144 et 112. Ainsi, les battements cardiaques pendant le sommeil diminuent de nombre d'une manière assez sensible. Trousseau a encore fait remarquer que le pouls est à peu près aussi fréquent dans les deux sexes, pendant les deux premiers mois de la vie, et qu'à partir du troisième mois il est notablement plus fréquent chez les filles que chez les garçons.

Mes recherches personnelles confirment ces résultats. Sur 32 enfants bien portants, âgés de un à vingt et un jours, j'ai trouvé pendant le sommeil, comme minimum 88, comme maximum 163, soit 121 à 122 pour moyenne. Sur ces nouveau-nés, vingt seulement purent être examinés à l'état de veille ; et ils m'ont fourni une moyenne de 139 à 140 pulsations par minute. Le chiffre minimum a été de 116 et le maximum de 192 chez les enfants agités, de 164 chez ceux qui étaient calmes. Deux enfants endormis avaient l'un

104, l'autre 116 pulsations. Lorsqu'on les eût réveillés, on trouva chez le premier 116 et chez le second 144 (1).

Comme vous le voyez, il existe de grands écarts entre les maxima et les minima. L'état de sommeil ou de veille, l'agitation, les cris, modifient tellement la fréquence du pouls des nouveau-nés, qu'en clinique son exploration est un mauvais guide; aussi Trousseau a-t-il pu dire avec raison que son importance était secondaire; et que ses modifications n'avaient de valeur séméiologique qu'à la condition d'être accompagnées d'une élévation ou d'un abaissement de la température.

Des autres conditions du pouls, je n'ai rien à vous dire. Il est, chez les enfants que nous étudions, d'une régularité parfaite. Les pulsations, uniformes, nettes, vives, révèlent un cœur vigoureux. Chez eux, en effet, cet organe est sans contredit, de tous, le plus puissant.

Cette extrême variabilité du pouls nous fait pressentir le peu d'utilité qu'il aura en clinique, et nous engage à chercher ailleurs un secours plus efficace. Or, vous le verrez, le thermomètre nous fournira des indications très-précises; nous devons donc déterminer avec le plus grand soin quelle est, à l'état normal, la température des nouveau-nés.

De la température.

Le thermomètre doit être placé dans l'aisselle ou dans le rectum. C'est à tort que quelques médecins éprouvent une certaine répugnance pour ce dernier mode d'exploration, disant qu'il est peu convenable pour le médecin et le

(1) Suivant M. Ch. West (a), chez les enfants qui n'ont pas plus d'une semaine, la moyenne de fréquence des pulsations est de 102, mais elle peut s'élever à 140, sous l'influence d'une excitation ou d'un trouble passager tout à fait indépendant de la maladie.

(a) Loc. cit., p. 342.

malade. La facilité et la rapidité d'exécution, la sûreté des résultats obtenus, le rendent bien supérieur au premier. C'est lui que j'emploie toujours à l'hôpital et souvent aussi dans la pratique de la ville. La détermination de la température de l'aisselle exige un temps quatre fois plus long. Comme cette région est peu profonde chez le nouveau-né, il faut maintenir au moins durant cinq minutes le membre supérieur appliqué contre le thorax et cela avec une certaine force, ce qui provoque presque toujours, de la part de l'enfant, des cris et une grande agitation; tandis que l'introduction du thermomètre dans le rectum, surtout lorsqu'il y a de la diarrhée, amène d'ordinaire un soulagement momentané.

Bærensprung prétend que le fœtus est plus chaud que l'utérus dans lequel il est contenu, et Schäfer (*a*) a trouvé chez les nouveau-nés, avant la section du cordon ombilical, la température rectale supérieure à celle du vagin de la mère. M. Lépine (*b*) a recherché quelle était la température des enfants naissants, et il a observé que dix fois sur cent elle était supérieure de deux dixièmes de degré à celle de la mère prise dans le vagin et le rectum. Ces résultats, qui semblent être en faveur de l'hypothèse de Bærensprung, sont infirmés comme vous allez le voir, par ceux plus récents, que nous a fait connaître Andral (*c*). Les observations de cet auteur ont été faites avec le plus grand soin. Elles ont porté sur 15 enfants, examinés pendant 22 heures, depuis le moment de la naissance. Andral a vu que l'enfant qui vient de naître a une température plus élevée que celle de l'adulte; et il s'est assuré que, suivant l'explication proposée par M. Roger, cette

Emploi clinique du thermo-mètre.

Température du fœtus compa-rée à celle de la mère.

(*a*) Schäfer, *Greifswald*, 1863.
(*b*) Lépine, *Sur la température des nouveau-nés* (*Mém. de la Soc. de Biol.*, p. 207, 1869).
(*c*) Andral, *Note sur la température des nouveau-nés* (*Comptes rendus de l'Acad. des sciences*, 1866, et *Gaz. hebd.*, p. 265, 1870).

température, plus élevée qu'à toute autre époque de la vie, lui était communiquée par l'utérus. Cela est mis en évidence par le tableau suivant :

Température de l'utérus.	Température de l'enfant.
38°,7	38°,3
38 ,5	38 ,4
38 ,3	38 ,1
37 ,9	36 ,7

La chaleur de l'enfant n'est donc pas supérieure à celle de la mère, comme ont cru pouvoir l'avancer MM. Bærensprung et Lépine. L'erreur qu'ils ont commise tient à ce qu'ils ont placé le thermomètre dans le vagin, au lieu de l'introduire jusque dans la cavité utérine.

Dans la demi-heure qui suit la naissance, la température s'abaisse au-dessous du chiffre physiologique. Ce fait suivant la remarque d'Andral, doit être attribué au développement encore imparfait de la circulation, plutôt qu'au refroidissement et à l'évaporation des eaux de l'amnios, qui recouvrent le nouveau-né. Cet abaissement est plus considérable chez les enfants faibles que chez ceux qui sont robustes, comme l'a très-bien établi M. Lépine, qui a vu le thermomètre descendre à 33° pour les premiers et à 36° pour les autres.

Après cette chute momentanée, la chaleur s'élève graduellement et atteint son chiffre normal, qui d'après Wunderlich est de 37°,5 à 37°,6. — Suivant M. Roger, la moyenne pendant la première semaine, est de 37°,8, le maximum étant de 39° et le minimum de 36°.

L'état de débilité ou de vigueur du sujet exerce une influence marquée sur ces chiffres. Ainsi M. Lépine a trouvé en moyenne, sur des enfants vigoureux pesant $3^k,890 : 36°,85$; et sur d'autres faibles et qui pesaient $2^k,760 : 36°,63$; soit une différence de deux dixièmes. Le même auteur a également remarqué que si le poids augmente du cinquième au huitième jour, la température moyenne est de $36°,83$, tandis que s'il n'y a pas d'accroissement elle est seulement de $36°,62$.

Après vous avoir fait connaître les renseignements puisés dans les auteurs, je dois vous dire les chiffres que m'ont fournis mes observations personnelles. L'exploration de 50 enfants m'a donné une moyenne de $37°,17$ pour la température rectale; le maximum étant de $38°,3$ et le minimum de $34°,2$. — Sur 30 sujets, j'ai pris simultanément la température axillaire et celle du rectum. La moyenne pour le premier siége a été de $37°,16$, et pour le second de $37°,28$, ce qui constitue une différence de $0°,12$ au profit du rectum. Si nous entrons dans le détail, nous constatons que dans ces trente cas la température de l'aisselle a égalé la rectale 10 fois; qu'elle lui a été supérieure 4 fois et inférieure 16 fois. L'égalité s'est surtout montrée avec les chiffres élevés.

Du poids.   Il est un moyen d'investigation qui, dans l'examen des nouveau-nés, rend les plus grands services, aussi bien à l'état de santé que lorsqu'ils sont malades : c'est la détermination de leur poids. On procédera à cette recherche, seulement toutes les semaines dans le premier cas (1); et tous les jours quand il s'agit d'observations cliniques. L'instrument le plus

(1) Cependant, dans les maternités et les crèches, où l'on a besoin de contrôler incessamment les soins et la quantité de lait donnés par les nourrices aux jeunes enfants, il est bon de pratiquer les pesées, sinon chaque jour, du moins toutes les 48 heures.

commode et celui que je préfère est la balance (1), sur l'un des plateaux de laquelle on place une corbeille pour recevoir l'enfant. Lorsqu'on doit faire journellement un grand nombre de pesées, il est bon qu'elle soit construite sur le modèle de celle dont je me sers à l'hospice des Enfants-assistés. Le plateau destiné à l'enfant est rectangulaire, allongé perpendiculairement au fléau, et ses bords sont relevés d'avant en arrière. La pesée doit être faite chaque jour à la même heure; autant que possible, le matin, au moment où l'on déshabille l'enfant pour faire sa toilette. Le procédé le plus sûr et le plus expéditif consiste à le peser complétement dépouillé de ses vêtements, et enveloppé dans un lange de laine dont on a pris le poids préalablement.

Les nouveau-nés se présentent dans des conditions de taille, de volume et d'embonpoint si différents, qu'il est très-difficile de déterminer un chiffre représentant leur poids moyen au moment de la première pesée. Il est indispensable, pour arriver à un résultat aussi rapproché que possible de la vérité, d'opérer sur un très-grand nombre de cas. C'est pour cela que les chiffres suivants, recueillis par Mme Alliot (a) à la Maternité, doivent être considérés comme très-exacts. Plus de 4,000 enfants ont été pesés : 2.208 garçons et 1,896 filles; la moyenne a oscillé entre 3 kilogrammes

Poids moyen au moment de la naissance.

(1) Elle est d'un maniement beaucoup plus facile que la romaine ordinaire, et même que celle proposée par MM. René Blache et Louis Odier, dont on trouve la description dans un travail de ces deux auteurs (b) et dans la thèse inaugurale du dernier. La bercelonnette, proposée il y a quelques années par M. le docteur Groussin, est un appareil ingénieux, mais compliqué, et à l'aide duquel on n'obtiendra que des résultats insuffisants pour les recherches scientifiques.

(a) Voy. Tardieu, *Etude médico-légale sur l'Infanticide*, p. 28.
(b) Odier et R. Blache, *Quelques considérations sur les causes de la mortalité des nouveau-nés et sur les moyens d'y remédier* (Paris, 1867).

et 3^k,500. Je rapproche de ces résultats, comme ayant aussi une grande valeur, ceux que vient de faire connaître M. Ingerslev (a). Le poids moyen de 3,450 enfants à terme observés à la maison d'accouchement de Copenhague a été de 3,333^{gr},5. Il y avait 1,833 garçons d'un poids moyen de 3,380^{gr} et 1,617 filles d'un poids moyen de 3,279^{gr},7. Les garçons dépassaient donc les filles d'un peu plus de 100^{gr}. En moyenne, les enfants des multipares l'emportaient sur ceux des primipares de 158^{gr}. Le poids des enfants augmente avec le nombre des grossesses ; il y a cependant une exception pour les filles qui naissent à la troisième ; mais à la quatrième et à la cinquième, leur poids reprend sa progression normale.

Dans les jours qui suivent la naissance, le poids subit des modifications que je dois vous signaler. D'abord pendant 24, 36 ou 48 heures, il s'abaisse ordinairement de 100 grammes, suivant M. Bouchaud (b) ; et cette perte est due surtout à l'évacuation des urines et du méconium. Les enfants les plus lourds sont ceux qui perdent le plus. Puis à partir du troisième jour ils augmentent ; et tout enfant qui se trouve dans de bonnes conditions doit avoir repris le poids qu'il avait en naissant à la fin du premier septénaire. Contrairement à l'opinion de Winckel (c), M. Bouchaud (d) a parfaitement établi, que quelques nouveau-nés, loin de perdre, croissent en poids, dès les premières heures. Pour qu'il en soit ainsi, il faut que l'enfant tette bien, et que la mère ait beaucoup de colostrum. M. Theodor Kézmarszky (e), en pesant un certain nombre d'enfants d'heure en heure, à partir de la naissance, a con-

(a) Ingerslev, *Nord med. Ark.*, VIII, 2, 16, 7, 1875, et *Schmidt's Jahrb.*, 1876.
(b) *Loc. cit.*, p. 19.
(c) Winckel, voy. *Union méd.*, 1863.
(d) *Loc. cit.*, p. 15.
(e) Kezmarsky, *Des changements de poids observés chez les nouveau-nés à terme* (*Arch. für Gynœkologie*, t. V, fascicule 3. Berlin, 1873).

firmé ce que je viens de vous dire. Il explique l'augmentation immédiate du poids par une alimentation abondante et par l'absence d'évacuation. Il croit pouvoir affirmer que les enfants des multipares présentent des conditions d'accroissement plus satisfaisantes que ceux des primipares (a).

A partir de la seconde semaine, il se produit une augmentation de poids continue et régulière. Suivant M. Bouchaud, elle est de 20 à 25 grammes par jour pendant les cinq premiers mois et de 10 à 15 grammes jusqu'au douzième. M. Odier, qui me paraît s'être approché davantage de la vérité, indique 30 grammes pour les cinq premiers mois, 20 grammes pour les trois suivants et 10 grammes jusqu'à la fin de la première année. Il s'ensuit qu'un nouveau-né, dont le poids était, au moment de la naissance, de $3^k,500$, pèserait $4^k,160$ à la fin du premier mois et à peu près 5 kilog. à la fin du second. Les garçons s'accroissent plus rapidement que les filles (1).

Accroissement.

(1) Voici ce que nous trouvons sur ce sujet dans le travail de M. Ingerslev : Dans les premiers jours après la naissance, l'enfant perd de son poids ; cependant, on peut observer une augmentation le premier jour, si le méconium qui est évacué ordinairement après la première pesée ne l'a pas été, ou si l'enfant a été déjà allaité ; mais cette augmentation est passagère, et la perte de poids s'accuse à la deuxième ou à la troisième pesée. Elle équivaut au quatorzième ou au quinzième du poids de l'enfant. Elle est relativement et absolument plus considérable chez les enfants de primipares, et chez les garçons que chez les filles ; chez les enfants chétifs et chez les avortons que chez ceux doués de vigueur. L'augmentation commence le quatrième jour. Les causes de la perte de poids sont les évacuations et l'état de l'alimentation et de l'assimilation. La moitié tout au plus de la perte de poids s'explique par l'évacuation du méconium et de l'urine. L'autre moitié reste inexpliquée. Une alimentation abondante ne peut l'empêcher.

(a) Voyez sur le même sujet: Quetelet, *Essais sur l'homme et sur le développement de ses facultés*, t. II, p. 38. Paris, 1835. — Schwartz, *Traité d'éducation*, t. III, p. 314.—Elsaesser, *Annuaire de Schmidt*, v. VII, p. 315. — Hoffmann, *Nouveau journal d'accouchements et des maladies des femmes*, vol. XXVI, p. 145. Ber-

Il me semble inutile d'insister, pour vous faire comprendre l'importance des chiffres que je viens de vous indiquer. Ce sont comme des jalons que vous aurez toujours en vue, lorsque vous surveillerez l'accroissement d'un enfant. Quand ils seront dépassés, vous devrez vous en féliciter ; mais toutes les fois qu'ils ne seront pas atteints, en cherchez-en la cause dans une alimentation insuffisante ou dans un état morbide. La balance vous fournira donc les indications les plus précises sur la santé des jeunes enfants ; aussi, malgré l'autorité qui s'attache au nom de M. Jacquemier, je ne puis admettre avec lui que les pesées répondent plus à un goût d'observation qu'à un besoin pratique (*a*).

Urine. On ne possède sur les fonctions des reins et sur l'urine des nouveau-nés que des renseignements très-peu nombreux. Aussi avons-nous cru devoir, M. Albert Robin et moi (*b*), entreprendre une série de recherches sur ce point de physiologie et de clinique. Elles nous ont permis de recueillir un certain nombre de renseignements qui, sans combler toutes les lacunes, peuvent dès aujourd'hui être utilisés au lit du malade, et faciliter les recherches qui seront entreprises ultérieurement dans la même direction.

lin. — Bartsch, *Observations sur le changement de la substance des nouveau-nés,* p. 6. Marbourg, 1859. — Breslau, *Sur les changements de poids des nouveau-nés* (*Mémoires de la Société médico-chirurgicale de Zurich*), 1860. — Von Siebold, *Sur les rapports entre les poids et la longueur des nouveau-nés* (*Revue mensuelle d'accouchements et des maladies des femmes,* t. XV, p. 337. Berlin, 1860). — Haake (H.), *Sur les changements des poids des nouveau-nés* (même recueil, t. XIX, p. 339, 1862). — Winckel, *Recherches sur les poids des nouveau-nés* (même recueil, p. 146, même année). — Hecker, *Sur le poids et la taille des nouveau-nés dans leurs rapports avec l'âge de la mère* (même recueil, sept. 1865). — Duncan, *Sur le poids et le volume des nouveau-nés comparés à l'âge de la mère* (*Journal de médecine d'Edimbourg,* n° CXIV, décembre 1867, et *Annales d'hygiène,* 2ᵉ série, t. XXIV, 1865).

(*a*) Jacquemier, Article ALLAITEMENT du *Dictionnaire encyclopédique des sciences médicales,* 1ʳᵉ série, t. III, p. 270. 1865.

(*b*) Parrot et Albert Robin, *Etudes pratiques sur l'urine normale des nouveau-nés* (*Arch. gén. de méd.,* 1876, p. 129).

Une première difficulté à laquelle nous nous sommes heurtés, comme d'ailleurs tous ceux qui ont abordé ce sujet, est la détermination de la quantité d'urine émise en 24 heures. Les appareils, en apparence les mieux faits, ne nous ont pas permis de recueillir la totalité de ce liquide; aussi les chiffres que je vais vous donner ne sont-ils qu'approximatifs. M. Jacquemier indique celui de 360 centimètres cubes; il est trop élevé et je vous propose ceux de 200 à 300 centimètres cubes, comme représentant d'une manière assez exacte la quantité d'urine émise en 24 heures, par un nouveau-né bien portant, du sixième au trentième jour. — On peut arriver à cette estimation de deux manières différentes. L'une repose sur ce fait qu'un enfant de cet âge prend en moyenne 500 grammes de lait environ. Or, en admettant qu'il rende 90 grammes de matières fécales, et qu'il perde 60 grammes par la surface cutanée et 50 gr. par le poumon; l'augmentation de poids étant de 25 à 30 grammes, il reste un déficit de 270 grammes; soit en nombres ronds de 200 à 300 grammes. D'un autre côté, si d'après l'opinion de John il y a 10 mictions par 24 heures et si l'on évalue, comme nos recherches nous autorisent à le faire, le produit de chacune d'elles à 20 ou 30 centimètres cubes, on arrive encore aux chiffres sus-indiqués. Il en résulte que par kilogramme de son poids un nouveau-né urine beaucoup plus qu'un adulte.

Nous n'avons étudié que l'urine du matin, ce qui est suffisant au point de vue pratique, car sa composition peut être rigoureusement considérée comme égale à celle de l'urine des 24 heures. En effet, le nourrisson qui prend un aliment toujours identique, à des intervalles à peu près égaux, aussi bien la nuit que le jour, n'a pas, comme l'adulte, une urine de la nuit ou de la digestion.

Ceci dit, voici d'abord les caractères physiques que pré-

Caractères phy-
siques.
sente ce liquide à l'âge qui nous occupe. Dans les premiers jours de la vie, alors que le nouveau-né perd une partie de son poids initial, elle peut être à peu près aussi colorée que celle de l'adulte ; mais peu à peu cette teinte disparaît, et elle devient incolore, inodore, d'une grande limpidité et d'une fluidité remarquable. Dans un tiers des cas seulement, elle a un ton paille très-clair, analogue à celui du vieux vin de Chablis. Elle est un peu plus foncée chez les enfants d'un poids élevé, et plus pâle chez ceux qui sont allaités par leur mère ou une bonne nourrice que chez ceux qui sont élevés au biberon.

La densité du produit de la première miction est de 1005 à 1006. Celle des urines des enfants de cinq à trente jours varie de 1003 à 1004.

Dans les deux ou trois premiers jours de la vie, et particulièrement chez les avortons, l'urine présente parfois une certaine opalescence qui, apparente au moment de l'émission, peut disparaître assez vite par le dépôt au fond du verre de flocons très-ténus et peu abondants, constitués par des cellules épithéliales, et qui d'autres fois ne se montre qu'après deux ou quatre heures, et cesse dès que s'est déposé l'acide urique produit par la fermentation acide.

Sédiments.
Les sédiments de la première espèce sont formés par des cellules détachées des tubes de Bellini, des bassinets, de l'uretère et de la vessie ; et chez les petites filles, par du mucus avec de larges cellules pavimenteuses et quelques leucocytes.—Quant aux dépôts cristallins, ce sont : 1° de l'*acide urique*, en lames rhomboïdales, petites, minces, transparentes, très-rarement groupées, toujours incolores ; différant en cela de celui qui résulte de la fermentation acide, lequel fixe toujours des traces plus ou moins sensibles de la matière colorante de l'urine, quelque pâle que soit celle-ci ; 2° de l'*oxalate de*

chaux, sous forme de cristaux, dits en enveloppe de lettre, c'est-à-dire d'octaèdres dérivant du type cubique, très-peu nombreux et d'une petitesse extrême; 3° d'*urate de soude* sous forme de sphérules ou de bâtonnets ovoïdes. Ce sel se rencontre très-rarement et en quantité très-minime. — Il est probable que les enfants, dans l'urine desquels on rencontre ces sédiments salins, ne sont pas en parfaite santé.

Parmi les caractères chimiques, les seuls qui méritent de vous être signalés sont : la réaction, la contenance en urée, en chlorures, en phosphates et en acide urique.

L'urine saine est toujours neutre. Lorsqu'on la trouve acide, fût-ce même très-faiblement, il faut soupçonner un vice dans le régime, comme par exemple un intervalle trop long entre les tetées. Réaction.

La présence de l'urée dans l'urine des nouveau-nés a été niée par John, Moore, Rayer, Longet, Béclard, etc.; elle est au contraire admise par Fourcroy, Lionel Beale, Ch. Robin, Harley, etc. (1). Urée

M. Quinquaud conclut de quelques analyses faites par lui, qu'un enfant de vingt jours rend plus d'urée qu'un enfant qui n'en a que trois.

Dans toutes nos recherches, nous avons rapporté au litre d'urine les quantités d'urée qui ont été dosées. Les chiffres obtenus de la sorte sont donc plutôt virtuels que réels, mais ils sont comparables entre eux; toutes les analyses ayant été faites dans les conditions que je vous ai précédemment indiquées, et qui sont le plus favorables à l'observation journalière.

En procédant de la sorte, nous avons vu qu'un litre d'urine contient en moyenne $3^{gr},03$ d'urée, chez les enfants de un

---

(1) Rees, Wœhler et Regnault ont trouvé de l'urée dans ie liquide amniotique, mais Scherer n'est pas parvenu à en démontrer la présence.

jour à un mois, et d'un poids moyen de 3^{gr},850. Il en résulte que ce litre d'urine renferme, par kilogramme d'enfant, 0^{gr},80 d'urée ; — tel est le chiffre normal.

Un nouveau-né qui, dans les vingt-quatre heures, donne 300 grammes d'urine, rend donc pendant cet espace de temps 0^{gr},90 d'urée, soit 0^{gr},23 par kilogramme de son poids.

Ce sont là des moyennes générales, qui, dans l'état physiologique, peuvent être influencées par un grand nombre de circonstances, telles que l'âge, le poids et la température.

Pendant les quatre premiers jours, l'urine contient des quantités d'urée graduellement décroissantes, de 7^{gr},05 à à 2^{gr} par litre et de 1^{gr},89 à 0^{gr},55 par kilogramme d'enfant.

Du cinquième au neuvième jour, l'abaissement se prononce encore davantage : le chiffre de l'urée étant de 1^{gr},70 par litre et de 0^{gr},47 par kilogramme.

Le dixième jour, il y a tendance à l'augmentation de l'urée, et l'on trouve les chiffres 2^{gr},39 par litre et 0^{gr},60 par kilogramme.

Du onzième au trentième jour, l'augmentation s'accuse encore plus nettement par les chiffres 2^{gr},73 par litre et 0^{gr},73 par kilogramme d'enfant.

D'une manière générale, l'urine des nouveau-nés de un à trente jours, contient par litre, d'autant plus d'urée, que le poids de l'enfant est plus considérable ; mais, quoique s'élevant dans le même sens, l'urée ne croît pas proportionnellement au poids : de telle sorte qu'un enfant lourd en rendra, par kilogramme de son poids, moins qu'un enfant plus léger, bien que la quantité de ce principe, évalué par litre, soit plus considérable dans le premier cas. — D'après cela, lorsque les urines de deux enfants, d'un âge à peu près égal, présenteront des quantités inégales d'urée, avant d'expliquer cette différence par un état pathologique, on devra s'assu-

. rer qu'elle n'est pas due à un écart entre le poids des sujets.

L'influence de la température peut être résumée dans cette phrase : plus un nouveau-né se refroidit facilement, moins son urine renferme d'urée.

Celle-ci est moins abondante lorsque l'urine est aqueuse que dans le cas où elle est teintée ; et sa proportion est dans un rapport direct avec la coloration. L'acidité entraîne une quantité d'urée plus considérable que l'état neutre.

L'acide urique, dont je vous ai déjà parlé à propos des *Acide urique.* sédiments, peut se présenter à l'état de liberté ou combiné à la soude, mais seulement dans les jours qui suivent la naissance et en quantité très-minime (1).

Je ne m'arrêterai pas aux matières extractives, non plus qu'à ce qui a trait aux acides benzoïque, hippurique, etc.

L'urine des nouveau-nés contient toujours des chlorures, *Chlorures* mais en proportion quelquefois si faible, que tout dosage exact est impossible ; la moyenne générale chez les enfants de trois à trente jours a été de $0^{gr},79$ par litre, soit $0^{gr},22$ par kilogramme d'enfant. Leur quantité totale rendue dans les vingt-quatre heures augmente jusqu'au trentième jour.

Je n'ai rien à vous dire de précis relativement aux phospha- *Phosphates.* tes. La quantité maxima d'acide phosphorique que l'urine puisse contenir est de $1^{gr},95$ par litre, soit $0^{gr},47$ par kilogr. d'enfant. Du seizième au trentième jour, il en est éliminé une proportion plus considérable que du premier au quinzième.

---

(1) Wachenroder (*a*), Robin et Verdeil (*b*), et Golding Bird, nient la présence de l'acide urique dans l'urine des nouveau-nés, tandis que M. Gautier (*c*) dit qu'il existe en quantité notable dans celle des enfants à la mamelle.

(*a*) Wachenroder, *Beiträge zur Zoochemie. neues Jahrbuch der Chemie und Pharm*, t. VIII, p. 407 et t. IX, p. 7 et 67, 1833.
(*b*) Robin et Verdeil, *Traité de chimie anatomique*, t. II, 1853.
(*c*) A. Gautier, *Traité de chimie appliquée à la physiologie*, etc., t. II, 1874.

Les sulfates, la chaux, la magnésie et la potasse n'existent qu'à l'état de traces ; il n'y a jamais d'albumine ni de sucre (1).

Un nouveau-né, dont l'urine se présente dans les conditions qui viennent d'être indiquées, peut être considéré comme bien portant ; mais si l'une d'elles est modifiée, dans des limites plus étendues que celles que je vous ai fait connaître, il faut songer à un vice de l'alimentation ou à un état morbide.

Dans le premier cas, il y aura une diminution de la quantité, une coloration jaune pâle, une réaction faiblement acide et l'absence des chlorures ou l'abaissement de leur chiffre normal. Quant à l'état pathologique, il s'accusera par l'augmentation de l'urée, la présence d'un sédiment organique ou cristallin, l'opalescence, l'excès des chlorures ou des phosphates, la réduction de la liqueur de Barreswill, etc.

(1) MM. A. Martin et C. Ruge (a) ont récemment étudié les urines des nouveau-nés à l'état physiologique. Voici les principales conclusions de leur travail.

Le plus souvent, les nouveau-nés n'urinent que douze heures après leur naissance. Les moyennes de l'urine rendue sont, les deux premiers jours, de 12 cc. ; le troisième, de 26 cc., et le dixième, de 66 cc. — L'urine, très-claire à la première miction, est ensuite très-foncée. Sa coloration est dans un rapport direct avec la quantité d'urée qu'elle contient, et dans un rapport indirect avec son abondance. Au début, les urates se déposent très-rapidement par refroidissement ; mais à partir du cinquième jour il ne se produit plus de sédiments urinaires. — L'urine des nouveau-nés est généralement acide. Sa densité moyenne est de 1006. La moyenne des matières solides contenues dans 100 grammes est de 0,93, c'est-à-dire moins du quart de ce que l'on trouve chez l'adulte. Il y a 0,088 de chlorure de sodium. On trouve toujours, comme l'avait dit Virchow, au moins dans l'urine de l'une des mictions, de l'albumine. Sa quantité augmente jusqu'au troisième jour et l'on n'en trouve plus à partir du huitième. Dans vingt-quatre heures le nouveau-né n'excrète que 0^{gr}, 1923 d'urée, tandis que l'adulte en excrète 35 gr.

Comme on le voit, ces résultats sont, sur des points très-importants, en contradiction avec ceux que je vous ai fait connaître. Il est probable que tous les enfants étudiés par MM. A. Martin et C. Ruge n'étaient pas en parfaite santé.

(a) Martin et Ruge, *Zeits. fur Geburtsh.*, B. 1, n° 2, 1875, et *Revue des sciences médicales*, t. VIII, p. 256, 1876.

TROISIÈME LEÇON

DE L'ATHREPSIE

SYMPTOMATOLOGIE

APERÇU GÉNÉRAL. — TROUBLES DIGESTIFS

Messieurs,

Cette étude ayant pour objet le nouveau-né malade, j'ai cru devoir commencer par vous dire ce qu'est le nouveau-né bien portant, comment il procède du fœtus, ce qui l'en distingue, et par quelle série de changements il devient apte à la vie indépendante.

Le fœtus se confond, pour ainsi dire, avec l'organisme maternel. Étranger au monde extérieur, absorbé par le travail végétatif, résumant toutes ses tendances en son développement, et les réalisant par la nutrition la plus active et la plus plastique que l'on puisse imaginer, il vit plongé dans le sommeil utérin, comme en une sorte de léthargie. — La naissance le tire de là brusquement ; et, dans l'ordre physiologique, on peut difficilement trouver un choc plus violent, une métamorphose plus instantanée et plus considérable ; — c'est un *saut*, dit Burdach.

Et pourtant, si l'on n'envisage cet instant de la vie qu'au point de vue de la nutrition, qui chez le nouveau-né prime tout, on peut dire que, bien qu'il change la modalité des at-

La nutrition chez le fœtus et le nouveau-né.

taches maternelles, il ne touche pas à leur nature. L'enfant, en effet, ne quitte pas l'organisme où il a évolué ; il se trans- porte seulement de la profondeur à la périphérie. Il aban- donne la matrice, et se sépare du placenta, mais c'est pour aller à la peau, prendre le mamelon; c'est pour appliquer ses lèvres au sein, qui va lui fournir le premier et le plus parfait des aliments.

Il existe pourtant entre le fœtus et le nouveau-né une différence essentielle au point de vue de la nutrition : c'est, chez le second, l'intervention d'un nouvel acte, — la diges- tion. Tandis, en effet, que le fœtus, inondé par le sang de la veine ombilicale, n'a plus qu'à se l'approprier, le nouveau-né doit préparer ce sang réparateur ; or, il ne le peut faire qu'en suçant le lait et en le digérant.

Après la naissance, l'enfant a donc besoin de la mamelle dans laquelle il trouve ce qu'avant de naître il tirait du pla- centa ; et l'en arracher, c'est rompre le plus intime des liens.

Ainsi se trouvent démontrées tout à la fois l'utilité de l'allaitement naturel, et l'importance du rôle que joue le travail digestif dans le cycle des fonctions du nouveau-né.

Ces considérations physiologiques étaient nécessaires pour vous faire comprendre les dangers auxquels on expose l'en- fant qui vient de naître, lorsqu'en le séparant du sein on le prive de l'aliment que la nature y a préparé à son usage et que nul autre ne peut égaler. — Plus tard, vous verrez que cette infraction aux règles fondamentales de l'hygiène est la source habituelle des troubles digestifs du nouveau-né, qui marquent toujours la première étape du mal redou- table que j'appelle l'ATHREPSIE.

Cette maladie, qui désormais nous occupera d'une manière exclusive, je vais d'abord vous la montrer dans son ensemble, vous en présenter comme un schéma clinique, dans lequel se trouveront groupés méthodiquement les divers symptômes constitutifs. Il est vrai que rarement ils se présenteront aussi nombreux chez le même sujet, mais cela importe peu ; ce que vous devez connaître, c'est leur ensemble, c'est l'ordre dans lequel ils se développent ; et ce mode de succession, vous le trouverez dans l'exposé qui va suivre.

Je considère dans l'évolution de l'Athrepsie trois périodes, durant chacune desquelles le mal présente, tant au point de vue de sa durée que de sa gravité, des différences considérables.

Dans la première, le fait initial est une modification des garde-robes, qui, plus répétées et plus molles qu'à l'état normal, cessent d'être jaunes et homogènes, pour présenter des grumeaux blancs, et des stries verdâtres.

En même temps, la quantité des urines diminue et leur couleur se fonce.

La soif est plus vive, et, par ses cris, l'enfant demande plus souvent à la satisfaire ; mais il est vite rassasié, et malgré la fréquence des tetées, la quantité de lait qu'il boit est inférieure à la dose normale.

Il est rare que le pouls s'accélère et que la température s'élève ; toutefois cela peut avoir lieu, mais la modification est si peu considérable, qu'il est malaisé de la constater.

L'enfant est grognon, inquiet ; il s'agite et dort moins bien ; il commence à souffrir.

Jusqu'ici le mal est léger ; bien souvent même il passe

inaperçu, et s'il s'arrête, la santé à peine atteinte ne tarde pas à se rétablir. Mais s'il continue sa marche, on le voit entrer dans une nouvelle phase, caractérisée par une aggravation de tous les accidents.

Les selles se multiplient, sont très-aqueuses, d'une odeur souvent très-forte et repoussante; on y trouve beaucoup de grumeaux d'un lait à peine attaqué par la digestion, et de la bile, qui parfois constitue avec du mucus presque toute la garde-robe.

Il survient des régurgitations laiteuses, qui répandent une odeur acide, butyreuse, et ne tardent pas à être suivies de vomissements.

La muqueuse buccale rougit, tend à se sécher et l'on voit apparaître, à la surface de la langue, du muguet sous la forme d'un petit semis blanc, qui bientôt couvre les autres régions de la bouche, et y forme de larges plaques blanches.

Il n'est pas rare de constater des ulcérations sur divers points de la bouche, notamment sur le frein de la langue, sur celui de la lèvre inférieure, et en arrière, sur la voûte palatine.

L'appétit est notablement diminué et il semble que l'enfant soit comme fatigué du sein. Il le prend mollement et le quitte après y avoir pris seulement quelques gorgées de lait.

Presque toujours, alors, la peau des fesses, des cuisses, des bourses ou des grandes lèvres est couverte d'une éruption érythémateuse.

Chez la plupart des malades, la température, d'une instabilité tout à fait particulière, subit des variations qui peuvent dépasser 2 degrés; chez d'autres, elle prend assez vite une marche régulièrement décroissante.

Le pouls suit en général, et dans le même sens, les modifications thermiques.

Des cris aigus, subits ou continus avec redoublements, témoignent d'une souffrance exacerbante. Ils précèdent l'émission des garde-robes, et cessent momentanément quand elles ont eu lieu.

Un amaigrissement général et considérable ne tarde pas à se produire. La face est amoindrie, et le pourtour des yeux, sensiblement déprimé, a pris une teinte bleuâtre. Les membres ont diminué de volume ; les chairs ne résistent plus à la main qui les presse ; elles sont molles et le tégument est comme flétri. Le corps tout entier est flasque ; l'enfant n'a plus de ressort, il se laisse aller ; et l'on sent bien que ses forces sont notablement amoindries.

Comme vous le voyez, le mal est déjà très-avancé et bien menaçant ; pourtant, il n'est pas encore irrémédiable. Mais un pas de plus, et l'Athrepsie confirmée est entrée dans sa dernière phase.

Cette troisième époque est caractérisée par un trouble si profond de la nutrition et par des lésions viscérales si considérables, que le retour à la santé est désormais impossible.

Troisième période.

A ce moment, tout, dans l'état de l'enfant, prend un aspect sinistre qui frappe l'œil le moins exercé, et ne peut laisser aucun doute sur sa fin prochaine. Les symptômes précédemment indiqués s'accentuent notablement et d'autres viennent s'y ajouter, qui donnent au mal une physionomie nouvelle.

Plus d'appétit. Si, par une sorte de mouvement instinctif, l'enfant saisit encore le sein, ses lèvres y restent fixées à peine durant quelques secondes ; il s'en retire bientôt en jetant un cri, qui marque le désespoir où il est de n'y pouvoir rien prendre. S'il accepte encore le biberon, ce n'est que pendant un temps très-court ; il ne tarde pas à le refuser et, incapable de tout effort, il ne boit plus qu'à la cuiller. Repoussant le lait, il finit par ne prendre que quelques gouttes d'eau sucrée. En dernier lieu, on ne peut rien introduire dans sa bouche, aride, rouge et tapissée de muguet ; et pourtant, on la voit s'ouvrir largement, comme si elle demandait, comme si elle cherchait à saisir quelque chose.

Les évacuations alvines, d'ordinaire multipliées et d'une fétidité extrême, peuvent au contraire diminuer et même parfois reprendre un aspect à peu près normal.

La suppression des urines est habituelle. Quand elles s'écoulent encore, c'est en proportion très-minime et l'on y constate la présence de l'albumine.

Les vomissements signalés dans la seconde période deviennent plus fréquents ; ils semblent avoir lieu sans grands efforts, et les matières s'échappent des narines en même temps que de la bouche. Tantôt c'est du lait en grumeaux, exhalant l'odeur nauséeuse du beurre altéré ; d'autres fois, on y trouve du mucus teinté par une matière brunâtre.

Les respirations sont profondes et pénibles. Tous les muscles qui servent à la dilatation du thorax sont mis en action et le sternum s'enfonce profondément vers la colonne vertébrale. Il semble qu'il existe un obstacle insurmontable à la pénétration de l'air ; et pourtant, si l'on pratique l'auscultation, on trouve que le murmure respiratoire n'a rien perdu de sa pureté et de son ampleur. L'haleine est froide. La température du corps s'est notablement abaissée ; pour s'en convaincre, il suffit de toucher la peau, surtout aux extrémités; et, cette indication donnée par la main, le thermomètre introduit dans le rectum la confirme en marquant 2 et 3 degrés, parfois même davantage, au-dessous de la normale.

Le cœur, lui aussi, s'affaiblit; ses bruits s'éteignent, ses battements se ralentissent, et, à l'approche de la mort, ses pulsations peuvent s'abaisser à 60 et même à 40.

La circulation n'est pas moins affectée à la périphérie qu'au centre, comme l'indiquent la cyanose des extrémités et la teinte livide de la peau.

Mais ce qu'il y a de plus saisissant, c'est l'habitude extérieure de l'athrepsié. La marque imprimée par la maladie sur la face et le corps tout entier est si profonde et si caractéristique, qu'il n'est pas possible de la méconnaître. L'amaigrissement est considérable et présente ici quelque chose de tout spécial, car la destruction porte encore plus sur les liquides que sur les solides. Tout l'organisme souffre d'aridité, et l'on peut dire que les tissus sont à sec. De là un ensemble de symptômes, que la main et l'œil font aisément constater. Les chairs ont une consistance spéciale ; quand on les comprime, on croirait toucher du suif figé ou du bois. Il en résulte une grande rigidité des membres, qui restent dans une immobilité complète, comme il arrive dans le tétanos. Chez d'autres sujets, où les parties molles ont conservé plus de souplesse, la peau forme des plis nombreux. Cela est surtout apparent à la face, où il ne reste plus que le squelette, couvert d'un tégument ridé. Alors l'agrandissement de la bouche, la saillie des maxillaires, l'excavation des orbites, donnent à la physionomie de ces petits moribonds quelque chose de simien. D'autres fois leur face ridée rappelle celle de certains vieillards, la maladie ayant fait en quelques jours l'office d'une longue suite d'années. Le crâne lui-même subit de notables modifications; la fontanelle se déprime, et le long des sutures apparaissent des saillies dues au chevauchement des pièces osseuses qui s'y rencontrent. Autour de l'orifice buccal et des yeux, la peau prend une teinte bleuâtre. Les paupières, imparfaitement closes, laissent voir le globe oculaire amoindri, avec la cornée sèche et dépolie et la conjonctive injectée.

Les cris que pousse l'enfant sont moins fréquents que dans la précédente période, mais à l'anxiété qu'ils expriment on peut toujours les reconnaître, et en les appelant *cris de détresse* je crois les avoir justement qualifiés.

Les centres nerveux qui n'avaient pas encore participé, du moins en apparence, au processus morbide, entrent en scène, et c'est par les symptômes auxquels donne naissance le trouble de leurs fonctions, que semble devoir être caractérisé le stade terminal de l'Athrepsie. La plus habituelle de ces manifestations, car elle manque rarement, est une atrésie très-marquée des pupilles, indice d'un état comateux plus ou moins profond ; elle s'accompagne souvent de strabisme divergent. Quelques malades sont atteints de convulsions ayant ceci de particulier, qu'elles sont peu apparentes, souvent partielles, et que la tonicité y domine. Elles viennent de temps en temps rompre l'engourdissement comateux, et n'existent sans lui que d'une manière tout à fait exceptionnelle.

Agonie. Quand les choses sont arrivées là, la vie peut cesser d'un moment à l'autre. Le cri va s'affaiblissant et finit par s'éteindre ; les bruits et les battements du cœur deviennent imperceptibles ; les mouvements respiratoires s'éloignent de plus en plus, et l'on assiste ainsi à l'anéantissement successif des grandes fonctions, avant que la mort soit générale.

Aussi, quand elle survient, il peut arriver qu'on la méconnaisse : car, d'une part, les derniers troubles morbides ont atteint si profondément l'organisme, et y ont laissé subsister si peu de vie, que la disparition totale de celle-ci se fait parfois sans secousse ; et d'ailleurs, les marques extérieures de la mort font souvent défaut, la peau restant livide, au lieu d'être envahie par une pâleur subite et persistante ; et les membres conservant leur roideur ligneuse, au lieu de tomber dans cette flaccidité complète, qui suit le dernier soupir.

Je viens de vous présenter une esquisse des symptômes de l'Athrepsie ; mais ce n'est là, comme je vous l'ai dit en commençant, qu'un sommaire où, d'un coup d'œil, vous pourrez saisir leur ensemble. Maintenant il faut entrer dans le détail et les reprendre un à un, étudier leurs variétés, leur marche et les relations qui les unissent entre eux.

D'après l'ordre que j'ai suivi et qu'impose l'observation, je vais commencer par les troubles digestifs ; et les déjections alvines vont tout d'abord nous occuper.

Le nouveau-né qui se porte bien a deux, trois ou quatre garde-robes dans les vingt-quatre heures. S'il n'en a qu'une, tant mieux, pourvu qu'elle soit de bonne qualité. Si l'on vous dit que c'est de la constipation, n'en croyez rien ; et dans le but de prévenir des accidents imaginaires, gardez-vous de troubler cet excellent état de la digestion intestinale.

A l'état de santé, la défécation, et ce sont des détails que vous devez connaître, est souvent annoncée par une légère pâleur, qui ne fait que traverser la face et que remplace bientôt une rougeur turgescente, indice de l'effort à l'aide duquel sont expulsées les matières fécales. Il y a alors comme une détente, et tout dans les allures de l'enfant annonce un sentiment de bien-être.

Si l'on examine la couche, on y voit une matière d'un jaune souci, dont l'aspect rappelle celui d'œufs brouillés bien liés. Elle est pâteuse, homogène, souvent sans odeur ou à peine odorante (1), et tend à se mouler. D'après Lehmann, elle contient beaucoup de matières grasses, et une quantité assez considérable de caséine coagulée et non digérée ; l'élément colorant de la bile y est si peu décomposé qu'il présente encore avec l'acide nitrique les colorations caractéristiques ; on y trouve aussi les acides biliaires (qui donnent avec le sucre et l'acide sulfurique les réactions connues), et une certaine quantité d'épithélium.

Ces garde-robes constituent le type des évacuations alvines physiologiques, mais il ne faut pas s'attendre à les trouver toujours aussi bonnes. Sans que la santé soit sensiblement troublée, on les voit être plus nombreuses, plus liquides, moins homogènes, renfermer quelques grumeaux blancs ou même de petites stries verdâtres. Quand il en est ainsi, il faut être sur ses gardes ; car si l'on ne peut pas dire que le mal existe, on doit redouter son invasion prochaine.

Troubles intestinaux. — Parfois, le dérangement intestinal se produit avec lenteur ; dans d'autres cas, il commence d'une manière brusque et marche rapidement, imprimant ainsi dès le début à la maladie l'allure qu'elle conservera pendant tout son cours.

______

(1) Il n'en est ainsi que dans les cas où l'allaitement est naturel. Mais lorsque l'alimentation est composée en totalité ou partiellement de lait de vache et surtout de lait de chèvre, les garde-robes, alors même qu'elles se présentent dans les conditions les meilleures, répandent une odeur spéciale rappelant celles de l'animal qui a fourni le lait et s'attachant au linge avec beaucoup de ténacité.

Le nombre des selles se multiplie très-vite et il devient si Diarrhée. considérable, que l'on peut difficilement le préciser. Leur abondance est très-inégale; tantôt elles couvrent une large surface de la couche, tantôt celle-ci est à peine souillée.

Leur consistance n'est pas moins modifiée que leur fréquence, et la fluidité est un de leurs caractères les plus habituels. Elles contiennent une proportion notable d'un liquide aqueux qui mouille le linge, formant autour de la tache solide une zone d'étendue variable, et qu'il faut se garder d'attribuer à l'urine, comme on le fait bien souvent. Celle-ci souille une autre région de la couche et dessine des contours très-irréguliers, tandis que l'empreinte humide de la selle a une forme nettement circulaire.

Les matières peuvent rester longtemps jaunes, ou bien Coloration des garde-robes. devenir rapidement vertes. Souvent ces deux teintes se mélangent dans des proportions diverses. Quand la dernière est très-accentuée, on croirait avoir sous les yeux des herbes cuites, hachées. Elle présente une grande analogie avec celle de l'élément colorant de la bile; aussi, depuis longtemps, a-t-on appelé ces garde-robes *bilieuses*, mais les auteurs sont loin d'être d'accord sur leur constitution et partant sur la justesse de ce terme. Les uns ne veulent pas que la bile soit ici en cause. De leur nombre sont Frankl et Golding-Bird, cités par M. Robin (a). Le premier pense qu'il s'agit du produit d'une sécrétion muqueuse, analogue à celui qui, dans certaines blennorrhagies, dans quelques inflammations vaginales et dans le coryza, teint le linge en vert. Le second n'a trouvé que des traces de matière bilieuse dans les excrétions vertes des enfants, et il pense que leur teinte est due au principe colorant du sang,

(a) Ch. Robin, *Traité des humeurs*, p. 808.

qui a transsudé des capillaires de la veine porte dans les
conduits excréteurs, et que les gaz ou les sécrétions intestinales ont fait tourner au vert. — L'opinion de M. Vogel
doit être rapprochée des deux précédentes. Après avoir fait
remarquer que jusqu'ici l'on n'a pas pû démontrer que dans
ces garde-robes les éléments de la bile fussent plus abondants
que dans celles qui sont jaunes ou brunes, il suppose que
l'augmentation de la sécrétion intestinale suffit à transformer
la biliphéine en biliverdine. — Rien n'est moins démontré,
comme on le voit, que ces opinions, et jusqu'à ce que de
nouvelles études aient éclairé ce point intéressant, nous
croyons devoir, à l'exemple de Lehmann et de M. Robin,
considérer les excréments verts des nouveau-nés, comme dus
à un afflux considérable de bile dans l'intestin.

Fétidité des garde-robes. Les déjections de quelques malades sont blanchâtres ou
grises, et semblent constituées par du lait non digéré qui
aurait subi un commencement de putréfaction. Elles ont une
fétidité remarquable, et il est difficile de trouver un terme de
comparaison auquel on puisse rapporter l'odeur qu'elles répandent. Non-seulement celle-ci imprègne les pièces du
maillot et de la literie, mais elle infecte l'atmosphère voisine et s'attache aux vêtements de ceux qui donnent leurs
soins aux enfants. Il m'est arrivé plus d'une fois, en abor-
dant un berceau d'où s'échappaient ces émanations, de porter un pronostic fâcheux, dont l'événement ne tardait pas à
démontrer la justesse. Les selles bilieuses ont une odeur tout
autre; la sensation qu'elles provoquent est celle de quelque
chose d'acide, de nauséeux et non de putréfié.

Dans la dernière période de la maladie, quelques jours
avant la mort, alors que l'élément liquide de l'organisme est
réduit à son minimum, il n'est pas exceptionnel de voir les
garde-robes devenir rares et même cesser complétement. Ce

qui paraît plus surprenant encore, c'est que parfois elles reprennent, comme je l'ai dit, une coloration et une consistance presque normales; en sorte que si l'on ne jugeait que par là de la situation de l'enfant, on pourrait croire qu'elle est meilleure, précisément dans le temps que la fin est proche.

Normalement, la défécation se fait sans bruit. Elle est au contraire bruyante, quand il existe de la diarrhée, ce qui s'explique aisément par la constitution des matières. A l'état de santé, en effet, elles sont onctueuses, homogènes, et sortent d'une manière continue et régulière; tandis que chez les malades, formées de parties solides, de liquides et de gaz, elles s'échappent bruyamment et par saccades, sous l'influence d'efforts moins réguliers, plus considérables, et douloureux.

L'agitation de l'enfant, sa face grippée, ses cris, les contorsions désordonnées de son corps, qu'avec une force surprenante il jette deçà delà, comme s'il voulait échapper au mal qui l'étreint, tout annonce qu'il souffre beaucoup; et comme ces manifestations de souffrance ont lieu surtout avant les garde-robes, et cessent, du moins momentanément, aussitôt après, on doit considérer la douleur comme ayant pour siége l'intestin. Dans les dernières heures, tous ces phénomènes s'apaisent, et les matières s'échappent du rectum, comme d'un tube inerte. C'est que dans l'anéantissement où se trouve le malade, il ne peut plus souffrir, ou du moins il est incapable de manifester sa souffrance.

Le ventre est rarement ballonné et douloureux; à la fin même, il est aplati, déprimé, pâteux, comme vidé.

Après la diarrhée, il est naturel que je vous parle du vomissement. Il n'est pas constant, puisque chez quelques malades il peut faire complétement défaut ; mais son étude, comme vous allez le voir, présente cependant un grand intérêt.

Les enfants qui se portent le mieux ont souvent des régurgitations laiteuses. Cela arrive surtout lorsqu'ils sont vigoureux, voraces et quand les seins de leur nourrice se remplissent aisément. Quelques instants après qu'ils ont fini de teter, on voit un flot de lait liquide, inodore, s'échapper de leur bouche, comme d'un trop-plein et sans qu'il en résulte aucun malaise (1).

A côté de ce phénomène, véritablement physiologique, je dois vous en signaler un autre, le hoquet, qui est presque aussi fréquent et en général beaucoup plus tenace, car il n'est pas exceptionel de le voir durer à diverses reprises, dans la journée, pendant vingt, trente minutes, et même une heure entière. Il ne gêne en rien l'enfant, dont la face reste épanouie, et ce n'est pas sans raison que le vulgaire y voit l'indice d'un estomac satisfait et digérant sans peine un copieux repas. Il cesse toujours quand le mal vient, et ne reparaît qu'avec la santé.

Bien près de la régurgitation dont je viens de vous parler, et cependant déjà dans le domaine morbide, se place un accident qu'il faut se garder de confondre avec elle ; c'est le rejet du lait, qu'une digestion incomplète a rendu grumeleux et acide. Je n'ose pas dire que ce soit un vomissement, dans l'acception pathologique du mot, car cela peut arriver en dehors de toute autre manifestation maladive, sans grand effort, ni secousse ; mais il faut y voir tout au moins la preuve d'une mauvaise digestion et d'une intolérance gas-

(1) M. Vogel explique ce phénomène par l'absence presque complète du grand cul-de-sac dans l'estomac des nouveau-nés, de sorte que les mouvements péristaltiques poussent son contenu vers le cardia.

trique momentanée. L'allaitement artificiel est la cause la plus habituelle de ce trouble, que l'on provoque par une secousse, un mouvement intempestif; ou bien encore, par une position vicieuse donnée aussitôt après le repas. Il ne fait courir aucun danger à l'enfant que l'on tient sur les bras, debout ou légèrement incliné; mais il n'en est pas de même, lorsqu'il le surprend horizontalement couché. Dans ce cas, il peut le tuer; je l'ai observé quelquefois (1).

(1) Voici deux observations où ce danger est mis en évidence d'une manière convaincante :

Obs. I. — *Mort rapide. Présence de chyme dans les bronches; ramollissement chimique du poumon* (a).

Un enfant de deux mois, né d'une mère syphilitique, était en surveillance à la crèche de l'hospice, où on l'élevait au biberon. Il fut trouvé mort dans son berceau, sans que rien eût fait prévoir cette fin subite on du moins très-rapide.

L'autopsie pratiquée 12 heures après la mort, permit de constater ce qui suit :

Les méninges sont infiltrées d'une petite quantité de sérosité dans les parties déclives; à la périphérie des ventricules latéraux, existent quelques noyaux opaques de stéatose. — Le cœur est ferme et conique. Les oreillettes contiennent des caillots, volumineux à droite.

Les poumons, d'un gris pâle, très-crépitants, sont le siège d'un emphysème alvéolaire généralisé. A part cet état, et à ne les considérer qu'extérieurement, on les croirait sains; et il en est ainsi pour les lobes supérieurs ; mais les inférieurs sont ramollis dans une grande étendue de leur région déclive. Le parenchyme, d'un gris brunâtre, se laisse déchirer par la moindre traction, et présente des marbrures presque noires, dues à la présence dans les veines d'un sang à moitié coagulé. Sur quelques points, il est réduit en bouillie et exhale une odeur aigre, très-pénétrante, qui rappelle celle des matières contenues dans l'estomac. Les petites bronches du voisinage laissent sourdre, par la pression, une substance crémeuse, d'un gris jaune, dans laquelle on trouve un grand nombre de cellules à cils vibratiles, des gouttes huileuses et beaucoup de vibrions, animés de mouvements très-rapides. Les mêmes corps existent dans les grosses bronches ; mais la trachée et le larynx ne sont obstrués sur aucun point.

L'estomac, au moment où on l'enlève, se déchire largement au niveau de sa grosse tubérosité, et laisse échapper une masse caséeuse, nageant dans un liquide crémeux; il

(a) Obs. publiée dans les *Bulletins de la Société médicale des hôpitaux* de 1868. (Paris 1869, p. 207.)

Mais il est temps d'arriver au vomissement pathologique proprement dit, à celui qui constitue l'un des symptômes les

répand une odeur butyreuse et, dans une grande étendue, il a subi le ramollissement gélatiniforme. — Les autres viscères abdominaux sont intacts.

OBS. II. — *Pénétration de chyme dans les voies aériennes. Asphyxie; mort rapide. Ramollissement chimique du poumon (a).*

Une petite fille de 11 mois, atteinte de syphilis, bien portante d'ailleurs, était soumise depuis quelque temps à des frictions de pommade mercurielle. — Le 26 février, rien de particulier ne s'était manifesté dans son état; à 7 h. du soir on la coucha, en même temps que les autres enfants, après lui avoir fait prendre du lait. A 8 h. elle allait encore bien. A 10 h. elle vomit du lait caillé, mêlé à une matière jaune et l'on s'aperçut qu'elle respirait difficilement. La dyspnée fit des progrès rapides et la mort eut lieu à 1 h. du matin.

L'AUTOPSIE est faite 10 h. après la mort. — L'encéphale, le cœur, l'intestin et les reins sont à l'état normal. Les poumons présentent des altérations surtout à la partie postérieure des lobes inférieurs, où l'on voit, çà et là, un emphysème périlobulaire et sous-pleural, et une coloration brunâtre, pénétrant à des profondeurs diverses le parenchyme; celui-ci est extrêmement friable, aqueux, d'une odeur tout à la fois

acide et butyreuse. A ce niveau, la moindre pression en fait dégager des gaz.—Dans la trachée et les bronches, on trouve une matière crémeuse avec quelques grumeaux jaunâtres, constituée par des cellules d'épithélium à cils vibratiles, des gouttes huileuses en quantité considérable, et de nombreuses granulations. Les mêmes éléments existent au milieu du parenchyme ramolli.

L'estomac contient une grande quantité de lait coagulé; la grosse tubérosité a subi l'altération gélatiniforme. — Le foie est moyennement gras. — La rate et les os présentent les altérations habituelles de la syphilis héréditaire.

—Quelle a été chez ces deux enfants la cause de la mort? Les seules lésions qui, à ce point de vue, méritent de nous arrêter, sont celles de l'estomac et des poumons. Les premières sont cadavériques et doivent être mises hors de cause; il en est tout autrement des autres. Voici l'interprétation que l'on en peut donner, et comment, à mon avis, l'on doit se rendre compte de la mort : Pendant le sommeil, une régurgitation s'est produite, qui a rempli de bouillie gastrique la région sus-œsophagienne du tube digestif. Les actes respiratoires, surpris et troublés par l'irruption subite et la présence de cette matière irritante à l'entrée du larynx, se sont accomplis d'une manière désordonnée; l'épiglotte ne

(a) Obs. publiée dans les *Comptes rendus de la Société de biologie* (1873, p. 118).

plus habituels de l'Athrepsie à ses différentes périodes. Il ne se produit que chez les malades qui ont déjà de la diarrhée,

protégeant plus les voies respiratoires, un flot de chyme, dans un mouvement d'inspiration, s'y est introduit, et par l'obstruction de petites bronches, a déterminé la mort. Quant au ramollissement pulmonaire et aux autres lésions qui l'accompagnent, il faut y voir le résultat de la digestion du parenchyme par la bouillie gastrique; phénomène analogue à la transformation gélatiniforme de l'estomac.

Eu égard à l'action du suc gastrique sur le tissu pulmonaire, je crois devoir relater ici un troisième fait, qui mérite d'être rapproché des deux précédents.

OBS. III. — *Digestion* post mortem *du poumon, consécutive au ramollissement chimique de l'estomac et du diaphragme.*

A l'autopsie d'une petite fille âgée de deux ans, et qui avait succombé rapidement au croup, on trouva l'estomac détruit, dans presque toute l'étendue de la grosse tubérosité et la rate noirâtre, sans aucune trace de péritonite. Le diaphragme présentait à gauche une perforation de la largeur d'une pièce d'un franc, par laquelle avait pénétré dans la cavité correspondante de la plèvre, une partie du liquide gastrique. La base du poumon était très-ramollie.

— Ici pas de doute : après la mort, l'estomac qui contenait du bouillon mêlé à du suc gastrique, a été digéré; ce travail chimique s'est étendu au diaphragme puis au poumon. La destruction des tissus, partant de la muqueuse stomacale, a atteint, par une marche excentrique et continue, les organes voisins; et ce n'est que de proche en proche et dans sa région la plus voisine de l'estomac, que le poumon a été atteint. Au contraire, dans les deux premiers cas, le ramollissement, n'a pas dépassé la paroi gastrique, et c'est par un long détour, que le chyme est allé digérer le poumon, non à la périphérie, mais dans ses parties centrales.

Si l'on m'objecte que chez les deux premiers malades, les matières trouvées dans les voies respiratoires n'y ont été introduites qu'après la mort, et par conséquent n'ont pas été la cause de celle-ci, je répondrai qu'en effet l'on trouve, à l'autopsie d'un certain nombre de nouveau-nés qui succombent tout autrement que ces deux enfants, de la bouillie gastrique dans le larynx, la trachée et les grosses bronches; mais très-rarement dans ces cas elle atteint les dernières divisions de ces canaux, et jamais l'on ne constate de vastes foyers de ramollissement pulmonaire, comme ceux qui sont signalés dans les OBS. I et II. Chez ces sujets, la pénétration dans les voies aériennes des matières contenues dans l'estomac se fait au moment même de la mort, sous l'influence des dernières secousses respiratoires, et elles sont projetées aussi bien dans les fosses nasales que dans la bouche.

— On comprend, sans qu'il soit

et détermine l'expulsion de coagulations laiteuses, d'une odeur très-pénétrante qui, en dehors de l'inspection, suffit à le révéler. La bile s'y mêlant parfois en proportions variables, les colore en jaune. Dans les derniers jours, on peut voir les matières changer complétement d'aspect; elles sont constituées par des mucosités noirâtres, qui rappellent ce que rejettent les individus atteints d'ulcère gastrique.

Au début, les vomissements n'ont lieu qu'un certain temps après le repas et à des intervalles assez éloignés; mais à mesure que le mal fait des progrès, on les voit se multiplier et suivre de près l'ingestion du lait. Lorsque l'estomac est devenu tout à fait intolérant, il se débarrasse aussitôt de tout ce que l'on y fait arriver. — En dernier lieu, c'est par une sorte de sputation, que sont repoussés les liquides introduits dans la bouche, car ils n'atteignent même pas l'œso-

nécessaire d'y insister, l'intérêt médico-légal qui s'attache à ces faits de mort rapide.

Ultérieurement à mes observations, M. A. Foville (a), médecin directeur de l'asile de Quatre-Mares, a publié sur ce sujet une étude où l'on trouve un fait qu'il a observé et d'autres appartenant à des auteurs divers. Dans tous ces cas il s'agit d'adultes. — M. Foville s'efforce, dans son travail, de préciser le mécanisme suivant lequel a lieu l'obstruction des bronches, et il arrive à cette conclusion : que si quelquefois l'inspiration, comme le pense Mérat, entraîne dans la trachée-artère une portion des matières du vomissement contenues dans la bouche, il en est d'autres où, dans le temps que le chyme est chassé de l'estomac, trouvant les orifices postérieurs de la bouche et des fosses nasales hermétiquement fermés par la contraction spasmodique des muscles qui servent à la déglutition, tandis que l'ouverture des voies aériennes est libre, il est refoulé dans ces dernières avec tant de force et en si grande quantité, qu'il détermine une suppression subite et absolue de la respiration et par suite une mort instantanée. Je suis convaincu que l'explication de M. Foville s'adapte très-bien aux cas pour lesquels il la propose. Mais, comme il le reconnaît lui-même, un certain nombre lui échappent; tel est le nôtre.

(a) A. Foville. *Étude clinique et physiologique sur la mort instantanée, causée par le passage des matières alimentaires en voie de digestion de l'estomac dans les voies aériennes (Arch. gén. de méd., 1869, t. II, p. 5).*

phage. Pendant l'agonie le vomissement s'accomplit sans effort apparent et comme par un mouvement antipéristaltique. On voit les matières sortir de la bouche et des narines, et quelquefois même exclusivement de ces dernières. Il peut arriver alors qu'elles pénètrent dans les voies respiratoires, l'épiglotte ne faisant plus son office, par suite de l'insensibilité et de l'inertie générale (1).

Il faut bien se garder de confondre ce qui se passe en pareil cas avec les accidents que provoque la régurgitation du sommeil, précédemment étudiée. Au moment du vomissement ultime, l'introduction dans le larynx et les bronches, des matières venant de l'estomac, est un phénomène purement agonique, qui n'exerce aucune influence sur la terminaison fatale ; les gros rameaux bronchiques sont seuls envahis, et le parenchyme pulmonaire n'est pas digéré, comme dans les observations précitées.

Quelques mots, pour terminer, sur la faim et la soif qui, chez le nouveau-né, comme d'ailleurs chez tous les enfants du premier âge, se confondent en un seul besoin.

Au début du mal, l'appétit paraît exagéré ; et peut-être l'est-il réellement, par la nécessité de réparer des pertes rapides et considérables. Sous cette influence, l'enfant demande constamment à teter, mais cet appétit est de mauvais aloi et le sein ne calme pas son agitation. Bientôt, il le prend avec moins d'ardeur ; et vite lassé, non satisfait, il ne s'abandonne plus, après la tetée, à ce demi-sommeil où naguère on le voyait de temps en temps mouvoir doucement ses lèvres, comme si, dans un rêve instinctif, il pressait encore le mamelon. Loin de là, ce contact semble augmenter l'inquiétude

Appétit.

______

(1) Voy. à ce sujet les réflexions qui suivent l'obs. III, à la page 69.

et la souffrance qu'il éprouve. — A la fin, quand ses forces
sont épuisées, et que la muqueuse buccale, desséchée, a
perdu sa souplesse et sa sensibilité, il n'accepte le sein
qu'avec peine et l'abandonne presque aussitôt. Il n'a plus la
puissance ni peut-être le besoin d'en tirer le lait ; et cependant on dirait qu'il a faim, à voir les mouvements de sa tête
et de sa bouche, qui semble constamment chercher. Mais
ce n'est là qu'une agitation inconsciente qui rappelle la car-
phologie ; car si, croyant à la réalité de son appel, on vient,
pour y répondre, à introduire dans sa bouche quelque liquide,
il le rejette ou, pour mieux dire, ne peut le retenir.

N'est-il pas très-remarquable que chez les nouveau-nés
frappés d'Athrepsie on voie toujours s'éteindre si prématurément la faim et la soif qui souvent, au contraire, résistent
avec une ténacité surprenante aux autres âges de la vie ?

QUATRIÈME LEÇON

SYMPTOMATOLOGIE DE L'ATHREPSIE (SUITE)

LE MUGUET

Messieurs,

Chez les malades atteints des accidents que nous venons d'étudier, la cavité buccale présente des modifications utiles à connaître.

Celle du nouveau-né proprement dit est normalement peu humide; et ce n'est que vers l'âge de deux mois que les glandes salivaires, qui jusque-là avaient sommeillé, entrent en fonction, humectent la bouche, et parfois même la remplissent du produit de leur sécrétion, dont le trop-plein s'épanche au dehors. La muqueuse, d'abord violacée, devient rose, excepté à la base de la langue, où l'on trouve une coloration blanchâtre, souvent exagérée par le lait qui y séjourne.

Sous l'influence de la maladie, tout cela change. La muqueuse passe par degrés du rose cerise au rouge vif. Elle devient le siége d'un état congestif intense ; il y a une destruction de l'épithélium et il semble que le moindre attouchement doive provoquer l'issue du sang. De la pointe de la langue, où elle débute, la rougeur s'étend à la base, puis à la face inférieure ; elle atteint ensuite les autres points de la cavité buccale, tels que la face interne des joues, le voile du palais, la voûte palatine et la région pharyngée. Sur la voûte et sur les bords alvéolaires, elle est peu marquée, à cause de l'adhérence du tégument aux os ; elle n'y acquiert une certaine intensité, que dans les points où des plaques de muguet se sont développées. D'une manière générale, elle est proportionnée à l'intensité du mal. Valleix, après d'autres observateurs, la considère comme un phénomène précurseur du muguet ; il ne l'a vue manquer, que dans le cinquième des cas de cette affection, qu'il a observés.

Saillie des papilles linguales. — Dans le temps que la rougeur de la muqueuse buccale se développe, on constate la saillie des papilles linguales ainsi que la viscosité et la sécheresse de la bouche. Si l'on passe alors la pulpe du doigt sur la langue, on a la sensation que donne celle d'un chat. Cette aridité, qui enlève la souplesse à la muqueuse, et un certain degré de douleur, causée par toute cette irritation, déterminent une gêne considérable dans les mouvements des parties affectées, et sont un obstacle considérable à la succion.

Température de la bouche. — On a dit que la température de la bouche s'élevait dans ce cas au-dessus de la normale ; cette assertion, émise *a priori*, par ceux qui ont considéré cet état comme inflammatoire, n'est pas confirmée par l'expérience. Nous verrons en effet que, chez les malades ainsi affectés, la colonne thermométrique s'arrête presque toujours au-dessous de 37 degrés.

Acidité du mucus buccal. — A ces changements divers que présente la cavité buccale, et qui tous annoncent la prochaine apparition ou la présence du muguet, il faut en ajouter un autre, moins apparent, mais non moins habituel, je veux parler de son acidité. On la constate très-aisément par le passage au rouge du papier bleu de tournesol, que l'on applique sur les points les plus humides. — Quelle est la cause de cette acidité? Là-dessus,

les auteurs ne sont pas d'accord : M. Gubler (a) et M. Vogel (1)
pensent qu'elle est due à l'altération du mucus ; M. Quinquaud y voit le résultat d'une fermentation, qui se produirait
aux dépens des principes azotés salivaires altérés par la maladie (2) ; mais on aura de la peine à adopter cette explication,
si l'on songe que la sécrétion salivaire, déjà peu abondante
à cet âge, semble complétement tarie par le mal.

On ne saurait davantage rapporter l'acidité de la bouche,

(1) Nous avons dans la bouche, dit M. Vogel (b) un mélange de deux produits glandulaires, celui des glandes salivaires et celui des glandes muqueuses. La sécrétion des premières est toujours alcaline, et cette alcalinité est le plus prononcée immédiatement après le repas, le moins prononcée à jeun. La sécrétion des glandes muqueuses devient acide de bonne heure, et cette réaction acide ne fait qu'augmenter lorsqu'on laisse reposer le mucus récent, car il se forme rapidement des acides libres à la suite de la fermentation qui se produit dans ce cas. Nous avons donc dans la cavité buccale deux liquides qui agissent d'une manière opposée, et leur mélange présentera davantage les propriétés de la salive ou celle du mucus, selon que la quantité et le degré de concentration de l'un l'emportent sur ceux de l'autre. S'il existe dans la bouche une quantité suffisante de salive alcaline, l'acide libre qui se forme dans le mucus sera neutralisé ; dans le cas contraire, la sécrétion buccale présentera une réaction manifestement acide.

(2) « C'est la fermentation des liquides buccaux, dit cet auteur (c), qui a produit un acide... Cette fermentation n'est pas une hypothèse ; ces organismes infusoires : *vibrio lineola, bacterium termo*, etc., ces champignons, ces algues microscopiques, développées dans la cavité buccale, à la surface de l'épithélium de la langue, tout nous montre qu'il s'agit bien là d'une fermentation.

« J'ajoute que celle-ci se produit aux dépens des principes azotés salivaires, que la diastase de la salive, comme celle des céréales, se modifie au contact de l'air, absorbe l'oxygène et exhale de l'acide carbonique pour devenir un ferment. Cette fermentation a lieu à l'état normal, mais d'une manière insensible..... La salive dans le cas de muguet est altérée et fermente avec une excessive rapidité. »

(a) Gubler. *Études sur l'origine et les conditions de développement de la mucédinée du muguet* (Oïdium albicans) [*Mém. de l'Acad. de méd.*, 1858, t. XXII].

(b) Vogel. *Loc. cit.*, p. 100.

(c) Quinquaud. *Nouvelles recherches sur le muguet. Classification et conditions de développement du* Syringospora Robinii, dit OÏDIUM ALBICANS (*Arch. de Phys. norm. et path.* 1868).

et sa rougeur, à la végétation du muguet, bien que M. Gubler ait constaté que celui-ci possède la propriété des ferments, puisqu'il agit sur la solution de sucre, pour la transformer, absolument comme le fait la levûre de bière ; car M. Vogel a rencontré quelquefois la muqueuse d'un rouge vif, avec une réaction acide, sans pouvoir découvrir les éléments de la mucédinée. Au dire de cet observateur, le point de départ des altérations est dans la modification chimique des sécrétions glandulaires qui, accumulées dans la bouche, irritent la muqueuse, la rougissent, et la transforment en un terrain favorable au développement du champignon.

Apparition du muguet.

Quoi qu'il en soit, le tégument buccal n'est envahi par le muguet, que lorsqu'il est altéré comme il vient d'être dit. Sur la langue, quand rien ne met obstacle à son développement, on le voit former un semis de petites masses assez régulières, arrondies, légèrement mamelonnées ou coniques, lisses, d'un blanc éclatant, et sans transparence, d'abord distinctes les unes des autres, puis formant des groupes qui se rapprochent par leur élargissement et finissent par se confondre, de manière à former une ou plusieurs couches membraniformes épaisses, à surface inégale et tomenteuse.

Du dos de la langue où presque toujours elle débute (1), la végétation s'étend à ses bords, et finalement à sa face infé-

---

(1) On demandera peut-être pourquoi la langue est le siége de prédilection du muguet ; on s'étonnera qu'étant la partie la plus mobile de la bouche, elle fournisse au végétal son lieu d'implantation le plus habituel. Mais en y réfléchissant, on verra que cela n'a rien de surprenant. En effet, de toutes les variétés de structure que présente la muqueuse buccale, celle qui existe à la face supérieure de la langue, est la plus propre à favoriser l'adhérence des corps étrangers ; puisque la membrane, au lieu d'être lisse, comme celle des joues, des lèvres et des gencives, est couverte d'innombrables saillies papillaires, qui, nous l'avons vu, s'exagèrent par le fait même de la maladie, et se présentent ainsi dans les conditions les meilleures pour recevoir et retenir les semences de la mucédinée.

rieure; mais elle n'envahit que tardivement cette dernière région; bien avant, elle s'est montrée successivement à la face interne des joues et des lèvres, sur la voûte palatine et le voile du palais. Plus rarement, elle atteint les gencives. Sur ces divers points elle n'a pas le même aspect, étant modifiée par son siége aussi bien que par son ancienneté.

Sur la langue, comme je vous l'ai dit, elle a d'abord l'apparence d'un semis granuleux ou mamelonné; puis celle de plaques lenticulaires qui, si l'on n'arrête pas leur progrès, finissent par envelopper l'organe dans un véritable étui membraniforme de plus d'un millimètre d'épaisseur. Il en résulte une gêne considérable pour ses mouvements. — Sur la face interne des joues, le muguet couvre d'ordinaire une surface moins étendue, qui a la forme d'un triangle allongé d'arrière en avant et qui correspond à l'espace intermaxillaire. On ne l'aperçoit bien, que si la bouche est largement ouverte. Cette disposition tient à ce que la muqueuse comprimée et soumise à un frottement habituel, au niveau des maxillaires, ne permet ni le dépôt des germes, ni leur développement; tandis que dans l'espace interalvéolaire, ce dépôt et la végétation qui s'ensuit sont faciles. Il n'est pas rare de trouver là, quand le mal est ancien, des amas cryptogamiques volumineux et assez informes, semblables à du lait caillé. — A la voûte palatine et sur le voile du palais, les plaques parasitaires sont parfois circinées, et s'étendent excentriquement. Leur épaisseur y est moins grande que sur les précédentes régions.

Je vous ai signalé la couleur blanche si remarquable du muguet. On ne l'observe qu'au début, quand il forme de petites éminences mamelonnées et des couches peu épaisses, quand il est jeune en un mot, et à l'état vierge; mais il ne tarde pas à s'altérer, à se salir. Il prend alors une teinte jaune ou brune.

On a dit que la coloration jaunâtre était due au contact de la bile; ce qui est rarement vrai, car suivant la remarque très-juste de Valleix, elle existe souvent chez des malades qui n'ont jamais eu de vomissements bilieux. Dans ces cas, elle est due à l'ancienneté des couches les plus superficielles, que l'air et les sécrétions buccales ont altérées. — La teinte brune, qui se montre à la fin, notamment lorsque la bouche reste ouverte, succède à la précédente, dont elle est comme l'exagération. Parfois, cependant, il peut se faire que du sang, fourni par la muqueuse buccale, ou venant de l'estomac, contribue à produire cette coloration du muguet. — Le courant d'air qui traverse constamment la bouche, alors que celle-ci n'est plus humectée par les boissons, dessèche souvent le végétal, le racornit, et lui donne la consistance et l'aspect de ces écailles fendillées, que l'on voit souvent sur les lèvres. Ainsi modifié, il serait méconnaissable, s'il n'avait conservé son aspect normal sur quelques points.

Adhérence du muguet. — L'adhérence du champignon à la muqueuse est proportionnée aux saillies et aux rugosités qu'elle présente; il est toujours plus facile de le détacher des joues que de la voûte palatine et de la langue. Au-dessous de la plaque végétale, on trouve la membrane d'un rouge intense, mais ne saignant que si l'on vient à la frotter avec un corps dur, comme on le fait souvent à l'hôpital, avec le doigt enveloppé d'un linge, pour débarrasser la bouche de la végétation qui la couvre. Il n'y a pas non plus d'ulcération, à moins que la mucédinée n'ait poussé sur un point de la muqueuse préalablement érodé.

État de la muqueuse buccale.

Les îlots de muguet abandonnés à eux-mêmes, augmentent d'étendue et d'épaisseur, celle-ci pouvant dépasser un millimètre. Comme il vient d'être dit, on les fait aisément disparaître ; mais cela dure peu et la surface de la bouche ne tarde pas à se couvrir encore une fois de petits points blancs, qui végètent et s'étendent comme au début du mal, et parfois avec une rapidité surprenante.

Lorsque les malades guérissent, l'acidité buccale, très-prononcée tant que la végétation était active, s'atténue et finit même par disparaître ; la rougeur, elle aussi, s'éteint graduellement ; et par l'élimination du produit morbide d'une part, et la régénération épithéliale de l'autre, les parties reviennent à leur état normal.

Le muguet peut se montrer, et même avec une certaine confluence, dans des cas très-bénins ; mais alors il n'est pas tenace, et sous l'influence d'un traitement approprié, on le voit disparaître pour ne plus se reproduire. Au contraire, quand l'état général s'aggrave et que l'Athrepsie se prononce, il s'étend au loin, pénètre plus bas, et envahit, comme je vous le dirai plus tard, les organes profonds.

Quelles que soient sa marche et sa durée, le muguet n'apparaît jamais que sur un organisme déjà souffrant, où il est appelé par une altération des premières voies. Dans l'Athrepsie, il n'a donc que la valeur d'un incident, d'une affection secondaire. En aucun cas, il ne constitue la maladie tout entière ; et, par conséquent, l'on doit bien se garder de lui attribuer les troubles qui l'accompagnent, il est vrai, mais qui n'appartiennent qu'à celle-là.

Toutefois, il faut reconnaître que, par le seul fait de son existence, le muguet peut engendrer un certain nombre d'accidents, surtout locaux. C'est un corps étranger qui gêne la succion et la déglutition, qui détermine un mâchonnement continuel ; il semble que l'enfant cherche à s'en débarrasser,

Troubles fonctionnels occasionnés par le muguet.

si l'on en juge aux mouvements dont sa langue et ses lèvres sont fréquemment agitées.

Ajoutez à cela qu'en couvrant d'une couche inerte les parties les plus impressionnables de la muqueuse, il diminue considérablement sa sensibilité, si utile au maintien de l'appétence pour le sein. De la sorte, il met un obstacle réel aux fonctions digestives. — Voilà pour l'enfant.

Contagion du muguet. Voyons maintenant en quoi le muguet est fâcheux pour la nourrice. Certaines femmes éprouvent une véritable répugnance à se laisser teter par un nourrisson atteint de muguet, soit qu'elles confondent cette affection avec d'autres plus graves, soit qu'elles redoutent simplement le contact irritant des plaques blanches. Et l'on doit reconnaître que ces craintes ne sont pas absolument chimériques; car, sans parler de la ressemblance très-éloignée du muguet avec certaines lésions spécifiques de la muqueuse buccale, le végétal, lorsqu'il existe dans la bouche de l'enfant, peut déterminer parfois sur le mamelon, des érosions et des gerçures; et même s'y greffer. Cette contagion immédiate du parasite a été tantôt admise et tantôt rejetée; aussi, je crois devoir, à son sujet, entrer dans quelques développements, et vous indiquer les preuves fournies par les contagionistes. (1).

Sans compter les faits analogues à celui de M. Lélut *(a)*,

(1) Parmi les auteurs qui repoussent la contagion, je citerai Billard, Baron, Valleix, Blache, Guersent, Grisolle et M. Seux. « Mon expérience personnelle, dit ce dernier *(b)*, ne m'a pas prouvé que le muguet pût se transmettre de la bouche de l'enfant au sein de la nourrice. J'ai observé avec persévérance et régularité, dans leurs rapports avec les nourrices, plus de 1600 enfants atteints de muguet, et jamais je ne l'ai vu se développer sur le sein de ces femmes. »

(a) Lélut. *De la fausse membrane du muguet (Arch. génér. de méd.,* 1827, t. XIII, p. 335).

(b) Seux. *Recherches sur les maladies des enfants nouveau-nés, — Muguet.* Paris, 1855, p. 29.

nous en connaissons d'autres, qui ne peuvent laisser aucun doute, sur la propriété qu'à la mucédinée de s'inoculer par le contact.

M. Gubler (*a*) a vu sur l'aréole et à la base du mamelon, chez une femme dont l'enfant avait du muguet buccal, des concrétions blanchâtres, abondantes, à surface légèrement ondulée, assez fortement adhérentes. Elles étaient constituées par des spores et des filaments d'oïdium, et le liquide qui les humectait était très-acide. Ce qui prouve, suivant l'auteur, que les produits végétaux n'avaient pas été déposés là en masse par la bouche de l'enfant, mais qu'ils y avaient germé, c'est qu'ils ne s'y présentaient pas sous la forme de fragments irréguliers, mais bien en éminences arrondies ou en groupes homogènes, toujours adhérents à la peau.

M. Mignot (*b*), qui a particulièrement étudié ce point de l'histoire du muguet, a observé un exemple de contagion remarquable à plus d'un titre. En voici le résumé : une femme de 32 ans, vivant dans une habitation isolée au milieu des champs, quinze jours après être accouchée, remarqua que ses mamelons étaient malades, principalement celui du côté droit. Il était légèrement tuméfié, parsemé, jusqu'à sa base et en quelques points de l'aréole, de granulations et de petites plaques d'un blanc jaunâtre, de consistance caséeuse. La plupart, de la grosseur d'un grain de mil, se voyaient dans les replis de la peau amincie du mamelon et à l'orifice des conduits galactophores. Elles y adhéraient assez fortement. Du muguet avait été constaté dans la bouche du nourrisson, le lendemain du jour où il s'était montré sur le sein. L'enfant affaibli par une hémorrhagie du cordon ombilical, avait eu, pendant les premiers

<hr>

(*a*) *Loc. cil.*
(*b*) *Traité de quelques maladies pendant le premier âge.* Paris, 1859, p. 223.

jours, des déjections vertes et abondantes. Au moment de l'examen, la langue et la bouche étaient sèches, douloureuses et d'un rouge vif. Des points et de petites plaques blanches de muguet étaient disséminés sur la langue, la voûte palatine, les lèvres et le voile du palais. — Il ne me semble pas possible d'élever les doutes sur l'origine de l'affection des mamelons. Elle a été inoculée par les lèvres de l'enfant ; et si, dans sa bouche, l'on n'a pas découvert plus tôt le parasite, c'est qu'on ne l'y a pas cherché.

Dans ces deux faits, c'est l'enfant qui a contagionné la femme ; mais celle-ci peut, quelquefois infecter son nourrisson, comme le prouvent deux cas communiqués par M. Sirus-Pirondi (1) à l'Académie de médecine, et celui de M. Mignot, dont voici la suite. Huit jours environ après avoir vu les malades précédents, ce médecin fut appelé, dans le même village, auprès d'une petite fille de deux mois et demi, bien constituée, et qui, sauf un peu de pâleur, présentait toutes les apparences de la santé. Ses déjections, depuis la veille, avaient pris une teinte verte et des granulations de muguet existaient sur différents points de la muqueuse buccale. Or, cette enfant avait teté la première femme, incommodée

---

(1) Ils ont été résumés par M. Chatin dans le rapport qu'il présenta à leur sujet (a).

« A. Insuffisance de l'allaitement ou de l'alimentation chez un nouveau-né ; — prodrômes du muguet et apparition de l'*oïdium albicans*, champignon caractéristique ; — appel d'une nourrice pour suppléer à l'insuffisance du lait de la mère, — apparition du muguet chez l'enfant de la nourrice, dont le sein participe à l'état morbide de l'enfant de l'accouchée ; — appel d'une seconde nourrice et transmission du muguet à un troisième enfant.

« B. Enfant née avant terme et atteinte du muguet au bout de quelques jours ; — transmission du muguet à l'enfant de la nourrice. — Existence du champignon du muguet, dans les fissures du sein de la nourrice, et transmission de celui-ci à un troisième enfant. »

(a) *Bull. de l'Acad. de méd.* 28 décembre 1858 et *Gaz. hebd.*, 1858, p. 907.

par son lait jusqu'au moment où l'on s'était aperçu que le nourrisson de celle-ci était malade.

M. Seux admet l'infection de l'enfant par la nourrice, mais il ne croit pas que le champignon puisse pousser sur le sein. Il pense que le mamelon, sans être atteint lui-même, peut servir de véhicule de la bouche d'un nourisson malade à celle d'un nourisson bien portant. Je suis parfaitement disposé à croire que dans quelques cas, les choses se passent de la sorte.

Les conditions de l'organisme indispensables à la végétation du muguet, sa propagation, sa propriété contagieuse et le mode suivant lequel elle s'exerce sur les nourrices et les enfants à la mamelle, tout cela se trouve confirmé par les observations de M. Delafond sur le muguet des agneaux (1).

Après vous avoir exposé ces opinions et ces faits, auxquels je n'ai pas d'objections à adresser, et que, partant, je suis tout disposé à admettre, je dois vous avouer qu'à

---

(1) La communication faite à l'Académie par cet auteur me semble si intéressante, que je crois devoir la rapporter ici telle qu'on la trouve consignée dans le compte-rendu de la séance où M. Chatin avait lu le rapport précité (a).

« Le muguet est une affection très-contagieuse chez les agneaux. Or, des faits nombreux que j'ai vus, des expériences que j'ai faites, il résulte très-clairement pour moi, que le muguet est éminemment contagieux, et que cette maladie reconnaît essentiellement pour cause l'implantation, l'insertion des spores de *l'oïdium albicans* sur une surface muqueuse ; seulement il est nécessaire, pour que la germination s'effectue, que l'animal se trouve dans certaines conditions favorables au développement des produits cryptogamiques....

Voici quelques exemples qui feront mieux comprendre ma pensée : Vous prenez un agneau bien nourri, bien portant, dont la bouche est intacte et la salive alcaline ; vous essayez de lui communiquer le muguet, vous ne réussissez point. — Mais si vous affaiblissez le même animal par une abstinence prolongée, ou si vous en choisissez un dont la santé soit altérée, qui soit faible, qui rumine mal, dont la bouche soit malade, dont les fonctions digestives soient troublées

(a) *Gazette hebdomadaire*, p. 909, 1858.

l'hospice des Enfants-Assistés, où j'observe depuis un certain nombre d'années, et où le muguet est véritablement endémique, je n'ai encore constaté aucun cas bien net de contagion. — Ce qui me porte à penser qu'elle ne s'exerce pas fréquemment.

Diagnostic du muguet. — Le diagnostic du muguet ne présente pas de sérieuses difficultés ; et l'on peut dire qu'il n'y en a pas de plus simple, grâce à l'intervention du microscope ; mais on n'aura pas toujours cet instrument sous la main ; et il faut que je vous dise comment, à première vue, l'on reconnaît le parasite et comment on le distingue de certains corps ou produits morbides qui, par leur présence dans la cavité buccale, peuvent être la cause d'une confusion.

Les grumeaux de lait, qui séjournent à la base de la langue et entre les arcades alvéolaires, consistent en des filaments ou des masses nettement circonscrites, plus saillantes que les plaques parasitaires, et qui n'étant pas adhérents, se laissent enlever très-aisément ; de plus, la muqueuse sous-jacente n'a pas cette vive rougeur, qui existe toujours au-dessous et autour de ces dernières.

Les cellules épithéliales, en s'accumulant dans les points qui sont à l'abri d'un frottement habituel et du contact des aliments, forment parfois une sorte d'enduit blanchâtre, que l'on pourrait prendre pour du muguet. Mais cela est assez

ou languissantes, dont la salive surtout soit acide ; et que vous déposiez dans sa cavité buccale, des cryptogames de muguet avec leurs sporules, vous verrez infailliblement cette maladie se développer et la muqueuse se couvrira de l'éruption caractéristique.

Maintenant que cet agneau vienne à teter sa mère, et l'on trouvera de l'*oïdium albicans* à la surface du mamelon. Bientôt le mamelon se fendille, se gerce et se recouvre de muguet, lequel pourra se transmettre encore à un autre agneau, se trouvant dans des conditions favorables à la germination de la mucédinée. »

rare chez le nouveau-né ; et on observe habituellement ces amas épithéliaux sur des parties, où le végétal a peu de tendance à se développer, comme par exemple, les gencives et la voûte palatine. — Ce n'est pas seulement dans la bouche que des cellules épithéliales, peuvent simuler le muguet ; il m'est arrivé, en examinant l'anus d'un certain nombre de nouveau-nés, de trouver dans ses plis, des concrétions blanchâtres, rappelant celles que forme le parasite buccal ; et toujours le microscope m'a montré qu'il n'y avait là que de l'épithélium. Aussi, avant d'admettre que le champignon puisse se développer dans ce siége, comme l'affirment quelques auteurs (1), nous attendrons de nouveaux faits. — Les mêmes réserves doivent être faites, à propos des cas de muguet préputial et malléolaire, dont parlent Trousseau et M. Delpech (2).

(1) M. Robin et M. Gubler, admettent le muguet de l'anus. Je ne sais s'ils se sont assurés, à l'aide du microscope, de la véritable nature de la concrétion ; mais l'eussent-ils fait, que je douterais encore de la réalité du *muguet anal*. Car pour que cette dénomination fut justifiée, il faudrait prouver que ce n'est pas une parcelle de la mucédinée, que l'on a trouvée là, venant de l'intestin, mais une végétation locale du parasite. Or j'ai peine à croire qu'une région constamment traversée par des garde-robes abondantes et aqueuses, comme elles le sont chez des enfants atteints de muguet, fréquemment détergée et lavée, conserve les semences végétales un temps assez long, pour qu'elles y végètent et y forment des amas appréciables.

(2) On comprendra notre scepticisme à l'endroit de ces observations, quand on en aura pris connaissance. Les voici :

A. — Un enfant de 16 mois chétif, atteint d'ascite et de diarrhée, 12 jours après son entrée à l'hôpital, présente une tuméfaction considérable de la verge, avec paraphimosis. Le prépuce est fortement renversé en arrière du gland. La muqueuse est rouge et tuméfiée Elle forme en arrière de la couronne du gland, un très-gros bourrelet. Quelques excoriations se distinguent très-nettement à sa surface, et auprès d'elles, sur des points évidemment dénudés d'épithélium, on remarque plusieurs plaques blanches, irrégulières, peu saillantes au-dessus de la muqueuse, et qui ont tous les caractères du muguet. — La réduction du paraphimosis et des soins hygiéniques, amenèrent une guérison rapide.

B. — Une fille âgée de 25 jours,

Je ne m'arrêterai pas à différencier le muguet d'avec les exsudats diphthéritiques qui sont excessivement rares à l'âge que nous étudions.

Il n'en est pas de même de ces productions récemment décrites par MM. Guyon et Thierry (b), sous le nom de *Kystes épidermiques*. Ce sont de petites saillies d'un blanc laiteux, isolées ou confluentes, dont les plus grosses atteignent à peine le volume d'un grain de millet. Leur relief est variable ; ordinairement arrondies, elles sont dans quelques cas, aplaties, étalées et figurent alors une plaque, ou une trainée plus ou moins étendue. La voûte palatine est leur siége de prédilection ; mais on les voit aussi sur les rebords alvéolaires, notamment sur le supérieur. A la voûte palatine et sur le voile du palais, c'est presque toujours au niveau du raphé médian qu'elles se développent. Il peut n'y en avoir qu'une ; d'autres fois, on en compte trois ou quatre, rarement plus ; cependant, dans des cas exceptionnels, on les a vues former une éruption confluente. — Leur fréquence est très-grande, puisque MM. Guyon et Thierry, sur 407 enfants examinés successivement pendant une période de 8 mois, et toujours au moment de la naissance, les ont rencontrées 343 fois.

Je suis convaincu que souvent on a pris ces kystes épidermiques pour du muguet, et que cette confusion sera faite encore plus d'une fois. On l'évitera certainement, si l'on remarque que, loin d'être disséminés dans la bouche, ils occupent

au moment de son admission à l'hôpital, fut atteinte successivement, d'ophthalmie, de muguet buccal, d'érythème fessier, d'ulcérations aux talons et aux malléoles, et enfin de diarrhée. Au bout de 3 jours, les ulcérations malléolaires se couvrirent de plaques blanches peu épaisses, pseudo-membraniformes qui avaient disparu le lendemain (a).

(a) Trousseau et Delpech, *Du muguet chez les enfants à la mamelle (Journal de médecine*, 1845).

(b) Guyon et Thierry, *Note sur l'existence temporaire de kystes épidermiques dans la cavité buccale chez le fœtus et les nouveau-nés (Archives de Physiologie norm. et path.*, 1869, p. 368)

un siége très-circonscrit, qui est toujours le même, à savoir la ligne médiane de la voûte palatine ; que la muqueuse n'est nullement altérée autour d'eux ; surtout, qu'elle ne présente pas cette rougeur, compagne nécessaire du muguet ; et qu'enfin, l'essuyage et même des frictions légères, exercées à leur niveau, ne les font pas disparaître, et ne les modifient en rien.

Les aphthes seront aisément distingués du muguet par la perte de substance de la muqueuse, leur forme régulièrement circulaire et l'impossibilité où l'on est, de les faire disparaître par le raclage.

Le muguet, vous le savez, n'est pas propre aux enfants du premier âge ; quand il se montre aux autres époques de la vie, c'est toujours, comme chez les nouveau-nés, à la suite d'un trouble de la nutrition. Aussi, en vous le présentant comme une des manifestations de l'Athrepsie, je vous ai fait connaître la condition principale de son développement, quels que soient l'âge du sujet et le mal dont il est atteint. S'il frappe avec une fréquence beaucoup plus grande les nouveau-nés, c'est qu'ils sont particulièrement sujets à l'état morbide du tube digestif, sans lequel il ne peut exister ; et si on l'observe surtout dans les hospices d'enfants, dans les maternités, dans les crèches, c'est que l'Athrepsie sévit d'une manière endémique dans ces établissements.

Conditions de végétation du muguet.

Il ne germe et ne se développe que sur un terrain préparé d'une certaine façon, sur une muqueuse buccale rouge et acide. Quand cette condition est remplie, la végétation peut avoir lieu ; pourvu, bien entendu, que des semences arrivent dans la bouche. Cette condition est nécessaire. (1).

(1) Ce serait là un motif suffisant, s'il n'y en avait d'autres, pour faire rejeter cette assertion de Véron : que le muguet peut apparaître dans le sein maternel. (*a*)

(*a*) Véron. *Observations sur les maladies des enfants*, in-8°. Paris 1825.

Elles peuvent y arriver de diverses manières. Sans revenir sur ce qui a été dit de la contagion immédiate, qui est un mode très-rare d'infection, je vous rappelle que l'air est le véhicule le plus habituel des germes parasitaires (*b*).

Ceux-ci sont indispensables, personne ne le conteste; mais ce qui n'est pas aussi généralement admis, et ce dont je tiens à vous convaincre, c'est qu'ils ne peuvent se développer que chez un individu dont le tube digestif est malade, et la muqueuse buccale altérée. Aux preuves que nous en donne la pathologie humaine, celle des animaux vient apporter un appui aussi curieux que convaincant. Rappelez-vous, en effet, les observations de M. Delafond. Il dit expressément que l'on ne réussit jamais à communiquer le muguet à un agneau bien nourri, bien portant, à bouche saine, à salive alcaline; mais que si l'on affaiblit l'animal, par une longue abstinence, ou si l'on en choisit un dont la santé soit altérée, la bouche malade, les fonctions digestives troublées ou languissantes, qui soit faible, ruminant mal, et surtout à salive acide; et si l'on dépose dans sa bouche des semences cryptogamiques, on voit infailliblement la muqueuse se couvrir de l'éruption caractéristique. Tout cela est très-net, très-concluant; et j'espère que vous emporterez d'ici cette conviction, que le muguet n'est pas une affection primordiale, indépendante, mais que, toujours subordonné à un trouble fonctionnel antérieur, il est inévitablement deutéropathique, et l'une des manifestations les plus précoces de l'Athrepsie.

Si j'insiste sur cette manière d'envisager les choses, c'est qu'elles n'ont pas été comprises de même par la plupart des auteurs qui ont fait du muguet une étude spéciale. Je n'ai pas l'intention de vous dire tout ce que l'on a écrit là-dessus,

(*a*) Voyez à ce propos un article de M. Dechambre (*Gaz. hebd.*, 1858, p. 897).

mais je ne puis m'empêcher de vous faire connaître, en les
discutant, les opinions les plus accréditées.

Je commence par celle de Valleix, parce que ce clinicien a concacré au muguet un travail considérable, et que
l'idée qui y règne est absolument opposée à la mienne. Il y
voit, en effet, une maladie entraînant après elle un grand
nombre de troubles fonctionnels et de lésions anatomiques;
depuis les ulcérations buccales et l'érythème fessier, jusqu'à
la diarrhée et à la pneumonie. Suivant lui, le fait primitif,
celui qui donne le branle, si je puis ainsi dire, c'est la concrétion blanche de la bouche. A sa suite viennent presque fatalement tous les autres accidents, avec une durée et une gravité qui sont toujours proportionnées à celle de l'affection
première. — Il y a dans ce raisonnement de Valleix, une erreur
que vous saisissez aisément. Comme tous ceux qni ont étudié
de près les maladies des nouveau-nés il a été frappé par les
affections si diverses qui peuvent atteindre leurs organes digestifs; il en a bien vu tous les détails, mais il n'en a pas saisi
les relations hiérarchiques. Préoccupé outre mesure par le
muguet, dont les exemples s'étaient offerts très-nombreux à
son observation, il lui a donné une importance exorbitante;
et, lui subordonnant symptômes et lésions, il en a fait l'essence même du mal, ou, en d'autres termes, la maladie.

Trousseau s'est occupé de la question à diverses reprises (a).

Il admet trois espèces de muguet. La première, affection
purement locale, dépend de l'irritation plus ou moins vive,
plus ou moins prolongée de la bouche, et ne s'accompagne
d'aucun accident général. La seconde, au contraire, est l'expression d'un état profondément grave, d'ordinaire consé-

____

(a) Trousseau et Delpech, *Loc. cit.*, et *Clinique médicale*, t. I, p. 454; 1865.

cutif à une alimentation vicieuse, ou pour mieux dire, à l'inanition, qui en est le résultat final. Une troisième enfin, qu'il
appelle *muguet mixte* et qui se montre comme le premier
symptôme d'une maladie grave, dont les autres manifestations n'apparaîtront que plus tard.

Les deux dernières espèces se rapportent à la description du
muguet telle que je vous l'ai présentée. Cela est évident pour
la seconde ; quant au *muguet mixte*, il répond à des cas auxquels j'ai fait allusion, et dans lesquels le cryptogame se
montre de bonne heure, alors que les accidents n'ont pas
encore la gravité qu'ils auront plus tard. Reste donc la première espèce, dont il semble que je ne me sois pas occupé.
C'est, au dire de l'auteur, une affection locale, bornée aux
points où elle s'est développée, et dépourvue de danger.
Mais après avoir admis cette variété, Trousseau en a-t-il
démontré l'existence ? C'est ce qu'il nous faut examiner.

Suivant lui, elle apparaît, lorsque l'enfant éprouve de
la difficulté à teter ; soit qu'il tette un mamelon mal con-
formé, soit qu'il suce la tétine trop dure d'un biberon ou
d'un bout de sein artificiel. Sous une influence épidémique
que nous ne connaissons pas, le nourrisson est pris d'une
inflammation de la muqueuse buccale, bien que sa santé
soit d'ailleurs parfaite ; et cette stomatite donne lieu au développement du muguet, qui généralement est très-passager
et sans inconvénient. — « Mais s'il devient confluent, ajoute
Trousseau un peu plus loin, si les plaques qu'il forme sont
très-épaisses et très-étendues, elles vont occasionner une
gêne considérable dans la succion, gêne qui sera augmentée
par la douleur que cause au petit malade l'inflammation vio-
lente de la bouche et de la langue. Alors, l'enfant refusera de
teter ; alors le muguet idiopathique, qui par lui-même est
une affection bénigne, pourra devenir en quelques circon-

stances le point de départ d'une maladie grave, puisque, rendant l'alimentation pénible et même impossible, il sera la cause indirecte de la mort de l'individu. » — La contradiction qu'il y a entre ces deux passages ne peut vous échapper. — Cette stomatite intense, cette végétation du parasite qui, par son exubérance, gêne et même empêche la succion et la déglutition, sont-elles admissibles chez un enfant d'ailleurs sain? Non certes! (1). Je ne doute pas que les nouveau-nés auxquels songeait Trousseau en parlant de la sorte, ne fussent déjà sérieusement malades. Et s'il ne mentionne pas la diarrhée dont j'affirme qu'ils étaient atteints, c'est que l'abondance de la végétation parasitaire a absorbé toute son attention, masquant ainsi le mal véritable. Voila pourquoi je n'hésite pas à dire que le muguet de la première espèce, dont parle Trousseau, celui qu'il qualifie d'*affection locale*, est tout aussi bien que les autres, deutéropathique, consécutif à un état morbide des voies digestives, encore peu grave, il est vrai, et curable, mais parfaitement caractérisé. En admettant un muguet purement *local*, il a donc commis une véritable faute clinique, et ses trois formes sont illusoires. Le muguet est un; et ce n'est jamais de lui que le mal tire sa gravité. Ce n'est qu'un parasite qui se développe sur un organisme malade; et bien qu'il fournisse parfois son contin-

---

(1) M. Bouchut dit à ce propos (*a*) : « Les cryptogames du muguet se développent quelquefois chez des enfants qui sont en apparence bien portants, qui ne présentent aucune lésion organique appréciable, mais qui sont dans un état de faiblesse marqué, se rapprochant de la disposition chloro-anémique; c'est ce qu'on appelle *muguet idiopathique*. J'en ai recueilli plusieurs exemples. Il se développe aussi à la suite d'un accès de fièvre éphémère, ou dans la période aiguë de l'éruption vaccinale, chez les enfants de faible constitution et placés dans de mauvaises conditions hygiéniques. »

(*a*) *Loc. cit.*, p. 514.

gent de troubles, c'est en réalité une affection de peu d'importance.

Le muguet est de nature purement parasitaire.

Après cela, je ne m'arrêterai pas longtemps à discuter la nature inflammatoire du muguet, admise encore aujourd'hui par un certain nombre de médecins. Cette erreur, chose surprenante, a survécu aux travaux des micrographes ; et ce que pensaient Denis (1), M. Lélut, Billard et Valleix, avant la découverte de Berg, nous le voyons accepté et même soutenu, par quelques auteurs de notre époque. Trousseau croit à une inflammation *spécifique*, produisant une sécrétion particulière, indispensable à la germination de la mucédinée. M. Seux est à peu près du même avis. Pour lui, le muguet est une affection générale, qui se manifeste par une inflammation spéciale d'une ou de plusieurs parties des voies digestives. C'est une maladie infectieuse, qui, dans sa forme grave, a de nombreuses analogies avec la fièvre typhoïde. La production qui la caractérise n'est pas toute la maladie ; elle y joue le même rôle que les pustules varioliques dans la variole et l'exanthème rubéolique dans la rougeole.

« Le muguet, dit M. Barrier (a), doit être considéré comme une phlegmasie de la muqueuse digestive, se rattachant directement à l'acte par lequel se fait la rénovation des couches épidermiques et épithéliales des membranes tégumentaires, acte dont la phlegmasie ne constitue, pour ainsi

(1) Denis affirme la nature inflammatoire du muguet de la manière la plus formelle. Je ne puis mieux le prouver qu'en reproduisant les dénominations diverses qu'il lui donne suivant la localisation :

Stomatite avec exsudation lenticulaire, ou muguet buccal.

Rhinite avec exsudation lenticulaire, ou muguet nasal.

Pharyngite avec exsudation lenticulaire, ou muguet pharyngien.

OEsophagite avec exsudation lenticulaire, ou muguet œsophagien.

Gastrite avec exsudation lenticulaire, ou muguet stomacal.

(a) Barrier. *Traité pratique des maladies de l'enfance,* t. I, p. 690,

dire, que l'exagération, consommée par l'influence de l'aliment, au contact duquel le tube digestif n'est pas encore habitué. »

M. Mignot (*a*) lui aussi, est partisan de la nature inflammatoire de l'affection. Il croit que l'élément phlegmasique joue le rôle capital. Le cryptogame n'est là qu'un accessoire, il ne se développe que sur un exsudat préalablement sécrété. Supposer que les choses peuvent se passer autrement, dit l'auteur, c'est admettre que l'effet peut précéder la cause.

Tous ces auteurs, pensent comme vous le voyez, que le muguet est une phlegmasie indépendante et douée d'une véritable spécificité ; existant antérieurement à la présence du parasite, lequel ne joue là qu'un rôle tout à fait accessoire, et non indispensable à la constitution de la maladie. Or, je vous ai dit, contrairement à cela, que le muguet est une affection, toujours subordonnée à un état pathologique plus général, et caractérisée par la présence d'un végétal, l'*oïdium albicans*. Rejetez donc sans hésiter, et d'une manière absolue, toutes ces opinions; restes de l'ancienne histoire du muguet, que contredit l'observation rigoureuse, et dont je vous ai démontré l'inexactitude.

(*a*) *Loc. cit.*, p. 203 et suiv.

CINQUIÈME LEÇON

SYMPTOMATOLOGIE DE L'ATHREPSIE (suite)

ULCÉRATIONS BUCCALES. — LÉSIONS CUTANÉES

Messieurs,

Les lésions que nous avons étudiées jusqu'ici dans la bouche ne sont pas les seules que l'on y rencontre. Fréquemment il y existe des ulcérations, décrites par Billard (a) sous le nom de *stomatite ulcéreuse*. Ces pertes de substance ont des siéges de prédilection. Les auteurs nous fournissent sur elles des renseignements peu nombreux et qui manquent de précision. Ils disent ou semblent croire qu'elles occupent indifféremment toutes les parties de la cavité buccale. Cela est absolument contraire à mes observations. L'une des plus fréquentes est l'ulcération du frein de la lèvre inférieure. D'abord limitée à la ligne médiane, l'altération peut envahir une étendue variable de la gouttière qui existe entre la lèvre et le maxillaire, et même atteindre les gencives. Sa surface est d'un gris jaunâtre, inégale ; ses bords légèrement tuméfiés et rouges. Quand elle est ancienne, il n'est pas rare de

Ulcération du frein de la lèvre infé-rieure.

(a) *Loc. cit.*, p. 231.

constater une odeur gangréneuse et une dénudation de l'os, comme Denis l'avait déjà noté.

Le frein de la langue peut subir la même atteinte, mais cela est beaucoup plus rare.

Les ulcérations de la voûte palatine ont attiré l'attention de la plupart des cliniciens ; Denis (a) et M. Lélut (b), paraissent être les premiers, qui en aient fait mention ; ils notent leur siége central. Billard (c) en a rapporté un cas, et Valleix (1) en parle assez longuement. Il les a consignées dix fois, dans 22 observations. D'après la description qu'il en donne, je suis assez disposé à croire, que dans quelques cas, il a eu affaire à des érosions spécifiques. Pour moi, en faisant abstraction de la syphilis, je n'ai jamais vu la voûte palatine ulcérée, qu'à la partie moyenne du raphé, et en arrière, près du voile du palais. Cette remarque, comme nous le verrons, est très-importante, surtout pour le diagnostic. Au niveau du premier siège, les ulcérations peu fréquentes, allongées d'avant en arrière, parfois irrégulières, profondes, à bords taillés à pic, arrivent d'ordinaire jusqu'à l'os. Elles se développent sur l'emplacement des kystes épidermiques étudiés par MM. Guyon et

(1) C'est, dit Valleix, un *ramollissement ulcéreux* de la muqueuse et dans plusieurs cas de la membrane fibreuse. Le plus souvent, il existe en avant, derrière l'arcade alvéolaire ; mais on le voit aussi à la partie postérieure, près du voile du palais, et sur la région médiane. Sa longueur varie de 1 à 6 lignes et sa largeur de 1 à 2. Son tissu est jaune ou blanc-jaunâtre, et alors très-ramolli ; au-dessous de lui, l'os est plus rugueux, il peut même avoir perdu sa couleur normale. D'ailleurs, il n'a été trouvé à nu que dans un cas. Les bords sont taillés à pic, et décollés dans une certaine étendue. D'autres fois, on trouve simplement une excoriation rougeâtre avec des bords mousses et peu élevés ; et alors le ramollissement au lieu d'avoir, comme dans la première variété, détruit tous les tissus jusqu'à l'os, n'a atteint qu'une mince couche de la muqueuse.

(a) *Loc. cit.*, p. 110.
(b) *Loc. cit.*, p. 339.
(c) *Loc. cit.*, p. 232.

Thierry (*a*), et l'on ne peut douter qu'il n'existe entre ces deux
lésions, un rapport de cause à effet. Quand la nutrition est
imparfaite, les kystes provoquent, à la manière des corps
étrangers, un travail d'irritation, par lequel ils sont élimi-
nés, laissant après eux une cavité limitée par une zône inflammatoire ou par une couronne de muguet.

Ulcérations ou
plaques ptéry-
goïdiennes.De toutes les ulcérations de la muqueuse buccale, les plus
communes et les plus dignes de votre attention, sont celles
que j'appelle habituellement *plaques ptérygoïdiennes*. Vous
apprécierez bientôt l'origine et la justesse de cette dénomination. Toujours au nombre de deux, elles sont situées d'une
manière parfaitement symétrique, sur les parties latérales de
la voûte palatine, immédiatement en arrière et en dedans de
l'arcade alvéolaire, au niveau dela saillie que forment en ces
points les apophyses ptérygoïdes. A l'état normal, on y voit
une éminence mamelonnée, et là muqueuse comprimée par
l'os sous-jacent, y est pâle.

Les plaques ont toujours une forme régulièrement arrondie ou ovalaire, et leur plus grand diamètre atteint
rarement un centimètre. — Dans la première période de
leur évolution, elles font une légère saillie et ont une
teinte blanc jaunâtre. On dirait qu'à leur niveau l'épithélium est boursoufflé; leur surface est tomenteuse. Puis
elles s'affaissent et l'on ne tarde pas à distinguer une perte
de substance cupuliforme, à fond jaunâtre ou gris, entou-
rée d'un cercle rouge. Leur siége, leur forme et leur couleur sont alors si caractéristiques, qu'il est impossible de se
méprendre sur leur véritable nature. Par les progrès du mal,
elles se creusent davantage, s'élargissent et finissent même par
perdre leur coloration première, pour devenir brunâtres, com-

(*a*) *Loc. cit.*, p 218.

me le reste de la muqueuse desséchée. Il est des cas où le muguet végète autour d'elles, et probablement les envahit. Elles saignent aisément lorsqu'on les touche avec un corps dur, ou dans la manœuvre qui consiste à nettoyer la bouche de l'enfant avec le doigt recouvert d'un linge. Elles restent assez longtemps stationnaires, et guérissent fréquemment. Alors on voit leur surface se déterger, devenir rosée, se combler peu à peu, et reprendre le niveau et l'aspect luisant de la muqueuse voisine.

Cette lésion est excessivement fréquente et peut se développer dans les cas les plus légers. Sans en avoir dressé une statistique exacte, j'estime qu'elle est à peu près aussi commune que le muguet, bien qu'elle ne coïncide pas toujours avec lui. On ne l'observe presque jamais chez les enfants qui ne prennent pas le sein; et il semble que la pression et le frottement que la langue exerce sur les saillies ptérygoïdiennes, au moment de la succion, soient nécessaires à son développement (1).

---

(1) Les plaques ptérygoïdiennes sont propres aux nouveau-nés. Une seule fois, il nous a été donné de les constater en dehors de cette période de la vie; c'est chez un enfant de deux ans et demi, atteint de rougeole. Voici cette observation.

OBS. IV. *Rougeole; plaques ptérygoïdiennes chez un enfant de deux ans et demi.*

Hippolyte G., né le 8 juin 1872, est admis à l'infirmerie le 16 octobre 1874. — 140 puls. Les amygdales sont rouges et tuméfiées; il y a quelques aphthes sur la muqueuse buccale. On a administré un vomitif.

17. — 120 puls. Les yeux sont rouges et larmoyants; on perçoit des râles muqueux aux deux bases en arrière.

18. — Rougeole très-confluente. 132 puls. Temp. Rect., 40°,6.

19. — L'éruption est légèrement ecchymotique. T. R., 40°,6.

21. — 116 puls. T. R., 38°,8.

24. — 160 puls.

25. — 160 puls. T. R., 40°,3. Souffle tubaire à la partie inférieure du poumon droit en arrière.

26. — 128 puls. T. R., 39°,4. La voix est voilée.

30. — 160 puls. T. R., 40°. Outre le souffle précédemment noté, on entend dans toute l'étendue des poumons des râles muqueux très-fins. Le limbe labial est ulcéré et

Il est de la plus haute importance de rapporter toutes ces ulcérations buccales à leur véritable cause, et de les distinguer d'avec celles qu'engendre la syphilis héréditaire. Ce diagnostic est un des plus délicats de la clinique infantile ; mais en dépit de l'apparente difficulté qu'il présente, je puis vous affirmer qu'en vous rappelant ce qui précède, vous parviendrez toujours à discerner la vérité.

Les ulcérations de l'Athrepsie, ne se développent que dans certaines régions, toujours les mêmes, à savoir : le frein de la lèvre inférieure et celui de la langue, la partie médiane des bords alvéolaires des deux maxillaires, le centre du raphé de la voûte palatine et les points de cette voûte qui correspondent aux apophyses ptérygoïdes : et dans ce dernier siége, elles ont un aspect tout à fait caractéristique. — Celles de la syphilis congénitale atteignent le plus ordinairement les lèvres, sous la forme de fissures perpendiculaires à leur limbe. Dans la cavité buccale, ce sont des érosions, peu profondes, à surface rosée ou légèrement jaunâtre, à contours irréguliers, qui affectent la surface supérieure de la langue, surtout à sa pointe, et la voûte palatine, en arrière de l'arcade alvéolaire.

Ces différences dans la forme, la profondeur, la couleur et surtout dans le siége des ulcérations, toujours symétriques

l'on y voit des crevasses profondes. La langue est également érodée au niveau de son bord droit et de sa pointe. Il y a deux plaques ptérygoïdiennes très-caractérisées à fond jaunâtre ; la droite est très-large et irrégulière.

1er décembre. On constate un écoulement puriforme et fétide des deux oreilles. 168 puls. T. R., 40°.

3. — Les pavillons des oreilles sont ulcérés sur quelques points. 176 puls. T. R., 41°.

4. — La mort a lieu à 4 h. du matin. L'autopsie n'a pas pu être faite.

— Les téguments de cet enfant présentaient, comme on le voit, une tendance très-marquée à l'ulcération. Et il est très-probable que c'est sous cette influence que se sont développées les plaques ptérygoïdiennes.

dans l'Athrepsie, irrégulièrement disposées dans la syphilis, seront, dans l'immense majorité des cas, sinon dans tous, des éléments infaillibles de diagnostic et vous mettront ainsi à l'abri de cruels mécomptes.

La peau, dans l'Athrepsie, ne reste pas indemne. Les lésions que l'on y observe, doivent être rapprochées des ulcérations buccales, qu'elles accompagnent très-fréquemment.

Elles sont de trois sortes, et peuvent se montrer isolément ou associées. Ce sont : l'érythème, les ulcérations malléolaires et le pemphigus. Les deux premières, très-fréquentes, appartiennent en propre à la maladie et ne se manifestent jamais en dehors d'elle. La troisième, au contraire, est rare et constitue une complication sans importance, sur laquelle je passerai rapidement.

Commençons par l'*érythème*. Il est incomplétement décrit dans les traités consacrés aux maladies de l'enfance et dans les ouvrages de dermatologie. Par sa fréquence, par le rôle exceptionnel que des auteurs recommandables lui ont attribué, par la gêne douloureuse que souvent il engendre, enfin par les erreurs de diagnostic dont il peut être la cause, il mérite toute votre attention.

Bien qu'il soit d'ordinaire facile à reconnaître, son aspect est parfois si différent du type habituel, qu'il est indispensable de suivre son développement et ses différentes transformations.

Au début, il est constitué par de petites taches rouges, isolées, à peine larges de un à deux millimètres, ou groupées, de manière à former des plaques d'étendue variable, à contours irréguliers, toujours un peu saillantes, mais à des degrés divers. Très-rapidement on y voit apparaître une ou plusieurs petites vésicules, contenant un liquide louche. Chez quelques enfants, la poussée est tellement aiguë, que le tégument sous-jacent à l'éruption, se gonfle et fait une saillie qui pourrait faire croire à l'existence d'un érysipèle.

L'érythème des nouveau-nés est donc au début, toujours vésiculeux (1) et présente une certaine analogie avec la miliaire; mais cet état n'est pas durable et souvent il a disparu quand on est appelé à voir les malades. Les vésicules éclatent ou se dessèchent très-rapidement; et, à leur niveau, se fait une desquamation épidermique, en forme de collerette, rappelant celle que produisent les sudamina.

Chez les enfants peu malades et promptement soignés, les choses s'arrêtent, les surfaces dénudées deviennent moins rouges; et, par la reproduction de leur épiderme, reprennent assez vite leur aspect normal. Quand la maladie continue sa marche, les lésions s'étendent en surface et en profondeur. — Tandis qu'à la périphérie, apparaissent de nouvelles plaques vésiculeuses, les anciennes s'agrandissent, prennent une teinte rouge intense, et par leur réunion, forment de larges surfaces, au niveau desquelles le tégument, très-luisant, paraît aminci et couvert d'un vernis. Chez beaucoup de sujets, par la chute ou l'usure continue de l'élément épithélial, il se forme de légères érosions très-superficielles, à fond rosé ou cerise, à contour peu marqué.

(1) Quant à l'éruption, disent Trousseau et M. Delpech (a), sa nature a été le sujet de discussions nombreuses. Est-elle composée de vésicules ou de papules? nous pensons, avec Kételair et Arneman, qu'elle est de nature vésiculeuse. Nous sommes certains au moins, que dans plusieurs observations il en était ainsi; dans d'autres, il était difficile d'affirmer qu'elle ne fût pas constituée par des papules.

(a) Trousseau et Delpech, *Du muguet chez les enfants à la mamelle* (*Journ. de méd.*, 1845).

Elles sont le siége d'un suintement qui tache le linge en gris ou en jaune rosé, et l'empèse de même que tous les liquides albumino-fibrineux ; elles saignent facilement et sont très-douloureuses, comme en témoignent les cris incessants des enfants, lorsqu'on touche les parties malades et qu'on change les couches...

Dans quelques cas très-exceptionnels, ce ne sont plus de simples érosions de la peau que l'on constate, mais de véritables ulcérations, profondes de un demi à un millimètre, à bords nettement découpés, à fond rouge et saignant, très-rarement grisâtre. Mais seule, l'Athrepsie ne peut produire une pareille lésion, et je crois pouvoir affirmer que les sujets sur lesquels on l'observe sont en proie à la syphilis héréditaire.

Quelque temps avant la mort, on voit toutes les parties atteintes de la sorte, se dessécher, se racornir pour ainsi dire, et, parfois, prendre une consistance parcheminée. Au contraire, si l'état général s'améliore, les érosions disparaissent d'une manière rapide; l'épiderme qui se reproduit avec une grande facilité, reste pendant quelque temps luisant et plus mince qu'à l'état normal; mais à la longue, sa coloration violacée finit elle-même par disparaître, et la peau naguère malade, ne saurait être distinguée de celle qui n'a pas été envahie. Jamais je n'ai vu la fausse membrane, signalée par M. Bouchut (a), à la surface des ulcérations; fausse membrane qui, produite par la réunion d'exsudats plastiques autour de l'orifice des vaisseaux absorbants, s'organiserait pour former le derme et serait l'agent principal de la cicatrisation; je n'hésite pas à dire, que son existence et son organisation sont imaginaires.

Cette description se rapporte au plus grand nombre des cas; cependant, chez quelques sujets, l'éruption présente

Variétés.

(a) _Loc. cit._, p. 783.

des particularités, qui en modifient assez notablement l'apparence. Parmi ces variétés, dont je n'ai pu encore déterminer la cause, l'une des plus fréquentes rappelle l'herpès. Chaque plaque érythémateuse est plus saillante que de coutume. Les vésicules y sont plus larges, plus confluentes, et contiennent un liquide souvent puriforme. Si consécutivement il se produit des ulcérations, elles sont plus profondes et se cicatrisent plus lentement. — D'autres fois, la saillie et la rougeur sont très-peu apparentes ; et tout se réduit au soulèvement de l'épiderme, qui est blanc, opaque, et qui semble épaissi, comme s'il avait macéré sous un cataplasme ou dans de l'eau chaude. Les vésicules sont étendues, plates, ressemblent à de larges sudamina et déterminent une desquamation épidermique très-étendue.

Régions envahies par l'érythème. Le siége de l'érythème des nouveau-nés a quelque chose de tout spécial, et constitue l'un des éléments les plus utiles de son diagnostic. Il se développe sur les bourses, les grandes lèvres, le périnée, les fesses, sur la région postérieure des cuisses et des jambes et dans les plis génito-cruraux. Parfois, il envahit les membres inférieurs, dans une plus grande étendue, et se montre sur les genoux, les pieds et même à la face interne des cuisses et des jambes. Beaucoup plus rarement il s'étend au tronc ; pourtant, il n'est pas d'année, où je n'observe un certain nombre de fois cette localisation. Je l'ai même vu atteindre la face. Lorsqu'il s'y montre, on doit admettre qu'il y est arrivé par propagation, comme on voit les éruptions prurigineuses se développer à une grande distance de l'épine qui les provoque.

Caractères particuliers dus au siége. Dans ces diverses régions, l'érythème se présente avec quelques différences d'aspect qui, réunies à celles précédemment signalées, complètent le tableau des variétés de cette manifestation cutanée de l'Athrepsie. Sur la face, sur la région antérieure du tronc et des membres ; en un mot, sur tous les points à l'abri de l'humidité des couches et du contact des excréments, il conserve son apparence originelle. Les vésicules sont en général fort nettes, isolées, et leur dessiccation lente, donne naissance à une chute de l'épiderme très-apparente. Au contraire, quand les parties sont habituellement mouillées et souillées, la desquamation se fait sur une grande étendue et la rougeur est parfois si vive, que l'on croirait avoir affaire à une surface saignante. Au niveau du scrotum et des grandes lèvres, l'érythème détermine souvent une tuméfaction œdémateuse, qui acquiert, chez quelques enfants, des proportions considérables. Quant aux ulcérations, elles ne se développent que sur les régions ano-périnéale et fessière.

La guérison débute toujours par la périphérie, c'est-à-dire par les points envahis en dernier lieu et où la lésion est le moins profonde.

Il est un érythème que je qualifie de *papuleux*. Je ne vous en ai pas encore parlé, bien qu'il soit assez commun, parce qu'il est exceptionnel chez les nouveau-nés, tandis qu'on l'observe surtout après trois mois et jusqu'à un an. Je n'ai pas l'intention d'entrer dans le détail de sa description ; encore moins de rechercher ses causes et sa nature, ce qui exigerait des développements trop étendus ; mais il m'a semblé que je ne pouvais passer sous silence une éruption cutanée aussi fréquente chez les enfants du premier âge, occupant le même siége que l'érythème de l'Athrepsie, et pouvant, dans quelques cas, être confondue avec lui.

Elle est constituée par des papules généralement un peu aplaties, dont la largeur varie depuis celle d'une petite tête d'épingle jusqu'à celle d'une lentille, d'un rose brunâtre ou violacé, plus rouges et plus lisses à leur contour, où l'épiderme est luisant et semble très-aminci. Entre elles, la peau est saine ou parsemée de taches d'un brun plus ou moins foncé, dont quelques-unes, encore un peu saillantes, semblent être le dernier vestige de papules en voie de décroissance.

On les trouve au pourtour de l'anus, sur les fesses, à la région supérieure et postérieure des cuisses, sur le scrotum et les grandes lèvres. Leur nombre est très-variable. Quelquefois l'on n'en compte que quatre ou cinq, mais il est des cas où elles sont beaucoup plus nombreuses, sans être jamais confluentes. Elles ne s'accompagnent pas d'adénite inguinale, et il est tout à fait exceptionnel que l'on observe en même temps une ou plusieurs des variétés de l'érythème vésiculeux.

Quand les malades guérissent, les papules s'affaissent avec une lenteur remarquable. Longtemps après qu'elles ont disparu, on trouve une tache brune à la place qu'elles occupaient.

Jamais je n'ai rencontré cet érythème chez des enfants de belle apparence; presque tous, ils avaient quelque marque cachectique. Dans les cas de mort, j'ai habituellement constaté soit une tuberculisation viscérale, soit les lésions osseuses qui caractérisent le rachitis.

Diagnostic de l'érythème. A l'aide de ce qui vient d'être dit, vous distinguerez facilement l'érythème des nouveau-nés. Réservant ce nom à l'affection vésiculeuse que je vous ai fait connaître, vous vous garderez bien de l'attribuer aux rougeurs passagères que l'on rencontre sur les fesses ou bien au pourtour de l'anus, qui résultent d'une pression ou d'un frottement habituels; mais au niveau desquelles on ne voit jamais ni vésicules, ni desquamation.

Au début, l'érythème est en général facile à reconnaître;

cependant on peut le confondre avec deux autres éruptions, à savoir la variole et la roséole. Elles sont, il est vrai, l'une et l'autre, infiniment moins fréquentes que lui, chez les nouveau-nés ; aussi, pour ce qui est de la première surtout, semble-t-il que la confusion soit impossible. Mais il suffit qu'elle ait été commise une fois, et cela m'est arrivé, pour que je doive vous prémunir contre elle. Ce n'est que dans les deux ou trois premiers jours, que les pustules de la variole naissante, simuleront l'érythème, généralisé. Si l'on se trouve, sans renseignements précis, en face d'un enfant, couvert de petites papules rouges, on sera naturellement porté, à cause de la rareté de la variole et de la fréquence de l'érythème, à admettre l'existence de ce dernier, quand en réalité, il s'agit de pustules varioliques au début. Il n'y a qu'un moyen de sortir d'embarras, c'est de prendre la température. Tandis que dans l'érythème, elle est égale ou inférieure à la moyenne physiologique, dans la variole accentuée, elle s'élève au-dessus, et d'une manière très-sensible, à moins que l'on ait affaire à un enfant déjà notablement athrepsié ; auquel cas, ce moyen de diagnostic restant lui-même en défaut, l'on ne pourra sortir d'embarras qu'au moment où les pustules commenceront à s'ombiliquer.

La roséole est constituée par des taches pâles, sans la moindre saillie, en général plus confluentes à la face et sur le tronc, qu'aux membres inférieurs ; et il suffira d'un peu d'attention pour la reconnaître.

Vous ayant dit quelle origine j'attribuais à l'érythème profondément ulcéré, je ne tenterai pas de le différencier d'avec les ulcérations syphilitiques des fesses et de la partie voisine des cuisses et du scrotum.

Mais je dois m'arrêter aux papules qui occupent les

mêmes régions. Il est fort difficile de les distinguer de celles qu'engendre la syphilis. Toutefois, vous tirerez de la comparaison suivante quelques renseignements pour le diagnostic. L'éruption spécifique est en général plus saillante que l'autre et sa teinte est cuivrée. Sa prédilection pour l'anus et la région voisine est beaucoup plus marquée. Lorsqu'on s'éloigne de ces parties, la dégradation de sa confluence et de la saillie qu'elle fait est plus nette. Souvent ses plaques sont suintantes, ulcérées à leur centre ou couvertes d'une croûte brunâtre. Dans leur voisinage et sur d'autres régions, la face par exemple, on trouve de simples taches parfaitement arrondies, et caractéristiques de la syphilis hériditaire. Enfin, chez les malades qui en sont atteints, les commissures labiales portent fréquemment des plaques muqueuses, et le limbe buccal de profondes fissures. Mais je vous le répète, ces différences, qui dans certains cas, sont assez tranchées pour lever tous les doutes, restent dans d'autres tout à fait insuffisantes ; et vous ne pourrez vous prononcer, qu'après avoir observé la marche du mal. D'ordinaire, les saillies érythémateuses s'effacent en conservant leur aspect, tandis que celles de la syphilis finissent quelquefois par s'ulcérer ; et dans les cas où elles s'affaissent, on trouve presque toujours à leur place, une légère dépression cupuliforme.

Il ne me semble pas possible de confondre l'érythème des nouveau-nés avec l'érysipèle ; car si dans la première affection, quelques places particulièrement irritées rougissent et se tuméfient au point de faire songer à la seconde, des raisons bien autrement importantes, doivent préserver d'une pareille confusion. En effet, l'érysipèle chez le nouveau-né ayant presque toujours pour point de départ des pustules vaccinales ou l'ombilic, ne se montre pas dans les mêmes régions que l'érythème ; et lorsqu'il atteint ces dernières, on en retrouve toujours des traces sur les points primitivement envahis. De plus, la tuméfaction érysipélateuse est continue et nettement circonscrite par une ligne au niveau de laquelle la peau passe brusquement de sa couleur normale au rouge et au rose ; tandis que les plaques d'érythème, isolées, forment autant d'îlots qui sont séparés par des intervalles où le tégument est sain. Il est pourtant une circonstance où l'erreur est facile à commettre : c'est lorsque l'érythème détermine la tuméfaction œdémateuse des bourses ou des grandes lèvres ; car l'aspect de ces parties présente alors une grande ressemblance avec celui que leur donne l'érysipèle ; mais dans cette dernière affection, le toucher révèle une dureté que n'engendre jamais la première.

On a émis sur l'étiologie de l'érythème des nouveau-nés, deux opinions en apparence très-éloignées l'une de l'autre. D'une part on a dit : l'érythème est une affection purement locale, due à l'irritation de la peau par les matières fécales et les urines. D'un autre côté, on a pensé, suivant l'idée de Valleix, que les déjections de l'intestin et de la vessie, ne sont pour rien dans le développement de l'éruption, dont la véritable cause est le muguet. La première explication est insuffisante et la seconde est tout à fait inadmissible. Vous allez en juger.

Les garde-robes et les urines contribuent, pour une part considérable, au développement de l'érythème ; cela est incontestable, puisque c'est dans les régions souillées par elles qu'il débute, qu'il reste limité dans le plus grand nombre des cas, et qu'il est le plus intense, quand il s'étend au loin. Mais il faut que les garde-robes soient diarrhéiques et irritantes. En effet, celles de l'état de santé ne le provoquent jamais, tandis que les selles vertes le font apparaître fréquemment. Ce point acquis, je dis que cette cause principale, qui suffit à faire apparaître l'éruption, ne peut expliquer sa ténacité, non plus que son extension à une grande étendue du tégument, les érosions, etc. Pour s'en rendre compte, il faut faire intervenir l'affaiblissement où tombe rapidement le malade par la persistance des troubles digestifs. Cet état cachectique est le second élément qui favorise l'évolution de l'érythème, et j'y insiste, parce que jusqu'ici on ne l'a pas suffisamment mis en relief.

D'autres causes peuvent augmenter l'irritation de la peau, mais elles sont d'ordre tout à fait secondaire. Je vous citerai, par exemple, le froid, l'humidité, les linges trop rudes. L'érythème est certainement plus fréquent l'hiver que l'été, et chez les enfants emmaillottés dans des couches grossières et humides, que chez ceux dont le linge est fin et toujours sec.

Pour ce qui est des relations de l'érythème avec le muguet, elles ne sont autres que celles de deux affections appartenant à un même processus morbide; car l'on voit tous les jours des nouveau-nés atteints de la première, sans avoir l'autre. Sur ce point donc, Valleix a commis une erreur de pathologie, due à ce que ses observations cliniques étaient insuffisantes.

Bien que par les suintements séreux et sanguinolent dont il est habituellement le siége, et par l'irritation douloureuse qu'il cause aux enfants, l'érythème soit fâcheux, l'on doit reconnaître que c'est une affection légère. Il se déclare en effet dès le début, à une époque où le mal est encore sans gravité. Il ne touche même que de loin à l'Athrepsie, car il se développe surtout à la période d'invasion.

C'est un des premiers symptômes qui vous seront signalés, parce qu'il ne peut échapper aux regards des mères ou des

nourrices et qu'il les effraye. Vous devrez en tenir compte,
tout en vous gardant de lui accorder une trop grande importance. Il n'est pas rare, en effet, de voir des enfants qui, après
quelques jours de diarrhée, et sans avoir notablement pâti,
présentent un érythème étendu, rouge, turgescent, douloureux. Mais cette éruption disparaît aussi vite qu'elle s'est
montrée, dès que le flux intestinal vient à cesser.

En résumé, l'érythème est une affection secondaire venant,
au point de vue chronologique, après la diarrhée qui le provoque, disparaissant quand elle cesse, et ne prenant une
physionomie grave, que par la persistance des accidents
gastro-intestinaux et l'abaissement de la nutrition.

Dans le cours de l'Athrepsie, il se produit assez fréquem- _Ulcérations des malléoles et des talons._
ment des *ulcérations cutanées*, aux talons, sur les malléoles
internes, au-dessus de ces saillies osseuses, ou bien encore
sur les parties latérales des pieds.

Quand on peut suivre leur évolution, on voit qu'elles débutent par une rougeur qui, d'abord très-limitée, ne tarde
pas à s'élargir, en même temps qu'elle s'accompagne d'une
destruction de l'épiderme, et puis du derme, dans toute
son épaisseur. Elles sont de forme circulaire et d'étendue
variable ; les plus larges occupent les talons, dont elles peuvent couvrir toute la surface, atteignant ainsi les dimensions
d'une pièce d'un franc. Leurs bords sont aplatis, leur fond
est rosé, parfois finement mamelonné. Dans une zone de
largeur variable, la peau qui les entoure est d'un rouge
foncé. Elles sont le siége d'un suintement séro-sanguinolent,
excepté dans la dernière période de la maladie, où l'on voit
leur surface se sécher, devenir brunâtre et comme croû-
teuse, en même temps que leurs bords et la peau voisine
s'affaissent, et prennent un aspect corné.

Chez quelques malades, elles succèdent à de véritables eschares ; mais dans le plus grand nombre des cas, voici comment elles se produisent. Dans le maillot, les jambes de l'enfant sont exactement appliquées l'une contre l'autre ; de telle sorte que chaque malléole interne comprime l'autre, ou ce qui est plus habituel, la région située au-dessus ou au-dessous de l'autre. La pression prolongée qui en résulte, et parfois aussi des frottements, déterminent, d'abord de l'irritation, puis des altérations successives, dont la perte de substance est le terme.

Ces actions mécaniques, sont indispensables au développement des ulcérations, mais elles ne suffisent pas à les expliquer ; car la plupart des nouveau-nés se trouvent dans les conditions précédemment indiquées, c'est-à-dire emmaillottés, et pourtant leurs jambes ne s'ulcèrent pas. La pression comme le frottement, n'agissent que sur les individus, préalablement débilités et amaigris par des troubles digestifs. Jamais en effet, quoi qu'en dise M. Seux, on ne voit les ulcérations des talons et des malléoles, chez des sujets qui ne sont pas malades. Quand la vitalité des téguments n'a pas été abaissée par une nutrition imparfaite, et que les parties osseuses sont recouvertes par la couche adipeuse normale à cet âge, on ne voit pas, même avec un emmaillottement défectueux, la peau se détruire au niveau des points comprimés. — J'ajoute qu'aux actions mécaniques sus-indiquées, vient se joindre le contact irritant de linges souvent très-grossiers, imprégnés par les urines et par des matières fécales de mauvaise nature.

Ainsi, comme le muguet et l'érythème, les érosions malléolaires sont un des produits de l'Athrepsie ; et bien que moins fréquentes, elles se montrent à peu près dans les mêmes conditions que les deux premiers, mais à une période plus avancée. Elles peuvent guérir, ce qu'il m'a été donné d'observer même à l'hôpital ; toutefois, leur existence est toujours l'indice d'un mal ancien et par conséquent tenace.

Lorsqu'elles guérissent, c'est par le bourgeonnement du fond de la plaie, et pendant un temps assez long, on voit une dépression à la place qu'elles occupaient.

Leur siége est si spécial et marque si sûrement leur origine, que je ne crois pas devoir m'arrêter à vous en présenter le diagnostic différentiel.

La dernière manifestation cutanée dont j'aie à vous parler est le *pemphigus*, qui, je vous le répète, ne doit entrer dans l'histoire de l'Athrepsie, qu'à titre de complication rare. Il m'est arrivé souvent de passer plusieurs mois de suite, sans en rencontrer un seul cas ; par contre, je l'ai vu sur un certain nombre de malades, couchés en même temps dans les salles. Bien qu'il puisse affecter les diverses régions de la peau, il en est quelques-unes où on le rencontre plus habituellement ; ce sont : le cou, les aisselles et les aines ; toutes places, comme vous le voyez, où le tégument est mince et délicat. Les causes irritantes ne semblent avoir aucune influence sur sa localisation. C'est par petites poussées qu'il se montre, et parfois bulle à bulle. L'on ne saisit pas toujours l'éruption sous sa forme typique ; il est même assez rare que l'on voie de véritables collections séreuses sous-épidermiques. D'ordinaire, il y a comme un avortement de l'éruption, et ce que l'on trouve, c'est une surface d'étendue variable, circulaire, couverte d'un épiderme plissé, et séparé des couches sous-jacentes, qui s'exfolie par larges lamelles, ou forme une croûte brunâtre.

Le pemphigus des nouveau-nés, lorsqu'il se développe chez un athrepsié, a une marche lente et une atonie tout à fait spéciales à ces cas. On ne saurait admettre que l'Athrepsie suffise à le provoquer, comme l'érythème et les ulcérations malléolaires. Lorsqu'il apparaît dans son cours, c'est en vertu d'une prédisposition individuelle ou peut-être d'une influence épidémique (*a*). Elle n'intervient que pour lui donner cette physionomie terne qui lui a valu la qualification de *cachectique*.

Diagnostic du pemphigus. Comment distinguerez-vous ce pemphigus de celui que provoque, au même âge, la syphilis héréditaire ? — Ce dernier a un siége et une apparence tellement caractéristiques, que l'on ne peut le méconnaître. C'est sur les régions plantaire et palmaire qu'il se montre d'abord et qu'il est le mieux développé et le plus confluent, quand il s'étend au tégument voisin. Il consiste bien plutôt en de grosses pustules hémisphériques, qu'en de véritables bulles. Ces pustules, remplies par un liquide verdâtre et puriforme, restent ainsi durant plusieurs jours, à cause de l'épaisseur et de la résistance de l'épiderme des parties où elles se développent. Finalement, elles se transforment en croûtes jaunâtres ou brunes, ou en ulcérations, qui sont le siége d'un suintement sanieux. Les différences sont donc considérables et vous permettront de vous prononcer toujours sans hésitation.

Retard de la cicatrisation ombilicale. Pour clore cette revue des accidents cutanés, je dois encore vous dire que, chez les athrepsiés, l'élimination du cordon se fait parfois avec une lenteur tout à fait inusitée (elle n'est pas toujours accomplie le sixième et même le septième jour); et que la plaie qui en résulte, au lieu de se cicatriser, reste

(*a*) Voy. à ce sujet, *Pemphigus aigu épidémique des nouveau-nés*, in *Rapport de la Comm. des maladies régnantes*, par E. Besnier, *Union méd.*, 1874, p. 745 (séance du 23 oct 1874 de la Soc. méd. des hôp.)

suintante et s'ulcère; — que l'exfoliation épidermique est retardée; — enfin, que s'il existe des pustules vaccinales, elles s'élargissent, suppurent et donnent naissance à des croûtes volumineuses, noirâtres, au-dessous desquelles le derme est profondément ulcéré. C'est donc encore par la lenteur, l'affaiblissement et l'atonie de ces actes physiologiques ou morbides, que se manifeste l'influence athrepsique.

SIXIÈME LEÇON

SYMPTOMATOLOGIE DE L'ATHREPSIE (SUITE)

HABITUDE EXTÉRIEURE. — FACIÈS. — CRI

MESSIEURS,

Je vais maintenant vous entretenir de l'*habitude extérieure*
à laquelle je rattache le *facies* et le *cri*, qui marquent d'une
manière si expressive les étapes de la maladie et les souffrances
du malade. Son étude se place naturellement à la suite
de celle des éruptions cutanées; car la peau y tient encore
une place importante, mais à un autre point de vue, qui est
celui de sa coloration, de sa consistance et des autres modifications que les yeux et le toucher y peuvent découvrir.
Vous ne sauriez trop vous familiariser avec ces traits de la
physionomie morbide : ils sont propres à l'Athrepsie et en
constituent les signes pathognomoniques.

Coloration nor-
male de la
peau.

Vous savez que normalement, chez les nouveau-nés, la peau
présente une teinte rouge, due à la minceur de l'épiderme et
à l'injection du réseau capillaire. Au bout de quelques jours,
un septenaire environ, elle devient jaunâtre, et il semble
que cette coloration, légèrement ecchymotique, soit la conséquence de la congestion qui l'a précédée. Enfin, elle prend
sa teinte définitive. Celle-ci varie suivant les individus, mais

elle est habituellement d'un blanc plus ou moins rosé, sauf aux extrémités, qui restent violacées pendant un certain temps.

Sous l'influence de la maladie, le tégument pâlit d'abord, pour prendre ensuite une coloration livide, qui s'accentue tout particulièrement aux pieds, aux mains, et au pourtour de la bouche. Dans ces points, il est véritablement bleuâtre, et l'on voit cette teinte devenir d'autant plus foncée, qu'on s'approche davantage de la terminaison fatale. Si l'on applique la main à sa surface, on la trouve aride, froide, comme si l'on touchait un corps sans vie. *Colorations morbides.*

L'ictère, que l'on voit survenir chez quelques malades, est le fait d'une complication, d'ailleurs rare et indépendante de l'Athrepsie.

A ces changements de coloration, il faut en ajouter d'autres, que subissent dans leur volume et leur consistance, non-seulement la peau, mais encore toutes les parties charnues périphériques. Toujours elles s'amoindrissent, maigrissent; et cet amaigrissement se présente sous des aspects divers, qui dépendent de l'état initial du malade et de la marche de la maladie. *Amaigrissement*

Si les accidents sont intenses, rapides, et si l'enfant qu'ils frappent d'une manière pour ainsi dire foudroyante est robuste et gras, la face s'altère vite et profondément; mais l'apparence extérieure des autres parties du corps est peu modifiée, leur consistance est moins ferme, plus pâteuse : voilà tout.

Quand le mal évolue lentement, il peut avoir deux effets très-différents, que je vais vous faire connaître, sans qu'il me soit possible de préciser toutes les circonstances qui déterminent l'un plutôt que l'autre.

Dans un cas, les enfants, quel que soit leur état primitif,

maigrissent d'une manière très-lente et continue. Peu à peu
la graisse est résorbée, les muscles diminuent, la peau
s'amincit, et, trop ample pour les parties qu'elle doit envelopper, elle se ride. Puis elle perd son élasticité; on la
plisse aisément, comme on le ferait d'une pâte, et ces
plis s'effacent lentement. Tout cela est très-marqué sur
le ventre, qui est particulièrement mou et flasque. —
Rien ne distingue cette maigreur de celle que l'on voit
survenir sous l'influence d'autres causes, si ce n'est, peut-
être, ses traits accentués, et en particulier les amples
rides dont se couvrent certaines parties du tégument. D'ailleurs, elle n'atteint en général ce degré que chez les
enfants nés chétifs et qui survivent longtemps aux premiers
troubles.

Endurcisse-
ment athrep-
sique. Quant à l'autre état, il constitue l'endurcissement athrepsique. On l'observe surtout lorsque le mal prend une
allure subaiguë presque aussitôt après la naissance chez
des individus d'un embonpoint moyen. La peau, loin de
former des plis, se tend, au contraire, et sa surface devient remarquablement unie; elle perd toute souplesse et
il est absolument impossible de la séparer des parties sous-
jacentes, avec lesquelles il semble qu'elle soit intimement
unie. Cette modification commence par les membres inférieurs; la région lombaire est ensuite envahie, puis la
partie postérieure du tronc, et finalement le corps entier,
la face y comprise. Chaque jour, on voit la tension et la dureté
de la peau faire des progrès, et bientôt, en la touchant, on a
la sensation que donne un cuir épais. Il semble que toutes les
parties molles soient figées, et que l'on ait sous les yeux un
corps de bois ou de marbre; aussi, le premier observateur
qui vit un enfant affecté de la sorte imagina naïvement que
sa mère avait eu un regard de statue. Le tégument ne se

laisse pas déprimer par la pression du doigt, et sa teinte devient légèrement bleuâtre ou livide. Immobilisés par cet état rigide, qui ne peut être vaincu spontanément, les membres restent dans l'extension, et n'étaient certains mouvements du thorax et de la face que l'on observe encore, on pourrait croire que le corps est en rigidité cadavérique. Dugès raconte que, prenant des enfants ainsi affectés, au-dessous de la tête, il pouvait les maintenir dans une position horizontale, comme s'ils eussent été d'une seule pièce. Souvent il m'est arrivé de faire la même expérience d'une autre manière. En appliquant le bord radial de la main sous le dos du petit malade, je le maintenais comme s'il se fût agi d'une tige inflexible.

Quand la face est envahie, la roideur des lèvres, des parois buccales et des muscles, maintient la bouche fermée, et rend la succion et la déglutition impossibles. Aussi l'on comprend qu'un certain nombre d'observateurs, depuis Lodmann, cité par Denis, jusqu'à nos jours, aient cru avoir affaire à l'affection que l'on a appelée *mal de mâchoire* ou *trismus des nouveau-nés*. Mais ce n'est pas le lieu de relever cette erreur : l'occasion de la combattre se présentera plus loin et plus opportunément.

Cet endurcissement des nouveau-nés, où les muscles et le tissus cellulaire et adipeux sont engagés tout autant que la peau, est, sans exception, un résultat de l'Athrepsie. Jamais je ne l'ai vu se développer en dehors d'elle. Il faut que sur ce point vous ayiez une conviction nette et ferme. Cela vous préservera de l'erreur où sont tombés, à ce propos, presque tous les auteurs, confondant l'induration que fait l'Athrepsie avec l'Œdème des nouveau-nés.

Pour vous éclairer et vous convaincre, je dois entrer dans quelques considérations historiques.

C'est un auteur anglais, Underwood, chirurgien de l'hôpital des femmes en couches de Londres, qui le premier a décrit l'endurcissement, tel que je viens de vous l'exposer (*a*); mais le cas le plus ancien qui en ait été publié remonte au commencement du XVIIIe siècle. Il fut inséré par un médecin d'Ulm, Jean-André Uzembezius, dans les *Éphémérides des curieux de la nature* (*b*), et copié ensuite par Schuringius (*c*). Il y est dit que depuis la tête jusqu'aux pieds l'enfant était semblable à un morceau de viande desséchée à la fumée. Cette observation, pleine d'intérêt, fut citée plus d'une fois, mais elle resta isolée, et le mal auquel elle se rapporte était presque entièrement ignoré, lorsque Denman, professeur d'accouchements à l'hôpital de Middlesex, en fit le sujet de leçons publiques qui servirent de point de départ aux travaux d'Undervood.

D'après cet observateur, l'*endurcissement du tissu cellulaire* se montre rarement aussitôt après la naissance, mais en général dans les dix jours qui la suivent. Il atteint principalement les enfants des familles pauvres, qui se trouvent à la dernière période d'une maladie intestinale obstinée, dans laquelle les matières excrétées ont la consistance de la cire ou de l'argile. Le premier jour, la peau, par sa teinte et sa consistance, ressemble à de la cire molle ; — le deuxième, les chairs sont dures et résistantes, sans œdème ; la peau offre les mêmes caractères que celle d'une personne qui serait morte pendant une très-forte gelée ; — le troisième, le tissu cellulaire a acquis une telle dureté que la peau ne peut

(*a*) Underwood, *De l'endurcissement du tissu cellulaire*, in *Traité des maladies des enfants*, p. 628. (Trad. par Eusèbe de Salle, sur la 7e édition anglaise. Paris, 1823.)

(*b*) Uzembezius, *Partus octimestris vivus, frigidus et rigidus*. (*Ephémérides des cur. de la nat.* Décembre 1718, chap. IX, obs. 30, p. 62.)

(*c*) Schuringius, *De fœtu frigido et rigido*. (*Embryologie*, sect. 3, chap. I, § 19, p. 211.)

plus glisser sur les muscles subjacents ; — le quatrième, l'endurcissement gagne souvent la totalité du corps, mais la peau offre une rigidité particulière à la face et aux extrémités ; — le cinquième, l'enfant est toujours froid ; — le sixième, il fait entendre une espèce de gémissement particulier, qui est souvent très-faible ; s'il crie, ce n'est jamais comme les autres individus de son âge ; — le septième, quel que soit le temps pendant lequel l'individu doive encore survivre, il semble toujours sur le point de mourir.

Underwood ajoute, d'après sa propre pratique, que la rigidité du tissu cellulaire s'étend parfois si profondément, que la gaîne des muscles et même leurs fibres sont affectées. Cependant les muscles de la mâchoire inférieure sont les seuls qui deviennent complétement immobiles ; et s'il survient des convulsions, elles ne s'étendent pas aux extrémités. Après la mort, jamais il n'a rencontré dans les mailles du tissu cellulaire aucune sorte de liquide. La cause prochaine de la maladie est un spasme de la peau ; sa cause éloignée est un air malsain.

Si l'on excepte quelques points de détail, notamment l'état spasmodique de la peau pour expliquer sa rigidité, cette description est d'une merveilleuse exactitude, et je la substituerais volontiers au tableau que je vous ai présenté et que j'ai fait au lit des malades, sans connaître celui qu'avait tracé le médecin de Londres, près d'un siècle avant moi. Tout y est, jusqu'à la cause éloignée de l'affection, puisqu'il est dit expressément qu'elle attaquait *ceux qui se trouvaient à la dernière période d'une maladie intestinale obstinée.*

Pendant qu'en Angleterre l'on observait avec tant de sagacité *l'endurcissement du tissu cellulaire* des nouveau-nés arrivés à la dernière période de l'Athrepsie, que faisait-on en France ?

Endurcisse-
-ment et œ-
dème.

Un médecin de Paris, Andry, voyait très-fréquemment, à l'hospice des Enfants-Trouvés, une maladie qui était fort commune, mais dont on ne s'était pas occupé jusque-là, parce qu'on la croyait incurable. Comme vous allez le voir, c'était l'Œdème des nouveau-nés. — Andry, dès qu'il connut les recherches d'Underwood, crut qu'elles se rapportaient à l'affection non encore décrite de son infirmerie. Il se mit donc à l'étudier et lui attribua le nom adopté à Londres (a). Voici, d'après lui, ses caractères principaux : les extrémités et surtout les jambes sont très-augmentées de volume, et leur tissu cellulaire est le siége d'une infiltration très-prononcée. La plante des pieds et la région pubienne sont particulièrement tuméfiées, rouges et dures. Les parties affectées sont très-froides ; dans un cas, pourtant, elles avaient une chaleur extraordinaire. La suppuration s'y forme très-rarement, mais plus souvent la mortification s'en empare. Un mauvais régime de la mère et de l'enfant, ou bien l'exposition de ce dernier à un froid très-vif immédiatement après sa naissance, sont les causes du mal. A l'autopsie, on a toujours rencontré un épanchement séreux dans le tissu cellulaire. La matière épanchée était d'un jaune foncé, liquide, coagulable par l'action du feu ; la graisse présentait une densité remarquable... Le foie était d'un volume extraordinaire.... et les poumons gorgés de sang.

Le rapprochement de la description d'Underwood et de celle d'Andry démontre de la manière la plus incontestable que ces deux auteurs ont observé des affections, non-seulement différentes, mais, si l'on peut ainsi dire, opposées. — A Londres, le caractère essentiel du mal est la résistance et la dureté des parties molles périphériques, qui deviennent

(a) Andry, *Mémoire sur l'endurcissement.* (*Mémoires de la Société royale de médecine de 1781 à 1785*, p. 207.)

de plus en plus rigides et dures, et dans lesquelles l'autopsie
ne révèle la présence d'aucune sorte de liquide. — A Paris,
les membres, surtout à leurs extrémités, sont rouges et
tuméfiés, considérablement augmentés de volume, infiltrés,
capables de suppurer et même de se mortifier ; et à l'autopsie
on trouve les mailles du tissu cellulaire remplies d'une
sérosité que la chaleur coagule.

Cela n'est pas douteux ; le clinicien anglais a vu et décrit
l'endurcissement vrai des parties charnues, tel que je vous
l'ai présenté ; — tandis que le médecin français a eu sous
les yeux l'infiltration séreuse du tissu cellulaire périphérique, connue sous le nom d'*œdème des nouveau-nés*.

Et pourtant les deux auteurs crurent avoir observé le
même mal : car Undervood qui, à la lecture de la description d'Andry, fut nécessairement frappé par les traits qui la
séparaient si profondément de la sienne, les mit sur le compte
non d'une erreur clinique, mais de la différence des climats
et des milieux.

Telle fut l'origine de la confusion que je vous ai signalée;
et j'espère vous en avoir fait saisir toute l'importance. Elle
remonte à la fin du siècle dernier, n'a pas cessé depuis, et
vous la trouvez dans la plupart des ouvrages de notre époque.
Les preuves abondent ; en voici quelques-unes.

Chambon (*a*) et Capuron (*b*), à l'exemple d'Andry, qu'ils
suivent complétement, décrivent l'*œdème* sous le nom d'*endurcissement du tissu cellulaire*. Ce dernier auteur, convaincu, comme je vous l'ai dit, qu'il a affaire à l'affection décrite par Underwood, reproche à l'auteur anglais
d'avoir adopté une étiologie peu rationnelle, parce qu'elle
ne s'adapte pas aux faits observés en France, où le froid

(*a*) Chambon, *Traité des maladies des enfants*, an VII.
(*b*) Capuron, *Traité des maladies des enfants*.

et la faiblesse congénitale sont les principales causes
du mal.

Denis (1) semble avoir entrevu la faute de ses devanciers, puisqu'il subdivise l'*endurcissement du tissu cellulaire*
en *séreux ou œdémateux*, et en *adipeux ou concret;* mais,
cette distinction établie, il ne s'y arrête pas. Il trouve que les
deux variétés présentent la plus grande analogie, au point
de vue des symptômes, de la marche et des terminaisons; ne
différant que par la couleur de la peau, la consistance des
chairs et le mode d'altération du tissu cellulaire qui, dans
l'une, est infiltré de sérosité, et dans l'autre, chargé de
graisse. Est-il besoin de vous faire remarquer qu'en tout
cela il n'y a que confusion, et que Denis ignorait également
la genèse du mal et sa cause?

Billard, lui aussi, admet deux variétés d'endurcissement.
Il consacre presque tout son chapitre à la première qui
est l'œdème. La seconde est l'endurcissement proprement
dit, dont il fait un phénomène cadavérique ou de l'agonie.
Il n'en dit que quelques mots (2); mais ils suffisent à nous

---

(1) Denis (*a*) donne de cette forme la description suivante : « Les parties du corps endurcies ne sont ni élastiques ni empâtées ; elles ont acquis par l'effet de la maladie la fermeté du suif. La peau, d'un blanc jaunâtre, offre l'aspect de la cire ; elle ne peut glisser sur les muscles sous-jacents, et l'on sent au dessous, de place en place, des masses très-consistantes.

» Quand le sujet est au troisième degré d'endurcissement, on croirait qu'il a subi les effets de la congélation ; les membres percutés font entendre parfois alors le son que rend le bois. Le froid est très-vif, les mouvements difficiles ; le trismus et les autres phénomènes nerveux sont moins fréquents que dans la variété œdémateuse ; la respiration, la circulation et la digestion y sont aussi moins entravées. Tous ces phénomènes sont attribués à l'accumulation de la graisse cellulaire dans les vésicules et à l'augmentation de sa densité. »

(2) Voici d'ailleurs le passage de Billard (*b*) : « L'endurcissement du

---

(*a*) *Loc. cit.*, p. 145. *Endurcissement du tissu cellulaire.* On trouve dans ce chapitre important une synonymie, une bibliographie et un historique très-soignés.

(*b*) *Loc. cit.*, p. 179.

démontrer que cet auteur, comme ses devanciers, confondait deux lésions bien distinctes. N'avance-t-il pas, en effet, que l'endurcissement peut se présenter avec ou sans une infiltration générale du tissu cellulaire sous-cutané ?

Dans son chapitre de l'Œdème des nouveau-nés, Valleix (a) parle de l'*endurcissement adipeux* qui, suivant lui, diffère absolument de l'œdème ; mais, avec Billard, il le considère comme cadavérique. Si, dit-il, on ne le cherche que sur le vivant, on peut admettre qu'il est rare ; mais si l'on examine les enfants qui ont passé la nuit sur la pierre de l'amphithéâtre, surtout pendant les froids vifs de l'hiver, on en trouvera bientôt un grand nombre qui présenteront tous les caractères assignés à ce genre d'induration.

Plus près de nous, la confusion s'aggrave. Les observateurs précédemment cités ne l'avaient commise qu'entre deux affections : l'œdème et l'endurcissement vrai ; et voici que dans un ouvrage récent, celui de M. Bouchut, elle s'étend à la sclérodermie. L'importance du livre que je vous signale m'oblige à vous dire comment la question y est traitée, et bien que je ne veuille pas empiéter sur l'histoire de l'œdème je vais analyser brièvement l'article qui est consa-

tissu adipeux se présente avec ou sans infiltration du tissu cellulaire sous-cutané ; les joues, les fesses, les mollets, le dos en sont le siége le plus habituel ; on l'observe avec ou sans trouble de la circulation et de la respiration. C'est ordinairement à l'agonie des enfants qu'il survient ; je l'ai vu se développer après la mort, sur le cadavre d'enfants rapidement moissonnés. Si l'on dissèque alors le tissu adipeux, on le trouve ferme, dur comme du suif, et véritablement figé ; il offre en un mot la consistance de la graisse des animaux immolés dans nos boucheries. On conçoit que le tissu adipeux peut bien, dans certaines circonstances, se figer de la sorte, même pendant la vie, si, par une cause quelconque, la chaleur animale vient à l'abandonner. »

(a) *Loc. cit.*, p 601.

cré à cette affection, sous le titre de *sclérème* (1) *ou endurcissement de la peau des nouveau-nés* (*a*).

Pour M. Bouchut, le sclérème est constitué par le refroidissement et la dureté de la peau, accompagnés d'un abaissement de la température profonde. Il en existe deux variétés : le *simple* et l'*œdémateux ;* mais il est inutile de les décrire à part, et les médecins qui l'ont fait ont eu tort, l'œdème n'étant en quelque sorte qu'une conséquence de l'endurcissement qui est la lésion première et essentielle. Il n'est pas possible de le confondre avec l'endurcissement adipeux, maladie essentiellement agonique ; enfin, tout en étant exclusif aux nouveau-nés, il peut être rencontré chez les enfants plus âgés et même chez les adultes.

Ainsi, pour M. Bouchut, le sclérème existe par lui-même, et il ne dépend pas plus de l'œdème, qu'une maladie du cœur n'est constituée par l'anasarque qu'elle peut engendrer. Après cette déclaration, on s'attend à trouver surtout la

(1) La dénomination de *Sclérème* imaginée par Chaussier, pour désigner l'œdème des nouveau-nés, et très-usitée depuis dans le même sens, a notablement contribué à la confusion que je m'efforce de faire cesser. Je ne puis donner une meilleure idée de l'abus que l'on fait de ce terme, qu'en vous citant un travail récent de M. Clementowsky (*b*). — L'auteur distingue trois variétés de Sclérème : L'*érysipélateuse*, l'*œdémateuse* et l'*adipeuse*. Or ce sont là trois affections essentiellement différentes, non-seulement d'origine, mais encore d'aspect. La première, en effet, se rapporte à l'infiltration sous-cutanée de sérosité, qui accompagne si fréquemment l'érysipèle des nouveau-nés, surtout dans certaines régions, telles que le scrotum ; la seconde n'est autre que l'œdème des nouveau-nés ; et la troisième est applicable tout aussi bien à l'endurcissement cadavérique qu'à celui de l'athrepsie. — On comprend malaisément que trois états pathologiques si différents aient été rangés sous la dénomination commune de *Sclérèmes*.

(*a*) *Loc. cit.*, p. 829.
(*b*) Clementowsky, *Sur le sclérème des nouveau-nés* (*Œsterr Jahrb. für Pœdiatr.* I. *Band* 1873, 1, p. 1, 4, 8).

description du phénomène primordial, l'endurcissement ;
mais il n'en est rien, et l'article entier est consacré à
l'œdème. — Ce n'est pas tout ; l'auteur, bien qu'il ne se soit
pas expliqué sur cet endurcissement, exclusif, suivant lui,
aux nouveau-nés, admet qu'on le rencontre parfois chez
les adultes, où il constitue la maladie locale appelée *sclérodermie*.

Vous le voyez : l'on chercherait en vain un type morbide,
auquel puisse être rapportée la description dont je viens de
vous citer les traits principaux.

Plus récemment encore, dans une leçon faite à la Faculté de
médecine (a), M. le professeur Ch. Robin dit en parlant du
sclérème des nouveau-nés : « Chez les enfants d'une faible
constitution et particulièrement lorsqu'ils sont nés avant
terme, on observe parfois un endurcissement du tissu lamineux, tantôt limité aux mains et aux pieds, qui sont gonflés,
froids et violacés, tantôt étendu à tout le corps : d'où le nom
de sclérème ($\sigma\varkappa\lambda\eta\rho\grave{o}\varsigma$, dur). Le tissu lamineux est devenu
dur, résistant, souvent plus épais. L'examen microscopique
fait reconnaître entre les fibres lamineuses une substance
amorphe finement granuleuse, demi-solide ; le tissu cellulaire a acquis la consistance du carton-pâte. La circulation a
dû éprouver des modifications importantes, car les capillaires
sont revenus sur eux-mêmes et le tissu est exsangue. »

Qu'a voulu décrire M. Robin ? est-ce l'œdème ? on pourrait
le croire, d'après l'emploi qu'il fait du terme sclérème, sous
lequel on le désigne généralement aujourd'hui ; mais surtout
d'après ce qu'il dit de son développement chez les avortons,
et de la tuméfaction, avec teinte violacée des extrémités.
D'un autre côté, la dureté et la résistance du tissu lamineux,

(a) L'*École de médecine*, 1874, p. 69.

qui l'ont fait comparer par l'auteur à du carton-pâte, peuvent faire croire que c'est à l'endurcissement qu'il a songé. — Ici donc encore, même confusion.

Je me résume et je vous dis : dans les derniers jours de l'Athrepsie, les parties molles périphériques s'amoindrissent, se sèchent et durcissent ; la peau se tend et prend une teinte livide ; le corps entier devient rigide, immobile et semble momifié. Cet état caractéristique ne se rencontre que dans l'Athrepsie, et désormais je le désignerai sous le nom d'*endurcissement athrepsique des nouveau-nés*. Deux auteurs seulement, du moins à ma connaissance, l'ont, avant moi, rapporté à sa véritable cause et en ont donné une bonne description. Ce sont les deux premiers qui l'ont étudié : Denman et Underwood. Depuis, il a été méconnu ou confondu avec l'œdème des nouveau-nés, aussi bien par ceux qui l'ont décrit peu de temps après eux, que par les auteurs actuels. Et si l'on me demande comment il se fait que depuis près d'un siècle l'on confonde les nouveau-nés momifiés par l'Athrepsie, avec ces avortons que l'anasarque rend turgides, et auxquels il semble donner une exubérance de chairs, voici ce que je répondrai : — En 1770, un travail est fait à Londres sur l'endurcissement du tissu cellulaire des nouveau-nés ; il est lu à Paris, par un observateur, qui ayant sous les yeux l'œdème, y voit l'affection décrite par l'auteur anglais, et le fait connaître sous la dénomination employée par ce dernier. La confusion d'Andry reçoit bientôt une consécration académique et est partagée désormais par tous ceux qui écrivent sur ce sujet (*a*).

Pour expliquer la faute que je reproche aux cliniciens, je dois vous signaler une circonstance qui a probablement con-

____

(*a*) Un mémoire d'Auvity, auquel les recherches d'Andry avaient servi de base, fut couronné par la Société royale de médecine (*Mémoires* de 1785 à 1788, p. 324).

tribué à la leur faire commettre. — Dans quelques cas exceptionnels, on trouve en même temps, mais non dans le même point, l'œdème et l'endurcissement athrepsique (1). D'ordinaire les choses se passent de la manière suivante : — Un nouveau-né, atteint d'œdème en général modéré et partiel, s'il vient à subir la fâcheuse influence de l'Athrepsie, ce qui est fréquent, ne tarde pas à maigrir, et l'on voit se résorber graduellement la sérosité épanchée. — Pendant qu'il en reste encore sur certains points, tels que les membres supérieurs, l'endurcissement apparaît dans ses points d'élection, c'est-à-dire à la partie postérieure des jambes, des cuisses et du tronc. C'est là un résultat bien inattendu. Vous savez, en effet, que l'œdème a de la prédilection pour les parties déclives, et qu'à ce titre il est surtout marqué aux membres inférieurs et aux lombes. Or, chez les malades dont je vous parle, c'est de ces régions qu'on le voit d'abord disparaître. Et cela s'explique parce que l'endurcissement qui, sous l'influence de l'Athrepsie, prime ici l'œdème, s'empare de ces parties qu'il affectionne et en expulse la sérosité, avec laquelle il ne peut coexister. — On ne peut donner une meilleure preuve de l'incompatibilité des deux affections. L'une remplace l'autre, car jamais elles ne peuvent se montrer dans le même lieu (2).

Antagonisme
entre l'en-
durcissement
athrepsique
et l'œdème.

---

(1) M. Bouchaud dit en parlant des effets de l'inanition (a) « : Parfois la peau se rétracte et prend de la fermeté ; alors existe du sclérème avec sécheresse, consistance des tissus, raideur des membres, comme une raideur cadavérique anticipée ; et point d'infiltration sous-cutanée, ce qui distingue cet état, de l'œdème avec lequel, pourtant, il peut coexister. C'est là un phénomène des derniers jours. »

(2) L'observation suivante est un exemple bien saisissant de la différence et de l'incompatibilité qui existent entre l'induration athrepsique et l'œdème des nouveau-nés, puisqu'elle nous les montre l'un

(a) Loc. cit., p. 182.

De l'*attitude*, je n'ai que peu de choses à vous dire. Vous savez déjà quelle influence exerce sur elle l'endurcisse-

et l'autre chez le même sujet, mais aux deux extrémités de la maladie.

OBS. V. — *Anasarque; athrepsie; résorption de la sérosité; induration athrepsique. — Pneumonie.*

Florence D., née le 27 octobre 1875, est reçue à l'infirmerie le 30. La peau est rouge sur les différentes parties du corps, excepté aux extrémités, où elle est violacée. Il y a de l'œdème, surtout marqué à la région sous-ombilicale de l'abdomen et aux grandes lèvres. L'enfant rend du méconium et son cri est affaibli.

Poids, 2063.

Pouls, 100.

T. { ax. 32,2. / rect. 32.

31. — T. { ax. 37,2. / rect. 37,2.

1er novembre. — La coloration de la peau et l'œdème diminuent ; cependant celui-ci est encore très-marqué sur la cuisse droite.

Poids, 1962.

2. — Poids, 1900.

T. { ax. 36,4. / rect. 36,1.

3. — L'œdème n'existe plus qu'aux grandes lèvres. Les os du crâne chevauchent. Le cordon n'est pas tombé. La peau est encore rouge.

Poids, 1840.

T. { ax. 37. / rect. 36,8.

4. — Le tégument a perdu complétement sa teinte rouge ; il est pâle. Amaigrissement.

5. — L'enfant ne prend que très-peu de lait.

Poids, 1715.

6. — Poids, 1673.

T. { ax. 37,4. / rect. 37,4.

9. — Il y a de l'induration des tissus mous. A la partie postérieure du poumon droit, on perçoit des râles crépitants à grosses bulles et très-retentissants.

Pouls, 132.

Poids, 1485.

T. { ax. 34,1. / rect. 34,1.

10. — La peau de l'enfant lui constitue comme une cuirasse et donne à tout son corps une consistance ligneuse et une rigidité absolue. Il y a une immobilité à peu près complète et du trismus. Les paupières sont tendues et comme collées sur les globes oculaires, et il est impossible de les ouvrir. Dans quelque position que l'on mette le petit malade, il reste complétement rigide. Quand on presse les glandes mammaires, on en fait sortir du lait. Il y a des râles crépitants des deux côtés en arrière. Les bruits du cœur sont lents et sourds.

Pouls, 80.

Poids, 1460.

T. { ax. 29,4. / rect. 30,4.

La mort a lieu à 7 heures du soir. L'AUTOPSIE est faite le 12.

Poids, 1433.

Le point d'ossification de l'extrémité inférieure du fémur a à peine les dimensions de celui d'un enfant à terme. Pleuro-pneumonie des régions déclives des deux poumons. Il y a du pus dans les deux oreilles.

ment athrepsique. Quand il n'existe pas et que le mal
est avancé, l'état des membres est en général le suivant :
les cuisses sont rapprochées du tronc, et les jambes fléchies
sur elles ; les orteils sont fortement courbés vers la plante du
pied, comme s'il existait une véritable contracture ; les bras
et les avant-bras sont étendus, mais les poignets sont fléchis
sur ces derniers, et les doigts dans le creux de la main,
autour du pouce. Il faut une certaine force pour vaincre
cette flexion ; et quand on a étendu les parties, on les voit
revenir très-vite à la position dont on les a tirées. Ces
manœuvres, d'ailleurs, ne provoquent que peu de douleur, et quelques enfants les supportent, sans sortir de leur
inertie.

Le crâne subit des modifications importantes. Son volume *Dépression de la fontanelle.*
s'amoindrit, comme le prouve l'état des pièces osseuses qui
forment sa voûte, et celui des parties molles qui les unissent.
La saillie qu'à l'état de santé fait la fontanelle s'affaisse peu
à peu, et l'on voit à sa place une véritable cavité, dont la
profondeur peut atteindre trois et même quatre millimètres.
Les diamètres de cette surface membraneuse diminuent aussi
d'une manière très-notable, par le rapprochement des os qui
la circonscrivent; et, chez quelques malades, elle s'efface
presque complétement.

En même temps, comme l'a observé le premier M. Bou- *Chevauchement des os du crâne.*
chaud, les sutures deviennent immobiles par la dispari-
tion des espaces interosseux. Les os se rapprochent d'abord,
puis chevauchent, de manière à former des saillies linéaires.
Celles-ci, toujours appréciables au toucher, peuvent aussi
être constatées par la vue, dans beaucoup de cas où le phénomène, très-accentué, devient plus manifeste par l'amin-
cissement du cuir chevelu et par sa tension sur la calotte
osseuse. Nous reviendrons sur ce fait à propos de l'anatomie

pathologique et nous verrons comment s'accomplit ce chevauchement.

Faciès. Ainsi, l'Athrepsie confirmée met sa marque au corps entier ; mais c'est à la face que son empreinte est surtout profonde et caractéristique.

Les globes oculaires s'enfoncent dans les orbites, et les paupières, par leur dépression, forment deux sillons creux et bleuâtres. Les conjonctives sont rouges et arides, le lac lacrymal est à sec ; la cornée, molle, terne, flétrie, et même ulcérée vers sa partie moyenne, dans les points qui ne sont pas protégés par les paupières, subit parfois une perforation complète.

La peau de la face prend une teinte bleuâtre, surtout au pourtour des yeux, des narines et de la bouche. Chez certains malades elle devient plombée et terreuse. — Le front et les joues se couvrent de plis, comme chez les vieillards. Ces rides permanentes et très-visibles à l'état de repos s'exagèrent par les mouvements du visage et les cris. Au front elles sont horizontales, et sur les joues elles forment plusieurs arcs de cercle concentriques, qui, de chaque côté, s'étendent de l'aile du nez au menton, embrassant la bouche dans leur concavité. La saillie des maxillaires détermine un certain prognatisme ; les commissures labiales sont portées en dehors ; l'orifice buccal semble d'une largeur démesurée ; la face prend un aspect bestial, hideux, et la physionomie a quelque chose de simien.

Parfois l'amaigrissement est tel, que le squelette apparaît avec ses saillies et ses cavités, comme si les parties molles avaient complétement disparu.

Lorsque l'endurcissement s'étend jusqu'à la face, on dirait qu'un masque rigide la couvre et il n'y a plus de mouvements apparents. Les mâchoires, rapprochées l'une de l'au tre, ne peuvent être écartées sans effort, et si l'on vient à les séparer, elles reviennent au contact, comme mues par un ressort. — Ajoutez à cela l'expression douloureuse du visage, et vous aurez tous les traits du faciès athrepsique. C'est la souffrance de l'organisme entier qui vient se refléter ainsi sur le visage ; c'est le besoin le plus impérieux, la faim de tous les tissus, cette faim qui parfois anime ces yeux ternes et les rend farouches ; qui agite ces traits immobiles ; qui entr'ouvre cette bouche serrée ; qui agite ces membres ; qui crispe ces poings, et les porte aux lèvres, comme pour en tirer quelque chose ; qui jette enfin le corps tout entier dans la torture où l'on se représente Ugolin.

Cette agitation douloureuse est rarement permanente ; elle se montre sous forme d'accès, plus courts et plus rares à mesure que le mal progresse. Ils sont suivis de périodes de calme, puis enfin d'une immobilité complète, car les forces s'épuisent peu à peu et finissent par s'anéantir. Rien ne prouve mieux l'état de prostration où elles sont, que l'impuissance de l'enfant à garder le sein et à s'y nourrir. Sa bouche avide s'ouvre largement, cherche le mamelon, le saisit, s'y attache comme au secours suprême, et l'on croirait qu'il y va rester ; mais cet effort l'a mis à bout, et de cette puissance instinctive dont la nature l'avait doué pour la succion, il ne reste plus qu'un douloureux simulacre.

Je vous ai signalé le *cri* comme un des modes de l'expression morbide de l'athrepsie ; c'est de lui que je vais maintenant vous entretenir.

En naissant, l'enfant pousse un cri, manifestation éclatante de sa vie nouvelle, acte par lequel il en prend possession. Du milieu où il était à l'abri des chocs et des besoins, il est jeté brusquement dans le monde extérieur, où l'air et toutes choses l'impressionnent péniblement et le troublent. Il souffre et marque sa peine en criant (1).

Le premier cri du nouveau-né est donc un témoignage de souffrance, mais d'une souffrance passagère. Désormais, tant qu'il n'aura pas la parole et le geste, c'est par le cri qu'il indiquera et ses besoins, et sa douleur; car durant cette période de la vie l'être humain ne jouit pas de moyens plus expressifs que les autres animaux, n'ayant encore à son service, ni les pleurs, ni la parole, ni le jeu de la physionomie (2). Pour le nouveau-né de l'homme, comme pour celui des autres espèces, il n'y a d'autre langage que le cri. C'est par lui, et seulement par lui, qu'il dit : j'ai faim, j'ai soif, j'ai froid, je souffre, et qu'il fait appel à l'assistance de sa mère, de sa nourrice, de ceux qui l'entourent. Plus tard, cela change : par une transformation qu'amène l'âge, le cri devient chez les animaux une modalité sexuelle. Chez l'homme, il est remplacé par la parole et le geste, et n'intervient comme moyen d'expression qu'exceptionnellement : par exemple,

---

(1) *Non mirum ergo est*, dit Van Swieten (a), *vagitum et ploratum in ipso vitæ principio adesse, licet sanissimus cæteroquin fuerit infans. Subita illa, et adeo insolita mutatio, fletui causam dat.*

(2) L'absence de larmes chez le nouveau-né est un fait assez intéressant à noter, si l'on songe avec quelle facilité pleurent les autres enfants. Il a frappé la plupart des observateurs. Voici ce qu'en dit Billard (b) : « Les enfants très-jeunes ne versent jamais de larmes pendant qu'ils crient, ou du moins n'en répandent que très-rarement..... La glande lacrymale est à cet âge parfaitement développée : elle reçoit des artères et des nerfs et offre en apparence toutes les conditions anatomiques des autres glandes. Cependant elle ne produit pas de larmes pendant les cris et l'agitation que provoquent l'insomnie, le malaise et la douleur. C'est là un exemple remarquable de l'influence du système nerveux sur les fonctions de certains organes du corps humain. »

(a) Van Swieten, *Commentaria in H. Boerhaave Aphorismos de cognoscendis et curandis morbis*, t. IV, p. 574.
(b) *Loc. cit.*, p. 50.

dans la surprise que causent la joie ou la douleur. C'est un reste de notre brutalité native.

Chez le nouveau-né bien portant le cri, suivant sa cause, varie d'intensité et de durée. Il peut éclater brusquement ou se reproduire par intermittences; mais, dans tous les cas, il y a quelque chose qui ne change pas: c'est son timbre. Il garde sa qualité et son type. Une oreille exercée et attentive pourra discerner des nuances dans ce son, et en tirer des indications pratiques; mais cela est trop personnel et trop variable pour être enseigné ou appris, et il n'y a aucune utilité à vous en entretenir davantage.

Dans la première période de l'athrepsie, le cri, parfois soudain et brusque, frappe surtout par son acuité, sa violence et sa ténacité (1). Certains enfants, en proie à une agitation

Modification du cri dans l'athrepsie.

(1) On trouve dans les auteurs un certain nombre de renseignements sur le cri, mais ils s'en occupent peu au point de vue qui est le nôtre. Voici, d'ailleurs, quelques citations qui permettent de juger où en est sur ce point l'observation.

Burdach (a) dit : « L'enfant à la mamelle est un être obtus que rien ne réjouit. Il n'y a que des impressions désagréables qui puissent l'éveiller. Pendant les premières semaines il n'éprouve que des besoins matériels, nourriture, chaleur, repos... Il témoigne une violence sans bornes dans tous ses désirs. Le retour de la soif, les moindres attouchements le mettent hors de lui, lui arrachent des cris aussi perçants que s'il était en danger. » — Bil-lard a traité la matière assez longuement (b), et le côté physiologique semble l'avoir surtout préoccupé; puis il s'est attaché à faire ressortir les modifications que subit le cri dans les affections des organes respiratoires; le seul passage de sa longue dissertation, qui puisse être rapporté à notre sujet, est le suivant: « La douleur est souvent la cause des cris des nouveau-nés. Le cri de la douleur est remarquable par sa force, sa fréquence, son opiniâtreté; par l'expression particulière de la physionomie, expression que l'on peut difficilement décrire, mais que l'on saisit assez bien; par l'état général de l'enfant, par la pâleur, le dépérissement, le dégoût et le refus du sein... —

(a) *Loc. cit.*, t. IV, p. 412.
(b) *Loc. cit.*, p. 47.

continuelle, ne cessent de crier, et l'on ne peut comprendre qu'ils résistent un temps aussi long à une fatigue aussi grande. Après une durée variable, le ton du cri baisse ; il perd de son intensité et prend un caractère plaintif qui est d'un mauvais augure. Enfin, lorsqu'arrive la phase dernière, on peut dire qu'il se transforme complétement. Il devient alors si saisissant, qu'après l'avoir entendu une fois, on le reconnaîtra toujours. Le décrire est à peu près impossible : c'est une plainte monotone, prolongée, déchirante ; c'est le plus triste et le plus désolé des sons humains, exprimant l'état de désespoir où se trouve l'être qui le pousse. C'est le dernier appel de l'organisme en perdition. C'est le *cri de détresse*, comme je l'ai qualifié. L'on ne peut douter, qu'il ne soit l'expression d'une cruelle torture, à voir l'altération des traits qui l'accom-

Cri de détresse.

Valleix dit, en parlant des cris que poussent les enfants atteints de muguet (*a*) : « Excepté la raucité produite par la présence de la pseudo-membrane sur la langue, l'épiglotte, le voile du palais et ses piliers, le cri n'offre rien de remarquable dans cette maladie.

» Après avoir été fort et violent dans la période d'agitation, il se déprime comme tous les autres symptômes ; ce qui a également lieu dans d'autres maladies, la pneumonie par exemple. » — Plus loin (*b*), à propos de l'œdème des nouveau-nés, le même auteur dit : « que l'altération de la voix, consistant dans l'acuité du cri, se remarque chez les enfants qui présentent le phénomène morbide appelé *endurcissement du tissu adi-peux* et qui n'ont pas la glotte œdématiée. » — Dans la deuxième partie de sa thèse, consacrée à *la mort par inanition*, M. Bouchaud dit (*c*) : « Les cris deviennent ordinairement, à la période d'excitation, tellement intenses et fréquents, qu'ils ne cessent ni jour ni nuit, et qu'il est impossible de les calmer, même avec le lait, si le lait est vomi ; et s'ils se calment un instant, c'est pour recommencer bientôt. — Ils ont quelque chose de caractéristique, et on les reconnaît très-bien, quand déjà on a entendu de pareilles lamentations. C'est une expiration forte et prolongée, accompagnée d'un accent de désespoir qui fait mal à entendre. Plus tard, ce sont de petits cris plaintifs et faibles. »

(*a*) *Loc. cit.*, p. 400.
(*b*) *Loc. cit.*, p. 628,
(*c*) *Loc. cit.*, p. 106.

pagne, la physionomie désolée de ceux qui le font entendre. On sent bien qu'il ne s'agit pas seulement d'une douleur localisée à l'estomac ou aux intestins, mais d'une souffrance étendue et profonde, de celle qui embrasse le corps tout entier. La vie végétative épuisée, la nutrition aux abois, exhalent dans ce cri leurs dernières plaintes.

Nul autre ne lui est comparable, entre ceux qu'en dehors de l'Athrepsie arrache une douleur aiguë et profonde, passagère ou tenace.

Parmi les signes de l'Athrepsie confirmée, c'est le plus sûr, et tous les autres vinssent-ils à manquer, il suffirait à la faire reconnaître. Il est infaillible. Il n'existe que dans cette maladie. Toutefois il n'y est pas constant, et elle peut parcourir toutes ses périodes sans qu'il ait été perçu; mais dès qu'il s'est fait entendre, la limite de l'espérance est franchie; la vie est atteinte dans ce qu'elle a d'essentiel.

En général, le cri de détresse ne dure pas longtemps; et dans l'anéantissement où tombent toutes les fonctions, lui aussi, il s'affaiblit et s'éteint plus ou moins longtemps avant que la mort soit réelle.

SEPTIÈME LEÇON

SYMPTOMATOLOGIE DE L'ATHREPSIE (SUITE)

ENCÉPHALOPATHIE. — ALTÉRATIONS DE L'URINE

MESSIEURS,

Certains troubles nerveux surviennent chez quelques malades, dans la période terminale de l'Athrepsie.

Ils sont de nature comateuse et convulsive. Plus rares, mais plus graves que les symptômes décrits jusqu'à présent, ils annoncent toujours une mort prochaine et coïncident avec l'extinction du cri, l'altération profonde de la face, la lividité de la peau, et la diminution ou même la disparition des urines. — Je propose, pour désigner leur ensemble symptomatique, la qualification d'*encéphalopathie athrepsique*.

Commençons par le *coma*, qui sans contredit est le plus fréquent. Jusqu'ici il n'a pas attiré l'attention des cliniciens. Seul, M. Bouchaud en fait mention, mais sans le nommer, à propos de la quatrième et dernière période de l'inanition, qu'il qualifie de *léthargique* (1).

Il n'est pas surprenant que le coma n'ait pas été remarqué, car, loin de s'offrir à l'observateur et de s'imposer à lui, il semble le fuir; on ne le trouve qu'en le cherchant avec une grande attention. Un des premiers indices de son existence est l'état silencieux du petit malade survenant après une agitation et des cris continuels. On croirait volontiers à un amendement du mal, à une période de calme, provoquée par la fatigue. Mais on ne reste pas longtemps dans cette illusion, quand on regarde de près ce qui se passe.

En effet, les propriétés sensorielles ne sont pas seulement voilées, comme pendant le sommeil; elles sont troublées ou anéanties. Dans l'état où ils sont, les organes né se reposent pas, cependant leur activité ne peut être éveillée que par des excitations violentes. Il faut piquer la peau ou la pincer fortement, pour que les enfants manifestent leur souffrance par une grimace ou un cri; encore ne réussit-on pas toujours, et il peut se faire que la face et le corps entier, en dépit des piqûres les plus profondes, restent complétement immobiles. Quelquefois, lorsque la sensibilité n'est pas tout à fait éteinte, la douleur est ressentie, mais faiblement, car les mouvements qui l'annoncent sont tardifs et très-peu accentués.

(1) « Au début, peu de troubles nerveux, dit M. Bouchaud (*a*), mais une excitation telle, qu'elle devient un véritable délire, est le résultat d'une inanition avancée; l'enfant s'agite, crie constamment et il devient impossible de l'apaiser. Bientôt succède un abattement complet; toutes les fonctions se ralentissent, les mouvements sont presque nuls, la sensibilité est anéantie, et aucune excitation ne peut tirer de cette léthargie mortelle. »

(*a*) *Loc. cit.*, p. 107.

Rarement entr'ouvertes, presque toujours closes, les paupières masquent les pupilles, dont l'atrésie permanente, et
plus accusée qu'en aucune autre circonstance, est l'indice
le plus certain qu'il existe un état comateux.

Il est assez malaisé de saisir le moment précis où débute le coma, attendu que, le plus souvent, c'est peu à peu
et sans bruit qu'il envahit l'organisme. Mais quand il en a
pris possession, il ne le quitte plus. On constate rarement
des rémissions passagères. Par une marche continue et progressive, il devient de plus en plus profond ; et son aggravation indique celle des autres symptômes. L'état où il met
le malade est si semblable à la mort, que parfois celle-ci
survient sans que l'on puisse s'en apercevoir. De là des
méprises fréquentes. Presque chaque année, dans notre
infirmerie, où pourtant ces sortes de cas sont bien connus,
il arrive que l'on considère comme morts des enfants qui ne
succomberont qu'au bout de plusieurs heures et même d'un
ou deux jours. C'est que la période agonique est souvent
très-longue chez les nouveau-nés qui meurent athrepsiés.

Le coma est sans contredit, de toutes les manifestations
encéphalopathiques, la plus fréquente, et bien souvent il
existe seul.

Convulsions Les autres, comme je vous l'ai dit, sont de nature convulsive. Parfois tout se borne à la contraction tonique
de quelques muscles; mais dans d'autres cas c'est à de
véritables attaques épileptiformes que l'on a affaire (1).

(1) « Les mouvements convulsifs sont rares, dit M. Bouchaud (a), chez les enfants qui succombent à l'inanition ; deux fois seulement j'ai constaté quelques contractions spasmodiques à la face, vers les derniers moments de la vie. »

(a) Loc. cit., p. 107.

Nous allons examiner successivement ces deux variétés de convulsions, leurs combinaisons diverses, et les relations qu'elles affectent avec le coma.

La convulsion partielle est toujours limitée aux muscles qui meuvent les globes oculaires. Il en résulte un strabisme très-net et toujours divergent. Après le coma, c'est le symptôme nerveux le plus fréquent, et jamais il n'existe sans lui. Plus ou moins apparent, suivant le degré d'ouverture des paupières, il est continu ou intermittent. Quelquefois il est momentanément remplacé par une agitation désordonnée des globes oculaires. Il cesse presque toujours quelques instants avant la mort.

Les attaques épileptiformes, qualifieés généralement de *convulsions*, prennent des aspects divers suivant leur intensité. En général elles diffèrent notablement de celles que l'on observe aux autres âges. Ainsi, jamais elles ne présentent la succession des stades qui constituent l'attaque classique. Celui de stertor manque constamment. Pendant l'accès, qui est de courte durée, les mouvements convulsifs conservent le même type. Tantôt c'est la tonicité qui domine, tantôt la forme clonique, mais les deux modes ne s'y succèdent pas. Il n'y a pas de cri, pas d'écume buccale.

Les différentes formes d'attaque présentent deux caractères communs, qui montrent bien qu'elles appartiennent bien à l'épilepsie. Le premier est une insensibilité absolue; le second est la dilatation pupillaire, qui marque d'une manière constante le début de l'accès, comme dans toutes les attaques de nature véritablement épileptique. Les convulsions ne se montrant que chez des enfants plongés dans le coma, il est aisé de comprendre que pour les reconnaître on ne puisse tirer un grand parti de l'état de la sensibilité, et que la dilatation pupillaire initiale soit leur caractère pathognomonique. J'ajoute, et cela est bien digne de votre attention, que parfois elle est le seul phénomène appréciable de l'attaque. Le paroxysme, qui est ainsi réduit à son phénomène essentiel, est la convulsion la plus simple que l'on puisse imaginer, et mérite véritablement la qualification de *convulsion interne*. Vous concevez sans peine combien il est facile de la méconnaître, lorsqu'on ne la recherche pas avec la plus grande attention, surtout dans les cas où les paupières sont closes.

Variétés. Ceci dit sur les caractères essentiels de la convulsion athrepsique, je n'ai que peu de choses à ajouter pour vous en faire connaître les variétés. Elles sont nombreuses, mais ne diffèrent les unes des autres que par des nuances qui dépendent du nombre des muscles affectés, de l'intensité, de la qualité de leurs contractions, et aussi de certaines particularités présentées par le tégument.

Pour aller du simple au composé, des manifestations silencieuses à celles qui sont bruyantes, je vous signalerai d'abord les cas où le paroxysme consiste simplement en une dilatation de la pupille avec une cyanose plus ou moins prononcée de la face et des extrémités, et même de la surface cutanée tout entière. — Chez d'autres sujets, à ces deux phénomènes, ou seulement au premier, on voit se joindre une sorte de trémoussement des yeux, ou bien des mouvements fibrillaires des muscles faciaux. — Dans les cas plus tranchés, l'agitation de la face s'accentue, la bouche s'ouvre légèrement, les commissures labiales sont déviées et les traits se déforment. Puis le désordre musculaire s'étend aux membres, où l'on observe tantôt un simple tressaillement, tantôt une série de petites secousses. Celles-ci, bien que rarement, se généralisent et prennent une amplitude capable de donner au mal la physionomie de l'attaque épileptique.

Quelle que soit l'intensité des mouvements convulsifs, ils peuvent envahir tout le corps, ou seulement l'une de ses parties, comme la face, un côté, un membre ou l'un de ses segments.

Ces particularités suffiraient à donner aux convulsions de l'Athrepsie un aspect spécial; mais il en est une autre beaucoup plus importante, qui achève de les caractériser, c'est leur tonicité. Elle se montre particulièrement dans certains muscles, tels que ceux de la mâchoire et des membres. Nous allons voir comment elle modifie l'attitude des malades, et de quelle utilité sa connaissance peut être pour le diagnostic. Mais auparavant je dois vous dire quelques mots des rapports que les convulsions affectent entre elles ou avec les autres troubles encéphalopathiques.

Parfois les attaques sont très-rares, et l'on en compte seulement deux ou trois. Dans d'autres cas, leur nombre est considérable et on les voit se succéder, pour ainsi dire, sans interruption. Leur intensité est variable et décroît à mesure que l'on s'approche du terme fatal. J'ai vu des enfants qui, après avoir eu de véritables paroxysmes épileptiformes, finissaient par ne présenter que des accès absolument frustes, et dont la dilatation pupillaire était le symptôme le plus apparent. Cette décroissance est brusque ou graduelle.

Je n'ai jamais observé de convulsions en dehors de la période comateuse, dont elles viennent, pour ainsi dire, rompre le silence à divers intervalles. Parmi les manifestations encéphalopathiques de l'Athrepsie, elles ne viennent donc, au point de vue de la fréquence, qu'après le strabisme et le coma.

Tous les troubles musculaires, qu'il s'agisse des membres, du globe oculaire ou de l'iris, cessent dans les derniers ins-

tants; seule la torpeur comateuse persiste jusqu'à la mort,
dont elle présente parfois une image si trompeuse.

Tétanos des
nouveau-nés.

Les considérations que je viens de vous présenter sur les
troubles nerveux de l'Athrepsie resteraient incomplètes si,
à propos de la tonicité des convulsions, je ne vous entrete-
nais du *tétanos* des nouveau-nés.

Cette affection, appelée aussi *trismus, mal de mâchoire*,
n'a pas toujours été représentée par les auteurs avec la même
physionomie; cependant ses traits caractéristiques se trouvent dans toutes les descriptions. Je vais vous les rappeler,
parce qu'ils me serviront à établir qu'en réalité il ne s'agit
là que d'une forme de l'encéphalopathie athrepsique.

La description suivante, qui m'a paru l'une des meilleures, est empruntée à un travail de M. J. Matuszynski (*a*).

L'affection débute ordinairement, dit cet observateur, dans
le courant de la première semaine. L'enfant est inquiet, il
se réveille en sursaut, pousse des cris particuliers qui reviennent périodiquement, saisit le mamelon avec rapidité,
puis le laisse échapper. La succion est difficile et même impossible. Il y a toujours un dérangement des voies digestives, des éructations, des vomissements et une diarrhée
verdâtre. Bientôt la face porte l'empreinte d'une souffrance
profonde, elle est grippée. Le trismus, d'abord intermittent,
devient continu. Le plus souvent on constate de l'opisthotonos, qui se développe progressivement. Tantôt l'enfant
est tranquille, somnolent, sa figure est pâle; tantôt il éprouve
des convulsions violentes, des secousses répétées et pousse
des cris. Sa respiration suffoque, sa face est rouge, ses lèvres sont couvertes de mousse. Les bras et les cuisses sont
rapprochés du tronc, les doigts et les orteils contractés. Il

(*a*) Matuszynski, *Memoire sur le tétanos des nouveau-nés (Gaz. méd. de Paris*
1837, p. 338).

survient des crampes tous les quarts d'heure ou toutes les demi-heures. Les causes les plus insignifiantes provoquent parfois des convulsions; enfin, après douze ou vingt-quatre heures, le malade tombe dans un état de collapsus général; l'amaigrissement est profond, la face est pâle avec une teinte bleuâtre, le pouls s'évanouit, la respiration devient entre-coupée et stertoreuse. La déglutition et la défécation sont im-possibles.

Le professeur Cederschyœld fait de cette affection, qu'il observa en 1835, à la maison d'accouchements de Stockholm, un tableau (a) qui se rapproche beaucoup du précédent. Le mal, dit-il, se manifeste sous les formes suivantes : trismus, éclampsie, tétanos. Les deux premières se mon-trèrent alternativement dans tous les cas, ce qui mériterait bien le nom de *trismus-éclampsie*. Le tétanos leur succéda beaucoup plus rarement. Dans le trismus, la convulsion était permanente; dans l'éclampsie et le tétanos, elle revêtait le caractère intermittent.

Ce qui frappe le plus dans ces descriptions, c'est l'inter-vention constante d'accès éclamptiques, et la place impor-tante qu'ils y tiennent. La nature épileptique du mal est d'ailleurs établie d'une manière très-explicite par d'autres observateurs. C'est ainsi que MM. Thore (b) et A. Ollivier (c) insistent sur la présence d'écume à la bouche, sur l'immobi-lité des pupilles et leur insensibilité à l'action de la lumière, sur l'état obtus de la sensibilité cutanée ou même sur sa dis-parition complète.

(a) D'après une traduction de M. Busch, dans le *Zeischrift für Geburtskunde* de Siebold, Ritgen et d'Outrepont, 1841, t. X, n° 3, et *Archiv. génér. de médec.*, 3ᵉ série, t. XIII, 1842, p. 367.

(b) Thore, *Observations sur le tétanos des enfants nouveau-nés (Arch. gén. de méd.)*, 4ᵉ série, t. VIII, 1845, p. 200.

(c) A. Ollivier, *Observations de tétanos des nouveau-nés (Union méd.)*, t. II, p. 569, 1861.

Le tétanos, modalité de l'encéphalopathie athrepsique.

Après cela, il me semble inutile d'insister pour vous faire saisir la ressemblance, je dirai même l'identité, qui existe entre le trismus des nouveau-nés et les convulsions athrepsiques. Nous verrons plus tard que ce résultat, auquel conduit l'étude des symptômes, est pleinement confirmé par l'étiologie. — Ce n'est donc pas à un véritable tétanos que l'on a affaire, mais, comme le dit Dugès, à une *éclampsie tétaniforme* (1) ; et il n'y a de commun que le nom, entre le tétanos des nouveau-nés et celui de l'adulte ; cette dernière affection étant caractérisée par un état de contracture partielle ou généralisée du système musculaire, durant lequel l'intelligence et les perceptions sensorielles restent intactes, le seul trouble de la sensibilité que l'on observe étant l'hyperesthésie.

Si maintenant nous recherchons l'origine de l'erreur que je viens de vous signaler, nous la trouvons dans le fait de la coïncidence des convulsions toniques et de l'endurcissement périphérique de l'Athrepsie. Isolés, ces phénomènes pour-

---

(1) Il ne faudrait pourtant pas, d'après cela, conclure que Dugès niât l'existence d'un tétanos des nouveau-nés, comparable à celui des adultes. Il pensait qu'endémique dans les régions intertropicales, il se présentait rarement dans nos climats, et qu'il ne s'y dessinait pas nettement. Toutefois, ajoute-t-il, il est assez commun à Montpellier. Dugès, d'ailleurs, après avoir signalé l'erreur dans laquelle étaient tombés quelques observateurs, n'évite pas lui-même une étrange confusion. Bien souvent, dit-il, le tétanos se montre entremêlé d'accès éclampti-ques. Il peut n'exister que comme complication de quelque autre maladie, par exemple du sclérème ou endurcissement du tissu cellulaire. La forme qu'il offre dans ces cas est celle du trismus, quelquefois de l'opisthotonos. D'autres fois, il peut être entretenu par une arachnitis cérébrale ou spinale, consécutive à l'éclampsie apoplectique ; et c'est aux mains, aux pieds et aux doigts, qu'il semble surtout se borner alors. Essentiel, il ne reconnaît d'autre cause bien évidente que le refroidissement succédant à une température élevée (a).

(a) Dugès, *De l'éclampsie des jeunes enfants, comparée avec l'apoplexie et le tétanos* (*Mém. de l'Acad. de méd.*), t. III, p. 303.

raient déjà la faire naître ; mais réunis, ils doivent la provoquer presque fatalement. L'un et l'autre, en effet, déterminent la rigidité des membres, ou du corps entier, et en particulier de la mâchoire ; c'est-à-dire un état qui a toutes les apparences du véritable trismus. Et j'ajoute qu'une particularité physiologique fréquente favorise la confusion : c'est la résistance qu'opposent habituellement les nouveau-nés à l'écartement de leurs mâchoires, dont les muscles sont doués d'une puissance remarquable (a).

L'Athrepsie modifie notablement la sécrétion de l'urine ; et cela d'une manière différente, suivant que sa marche est rapide ou lente. Aussi, dans ce qui va suivre, je distinguerai soigneusement ces deux cas (b). *Altérations de l'urine.*

Dans la forme aiguë, sa quantité diminue d'une manière sensible et la moyenne de l'émission matinale tombe à 5 centimètres cubes. A la période ultime, il est des malades chez lesquels on n'en peut recueillir que quelques gouttes ; encore faut-il avoir recours au cathétérisme. Une fois, l'on ne put extraire qu'une matière demi-solide, rouge jaunâtre, et formée exclusivement de cristaux d'acide urique, agglomérés par une très-faible proportion de mucus et d'eau. *Quantité.*

Lorsque la marche est lente, la diminution est beaucoup moins sensible, car l'émission matinale, bien que plus faible qu'à l'état de santé, est encore de 8 à 10 centimètres cubes chez les enfants de dix à trente jours. Quand il y a tendance à la guérison, la quantité, qui s'était abaissée à l'origine,

(a) Voyez mon mémoire intitulé : *Étude sur l'encéphalopathie urémique et le tétanos des nouveau-nés*, in Arch. gén. de méd., 1872, p. 257.

(b) Extrait d'un travail que j'ai fait en commun avec M. Albert Robin : *Études cliniques sur l'urine des nouveau-nés dans l'Athrepsie*, in Archives générales de médecine, t. II, p. 129, 1876.

s'élève graduellement jusqu'au chiffre normal. Quand au contraire les principaux symptômes s'accentuent, elle diminue progressivement. Quelque avancé que soit le mal, dès que la diarrhée s'arrête, l'urine augmente toujours.

En toute circonstance, l'anxiété respiratoire, la cyanose et les complications inflammatoires s'accompagnent d'un abaissement brusque de la sécrétion rénale.

Odeur.

L'odeur est fade et nauséeuse comme celle du lait qui commence à s'aigrir, ou franchement urineuse.

Densité.

La densité est plus forte dans la forme aiguë que dans la chronique.

Coloration.

Dans les cas aigus, l'urine a une teinte jaune citron, en général assez claire et sans réfringence, qui se prononce à mesure que les accidents s'aggravent. Quand le mal est foudroyant, elle est d'emblée d'un jaune foncé. — Sa coloration est au contraire pâle ou d'un jaune verdâtre dans les cas à marche lente, excepté dans la période hématique, où elle se fonce notablement, pour reprendre sa pâleur deux ou trois jours avant la mort. — Avec une diarrhée intense et des complications phlegmasiques, on observe une urine plus foncée.

Toujours trouble dans la forme aiguë, l'urine y est tantôt louche et opalescente, tantôt opaque et jumenteuse. Dans ce dernier cas elle s'éclaircit par le repos, et apparaît à peu près limpide au-dessus de son sédiment; mais celle qui est émise opalescente ne se modifie nullement, ce qui tient à la présence d'une petite quantité de graisse divisée en particules d'une extrême ténuité. — La consistance est toujours augmentée.

Lorsque la marche générale est lente, la limpidité normale n'est troublée qu'au début, si l'invasion est brusque, et à la fin, quand la déchéance de l'organisme est très-rapide.

Les sédiments sont constitués par divers corps que je vais
vous indiquer, en commençant par les cylindres. Ceux-ci
sont presque constants, tantôt hyalins, tantôt formés à peu
près exclusivement par les cellules des tubules, habituellement granulo-graisseuses. Ces derniers se montrent surtout
à une période avancée, et alors la graisse y est abondante.

Les cellules épithéliales de toutes les régions des voies urinaires se voient dans les dépôts. Vous savez qu'on en constate aussi la présence dans l'urine normale, mais dans celle
des athrepsiés leur quantité est beaucoup plus considérable.
— Les leucocytes sont très-peu nombreux et ont été notés
surtout chez les petites filles. — Le mucus manque rarement.
Il est quelquefois assez abondant pour donner au liquide
une consistance visqueuse. Il apparaît au microscope en
traînées granuleuses, englobant des cristaux et des débris
d'épithélium. Il est dans une relation directe avec le travail
de desquamation.

On constate de la graisse libre dans les cas aigus ou dans
ceux à marche lente qui s'accompagnent d'un abaissement
notable du poids. Elle existe au moment de l'émission et ne
doit pas être confondue avec celle qui se montre plus tard et
qui était emprisonnée dans des cellules épithéliales ou des
cylindres.

Il y en a aussi une certaine quantité à l'état de combinaison. Pour l'obtenir, après avoir séparé celle qui est
libre, il suffit d'acidifier le liquide et de le traiter ensuite
par l'éther, puis d'évaporer ce dernier.

De toutes les maladies des nouveau-nés, l'Athrepsie est
celle où l'urine contient le plus de graisse, libre ou com-
binée.

L'acide urique entre très-fréquemment dans la constitution
des dépôts. Parfois il est assez abondant pour augmenter la

consistance du liquide. Il affecte diverses formes. Tantôt ce sont des rhombes volumineux, agglomérés par du mucus, de couleur jaune verdâtre ou jaune d'or; tantôt des masses cristalloïdes, armées de pointes aiguës; ou des plaques irrégulières, fortement teintées de jaune; parfois enfin, des cristaux en sablier, incolores, ordinairement composés. Il ne manque presque jamais dans les cas aigus, et l'on constate sa présence au moment même de l'émission.

L'urate de soude forme les sédiments qui troublent l'urine dès qu'elle se refroidit, surtout dans la dernière période de l'Athrepsie aiguë. Il est en grains pulvérulents, amorphes, isolés ou agglomérés, brunâtres; plus rarement en granules mamelonnés ou arrondis, à périphérie nettement limitée, opaques ou fortement bistrés. Dans un petit nombre de cas, il se présente sous forme d'une poussière jaunâtre très-ténue, semblable à la poudre de lycopode. Fréquemment les dernières gouttes de l'émission laissent déposer une certaine quantité de cette poussière à l'extrémité de prépuce, où on la trouve desséchée et adhérente. Parfois elle forme sur les couches des taches jaunes.

Il est quelques corps que l'on ne rencontre que très-rarement dans l'urine des athrepsiés. Ce sont : le pigment noirâtre, en petits amas opaques, amorphes, irréguliers; et l'uroglaucine en masses isolées translucides, amorphes ou cristalloïdes, d'un bleu pur.

Dans les cas aigus, l'urine présente toujours un sédiment, tandis que dans ceux à marche lente celui-ci n'apparaît qu'à la fin.

Réaction. La réaction, invariablement acide dans toutes les formes de la maladie, l'est toujours à un haut degré dans le type aigu. — Dans les cas chroniques elle éprouve des variations assez sensibles. Ainsi elle est toujours très-prononcée, même dès le début, si les pertes journalières sont considérables, la température élevée, la respiration et le pouls fréquents, tandis qu'elle est à peine marquée chez les malades qui guérissent.

La proportion de l'urée a été évaluée non par vingt-quatre heures, ce qui, vous le savez, est impossible à l'âge qui nous occupe, mais par litre et par kilogramme d'enfant. En sorte que les chiffres que je vais vous faire connaître n'ont rien d'absolu ; mais au point de vue pratique où je me place, ils sont suffisamment rapprochés de la réalité.

Quelles que soient la forme et la marche des accidents, l'urée est toujours augmentée dans une proportion qui peut aller jusqu'au quintuple de sa quantité normale ; et les minima dépassent constamment les maxima les plus élevés de l'état de santé. — En effet, si vous vous reportez à ce que je vous ai dit de l'urine des nouveau-nés en santé, vous verrez que pour des poids moyens de $3^{gr},850$ et chez des individus de un à trente jours, on trouve en général $3^{gr},03$ par litre et $0^{gr},80$ par kilogramme d'enfant. Or dans l'Athrepsie, le minimum, pour les cas que nous avons étudiés, a été de $3^{gr},63$ par litre et de $1^{gr},22$ par kilogramme ; tandis que le maximum atteint les chiffres de $16^{gr},19$ par litre et de $5^{gr},89$ par kilogramme

On peut admettre, comme quantités moyennes, $8^{gr},49$ par litre et $3^{gr},20$ par kilogramme. — D'où il résulte que dans cette maladie, la quantité de l'urée est trois fois plus forte qu'à l'état physiologique.

Les proportions les plus considérables appartiennent aux cas aigus, qui fournissent les chiffres de $9^{gr},32$ et $3^{gr},64$, tandis que ceux à marche lente donnent seulement $7^{gr},67$ et $2^{gr},76$. Les premiers présentent aussi la plus grande uniformité, tandis que dans les autres les oscillations sont parfois assez marquées. — Il est une circonstance qui, dans les cas chroniques, détermine une excrétion d'urée égale et même supérieure à la moyenne des faits à marche rapide, et cela pendant un temps assez long : c'est lorsqu'il y a des pertes de poids très-notables et une élévation constante de la température, bien que le mal ait une longue durée, chez des nouveau-nés âgés au moins de trois ou quatre semaines et pourvus d'embonpoint. Dans une observation de cette espèce, durant les treize premiers jours, l'urée a oscillé de $11^{gr},59$ à $16^{gr},19$ par litre, et de $4^{gr},31$ à $5^{gr},16$ par kilogrammes, donnant pour ce temps une quantité moyenne de $13^{gr},86$ par litre, et de $4^{gr},83$ par kilogramme.

L'urée augmente à mesure que la maladie progresse. Ses relations avec la température sont très-nettes. Toutes les fois que l'état thermique dépasse notablement les limites physiologiques, sa proportion s'élève.

Acide urique ; urates.

Normalement l'acide urique et les urates sont très-peu abondants et souvent à peine appréciables. Leur proportion s'élève d'une manière sensible chez les athrepsiés, et cela dès le début, du moins dans la forme aiguë, où l'on peut observer tous les degrés, depuis le diaphragme visible seulement par transparence jusqu'aux dépôts secondaires d'urate de soude à l'état pulvérulent. — Quand la marche est lente, ces principes s'élèvent à peine au-dessus de la moyenne physiologique, excepté vers la fin, lorsque les accidents se précipitent. — Les malades dont le poids s'abaisse chaque jour d'une manière considérable sont ceux dont l'urine contient le plus d'acide urique. Les quantités maxima de ce sel coïncident aussi, d'une part avec les températures supérieures à la moyenne et, de l'autre, avec celles qui tombent notablement au-dessous.

Matières colorantes.

J'arrive aux matières colorantes.

C'est à l'urochrome que sont dues les modifications de la couleur. L'indigose n'affecte aucun rapport avec le degré de la coloration. Pour apprécier la quantité de ces deux substances, il faut ajouter à l'urine de l'acide azotique, lentement et en grande quantité. L'excès d'urochrome se marque par une teinte rose, et l'indigose par une coloration bleue. Leur réunion donne du violet.

Il est peu d'urines dans l'Athrepsie qui ne présentent l'une de ces colorations. Celle que l'on constate le plus souvent est le violet. Parfois elle est tellement accusée, qu'elle donne au liquide une teinte bleu sombre que celui-ci communique à un volume d'éther égal au sien.

L'indigose est presque toujours un indice de diarrhée. En dehors de cette circonstance, elle se montre dans les cas rapides et dans ceux à marche lente, lorsqu'il survient des pertes de poids considérables.

L'urine des enfants athrepsiés contient fréquemment de l'albumine, et l'on peut dire que chez le nouveau-né l'albuminurie est un indice à peu près certain de l'existence de l'Athrepsie, que celle-ci soit primitive ou secondaire.

Elle se montre d'emblée dans la forme aiguë et augmente jusqu'au jour de la mort. Quand la marche est chronique, elle n'apparaît qu'au moment où l'amaigrissement devient très-sensible, l'alimentation étant à peu près nulle. Mais, contrairement à ce qui a lieu dans les cas rapides, elle décroît aux approches de la mort, comme si l'organisme n'avait plus rien à perdre. Les matières albuminoïdes sont en effet très-amoindries et suffisent à peine aux quelques échanges organiques qui s'accomplissent encore. — L'albumine existe même dans les cas qui doivent guérir, mais alors son apparition est irrégulière et sa quantité très-minime.

Le plus souvent, les complications aiguës la font apparaître ou augmentent sa proportion. Avec elle on trouve habituellement des cylindres.

Lorsque l'albuminurie est très-abondante et se montre dès le début, on constate une stéatose rénale assez prononcée.

Sucre

L'urine des athrepsiés contient du sucre dans plus d'un tiers des cas, mais en petite quantité, et il n'est pas probable qu'il y en ait plus de 2 à 4 grammes par litre. La glycosurie est plus fréquente quand le mal est aigu que lorsqu'il a une marche lente. Chez les malades de cette dernière catégorie, elle est très-irrégulière et ne peut fournir aucun renseignement sur l'issue, car on la constate tout aussi bien lorsque celle-ci est favorable que dans les cas mortels.

Toutes les fois que l'autopsie a été faite, on a vu que la glycosurie coïncidait avec une stéatose des deux substances du rein.

L'Athrepsie détermine une augmentation énorme des chlorures et des phosphates. Il y a en moyenne par litre $3^{gr},09$ des premiers et $2^{gr},24$ des seconds, c'est-à-dire à peu près le triple ou le double des chiffres physiologiques.

Résumé.

Jusqu'ici et pour plus de clarté, je vous ai fait connaître d'une manière successive et un par un les caractères de l'urine dans l'Athrepsie. Maintenant que vous les connaissez tous, je vais vous les présenter en groupes, afin que vous saisissiez mieux leurs rapports et leur importance clinique.

Quand la maladie est aiguë, l'urine est toujours d'un jaune assez foncé; son odeur est fade ou urineuse, sa densité élevée (1010 environ); sa quantité, notablement diminuée, l'émission matinale ne dépassant pas 5 centimètres cubes, et n'atteignant même pas toujours ce chiffre. Elle est toujours louche et opalescente, sédimenteuse. Le dépôt est souvent formé par des cylindres, des cellules détachées des voies urinaires, par de la graisse, des urates pulvérulents, de l'acide urique, du pigment et du mucus. Sa réaction est très-acide. L'urée s'élève à 9^{gr},3 par litre et à 3^{gr},64 par kilogramme. L'acide urique est en grand excès. A l'aide de réactifs, on y provoque aisément des teintes variées à cause de la présence de l'urochrome et de l'indigose. L'albumine ne manque presque jamais et est en quantité parfois considérable. Le sucre est presque constant, les chlorures et les phosphates très-abondants. A l'approche de la mort, toutes ces particularités s'accentuent.

Dans la forme chronique, durant la période gastro-intestinale, la couleur est jaune verdâtre pâle ou citron clair, l'odeur est faiblement urineuse. En moyenne la quantité est de 8 à 10 centimètres cubes. La transparence est habituelle, les sédiments rares, la réaction faiblement acide, la proportion d'urée peu élevée, 5^{gr},47 par litre, et 2^{gr},23 par kilogramme. L'augmentation de l'acide urique est souvent insignifiante. L'urochrome et l'indigose sont assez abondants. L'albumine et le sucre sont rares. — Durant la période hématique, l'urine se présente avec les caractères qu'elle a dans la forme aiguë.

HUITIÈME LEÇON

SYMPTOMATOLOGIE DE L'ATHREPSIE (SUITE)

RESPIRATION. — POULS. — TEMPÉRATURE. — POIDS.

COMPLICATIONS.

MESSIEURS,

J'aborde les modifications que le processus athrepsique apporte à la respiration, à la circulation, à la calorification et au travail nutritif. — A ceux qui me demanderaient pourquoi je ne me suis pas encore occupé de cette étude qui, en nosographie, tient habituellement le premier rang, je répondrai que pour le faire avec profit il était indispensable de connaître les affections qui marquent les phases diverses de la maladie. C'est donc ici, suivant moi, que se trouve sa véritable place.

Respiration. Je commence par les troubles respiratoires, parce qu'ils sont plus apparents que les autres et plus faciles à constater. Le nouveau-né bien portant respire environ cinquante fois par minute. La maladie ne modifie pas sensiblement ce nombre.

Mais si la fréquence des mouvements respiratoires ne subit pas de changement notable, leur ampleur s'exagère dans des proportions tout à fait inattendues, dans le temps que les yeux s'enfoncent, que la fontanelle se déprime et que les os crâniens chevauchent. Alors le thorax se meut avec une énergie extrême et bien surprenante chez des êtres si débiles. Tous les muscles destinés à dilater la poitrine sont mis en jeu. La partie antérieure des côtes et le sternum, encore cartilagineux, résistent mal à une action aussi puissante. A chaque inspiration ils sont profondément déprimés, et l'on voit se former dans la région qu'ils occupent un infundibulum qui finit par devenir permanent et que la mort même ne fait pas disparaître. C'est à tort que M. Bouchaud (a) attribue cette déformation à un amoindrissement des organes thoraciques, car loin de diminuer, le volume des poumons augmente. Sans parler, en effet, des cas où il y a de la pneumonie, ils sont presque toujours atteints d'emphysème alvéolaire. Ses véritables causes sont un état dyspnéique et le défaut de résistance de la région antérieure du thorax. Remettant à plus tard l'explication de la dyspnée, je dois vous dire qu'elle doit être comptée parmi les symptômes les plus graves, et qu'elle s'accompagne toujours de cyanose.

Dépression sternale.

Dans la période terminale les inspirations diminuent de fréquence et d'ampleur, et quelques instants avant la mort on n'en compte parfois que 16, 8, 2 et même une par minute. Cette chute de la fonction pulmonaire est beaucoup plus accentuée et plus rapide que celle du pouls et de la température, et elle marque toujours une fin prochaine.

(a) *Loc. cit.*, p. 102.

Je vous ai déjà dit quelques mots des troubles circulatoires, à propos des changements que subit la coloration de la peau. Vous vous rappelez qu'à une période avancée, les extrémités et certaines régions de la face deviennent violacées, et que le corps tout entier présente une teinte livide. Ce sont là les signes extérieurs d'une gêne circulatoire très-prononcée. Aujourd'hui je dois vous dire ce que l'on observe du côté du cœur et de la radiale. L'exploration de ce vaisseau est toujours malaisée et le plus souvent impossible ; c'est donc à la région précordiale qu'il faut chercher le pouls et le compter. Dans le plus grand nombre des cas l'on y parvient, mais il en est où le bruit respiratoire couvre complétement ceux du cœur ; alors le stéthoscope peut être fort utile. En éloignant l'oreille du thorax, il la rend moins impressionnable à son agitation et lui permet de discerner ce qui se passe dans le centre circulatoire.

Vous savez qu'à l'état normal on compte environ 140 pulsations par minute. Ce chiffre n'est dépassé que dans les premiers jours de la maladie, et celui de 190, signalé par M. Bouchaud (a), doit être considéré comme tout à fait exceptionnel. D'ordinaire il tombe rapidement au-dessous de la moyenne et, tout en oscillant, il décroît d'une manière progressive. Dans les derniers instants de la vie, la diminution du nombre et de l'intensité des battements du cœur s'accentue. On les voit tomber à 80, 60, et même à 30 ; mais leur rhythme ne subit en général aucun trouble.

La température, grâce à l'usage du thermomètre, est beaucoup plus facile à étudier que la respiration et le pouls ; aussi les résultats qu'elle fournit, d'une précision

(a) *Loc. cit.*, p. 186.

plus grande, sont-ils d'une utilité clinique infiniment supérieure.

Qu'elle se soit légèrement élevée tout à fait au début, ou qu'elle n'ait subi aucune modification, on la voit, après un nombre de jours variable, s'abaisser d'une manière continue. Elle tombe rarement au-dessous de 34, 33 degrés ; cependant j'ai noté les chiffres 30 et même 25,9 (obs. VI). L'âge exerce ici une influence manifeste. Les abaissements thermiques les plus accentués atteignent les avortons et les enfants

Obs. VI. — *Roséole; endurcissement athrepsique. — Pneumonie; stéatose cérébrale.*

Blaise, né le 26 janvier 1857, est reçu à l'infirmerie le 4 février.

    T. R. 31,8.
    Poids, 1542.

5. — Les matières fécales sont jaunes, mais un peu fluides.

    T. R. 32,8.
    Poids, 1563.

6. — Roséole pointillée sur le tronc et la face.

    T. R. 32,8.
    Poids, 1520.

7. —   T. R. 32,2.

8. —   T. R. 30,3.
    Pouls, 92.

9. — Les membres inférieurs à leur région postérieure commencent à s'indurer.

    T. R. 30,8.
    Poids, 1486.

10. — Les garde-robes sont jaunes et d'une assez bonne consistance. L'endurcissement a fait de notables progrès.

    T. R. 29,8.
    Pouls, 92.
    Poids, 1467.

11. — 9ʰ,30. — L'enfant est mou-

rant ; les pupilles sont excessivement contractées. — L'induration s'est étendue à la région postérieure du tronc et à la partie inférieure de la face.

    T. R. 26,6.

10ʰ.   T. R. 26,4.

10ʰ,45. Les cornées sont sèches. — Les battements du cœur sont encore intenses, et les bruits nets. On perçoit des bouffées de râles crépitants dans le côté droit.

    Pouls, 28.
    T. R. 25,8.

11ʰ,15 T. R. 25,7.
    T. Ax. 26,2.
    Poids, 1435.

11ʰ,35 T. R. 25,6.

11ʰ,50 T. R. 25,5.

1ʰ,25 T. R. 25,5.

La mort a lieu à 9 heures du soir.

L'autopsie est faite le 12 février à 11 heures du matin.

Le sang qui s'échappe des vaisseaux est noir et poisseux. — Noyaux de pneumonie lobulaire disséminés dans les deux poumons, au niveau des parties déclives.

Les différents viscères sont congestionnés.

Il y a de la stéatose cérébrale.

chétifs, qui sont pris de diarrhée immédiatement après la naissance.

Quoi qu'il en soit, dans l'Athrepsie confirmée, la ligne des températures reste habituellement au-dessous de la normale; et tout en oscillant parfois d'une manière assez sensible, elle s'abaisse continuellement jusqu'à la mort, qui n'imprime pas à sa direction ce changement brusque toujours observé dans les maladies des individus plus âgés (obs. VII et VIII).

Obs. VII. — *Œdème, muguet, coma. — Stéatose de l'arachnoïde, du cœur et des reins, hémorrhagies méningées, pneumonie.*

Jeanne Vied., née le 10 février 1869, est vue pour la première fois le 19. Elle est dans un état comateux; les mains, les pieds et la région sous-ombilicale sont le siége d'un œdème très-prononcé. On voit une bulle de pemphigus au-dessus du pubis. La face est cyanosée, la bouche est pleine de muguet. Dans les inspirations profondes, on entend à la région postérieure des deux poumons une crépitation très-dense.

T. R. 28.

Poids, 1933.

20 février. — L'enfant n'a rien pris, la teinte est toujours cyanosée.

Resp. 20.

Pouls, 60.

	T. R.
A 10ʰ.	27,3.
10,45.	27,2.
12.	26,7.
12,25.	26,6.
4,15.	25,5.
MORT.	
5,55.	25,1.
7,35.	24,4.
8ʰ,10.	24,2.
10,30.	23.

L'autopsie est faite le 22 février. L'enfant n'est pas à terme.

A la région postérieure du cervelet, au milieu du sillon de Vicq-d'Azyr, de chaque côté de la ligne médiane, on voit un petit épanchement de sang sous-arachnoïdien. Les veines de la périphérie des hémisphères sont très-injectées, notamment au voisinage de la scissure de Sylvius. Dans les ventricules latéraux, il y a un petit foyer sanguin au-dessous de la lame cornée, entre la couche optique et le corps strié.

Muguet très-abondant dans le pharynx, l'œsophage et sur les cordes vocales.

Noyaux d'hépatisation nombreux, à la région déclive des deux poumons. Le lobe inférieur gauche est solidifié dans presque toute sa masse. Sur la coupe, la teinte du parenchyme est violacée, avec quelques taches grises, au niveau desquelles la pression fait apparaître des gouttelettes de pus.

Les faisceaux musculaires du cœur sont granulo-graisseux.

Le foie est très-congestionné. Ses

En sorte que chez les nouveau-nés enlevés par l'Athrepsie, on ne voit pas s'accuser sur la ligne thermique le moment de la mort, constamment marqué aux autres âges par le sommet de l'angle aigu que forment deux lignes à direction contraire : celle de l'agonie qui monte, et celle de la mort qui descend.

Plus les enfants sont chétifs, lorsqu'ils deviennent malades, plus est rapide et uniforme l'abaissement de la tempéra-

cellules sont à peu près uniformément grasses.

Les gros tubes de la substance corticale des reins sont, par places, stéatosés.

Obs. VIII. — *Muguet, érythème et ulcérations cutanées, coma. — Emphysème pulmonaire, pneumonie, stéatose des reins et du cœur.*

Marie Pic., née le 29 décembre 1868, est admise à l'infirmerie le 19 janvier, ayant du muguet buccal.

Poids, 2457.

20. — Elle prend le biberon. Érythème des fesses, ulcération du talon gauche, de la malléole interne droite et du sacrum. Le muguet a fait des progrès ; pas de diarrhée.

23. — L'enfant est dans un état de coma profond. Ses yeux sont largement ouverts, la pupille contractée et les cornées dépolies. La peau est cyanosée. Il y a six respirations par minute, et l'on ne distingue aucun bruit à la région précordiale.

TEMP. REC.

10ʰ,15	26°,5
10ʰ,30	26°,3
11ʰ,45	26°,1
11ʰ, »	25°,9
11ʰ,15	25°,7

Mort à 11ʰ,30.

A l'AUTOPSIE, on constate quelques taches de stéatose arachnoïdienne.

Les deux poumons sont atteints tout à la fois d'emphysème et de congestion. Le gauche se laisse insuffler complètement. Le droit, à la région postérieure du sommet et dans certains points du lobe inférieur, présente quelques noyaux d'hépatisation, au niveau desquels, sur la coupe, on fait sourdre des gouttelettes d'une matière puriforme.

Le muscle cardiaque est granulo-graisseux à un léger degré.

Les cellules hépatiques sont complétement dépourvues de graisse. La substance corticale des reins est d'un gris blanc mat. Elle est stéatosée à un haut degré. Les gros tubes sont sans exception remplis de globules huileux. Ceux d'un plus petit calibre sont beaucoup moins gras, et les glomérules n'ont subi aucune altération.

Le tissu des pyramides, d'un rouge uniforme au niveau de la papille, est strié, à la périphérie, de lignes grisâtres qui correspondent à des groupes de tubes plus stéatosés que les autres.

ture ; plus aussi, dans les évaluations thermométriques, l'on doit tenir compte des influences extérieures. Les individus naturellement faibles et les avortons, subissent en effet, très-aisément l'action des agents atmosphériques et des corps qui les entourent (1). Aussi leur température qui tend à s'abaisser subit-elle parfois des élévations tout à fait inattendues. Dans nos salles d'infirmerie, où le thermomètre marque habituellement 20° durant la saison froide, si l'on explore un enfant dès qu'il vient d'être démailloté, puis trois quarts d'heure, une demi-heure, ou même seulement vingt minutes après, quand on l'a exposé à l'air pour le changer et pour le peser, on constate fréquemment un abaissement de cinq dixièmes à un degré. Par contre, si le lendemain on explore le rectum sans découvrir l'enfant, que l'on a préalablement entouré de boules d'eau chaude, il peut se faire que l'on constate une élévation de plus de 2 degrés (obs. IX).

(1) Dans le chapitre où il parle de l'inanition, Wunderlich (a) dit : L'abaissement de la température est aussi très-considérable peu de temps avant la mort, chez les enfants plongés dans le marasme, et il est surtout marqué dans l'état cachectique de la syphilis infantile. Dans un cas semblable, que j'ai récemment observé à ma clinique, la température tomba au-dessous de l'état normal, six jours avant la mort, et descendit successivement jusqu'à 25° C. (mens. rect.). Dans un cas d'*atrophie infantile commune* (étisie), elle tomba à 28°,6 C.

Obs. IX. — *OEdème, ictère, athrepsie — Otite de la caisse.*
Léon N., frère jumeau d'Eugénie

N., né le 14 mars 1875, entre le 18 à l'infirmerie. Sa peau est légèrement jaune et il y a de l'œdème de la région pubienne et des pieds. Il prend le sein.

Pouls, 112.
T. R. 33,2.
Poids, 1775.
19. — Pouls, 124.
T. R. 32,6.
Poids, 1767.
20. — Pouls, 128.
T. R. 36.
Poids, 1773.
21. — Les garde-robes ont un bon aspect. Encore un peu d'œdème au pied gauche.
22. — L'œdème a disparu.
Pouls, 124.
T. R. 34,8.

(a) Wunderlich, *De la température*, traduc. française, Paris 1872, p. 286.

Il est donc indispensable de prendre chaque jour la température, dans les mêmes conditions, si l'on veut que les résultats soient comparables et les courbes exactes.

Il n'est pas rare de constater chez les malades une élévation brusque de la température, qui peut se traduire par une différence d'un ou de deux degrés, d'un jour à l'autre. Dans ces cas, qui coïncident presque toujours avec une perte de poids considérable, la moyenne physiologique peut être

Poids, 1689.
23. — Pouls, 132.
    T. R. 34,4.
    Poids, 1685.
24. — Pouls, 112.
    T. R. 35,2.
    Poids, 1667.
25. — Les matières fécales ont une bonne apparence.
    Pouls, 160.
    T. R. 37,2.
    Poids, 1640.
26. — La teinte ictérique a disparu.
    Pouls, 112.
    T. R. 36,6.
    Poids, 1588.
27. — Amaigrissement considérable, dépression de la fontanelle. Toux.
    Pouls, 132.
    T. R. 36,6.
    Poids, 1573.
28. — Pouls, 132.
    T. R. 37.
    Poids, 1542.
29. — L'aspect des matières fécales est bon.
    Pouls, 120.
    T. R. 36,6.
    Poids, 1510.
30. — L'amaigrissement s'accentue.
    T. R. 36,8.
    Poids, 1438.

31. — T. R. 36,8.
    Poids, 1421.
1er avril. — Les os du crâne chevauchent. Cris continuels.
    T. R. 36,6.
    Poids, 1400.
2. — T. R. 34,2.
    Poids, 1355.
3. — Râles muqueux dans toute l'étendue des poumons.
    Pouls, 92.
    T. R. 34,2.
    Poids, 1326.
La mort a lieu le 4 à 7 heures du matin.

L'AUTOPSIE est faite le 6 avril à 11 heures.
    Poids, 1252.
Sous le tégument, on ne trouve plus aucune trace de graisse. Les circonvolutions du cerveau sont aplaties, et sa substance est très-congestionnée.

Pus dans l'oreille moyenne.

Le foie, qui contient beaucoup de sang, prend une teinte marron quand on l'en a débarrassé. Ses cellules sont absolument dépourvues de graisse.

Dans la substance corticale des reins, on voit une matière jaune très-réfringente, disposée en petits amas, suivant des lignes de longueur variable.

dépassée. C'est là un fait très-remarquable, sur lequel j'appelle tout particulièrement votre attention et que je chercherai plus tard à vous faire comprendre.

A l'état physiologique, chez le nouveau-né, la température de l'aisselle est constamment de un à deux dixièmes inférieure à celle du rectum. L'Athrepsie peut modifier ce rapport d'une manière assez notable, soit en diminuant la différence entre l'état thermique des deux régions, soit en élevant celui de la première au-dessus de l'autre. Et ce n'est pas là une des manifestations les moins curieuses de ce processus morbide, qui tend à faire disparaître l'autonomie organique et fonctionnelle (obs. X.).

Obs. X. — *Athrepsie, érysipèle.*
René Deb., né le 25 janvier 1876, est apporté à l'infirmerie le 31, parce qu'il a de la diarrhée et ne prend qu'une très-petite quantité de lait.
Poids, 3270.

T. { ax. 37,5. / rect. 37,5.

1er fév. Poids, 3190.

T. { ax. 37,4. / rect. 37,2.

2. — Poids, 3167.

T. { ax. 37,5. / rect. 37,5.

3. — Poids, 3175.

T. { ax. 37,6. / rect. 37,9.

4. — Les glandes mammaires, très-tuméfiées, font une saillie notable à la surface du thorax et contiennent beaucoup de lait.
Poids, 3147.

T. { ax. 37,8. / rect. 37,9.

5. — Poids, 3225.

T. { ax. 38. / rect. 37,8.

6. — La diarrhée est jaune. On donne l'enfant à une nourrice.
Poids, 3225.

T. { ax. 37,7. / rect. 39,7.

8. — Poids, 3142.

T. { ax. 36,7. / rect. 37.

9. — Poids, 3062.

T. { ax. 37,3. / rect. 37,3.

10. — Poids, 3048.

T. { ax. 37,6. / rect. 37,8.

11. — Poids, 3065.

T. { ax. 36,7. / rect. 36,8.

12. — Poids, 3122.

T. { ax. 36,5. / rect. 36,6.

13. — Les selles sont assez bonnes.
Poids, 3174.

T. { ax. 37,4. / rect. 37,6.

14. — Diarrhée liquide et jaune.
Poids, 3175.

Un autre fait mis en relief par la comparaison des températures axillaire et rectale, c'est qu'immédiatement avant et après la mort, la première baisse d'une manière beaucoup plus rapide et moins régulière que la seconde (obs. XI).

Dans l'Athrepsie, l'organisme éprouve des pertes considérables. C'est là le fait essentiel, qui est tout à la fois le résultat et la cause des troubles que l'on y observe.

Poids.

T. { ax. 39,4. / rect. 39,4.

15. — Toux et dyspnée.
Poids, 3085.

T. { ax. 37,9. / rect. 38.

16. — Poids, 2900.

T. { ax. 38,7. / rect. 38,6.

17. — L'enfant ne prend plus de lait et crie sans cesse; diarrhée verte; érysipèle à la partie supérieure du dos; deux plaques rouges sur la jambe droite.
Poids, 2875.

T. { ax. 38,5. / rect. 38,4.

18. — L'érysipèle s'est étendu jusqu'à la nuque et jusqu'aux cartilages costaux, à gauche; à droite, jusqu'à la ligne axillaire. Rougeur sur les genoux.
Poids, 2810.

T. { ax. 37,6. / rect. 37,8.

19. — L'érysipèle a envahi le cou et toute la région postérieure du tronc. Plaques ptérygoïdiennes. Teinte subictérique; cri étouffé; alimentation nulle.
Poids, 2890.

T. { ax. 39. / rect. 38,9.

La mort a lieu à 7 heures du soir.
Au moment de l'AUTOPSIE, poids, 2865. Ramollissement cadavérique de la plupart des viscères. — Les régions atteintes par l'érysipèle sont très-œdémateuses. Congestion des parties déclives des deux poumons. Teinte jaune du foie.

OBS. XI. — *Athrepsie. — Congestion viscérale.*

Eugène Man., né le 10 décembre 1868, est apporté à l'infirmerie le 15, dans un état de cyanose avancée. Les pupilles sont contractées et les battements du cœur à peine perceptibles.

Les températures rectale et axillaire ayant été prises simultanément dans les derniers instants de la vie, ont fourni les résultats suivants :

	Temp. rectale.	Temp. axillaire.
9ʰ 40	31,2	30,6
9,50.	31	30,8
10ʰ	30,8	30,2
10,15.	30,6	29
10,30.	30,4	28,8

Mort marquée par la dilatation pupillaire.

| 10ʰ,45 | 30,2 | 28,6 |
| 11,30. | 29,4 | 27,5 |

AUTOPSIE. — L'enfant n'est pas à terme. Il y a une congestion très-marquée de tous les viscères.

Lorsque chez un individu la déchéance de la nutrition est produite expérimentalement, il est facile de suivre sa marche et d'en étudier les détails, comme l'a fait Chossat. Cliniquement, son observation est plus difficile, et jusqu'ici elle a été peu étudiée. Toutefois, le travail de M. Bouchaud nous fournit là-dessus quelques documents intéressants.

Justement frappé de l'abaissement continu et considérable du poids, cet auteur l'a pris pour base d'une division de la maladie en quatre périodes.

Dans la 1re ou *latente*   l'enfant perd 1/10 de son poids.

    —   2e ou d'*amaigris-*
             sement   —   1/6   —

    —   3e ou d'*excitation*   —   1/4   —

    —   4e ou *léthargique*   —   1/3   —

Cela est simple et séduisant; et l'on comprend quel parti l'on en pourrait tirer au point de vue du pronostic; mais la détermination des nombres sus-indiqués implique la connaissance préalable du poids du nouveau-né immédiatement avant le début du mal; or l'on n'est presque jamais appelé qu'au bout de deux ou trois jours, c'est-à-dire à un moment où les pertes sont déjà considérables. J'ajoute que l'état prospère ou chétif de l'enfant, son âge, lorsque les accidents éclatent, leur marche et bien d'autres circonstances moins faciles à déterminer, influent considérablement sur les pertes que nous révèle la balance, et les modifient à un si haut degré, qu'il ne nous semble pas possible de les prendre comme base de la division proposée par M. Bouchaud.

En négligeant quelques oscillations occasionnées par l'état de vacuité ou de plénitude de l'estomac, ou par une garde-robe récente, l'on peut dire que le poids s'abaisse d'une manière continue, mais non toujours régulièrement. A de certains moments, les pertes sont considérables; à d'autres, elles sont minimes, et presque toujours alors à peu près égales pour chaque période de vingt-quatre heures.

Habituellement, les enfants robustes sont ceux qui maigrissent le plus. Cette remarque, faite par M. Bouchaud (a) est confirmée par le tableau I, où j'ai rangé douze cas suivant l'ordre qu'assigne à chacun d'eux la perte moyenne subie par vingt-quatre heures, en commençant par les cas où elle a été le plus considérable. Les nombres 100 et 35 représentent les termes extrêmes; ils correspondent, le premier, à un poids initial de 2631 grammes, et le second à un poids de 1720 grammes. Un calcul très-simple montre que, pour ces douze malades, la perte moyenne est de 49 grammes, et qu'elle correspond à un poids initial de 2105 grammes.

Je vous rappelle, car c'est là un fait très-intéressant, qu'il existe un rapport des plus nets entre les modifications du poids et celles que subit simultanément la température. Dans la plupart des cas, lorsque celle-ci s'élève brusquement et d'une manière considérable, la balance accuse un déchet non moins marqué (obs. XII).

Obs. XII. — *Muguet, pemphigus, diarrhée, encéphalopathie. — Stéatose viscérale, pneumonie.*

Marie F., née le 4 juillet 1874, est admise à l'infirmerie le 15. Elle est allaitée par une nourrice. Sa bouche est couverte de muguet ; d'abondantes bulles de pemphigus existent à la partie inférieure de l'abdomen, aux aines, sur les cuisses et à la face interne des bras.

T. R. 36,8.
Poids, 2385.

16. — Elle refuse le sein.
T. R. 36,4.
Poids, 2270.

17. — Diarrhée et vomissements verts.
T. R. 37,2.
Poids, 2060.

18. — Depuis hier les gémissements sont continuels, la diarrhée est verte et glaireuse.
Resp. 60.
T. R. 37,3.
Poids, 1967.

(a) *Loc. cit.*, p. 117.

Vous venez de voir que dans l'Athrepsie confirmée le pouls, la respiration, la température et le poids sont soumis à un abaissement qui, sans être régulier, uniforme et simultané, doit être considéré comme constant.

Ainsi, dans cette maladie, les grandes fonctions s'accomplissent au-dessous du niveau normal et s'affaiblissent d'une manière continue jusqu'à la mort.

Pour rendre cette vérité plus saisissante, j'ai cru devoir la présenter graphiquement. Les courbes fonctionnelles (*) que, pour un même cas, j'ai à dessein groupées dans un seul

TABLEAU I. — *Athrepsie sans complications.*

POIDS INITIAL.	MOYENNE PAR JOUR.				Âge au moment de la mort.	Durée.	OBSERVATIONS.
	Perte de poids.	Température.	Pouls.	Respiration.			
					Jours.	Jours.	
2631	100	35,6	»	56	13	4	
2879	68	37,6	»	»	20	10	Embonpoint primitif.
1905	56	35,2	120	47	15	9	Aucune trace du point
2398	53	36,7	»	»	24	6	d'ossification fémoral.
2420	47	37,9	»	»	24	4	
1300	47	33,5	»	»	13	3	
1890	40	36,8	»	»	6	2	Non à terme.
2063	38	34,4	84	»	14	3	
2000	38	36,7	117	47	20	10	
2070	37	36,8	120	48	16	3	
1980	35	35,4	»	»	24	3	
1720	35	35,8	127	43	18	9	
	25256	594	432,4	568	241	207	66	
Moyenne. 2105	49	36	114	48	17	5	

tableau, en donnant la forme des résultats énoncés plus haut,

19. — T. R. 37,2.
Poids, 1860.
20. — La respiration es profonde, les aliments sont refusés, le cri est

éteint. Strabisme divergent. Roideur des membres.
Pouls, 124.
Resp. 64.

(*) Voy. les tracés graphiques placés à la fin du volume.

rendront votre conviction plus ferme sur ce point capital de la pathologie infantile.

Dans le cours de l'Athrepsie surviennent fréquemment des affections qui, n'appartenant pas à son cortége habituel, doivent être considérées comme des COMPLICATIONS. Sans en faire une étude détaillée, ce qui serait tout à fait inopportun, je dois vous indiquer brièvement les allures qu'elles affectent en ce cas, et rechercher en quoi elles modifient les symptômes et la marche de la maladie principale. Presque toutes elles sont de nature inflammatoire, et il n'en est pas de plus fréquente que la pneumonie.

Complications.

Souvent celle-ci passe inaperçue pendant la vie, parce que les enfants toussant très-peu, on ne songe pas à les ausculter. La toux, en effet, est le seul symptôme qui puisse appeler l'attention sur les organes respiratoires; car à cet âge il n'y a aucune manifestation douloureuse, et l'on ne peut tenir un grand compte de la dyspnée qui, vous le savez, survient bien souvent en dehors de toute complication thoracique. Cependant, lorsque la respiration devient fréquente et profonde prématurément, il faut ausculter le poumon, et souvent l'on y trouve la raison des accidents dyspnéiques. Tantôt, c'est simplement une absence du bruit normal dans

Pneumonie.

T. R. 37,4.
Poids, 1795.
21. — Coma, pupilles très-contractées; la roideur des membres est très-prononcée, et les extrémités sont cyanosées.
Pouls, 116.
Resp. 40.
T. R. 35,6.
Poids, 1735.
La mort a lieu à 1 heure du soir.

L'AUTOPSIE est faite le lendemain matin.
Poids, 1710.
Le cerveau, le cœur et les reins sont stéatosés. On trouve des noyaux de pneumonie à la partie déclive du lobe inférieur gauche, dans la région correspondante du poumon droit et à son sommet.
Les tubules des pyramides rénales contiennent de l'urate de soude.

une certaine étendue; tantôt, ce sont des râles crépitants ou muqueux à timbre sec et sonore; parfois enfin, c'est un véritable souffle avec retentissement du cri. Dans ce dernier cas, vous n'hésiterez pas à affirmer que le parenchyme pulmonaire est induré. Affirmez la même lésion lorsque vous ne constaterez que des râles, ou seulement l'absence du murmure physiologique; car l'expérience m'a appris que, dans le cours de l'Athrepsie, ces perturbations dépendent habituellement d'une induration pulmonaire de nature inflammatoire. Ce n'est que dans des cas très-exceptionnels, en effet, que l'atélectasie du parenchyme avec bronchite se traduit cliniquement, d'abord par des râles, puis par du souffle tubaire.

Après ce que je viens de vous dire de la difficulté que présente le diagnostic de la complication pneumonique, vous comprenez sans peine que, dans la plupart des cas, l'on ne puisse préciser l'époque de son apparition, et, partant, qu'il soit malaisé de dire comment elle modifie les divers symptômes précédemment étudiés. Chez un très-petit nombre de malades elle détermine une accélération respiratoire et une élévation thermique, mais seulement de quelques dixièmes au-dessus de la moyenne physiologique. Chez le plus grand nombre, elle laisse les choses en l'état créé par l'Athrepsie (obs. XIII). Je ne puis mieux le prouver qu'en

Obs. XIII. — *Ictère, muguet, ulcérations buccales. — Stéatose cérébrale, pneumonie.*

Angèle T., née le 8 avril 1875, allaitée au sein, entre à l'infirmerie le 19. La peau et les sclérotiques ont une teinte ictérique très-prononcée. Sur la muqueuse de la cavité buccale, on voit du muguet et des plaques ptérygoïdiennes.

Pouls, 164.

T. R. 36,2.
Poids, 1995.

20. — T. R. 37,2
Poids, 1966.

21. — L'ictère a une teinte plus foncée que le jour de l'entrée.
Pouls, 140.
Poids, 1950.

22. - T. R. 37.
Poids, 1888.

23. — T. R. 37,

vous présentant le tableau II, dressé comme le précédent,

TABLEAU II. — *Athrepsie compliquée de pneumonie.*

| POIDS INITIAL. | MOYENNE PAR JOUR. | | | | Âge. | Durée. | OBSERVATIONS. |
	Perte de poids.	Température.	Pouls.	Respiration.			
					Jours.	Jours.	
2385	94	36,8	»	55	17	7	
2920	54	36,7	»	78	22	5	
2700	47	37,7	128	48	21	5	
2725	45	37,2	»	»	22	14	
1780	40	34,4	»	»	9	6	Avorton.
1555	37	35,3	130	51	12	10	
2630	36	32,3	80	28	13	3	
2475	34	35,8	»	»	23	12	
2600	32	35,6	124	»	15	8	
2280	30	37	133	»	24	9	
2385	21	37	154	58	34	6	Le dernier jour T. R.
1512	18	30,9	»	»	18	8	39,3.
28977	488	426,7	749	318	230	93	
Moyenne. 2415	40,6	35,5	125	53	19	7	

avec douze faits. Dans les cas d'Athrepsie simple, comme dans

Poids, 1900.
24. — T. R. 37,2.
Poids, 1873.
25. — T. R. 36,2.
Poids, 1880.
26. — T. R. 36,5.
Poids, 1825.
27. — La teinte ictérique s'efface.
T. R. 36,8.
Poids, 1792.
28. — T. R. 37.
Poids, 1748.
29. — La coloration jaune a complétement disparu.
T. R. 37,8.
Poids, 1728.
30. — T. R. 37.
Poids, 1693.
1er mai. T. R. 36,6.

Poids, 1685.
2. — Les os du crâne chevauchent
la maigreur est extrême.
T. R. 36,2.
Poids, 1650.
3. — T. R. 35,8.
Poids, 1615.
4. — La peau a une teinte livide ;
la dépression centrale des joues et
le pli naso-mentonnier sont très-
prononcés. — Les matières fécales
ont un bon aspect.
T. R. 36.
Poids, 1582.
5. — T. R. 34,4.
Poids, 1613.
6. — La lividité du tégument s'accentue.
T. R. 32,8.

ceux compliqués de pneumonie, la comparaison des moyennes (*) montre : 1° qu'à deux jours près, l'âge et la durée de la maladie sont les mêmes; circonstance favorable au rapprochement que je fais; — 2° que la température moyenne, qui est de 36 degrés dans le premier, est de 35°,5 dans le second, différence minime, mais pourtant digne d'être remarquée, puisqu'elle est de cinq dixièmes, au profit des malades exempts d'inflammation pulmonaire; — 3° que le pouls et les respirations sont plus accélérés lorsque l'Athrepsie se complique de pneumonie; car dans ce dernier cas ils sont représentés par les nombres 125 (puls.) et 53 (respir.), et dans l'autre, par 114 (puls.) et 48 (respir.).

Un point que je vous signale sans me hasarder à l'expliquer, c'est que la perte a été plus considérable chez les individus du premier tableau que chez ceux du second, bien que la moyenne de leur poids initial ait été plus faible.

Nous venons de voir que la pneumonie peut jouer le rôle de complication vis-à-vis de l'Athrepsie. A son tour, celle-ci complique quelquefois la première. L'inflammation pulmo-

Poids, 1693.

7. — T. R. 31.

Poids, 1537.

La mort a lieu à 9 heures 1/2 du matin.

L'AUTOPSIE est faite le 8.

Poids, 1530.

A la périphérie des ventricules latéraux on trouve plusieurs noyaux de stéatose.

Dans les parties déclives du poumon gauche et à la région postérieure du sommet droit, il y a quelques noyaux d'induration inflammatoire.

Les lobules hépatiques sont généralement dépourvus de graisse; cependant quelques cellules disséminées à leur périphérie ou groupées autour de la veine intra-lobulaire en sont légèrement infiltrées.

Les pyramides des reins sont très-injectées, et il y a de l'infarctus uratique.

Les tubes contournés de la substance corticale sont faiblement stéatosés.

Il y a du pus dans l'oreille moyenne des deux côtés.

(*) Voy. le tableau V, p. 198

naire, en effet, par l'abattement où elle met le nouveau-né et par la dyspnée qu'elle engendre, devient un obstacle à l'allaitement. Aussi, quand elle ne tue pas rapidement par elle-même, on voit bientôt, à ses symptômes, s'ajouter ceux qu'engendre l'insuffisance alimentaire ; et l'autopsie montre qu'aux lésions du poumon s'ajoutent celles de l'Athrepsie (obs. XIV).

Obs. XIV. — *Pneumonie ; congestion viscérale, stéatose du cerveau et du rein chez un enfant non à terme.*

Marie C., née le 12 mars 1874, est apportée à l'infirmerie le 18. La peau est rouge sur toute sa surface. On perçoit un souffle tubaire intense à la région moyenne et externe du poumon droit.

T. R. 34,5.
Poids, 1540.

19. — Au lieu du souffle on entend des bouffées de râles crépitants, avec retentissement du cri.

T. R. 35,6.
Poids, 1505.

20. — Souffle des deux côtés avec râles crépitants dans le voisinage.

T. R. 37,9.
Poids, 1480.

21. — L'enfant ne boit qu'une petite quantité de lait ; les phénomènes stéthoscopiques sont les mêmes qu'hier.

T. R. 35,8.
Poids, 1470.

22. — T. R. 36,3.

23. — Le souffle tubaire est surtout expiratoire ; le cri est très-retentissant.

T R. 35,2.
Poids, 1430.

24. — T. R. 35,2.
Poids, 1400.

25. — T. R. 33,5.
Poids, 1370.

26. — T. R. 31,8.
Poids, 1305.

La mort a lieu le 27 à 8 heures du matin, et l'AUTOPSIE est faite trois heures après.

Poids, 1260.

Le point d'ossification de l'extrémité inférieure du fémur n'a pas 1 millimètre.

A la périphérie des ventricules latéraux du cerveau, on voit plusieurs foyers de stéatose.

Le poumon droit dans sa région déclive est induré et a une teinte gris violet. — Dans le poumon gauche, quelques lobules seulement sont atteints, près de la racine des bronches.

On voit un assez grand nombre d'hémato-nodules sur les valvules auriculo-ventriculaires.

Les viscères abdominaux et surtout le foie sont très-congestionnés ; le sang qui s'en échappe, lorsque l'on y pratique des coupes, est noir et poisseux.

Il y a de la stéatose rénale, à un degré peu prononcé.

L'érysipèle, qui offre des particularités tout à la fois si spéciales et si intéressantes chez les nouveau-nés, où il s'accompagne souvent de péritonite, se développe quelquefois pendant l'évolution de l'Athrepsie. Beaucoup plus souvent, c'est cette dernière qui vient le compliquer. Dans le premier cas, je vois, par la moyenne de trois observations, que la température, qui est de 35°,5, reste au-dessous de la normale. Au contraire, dans le second, la colonne thermométrique s'élève au-dessus du chiffre de la santé, puisque chez cinq malades elle a atteint une moyenne de 37°7. En même temps le pouls battait 149 fois par minute. On peut aisément se rendre compte de cette différence de plus de 2 degrés entre les deux ordres de faits, si l'on remarque que l'érysipèle de complication, survenant chez les athrepsiés, déjà très-affaiblis, à une époque où l'organisme ne réagit plus que faiblement, est incapable de relever leur température, tandis que celui qui est primitif provoque d'abord une réaction vive que les troubles nutritifs sont insuffisants à éteindre. Ceux-ci, d'ailleurs, agissent durant un temps trop court pour compenser, par l'abaissement thermique qu'ils produisent, l'élévation du début, la mort survenant très-rapidement.

Comme une exception à cette manière d'interpréter les faits, je vous citerai l'observation d'un enfant qui était depuis quinze jours à l'infirmerie, dans un état athrepsique, lorsque la température s'éleva brusquement de 37°,6 à 39°,4, c'est-à-dire de près de deux degrés. Trois jours après, on constatait un érysipèle qui probablement ne fut pas vu dès son apparition. Le jour de la mort, qui eut lieu à 7 heures du soir, il y avait encore au moment de la visite 38°,9. — C'est que cet enfant, qui pesait au moment de son entrée 3270 grammes, était relativement assez robuste, et sa température, en dépit de l'Athrepsie, s'était maintenue au-dessus de 37°.

Ce cas présente une autre particularité intéressante : la température axillaire, qui avait été presque toujours inférieure à celle du rectum, jusqu'à la fièvre érysipélateuse, lui devint supérieure, du moins pendant quelques jours, immédiatement après.

Il peut se faire que les affections précédemment indiquées se développent smultanément ou d'une manière successive chez un enfant en proie à l'Athrepsie. C'est ainsi que l'un de nos malades fut atteint tout à la fois, d'abcès mammaire, de péritonite et de pneumonie (obs. XV.). Sa température qui, le jour du premier examen, était de 36°,4, s'éleva jusqu'à 39°,2; elle était encore de 38°,2 neuf heures avant la mort. Tout en constatant que ce chiffre reste au-dessus de la normale, ce qui s'explique par la multiplicité des lésions inflammatoires, remarquons que, par rapport au précédent, il constitue un abaissement d'un degré, abaissement qui a dû

Complications multiples.

Obs. XV. — *Diarrhée, muguet, abcès mammaires, ulcérations buccales. — Pneumonie, péritonite.*

Jeanne L., née le 28 mars 1874, est admise à l'infirmerie le 4 avril. Elle a de la diarrhée verte et pousse des cris de détresse. Sa peau a une teinte livide et ses extrémités sont violacées.

T. R. 36,4.

Poids, 2260.

6. — T. R. 36,1.

9. — Elle prend le biberon.

T. R. 36,5.

11. — Dans la région du sein droit existe une tuméfaction avec rougeur et fluctuation très-manifeste. — Une incision donne issue à du pus sanguinolent. Muguet.

T. R. 38.

12. — Le muguet est très-abondant. La muqueuse buccale est ulcérée sur le maxillaire inférieur.

T. R. 39,2.

14. — T. R. 38,4.

15. — Un abcès s'est développé au niveau du sein gauche.

T. R. 38,2.

La mort a lieu à 7 heures du soir.

L'autopsie est faite le 16.

Poids, 1995.

Le poumon gauche est sourd; celui du côté droit est hépatisé dans la partie supérieure de son lobe inférieur.

Il y a péritonite généralisée.

s'accroître dans les derniers instants. C'est qu'en effet, quelque nombreuses que soient les parties atteintes d'inflammation chez les athrepsiés, elles ne peuvent faire que la chaleur ne tombe dans les dernières heures, sinon dans les derniers jours (obs XVI). Cette chute thermique est une des

OBS. XVI. — *Diarrhée, érythème fessier, muguet, vomissements.* — *Pneumonie, abcès profond de la face, otite suppurée de la caisse.*

Adélaïde Ben., née le 6 décembre 1875, est admise à l'infirmerie le 28 février 1876. La souffrance est empreinte sur sa face; les yeux sont excavés, la peau est molle. Il y a de la diarrhée verte et de l'érythème fessier.

Poids, 3542.
T. R. 36,7.

4 mars.

Poids, 3535.
T. R. 38.

5. — Poids, 3510.
T. R. 38,2.

6. — Poids, 3515.
T. R. 38.

7. — Poids, 3514.
T. R. 37,4.

9. — A la partie supérieure du cou, en arrière, on constate un abcès.

Poids, 3390.
T. R. 37,8.

10. — Poids, 3320.
T. R. 37.

11. — Poids, 3212.
T. R. 37,8.

13. — Muguet. La fontanelle est très-déprimée. L'enfant pâlit et tousse.

Poids, 3205.
T. R. 37,6.

14. — Poids, 3245.
T. R. 36,6.

15. — La pupille gauche est plus dilatée que la droite.
Poids, 3285.
T. R. 37,4.

17. — Poids, 3325.
T. R. 36,6.

18. — Poids, 3365.
T. R. 36,8.

20. — Poids, 3470.
T. R. 36,8.

21. — Poids, 3420.
T. R. 37,6.

22. — Poids, 3450.
T. R. 36,9.

23. — Poids, 3400.
T. R. 37,6.

25. — Poids, 3250.
T. R. 37,3.

27. — Poids, 3220.
T. R. 37,5.

28. — Poids, 3200.
T. R. 37,5.

29. — L'enfant vomit et tousse. Son cri est éteint; l'amaigrissement est considérable et la dépression sternale profonde. On trouve des râles dans les deux poumons.
Poids, 3210.
T. R. 37,8.

30. — La quantité de lait bue est très-minime.
Poids, 3220.
T. R. 37,4

31. — Les vomissements continuent.
Poids, 3205.

manifestations les plus habituelles et les plus caractéristiques de la maladie. Chez un nouveau-né atteint tout à la fois de sphacèle du cordon, de pneumonie et de péritonite, j'ai vu le thermomètre, qui s'était élevé à 38°,9, descendre à 38°,4, puis à 35 degrés, cette dernière température ayant été prise dix heures avant la mort (obs. XVII).

T. R. 38,2.

1er avril.

 Poids, 3250.

 T. R. 38,1.

3. — Poids, 3275.

 T. R. 37.

4. — Poids, 3330.

 T. R. 37,2.

5. — Poids, 3350.

 T. R. 37,8.

6. — Poids, 3260.

 T. R. 37.

7. — Poids, 3250.

 T. R. 38,7.

8. — Poids, 3300.

 T. R. 36,6.

9. — Poids, 3185.

 T. R. 37.

10. — Poids, 3170.

 T. R. 38.

11. — Poids, 3160.

 T. R. 37,1.

12. — Poids, 3175.

 T. R. 37.2.

13. — Poids, 3070.

 T. R. 37,2.

14. — Poids, 3070.

 T. R. 37,6.

15. — Poids, 3100.

 T. R. 35.

16. — Poids, 2930.

 T. R. 35.

La mort a lieu à 11 heures du matin.

L'AUTOPSIE est faite le 18.

Poids, 2900.

Il y a un léger degré d'œdème des méninges.

Dans les lobes inférieurs des deux poumons et dans le supérieur du côté droit, on constate des noyaux de pneumonie.

L'articulation temporo-maxillaire droite et la région voisine, sur une étendue de 6 à 8 centimètres carrés, sont le siége d'une suppuration qui a provoqué le décollement du périoste et l'altération de la surface osseuse correspondante.

Il y a du pus dans les deux oreilles.

OBS. XVII. — *Endurcissement athrepsique, sphacèle de l'ombilic. — Pneumonie, péritonite, lésion des capsules surrénales.*

Paul M., né le 7 novembre 1874, est apporté le 15 dans la salle de médecine. Il téte très-peu et son cri est affaibli et plaintif. Le cordon ombilical n'est pas encore détaché, et les membres inférieurs sont indurés.

 T. R. 34.

 Poids, 2010.

16. — Les garde-robes ont un aspect à peu près normal; la fréquence des inspirations empêche l'auscultation du cœur. Il y a du souffle dans le sommet gauche. Consistance ligneuse des membres inférieurs.

 Resp. 88.

En résumé, et d'une manière très-générale, on peut dire que l'Athrepsie n'est que faiblement modifiée par les affections inflammatoires qui se manifestent pendant son cours, et qu'elle leur impose son allure et leur donne sa physionomie quand elle vient les compliquer. Je chercherai peut-être plus tard à vous présenter une explication de ce fait; pour le présent, il me suffit de vous l'avoir signalé comme une preuve de la toute-puissance qu'exerce sur l'organisme des nouveau-nés la maladie que nous étudions.

T. R. 38,0.
Poids, 1940.

17. — L'enfant ne prend plus le sein ; il a eu trois garde-robes assez bonnes.

Resp. 80.
T. R. 38,4.
Poids, 1850.

18. — Il n'y a eu qu'une garde-robe. Amaigrissement considérable, chevauchement des os du crâne; les pupilles sont très-contractées. Sphacèle de l'ombilic, ballonnement du ventre.

T. R. 35.
Poids, 1830.

La mort a lieu à 8 heures du soir. L'autopsie est faite le 19.

Poids, 1775.

Le point d'ossification de l'extrémité inférieure du fémur a 3 millimètres.

Les vaisseaux méningés sont congestionnés.

Le lobe inférieur du poumon gauche et le sommet du droit sont hépatisés dans toute leur étendue, et en comprimant les parties malades on voit sourdre sur la tranche, qui est d'un rouge violacé, de nombreuses gouttelettes de pus.

Le canal artériel est encore perméable.

Péritonite généralisée avec épanchement d'un liquide puriforme dans l'abdomen, d'où s'échappe une odeur gangréneuse.

Au niveau de l'ombilic, la paroi abdominale est largement ulcérée et forme une sorte de cloaque rempli par des matières putrides. Sur une longueur d'un centimètre environ, les vaisseaux ombilicaux sont remplis par un caillot noir et dur.

La capsule surrénale gauche beaucoup plus volumineuse que celle du côté droit ; elle est indurée et paraît avoir été le siége d'une hémorrhagie à une époque déjà assez ancienne. — Sa consistance homogène rappelle celle du foie. A la périphérie, elle présente plusieurs nuances, qui varient du violet foncé au jaune d'ocre. Sur des coupes, on retrouve les mêmes teintes, très-inégalement distribuées. Le tissu est assez dense et l'on ne distingue plus de cavités. — La capsule droite n'est altérée que dans un point très-limité de sa couche médullaire, au voisinage du rein. Elle est indurée et colorée en jaune.

Athrepsie, complication de l'œdème.

Au moment où j'ai décrit l'endurcissement des nouveau-nés, j'ai insisté sur les différences qui le séparent de l'œdème, et je vous ai dit quelques mots des rapports de cette dernière affection avec l'Athrepsie. J'y dois revenir aujourd'hui. Vous le savez, cette maladie ne peut jamais se compliquer d'œdème ; mais elle joue très-fréquemment, vis-à-vis de ce dernier, le rôle de complication. Voyons comment elle se comporte en pareil cas.

Nous avons vu, d'une manière générale, que la chute du poids est moins rapide et plus régulière, lorsque les athrepsiés sont des avortons (obs. XVIII) ; or, presque tous les

Obs. XVIII. — *Ictère, ulcérations cutanées et buccales, muguet, diarrhée. — Stéatose cérébrale.*

Edouard L., né le 24 mai 1874, est reçu à l'hospice le lendemain, et, entre à l'infirmerie le 3 juin suivant, avec une teinte ictérique légère, des plaques ptérygoïdiennes, de l'onyxis, des ulcérations malléolaires et de la diarrhée.

    T. R. 36,6.
    Poids, 2 k.
4 juin. T. R. 36,8.
5 — Pouls, 120.
    Resp. 44.
    T. R. 37.
    Poids, 1970.
6. — Une couche épaisse de muguet couvre la langue ; il y a de l'érythème fessier. La diarrhée ramène très-légèrement au bleu le papier de tournesol.
    Pouls, 120.
    Resp. 68.
    T. 37,3.
    Poids, 1920.
7. — T. R. 37,4.
8. — T. R. 37,7.

    Poids, 1780.
9. — L'amaigrissement devient très-apparent, surtout à la face.
    Pouls, 128.
    R. 40.
    T. R. 38.
    Poids, 1720.
10. — La diarrhée est verte.
    Pouls, 124.
    R. 48.
    T. R. 37,1.
    Poids, 1700.
11. — On constate de nouveau que la diarrhée verte ramène au bleu le papier de tournesol.
    Pouls, 116.
    R. 40.
    T. R. 36,3.
    Poids, 1668.
12. — Les globes oculaires sont enfoncés dans les orbites, et secs ; la cornée du côté gauche est flétrie et dépolie. La respiration est profonde.
    P. 92.
    R. 56.
    T. R. 33,2.
    Poids, 1620.

nouveau-nés atteints d'œdème sont des avortons; et l'expérience démontre que la règle précédente leur est applicable. Quant aux enfants d'un poids moyen, en dépit de l'infiltration séreuse, tout se passe comme si chez eux, l'Athrepsie se fût développée d'emblée (obs. XIX).

13. — La mort a lieu à 1 heure du matin.

L'AUTOPSIE est faite le lendemain à 8 heures.

Poids, 1550.

L'enfant n'est pas à terme.

L'encéphale est congestionné et poisseux à sa périphérie. On trouve dans les hémisphères cérébraux de nombreux foyers de stéatose cérébrale ramollis à leur centre.

Sur la muqueuse œsophagienne, on voit des groupes de muguet qui n'atteignent pas le cardia.

La grosse tubérosité de l'estomac a subi le ramollissement gélatiniforme.

Il n'y a rien à noter du côté des autres viscères.

OBS. XIX. — *Teinte ictérique, œdème, altération de l'urine, disparition de l'œdème. — Stéatose cérébrale et hépatique.*

Remond V., né le 24 octobre 1872, est examiné pour la première fois le 2 novembre. Sa peau a une teinte jaune abricot; œdème des membres et d'une partie du cuir chevelu.

Pouls, 120.

T. R. 37,4.

Poids, 2616.

3. — On ne trouve rien d'anormal du côté des poumons. Le lait n'est pris qu'à la cuiller.

Pouls, 108.

T. R. 36,6.

4. — Autour du nez et de la bouche, teinte cyanosée qui augmente quand on fait boire l'enfant. Il ne prend que 150 grammes de lait dans les 24 heures. Aucun bruit soit au cœur, soit dans les poumons. L'œdème diminue.

Pouls, 112.

T. R. 36,8.

Poids, 2546.

5. — On obtient par le cathétérisme une petite quantité d'urine, qui, transparente au moment où elle sort de la vessie, ne tarde pas à se troubler. Elle contient une poussière jaune très-ténue, due à des amas de sphérules d'urate de soude. Il n'y a pas d'albumine, mais l'on y trouve une substance jaune très-réfringente.

Pouls, 116.

T. R. 37,6.

6. — P. 128.

T. R. 37.

7. — L'enfant à qui l'on a donné une nourrice, prend bien le sein. Sa teinte jaune persiste. — L'urine a les caractères signalés hier.

Pouls, 120.

T. R. 36,2.

Poids, 2377.

8. — Pouls, 128.

T. R. 35,6.

9. — L'enfant est mourant, les inspirations sont rares et s'accompagnent d'un mouvement laryngé et

Sous l'influence de l'Athrepsie on voit chez quelques œdémateux, la sérosité se résorber rapidement. Il n'est pas rare alors de constater une élévation notable de la température. Ces cas n'ont rien de surprenant et doivent être rapprochés de ceux d'Athrepsie simple, où les pertes considérables de poids, s'accompagnent d'une augmentation notable de la chaleur (obs. XX).

buccal. Autour des yeux, du nez et de la bouche, teinte violette. On constate des dilatations et des contractions successives de la pupille. La fontanelle est profondément déprimée. Les bruits du cœur sont tellement affaiblis, que souvent on ne perçoit que le second.

Pouls, 50.

T. R. 35,4.

La mort a lieu à 1 heure du soir.

L'AUTOPSIE est faite le lendemain à 10 heures.

Poids, 2260.

Le point d'ossification de l'extrémité inférieure du fémur est à peine marqué.

L'œdème a complétement disparu. Le tégument est doublé d'une couche graisseuse assez épaisse et jaune.

Les vaisseaux méningés sont très-injectés. A la périphérie des ventricules latéraux, on voit de nombreux foyers de stéatose, dont quelques-uns sont ramollis à leur centre et ont une teinte jaune d'ocre.

Les poumons sont souples et sains dans toute leur étendue.

Le cœur est bifide à sa pointe, et sur les valvules auriculo-ventriculaires, on voit de nombreux hématomes.

Le foie est dur et tendu, très-infecté, après l'expulsion du sang qui s'échappe de la surface d'une tranche, sa teinte est jaune-verdâtre. Il est très-gras.

Pas d'altération rénale.

OBS. XX. — *OEdème, ictère, muguet, résorption de la sérosité coïncidant avec une élévation thermique. — Congestion des viscères.*

Caroline de G., née le 7 mars 1868, entre le 10 à l'infirmerie de l'hospice des Enfants assistés, avec de l'anasarque. L'œdème est surtout prononcé aux membres pelviens et à la partie inférieure du tronc. Le cri est bon, les bruits du cœur réguliers et d'une intensité normale. La respiration est incomplète et n'a toute son ampleur que lorsque l'enfant crie.

Pouls, 84.

T. { rect. 30,8. / ax. 31.

11. — Une teinte ictérique, qui était déjà apparente hier, s'est prononcée aujourd'hui; la respiration se fait plus largement.

Pouls, 100.

12. — L'œdème des pieds est plus marqué que les jours précédents.

Pouls, 116.

T. { rect. 33,4. / ax. 34.

13. — Pouls, 128.

T. { rect. 34,7. / ax. 35.

La survenue d'une pneumonie ou de toute autre affection inflammatoire chez les œdémateux ne modifie pas d'une manière sensible, les particularités cliniques que je viens de vous indiquer (obs. XXI, XXII).

14. — Pouls, 120.
T. { rect. 35,7.
{ ax. 36,4.
15. — Muguet, l'œdème augmente.
T. { R. }
{ A. } 5.
17. — Le cri est encore fort.
Pouls, 160.
T. { R. }
{ A. } 37,4.
19. — T. { rect. 37.
{ ax. 37,2.
22. — L'œdème a disparu.
T. { rect. 37,6.
{ ax. 37,8.
23. — Ce matin l'enfant a eu plusieurs accès pendant lesquels la face est devenue d'un bleu noirâtre. Ils durent 5 minutes environ. Les battements du cœur sont alors très-affaiblis; on en compte 32 par minute. Ils s'accélèrent beaucoup quand la respiration devient plus fréquente.
Pouls, 120.
R. 80.
T. R. 36,9.
24. — La mort a lieu à 3 heures du matin.
L'autopsie est faite à 10 heures.
Les poumons sont congestionnés au niveau de leurs parties déclives, mais ils se laissent insuffler, excepté en un point très-circonscrit du lobe inférieur droit, où l'on voit un petit noyau jaunâtre, friable, entouré d'une zone violacée.

Le foie et l'encéphale sont très-congestionnés.
Obs. XXI. — *Œdème, ictère, diarrhée, dyspnée. — Pneumonie.*
Julia N., sœur jumelle d'Eugénie et de Léon V., née le 14 mars 1875, est admise le 18 à l'infirmerie. Sa peau est colorée en jaune. Elle prend le sein.
Pouls, 108.
T. R. 32.
Poids, 1668.
19. — Il y a peu d'œdème des jambes. Sur les couches, on voit une fine poussière jaune.
Pouls, 112.
T. R. 31,8.
Poids, 1657.
20. — Pouls, 120.
T. R. 33,6.
Poids, 1613.
21. — La région pubienne est œdémateuse; le pourtour de la bouche et des narines est bleuâtre.
Pouls, 120.
T. R. 33,6.
22. — Dépression de la fontanelle
Pouls, 128.
T. R. 33,7.
Poids, 1585.
23. — L'œdème diminue.
Pouls, 116.
T. R. 34,2.
Poids, 1628.
24. — Bulle de pemphigus sur la fesse droite.
Pouls, 112.

Cette impuissance d'une affection pyrétique, à déranger le train de la maladie, je vous l'ai déjà signalée. Ici elle devient

T. R. 34,4.
Poids, 1575.
25. — Pouls, 148.
T. R..35,2.
Poids, 1580.
26. — L'ictère a disparu.
Pouls, 112.
T. R. 36,2.
Poids, 1600.
27. — Diarrhée jaune-verdâtre.
Pouls, 120.
T. R. 34,4.
Poids, 1683.
28. — La dépression de la fontanelle s'accentue.
Pouls, 124.
T. R. 35,8.
Poids, 1560.
29. —. Pouls, 132.
T. R. 34,8.
Poids, 1546.
30. — Toux. Le pied gauche est encore un peu œdémateux.
Pouls, 120.
T. R. 35,6.
Poids, 1488.
31. — Pouls, 112.
T. R. 35,6.
Poids, 1486.
1ᵉʳ avril. — Il n'y a plus d'œdème.
T. R. 34,8.
Poids, 1440
2. — T. R. 34,4.
Poids, 1400.
3. — Pouls, 124.
T. R. 34,4.
Poids, 1384.
4. — Selles jaunâtres très-liquides.
Pouls, 128.
T. R. 35,2.
Poids, 1390.

5. — Pouls, 96.
Poids, 1375.
6. — Les garde-robes ont une bonne apparence. Dépression sternale au moment de l'inspiration.
Pouls, 140.
T. R. 34,4.
Poids, 1440.
7. — Pouls, 116.
T. R. 33,6.
Poids, 1430.
8. — Le fond de la dépression sternale est à 17 millim. au-dessus du plan horizontal tangeant aux parties saillantes du thorax. Le cri est éteint.
Pouls, 112.
T. R. 30,6.
Poids, 1407.
9. — Râles crépitants dans le poumon droit.
Pouls, 92.
T. R. 29,4.
Poids, 1398.
10. — On perçoit, pour la première fois, à la région précordiale, un souffle intense, durant le petit silence, et qui laisse parfaitement nets les deux bruits normaux.
Pouls, 52.
T. R. 26,8.
Poids, 1428.
La mort a lieu à 10 heures du soir.
L'AUTOPSIE est faite le 13.
Tous les viscères sont très-mous.
La peau est dépourvue de graisse.
Dans la région déclive du poumon gauche, il y a quelques noyaux d'hépatisation.
Le canal artériel est très-largement ouvert.

plus évidente, étant mise en relief par l'œdème, qui rend l'organisme encore plus impassible, et le tient plus complétement sous la domination de l'Athrepsie.

Pour donner toute sa netteté, à l'influence que l'œdème exerce sur les divers symptômes, et d'ailleurs, pour me conformer à la marche déjà suivie, j'ai dressé le tableau III, sans tenir compte de l'absence ou de l'existence de la pneumonie. Comparé aux deux autres, il montre un abaisse-

Le cœur, le rein et le foie ne contiennent pas de graisse.

Dans les tubules de la substance corticale des reins, il y a quelques amas de matière jaune.

OBS. XXII. — *Anasarque, teinte ictérique de la peau, diarrhée, muguet. — Stéatose cérébrale, pneumonie.*

Joseph G., né le 12 mai 1870, est admis dans la salle le 18. La peau a une teinte jaune abricot, marquée surtout à la face. Il est atteint d'un œdème généralisé, avec prédominance de la lésion, au niveau des parties déclives.

Pouls, 120.
T. R. 32,2.

19. — La teinte de la peau devient ictérique, il y a de la diarrhée verte.

Pouls, 104.
T. R. 32,2.

20. — La respiration est pénible. — Muguet.

Pouls, 116.
T. R. 33,6.

21. — La coloration ictérique pâlit ; le muguet fait des progrès.

Pouls, 128.
T. R. 33,4.

23. — L'enfant ne prend qu'une très-petite quantité de lait; la diarrhée persiste.

Pouls, 116.
T. R. 33,2.

24. — L'œdème diminue.
T. R. 32,2.

25. — Tandis que l'œdème continue à diminuer aux membres inférieurs, il semble un peu plus accentué aux mains.
T. R. 30,6.

26. — On entend quelques râles crépitants dans les deux poumons.
T. R. 29,8.

La mort a lieu le 27 à 8 heures du matin.

L'AUTOPSIE révèle les lésions suivantes :

Stéatose cérébrale périventriculaire. Dans le ventricule gauche, sous l'épendyme, au point d'émergence de la veine du corps strié, épanchement sanguin de la largeur d'une pièce de 50 centimes.

Dans une assez grande étendue, les deux poumons sont le siége d'une induration brune et même noirâtre.

Le foie est dépourvu de graisse. — On trouve au contraire quelques granulations graisseuses dans les tubules du rein.

ment sensible dans les moyennes. Ainsi, la différence est, pour la température, de 3 à 4 degrés, et, pour le cœur, de 20 pulsations. Elle est encore plus notable pour les respirations. Les pertes de poids sont aussi plus faibles que dans les autres tableaux; ainsi, loin d'agir dans le même sens que l'Athrepsie, l'œdème semble atténuer son action sur la destruction des tissus.

TABLEAU III. — *Athrepsie compliquant l'œdème des nouveau-nés.*

POIDS INITIAL	MOYENNE PAR JOUR.				Âge.	Durée.	OBSERVATIONS.
	Perte du poids.	Température.	Pouls.	Respiration.			
					Jours.	J.	
2.616	42	36,6	110	»	16	8	
2.356	38	30,6	105	»	10	8	
1.850	30	32,2	128	»	9	5	
2.130	25	34,4	123	»	10	8	
2.400	16	35,6	112	»	20	6	
2.023	15	29,2	90	»	8	4	
1.692	7	29,7	75	»	21	3	
»	»	33,5	91	»	23	9	
»	»	32,9	120	»	13	6	
»	»	32,1	117	»	15	8	
»	»	28,9	77	8	13	4	
»	»	27,5	74	30	16	4	
15.067	203	383,2	1.222	38	174	73	
Moyenne. 2.152	29	31,9	102	19	14	6	

NEUVIÈME LEÇON

MARCHE. — TERMINAISON.

Messieurs,

L'Athrepsie n'est pas une de ces maladies à évolution
uniforme, dont on puisse, dès le début, déterminer la durée
et prédire l'issue. Le plus souvent elle se borne aux premiers accidents qui guérissent vite; et dans ces cas, l'on
peut dire que le mal avorte. D'autres fois, il dure plusieurs
jours et même plusieurs semaines, sans un grand dommage
pour l'organisme, et finit par céder. Surtout, il est sujet à
récidives, sous l'influence des causes les plus minimes.
Dans tous ces cas, la marche n'a rien de régulier. Elle se
dessine d'une manière plus nette, après l'apparition des
phénomènes de la seconde période. Toutefois, il n'est pas
encore toujours facile de prévoir la durée des accidents et
leur mode de terminaison.

Aux variétés que présente l'allure du mal, correspondent
des modifications symptomatiques, qui donnent à son ensemble, une physionomie spéciale, une *forme* particulière.
— Ainsi, les formes de l'Athrepsie dépendent de sa marche,
et c'est ici que je dois en placer l'étude.

Il en est deux principales, les seules qu'il vous importe de connaître. Je les qualifie de *rapide* et de *lente*.

Voici ce que l'on observe dans la première. Chez un enfant d'un embonpoint moyen, après quelques jours de diarrhée, d'ordinaire sans vomissements, sans ulcérations buccales, sans érythème ni muguet, les sécrétions se tarissent, les yeux se sèchent et s'enfoncent, les os du crâne chevauchent, la fontanelle se déprime, la peau devient livide et pâteuse, la face et le cri expriment la souffrance, l'agitation est extrême, l'ingestion alimentaire est réduite à des proportions insignifiantes ou même nulles. Tous ces phénomènes ont un caractère de gravité qui frappe de prime abord. Il est rare que l'issue, constamment fatale, se fasse attendre longtemps. Au bout de trois ou quatre jours, en effet, rarement après une semaine de cette souffrance, la mort arrive sans que les symptômes aient subi une modificaton notable.

La perte de poids est, en général, considérable, et la température reste relativement assez élevée. Enfin, l'on trouve fréquemment à l'autopsie des ulcérations en cupule sur la muqueuse gastrique, de la thrombose veineuse et une stéatose viscérale très-accentuée.

Cette forme n'est pas toujours identique à elle-même, car sa marche, dans sa rapidité même, présente des degrés. Ainsi, elle est parfois foudroyante d'emblée et l'aspect des malades, fait inévitablement songer à celui des cholériques. Dans d'autres cas, les extrémités et même les membres, prennent une teinte lie de vin. Cette cyanose, qui tend à gagner le reste du corps, et la face, prédomine à ce point dans l'habitude extérieure du malade, que si l'on n'avait suivi l'évolution des accidents, on pourrait se méprendre sur leur origine, et les mettre sous la dépendance d'une malformation cardiaque.

Ainsi, la forme rapide prend des aspects différents, qui sont sous la dépendance même, de l'accélération plus ou moins rapide des accidents. On peut, suivant les cas, qualifier ces variétés de *foudroyante*, de *cholériforme*, de *cyanotique*.

Forme lente.   Tout est bien différent dans la forme *lente*. Elle débute, en général, d'une manière insidieuse. Presque toujours les premiers troubles sont peu nombreux et bénins. D'autres fois, ils sont assez sérieux ; mais bientôt ils s'arrêtent ; puis, après un temps variable, reprennent leur marche , sous l'influence d'une prédisposition native ; ou bien parce que l'enfant s'est trouvé de nouveau, dans de fâcheuses conditions alimentaires ou atmosphériques. Alors tout va déclinant, la température baisse, le poids diminue ; et chaque jour, l'on peut constater un progrès dans la maigreur. Dans cette forme, par la consomption lente des chairs, la peau devenue trop ample pour les parties qu'elle est destinée à couvrir, se ride et forme de larges plis. Ceux du visage surtout, attirent l'attention, par leur relief et leur fixité. Les joues se creusent profondément, les maxillaires se rapprochent et la physionomie des malades, rappelle celle des vieillards amaigris. D'autres fois, la saillie de la mâchoire et des orbites, donne au faciès, quelque chose de simien. Le squelette se dessine de plus en plus ; les jointures prennent des proportions démesurées ; toutes les crêtes, toutes les saillies se marquent ; et de l'individu ainsi consumé, il semble ne rester que les parties trop dures pour être résorbées. Alors même qu'ils sont déjà profondément amaigris, ces athrepsiés, présentent une avidité, une ardeur à prendre le sein ou le biberon, une vivacité du regard, une rapidité dans les mouvements, que l'on croirait incompatibles avec l'état de leurs organes ; et qui témoignent d'une certaine vigueur originelle et d'une véritable aptitude à résister au mal.

Bien que dans ce cas, l'amoindrissement des tissus et la décroissance de l'activité fonctionnelle, soient réguliers et continus, il est assez habituel de constater, dans la chute du poids des arrêts inattendus; et même, certains jours, et plusieurs jours de suite, de voir la balance accuser un accroissement (obs. XXIII). Mais ce sont là des incidents passagers que l'on doit presque toujours attribuer aux ingestions ou aux

Obs. XXIII. — *Muguet, ulcérations buccales, érysipèle.* — *Atélectasie pulmonaire.*

Léon Cl., né le 24 décembre 1875, est examiné pour la première fois le 6 janvier 1876.

Il porte sur chaque bras, trois grosses pustules vaccinales, au huitième jour environ. Les ganglions de l'aisselle gauche sont très-tuméfiés. Il refuse le sein, a du muguet et des plaques ptérygoïdiennes.

Poids, 2347.

T. { ax. 33,8. / rect. 33,8.

8. — Crie constamment; le muguet a fait des progrès.

Poids, 2298.

T. { ax. 35,4. / rect. 35,4.

14. — La fontanelle est très-déprimée.

Poids, 2242.

T. { ax. 36,2. / rect. 36,2.

16. — Quelques râles au sommet du poumon droit.

Poids, 2307.

T. { ax. 37. / rect. 37.

18. — Moins de diarrhée, prend le sein.

Poids, 2318.

T. { ax. 36,8. / rect. 36,9.

21. — Râles au sommet des deux poumons. La dépression sternale est très-prononcée à chaque inspiration.

Poids, 2267.

T. { ax. 35. / rect. 35,2.

22. — Poids, 2267.

T. { ax. 34,8 / rect. 34,9.

25. — Poids, 2295.

T. { ax. 35. / rect. 35,2.

28. — Poids, 2236.

T. { ax. 34,5. / rect. 34,7.

31. — Les garde-robes sont bonnes. — Souffle et retentissement du cri à droite.

Poids, 2220.

T. { ax. 35,9. / rect. 35,9.

2 fév. — Poids, 2225.

T. { ax. 36,3. / rect. 36,2.

3. — Erysipèle du bras gauche, ayant pris naissance autour des pustules vaccinales.

Poids, 2255.

T. { ax. 34,4. / rect. 34,6.

déjections, très-rarement à un gain véritable ; et qui ne modifient pas dans son ensemble, la marche générale, qui est franchement descendante.

Dans cette forme *lente*, que l'on pourrait encore qualifier de *chronique*, la durée est très-variable et partant très-difficile à préciser ; il semble qu'elle soit en proportion directe de la masse charnue de l'enfant, et que la vie n'ait d'autre terme, que celui de l'autophagie (obs. XXIV). J'ai vu un ma-

4. — L'érysipèle s'étend à la région gauche du dos et du cou. Ces parties sont tuméfiées et œdémateuses.

Poids, 2280.

T. { ax.   33.
   { rect. 33,2.

La mort a lieu le 5 à une heure du matin.

L'AUTOPSIE est faite le même jour à dix heures.

Poids, 2200.

Le point d'ossification n'a pas les dimensions de celui d'un enfant à terme. — Il n'y a plus sous la peau qu'une très-petite quantité de graisse.

Atélectasie de toute la partie inférieure et postérieure du poumon droit. Après l'insufflation, ces parties restent plus rouges que les autres régions du poumon.

Il y a quelques noyaux de stéatose cérébrale périventriculaire.

Le foie et les reins ne contiennent pas de graisse.

OBS. XXIV. — *Œdème, ictère, muguet, diarrhée, vomissements, chevauchement des os du crâne.* — *Mort.* — *Lésions pulmonaires.*

Etienne Bourg., né le 23 janvier 1876, est apporté le 25 à l'infirmerie.

On constate une teinte subictérique de la face et de l'œdème de la région sous-ombilicale et des membres.

Poids, 2438.

T. { ax.   36,3.
   { rect. 36,2.

26. — L'ictère s'est étendu à toute la peau.

Poids, 2452.

T. R. 37,6.

27. — L'enfant est nourri au biberon.

Poids, 2406.

T. R. 37,4.

28. — Muguet et diarrhée verte.

Poids, 2390.

T. R. 37. -

29. — Vomissements.

Poids, 2342.

T. R. 37,5.

31. — Il n'y a plus d'œdème, l'ictère est très-marqué, les selles sont jaunes.

Poids, 2134.

T. { ax.   37,8.
   { rect. 37,6.

1er février. — Les selles sont bonnes.

Poids, 2062.

T. { ax.   37.
   { rect. 36,9

2. — Les vomissements continuent.

Poids, 2082.

lade ne succomber qu'un mois après le jour où il me fut présenté pour la première fois ; et, à cette époque, il souffrait déjà depuis quelque temps.

Lorsque, pendant le cours de ce mal, pour ainsi dire

T. { ax. 37,7. / rect. 37,6.

3. — Poids, 2045.

T. { ax. 37,8. / rect. 37,9

4. — Poids, 2005.

T. { ax. 37,8. / rect. 37,8.

5. — Poids, 1975.

T. { ax. 37,4. / rect. 37,4.

6. — La teinte ictérique s'efface. Poids, 1954.

T. { ax. 37,4. / rect. 37,4.

7. — Poids, 1925.

T. { ax. 37,5. / rect. 37,4.

8. — Poids, 1912.

T. { ax. 37,5. / rect. 37,5.

9. — Poids, 1900

T. { ax. 37,6. / rect. 38.

10. — Poids, 1862.

T. { ax. 37,4. / rect. 37,6.

11. — Il ne reste aucune trace de la teinte ictérique. Poids, 1877.

T. { ax. 36,8. / rect. 36,9.

12. — Poids, 1852.

T. { ax. 36,9. / rect. 36,9.

13. — Poids, 1837.

T. { ax. 36,9. / rect. 36,8.

14. — Poids, 1835.

T. { ax. 36,6. / rect. 36,6.

15. — Amaigrissement considérable, chevauchement des os du crâne, dépression sternale profonde, râles à la base des deux poumons, surtout à droite. Poids, 1839.

T. { ax. 36,7. / rect. 36,8

16. — Poids, 1892.

T. { ax. 36,9. / rect. 36,8.

17. — Poids, 1819.

T. { ax. 36,9. / rect. 36,8.

18. — Rougeur et gonflement du nez et de la lèvre supérieure. Poids, 1850.

T. { ax. 37,3. / rect. 37,2.

19. — Ce qui existait hier sur le nez et la lèvre supérieure, a disparu. Poids, 1880.

T. { ax. 37. / rect. 37.

20. — Poids, 1902.

T. { ax. 37,4. / rect. 37,3.

21. — L'enfant prend le sein. Poids, 1918.

T. { ax. 37,6. / rect. 37,6.

22. — Les selles sont jaunes et de bon aspect. Poids, 1934.

chronique, il survient une complication ; une pneumonie par exemple, il est difficile d'admettre qu'elle ne hâte pas la terminaison ; toutefois, la maladie, même dans ces conditions, continue à marcher lentement. Ainsi dans un cas où la durée totale fut de dix-neuf jours, la mort ne survint que deux semaines après l'apparition des premiers indices de l'affection pulmonaire. Chez cet enfant, la température qui s'était habituellement maintenue au degré normal, s'éleva la veille de la mort à 38°, chiffre qu'elle avait dépassé de 6 dixièmes, sept jours avant. Si l'on avait pris la température dans les der-

T. { ax.   36,9.
   { rect. 37.

23. — Poids, 1930.

T. { ax.   37,1.
   { rect. 37.

24. — Poids, 1930.

T. { ax.   36,8.
   { rect. 36,6.

25. — Diarrhée verdâtre, vomissements jaunes.
Poids, 1890.

T. { ax.   35,9.
   { rect. 35,7.

26. — Ne prend plus d'aliments.
Poids, 1875.

T. { ax.   36,4.
   { rect. 36,4.

27. — Poids, 1884.

T. { ax.   34,8.
   { rect. 34,6.

28. — Râles abondants, surtout du côté droit en arrière, avec retentissement du cri. Dépression sternale profonde. Vomissements. — Pieds un peu œdémateux.
Poids, 1880.

T. { ax.   32,3.
   { rect. 32,2.

La mort a lieu à 6 heures du soir.

L'AUTOPSIE est faite le 29.
Poids, 1830.

Le point d'ossification de l'extrémité inférieure du fémur a 4 millim. de diamètre

Le tissu graisseux sous-cutané a complétement disparu.

A la région postérieure des hémisphères cérébraux, au voisinage des ventricules latéraux, on trouve de nombreux foyers de stéatose, qui, pour la plupart, contiennent une matière crétacée.

Les poumons atélectasiés se laissent insuffler complétement. — A la partie inférieure et superficielle du lobe inférieur gauche, on trouve deux petits noyaux ayant le volume d'une graine de millet, d'une matière caséiforme, ressemblant à des granulations tuberculeuses. — Deux ganglions trachéaux un peu plus volumineux que de coutume, de couleur ambrée, sont parsemés de quelques granulations jaunes. — Les tubes des pyramides sont le siége d'un infarctus uratique de moyenne intensité. — Les reins et le foie sont complétement dépourvus de graisse.

nières heures, je suis convaincu, qu'on eût constaté un abaissement notable.

L'Athrepsie est loin d'être toujours aussi grave qu'on pour- Terminaison.
rait le croire d'après ce qui précède ; et quand, au lieu de
s'en tenir aux faits où elle est confirmée, on envisage tous
les cas, on peut dire que la guérison est la règle. Les exemples Guérison.
abondent, en effet, où il n'y a que quelques troubles digestifs,
de la diarrhée et de l'érythème ; avec ou sans muguet. Tout
se passe alors si simplement et la terminaison est si prompte
et si heureuse, que je n'insisterai pas davantage sur ces cas ;
ils sont journaliers et ne causent d'ordinaire aucune inquiétude. Mais je ne pouvais me dispenser d'en faire mention,
puisqu'ils sont au seuil de l'Athrepsie et comme son premier
degré et, qu'en conséquence, ils ont en eux le germe des troubles les plus redoutables.

Ce ne sont pas seulement dans ces cas légers, que les malades guérissent ; la terminaison est encore assez souvent
heureuse, même après des accidents très-sérieux et de nombreuses oscillations dans la marche. Alors, l'un des meilleurs
indices que l'on puisse avoir d'une issue favorable, est fourni
par la température. En dépit du nombre et de la diversité
des affections, elle se maintient au degré normal ; ou bien,
après un abaissement parfois assez prononcé, mais de courte
durée, comme il advient chez les enfants débiles ou nés avant
terme, on la voit se relever, d'une manière continue, pour
atteindre assez vite, la moyenne physiologique (obs. XXV).

Obs. XXV. — *Maigreur, érythème fessier, ulcérations malléolaires, diarrhée, vomissements, bronchite. — Guérison.*

Maria Sari..., née le 25 juillet 1875, est admise le 15 août à l'infir-merie.

Elle est maigre, et présente de l'é-rythème fessier et des ulcérations malléolaires.

Parmi les cas de guérison, que j'ai entre les mains, une seule fois la moyenne journalière n'a été que de 36°,8 ; dans tous

Poids, 1945.
T. R. 36,8.
16. — Elle vomit et boit peu de lait.
Poids, 1938.
T. R. 38.
17. — Il n'y a pas eu de vomissements, mais la diarrhée est très-aqueuse, et l'érythème a fait des progrès.
Poids, 1940.
T. R. 38.
18. — Poids, 1952.
T. R. 37,8.
19. — Poids, 1947.
T. R. 36,9.
20. — Poids, 1970.
T. R. 36,4.
21. — Poids, 1930.
T. R. 34,6.
22. — Poids, 1960.
T. R. 35,8.
23. — Poids, 1895.
T. R. 36,4.
25. — Poids, 1843.
T. R. 37.
26. — Poids, 1892.
T. R. 37,2.
27. — Poids, 1850.
T. R. 37,4.
28. — Poids, 1865.
T. R. 37,4.
29. — Poids, 1815.
T. R. 36,8.
30. — Poids, 1860.
T. R. 37,2.
31. — Poids, 1860.
T. R. 37,2.
1er septembre.
Poids, 1880.
T. R. 37,2.
2. — Diarrhée verte, amaigrisse-

ment, toux, quelques râles muqueux à gauche en arrière.
Poids, 1886.
T. R. 36,2.
3. — Poids, 1875.
T. R. 37,2.
4. — La diarrhée est toujours verte.
Poids, 1870.
T. R. 36,8.
5. — Poids, 1860.
T. R. 36,8.
7. — La diarrhée a cessé. — Depuis quelques jours on administrait, par cuillerées à café, une mixture composée avec de l'eau de chaux, du sirop de coings et du cognac.
Poids, 1862.
T. R. 37.
9. — Poids, 1870.
T. R. 37,4.
10. — Poids, 1875.
T. R. 37,2.
11. — Poids, 1890.
T. R. 37.
13. – Poids, 1910.
T. R. 37,4.
14. — Poids, 1890.
T. R. 37,2.
16. — Poids, 1938.
T. R. 36,6.
17. –– L'enfant tousse.
Poids, 1950.
T. R. 37,6.
18. — A la région postérieure du poumon gauche, on perçoit quelques râles sibilants et sous-crépitants. Le cri, en un point circonscrit, est retentissant.
Poids, 1870.
T. R. 38.

les autres, elle a dépassé généralement 37°, comme on peut le voir dans le tableau IV (page 197).

La balance, après le thermomètre, fournit les notions les plus précises sur la marche favorable de la maladie et sur sa terminaison heureuse. Lorsqu'elle marque des pertes journalières minimes, ou lorsqu'après avoir accusé une diminution assez sensible dans le poids, durant quelques jours, on la voit indiquer une augmentation continue bien que lente, on doit espérer la guérison (obs. XXVI). Et les probabilités pour

19. — Poids, 1920.
      T. R. 37,6.
20. — Poids, 1970.
      T. R. 37,4.
21. — Poids, 1945.
      T. R. 37,8.
22. — Poids, 1945.
      T. R. 38.
23. — Il y a de la diarrhée, quelques vésicules d'érythème sur la grande lèvre gauche, où l'on trouve aussi une petite ulcération rosée.
      Poids, 1960.
      T. R. 37,6.
25. — Poids, 1990
      T. R. 37,6.
27. — L'enfant, auquel on a donné une nourrice, prend bien le sein. Il n'a plus de diarrhée. On entend encore quelques râles dans les poumons.
      Poids, 1980.
      T. R. 37,4.
29. — Poids, 1988.
      T. R. 37,6.
1er octobre.
      Poids, 2020.
      T. R. 37,4.
4. — Poids, 2006.
      T. R. 37.

15. — Poids, 2290.
      T. R. 37,6.
L'enfant, considéré comme pouvant être envoyé à la campagne, quitte l'infirmerie.
      OBS. XXVI. — *Diarrhée, muguet, chevauchement des os du crâne, ulcérations malléolaires. — Guérison.*
Gustave Lap...., né le 10 mars 1876, est entré le 16 à l'infirmerie. Il a une teinte subictérique et les os du crâne chevauchent.
      Poids, 2320.
      T. { ax.   37.
           { rect. 37,2.
18. — Muguet.
      Poids, 2305.
      T. { ax.   37,6.
           { rect. 37,6.
19. — Poids, 2300.
      T. { ax.   38,2.
           { rect. 38,1
20. — Poids, 2310.
      T. { ax.   38,2.
           { rect. 38,1.
22. — Poids, 2300.
      T. { ax.   37,3.
           { rect. 37,4.
23. — N'accepte plus le biberon diarrhée jaune.
      Poids, 2247.

13

celle-ci seront encore plus grandes, si, en même temps, la température oscille faiblement autour de la moyenne normale.

T. { ax. 37,6. / rect. 37,6.

24. — Petit abcès au-dessous de la branche gauche du maxillaire inférieur.
Poids, 2200.

T. { ax. 37,7. / rect. 37,8.

25. — Le muguet fait des progrès. On ouvre l'abcès et il en sort du pus avec un gros bourbillon.
Poids, 2205.

T. { ax. 37,3. / rect. 37,2.

26. — Poids, 2110.

T. { ax. 37,4. / rect. 37,5.

27. — Poids, 2150.

T. { ax. 37,3. / rect. 37,5.

28. — L'enfant ne prend qu'une très-petite quantité de lait.
Poids, 2180.

T. { ax. 37,7. / rect. 37,4.

30. — Le muguet est très-apparent.
Poids, 2237.

T. { ax. 37,9. / rect. 38.

31. — Ombilic rouge.
Poids, 2250.

T. { ax. 37,6. / rect. 37,6.

1er avril.
Poids, 2340.

T. { ax. 37,8. / rect. 37,8.

2. — Poids, 2300.

T. { ax. 37,2. / rect. 37,3.

3. — Ulcérations malléolaires.
Poids, 2370.

T. { ax. 36,2. / rect. 36,1.

4. — Poids, 2370.

T. { ax. 36,2. / rect. 36,4.

5. — Ophthalmie.
Poids, 2420.

T. { ax. 36,6. / rect. 36,7.

6. — Poids, 2405.

T. { ax. 36,7. / rect. 36,9.

7. — Poids, 2430.

T. { ax. 36,8. / rect. 36,9.

8. — Poids, 2370.

T. { ax. 36,6. / rect. 36,6.

10. — Poids, 2440.

T. { ax. 36,8. / rect. 37.

12. — Les selles sont très-bonnes.
Poids, 2325.

T. { ax. 36,6. / rect. 36,6.

14. — Poids, 2240.

T. { ax. 36,8. / rect. 36,6.

16. — Diarrhée verte et jaune.
Poids, 2170.

T. { ax. 37. / rect. 37,2.

18. — Poids, 2157.

T. { ax. 36,9. / rect. 36,9.

20. — Poids, 2200.

T. { ax. 37,4. / rect. 37,3.

22 — Poids, 2240.

Un enfant dont le poids initial était de 3,353 grammes (obs. XXVII) n'en pesait le jour de l'*exeat* que 3,350. Il y avait eu, comme on le voit, une perte totale de 3 grammes en une semaine ; et comme le malade n'avait que huit jours, il se trouvait, quant au poids, dans des conditions physiologiques ; car, en général, durant le premier septénaire, il n'y a pas de gain. — Mais il n'en est pas toujours ainsi, et le déchet peut être très-sensible même, lorsque l'issue est heureuse. Un enfant de deux mois (obs. XXVIII) le jour où il

T. { ax.   36,3.
{ rect.   36,4.

24. — L'enfant que l'on a confié à une nourrice et qui prend bien le sein, est assez vigoureux. Son cri est bon.

Poids, 2250.

T. { ax.   36,5.
{ rect.   36,5.

On le fait partir pour la campagne.

Obs. XXVII. — *Œdème, diarrhée, muguet. — Guérison.*

Jules D., né le 9 février 1875, est apporté à l'infirmerie le 10. Bien que d'assez belle apparence, il a de l'œdème des pieds, des jambes et de la région sous-ombilicale. — La peau a une couleur rouge framboise.

T. R. 36,4.
Poids, 3353.
Pouls. 120.

11. — L'enfant, confié à une nourrice, prend le sein, mais mollement.

T. R. 37,6.
Poids, 3428.
Pouls, 132.
Resp. 72.

12 — La peau passe du rouge au jaune, l'œdème diminue. Diarrhée.

T. R. 37,4.
Poids, 3343.
Pouls, 132.

13. — La coloration jaune est plus apparente. L'œdème diminue beaucoup, la diarrhée devient verte.

T. R. 37,2.
Poids, 3311.
Pouls, 120.
Resp. 64.

14. — Muguet ; la diarrhée est jaune.

T. R. 37,2.
Poids, 3310.

15. — T. R. 37,6.
Poids, 3341.

16. — L'œdème a complétement disparu, et la coloration de la peau est à peu près normale.

T. R. 37,4.
Poids, 3350.

L'état de l'enfant paraît assez satisfaisant pour qu'on l'envoie à la campagne.

Obs. XXVIII. — *Diarrhée, muguet, ulcérations ptérygoïdiennes. — Guérison.*

Marie P., née le 15 mai 1874, entre le 9 juillet à l'infirmerie, avec de la diarrhée, du muguet et de l'érythème fessier. Elle est vaccinée. Sa face est pâle.

quitta la salle, guéri, avait en une semaine, perdu 48 grammes. J'ai renvoyé à la campagne, dans un état très-voisin de la guérison, un enfant d'un mois, qui pesait 1,951 grammes au moment de son entrée et qui en avait perdu 120, durant les dix-huit jours qu'il passa à l'infirmerie. Enfin, dans un cas, qui fut suivi pendant quinze jours (obs. XXIX), le malade

T. R. 37.
Pouls, 132.
Resp. 40.
Poids, 2450.

10. — On constate des plaques ptérygoïdiennes au début. —La diarrhée est aqueuse, jaune, avec des stries vertes.
T. R. 37,2.
Pouls, 116 (sommeil).
R. 40.
Poids, 2360.

11. — La diarrhée persiste avec les mêmes caractères, bien que l'enfant prenne le sein plus volontiers.
T. R. 37,4.
Poids, 2290..

12. — T. R. 37,4.
Pouls, 128 (sommeil).
Resp. 28.
Poids, 2310.

13. — T. R. 37.
Pouls, 116 (sommeil).
Resp. 20.
Poids, 2310.

14. — Poids, 2360.

15. — T. R. 37,4.
Poids, 2360.

16. — Poids, 2405.
Quitte l'infirmerie dans un état satisfaisant.

Obs. XXIX. — *Diarrhée, vomissements, muguet, plaques ptérygoïdiennes, érythème fessier. — Guérison.*

Emilie V., née le 26 mai 1874, est apportée à l'infirmerie le 16 juin, par sa nourrice qui continue à l'allaiter; elle a de la diarrhée et vomit constamment. Les matières sont jaunes et aqueuses. La cavité buccale est acide.
T. R. 37.
Poids, 2355.
Pouls, 132.

17. — La diarrhée est verte; il y a du muguet buccal et des plaques ptérygoïdiennes.
T. R. 37,5.
Poids, 2370.
Pouls, 144.
Resp. 68.

18. — T. R. 37,5.
Poids, 2370.
Pouls, 128.
Resp. 40.

19. — La diarrhée est toujours verte.
T. R. 37,8.
Poids, 2390.
Pouls, 140.
Resp. 68.

20. — Erythème fessier.
T. R. 37,6.
Poids, 2340.
Pouls, 136.

21. — Les vomissements qui avaient cessé pendant deux jours, ont reparu aujourd'hui.
T. R. 37,4.
Poids, 2390.

dont le poids, au moment de l'entrée, était de 2,355 grammes, pesait 2,403 grammes, lorsque son état parut assez bon pour qu'on l'expédiât à la campagne. — Dans le tableau IV, où j'ai réuni sept cas de guérison, j'ai placé d'abord quatre enfants qui avaient gagné du poids ; puis trois, qui en avaient perdu. Après avoir divisé la différence entre le gain

TABLEAU IV. — *Athrepsie guérie.*

POIDS INITIAL	Poids final.	Gain.	Perte.	MOYENNE.			Age.	Durée.
				Température.	Pouls.	Respiration.		
							Jours.	Jours.
2.710	2.895	185	»	36,8	108	34	26	8
1.850	1.931	81	»	37	132	48	22	13
2.205	2.265	60	»	37,2	120	36	30	5
2.355	2.403	48	»	37,5	134	59	35	15
3.353	3.350	»	3	37,3	124	68	8	7
2.450	2.405	»	45	37,2	123	32	31	7
1.951	1.831	»	120	37,3	140	»	29	18
16.874	17.080	374	168	260,3	881	277	181	73
		Gain.		Par jour.				
Moyenne. 2.410	2.440	30		37,2	126	39	26	10

22. — La diarrhée verte et les vomissements continuent.
    T. R. 37,6.
    Poids, 2340.
    Pouls, 140.
23. — Les plaques ptérygoïdiennes, toujours très-apparentes, se guérissent au centre.
    T. R. 37,7.
    Poids, 2320.
24. — T. R. 37,7.
    Poids, 2280.
    Pouls, 120.
25. — T. R. 37,5.
    Poids, 2260.

26. — La diarrhée verte persiste.
    T. R. 37,6.
    Poids, 2250.
    Pouls, 128.
27. — On administre par cuillerées à café une mixture à l'eau de chaux et au sirop de coings.
29. — T. R. 37,4.
    Poids, 2370.
    Pouls, 140.
30. — T R. 37,3.
    Poids, 2403.
L'enfant est considérée comme guérie et renvoyée.

des premiers et la perte des autres, par le nombre total des
jours de durée ; j'ai trouvé qu'il y avait eu un gain de
3 grammes par individu et par jour ; et comme chacun de ces
enfants avait en moyenne vingt-six jours, il avait dépassé la
période où gains et pertes se compensent. Je crois donc
pouvoir conclure de ce qui précède que chez les malades qui
guérissent le poids considéré dans son ensemble reste à peu
près stationnaire ; qu'un abaissement continu, s'il est léger,
ne doit pas faire porter un pronostic fâcheux ; et que, dans
quelques cas exceptionnels, la guérison a lieu, même après
une perte de poids notable et continue.

TABLEAU V. — *Résumé des quatre premiers tableaux.*

		MOYENNE.					
		Poids initial.	Perte de poids.	Température.	Pouls.	Respiration.	Âge.	Durée.
							Jours.	Jours.
	Sans complications. Moyenne de 12 cas.	2,105	49	36	114	48	17	5
Athrepsie.	Compliquée de pneumonie. Moyenne de 12 cas.	2,415	40,6	35,5	125	53	19	7
	Compliquant l'œdème des nouveau-nés. Moyenne de 12 cas.	2,152	29	31,9	102	19	14	6
	Guérie.	2,410	Gain. 30	37,2	126	39	26	10

DIXIÈME LEÇON

ANATOMIE PATHOLOGIQUE DE L'ATHREPSIE.

LÉSIONS DE LA PEAU ET DE LA BOUCHE. — MUGUET DE LA BOUCHE,
DU PHARYNX ET DE L'ŒSOPHAGE.

MESSIEURS,

Vous n'auriez de l'Athrepsie qu'une idée très-incomplète,
si vous ne connaissiez les altérations de tissus et d'organes
qui s'y rattachent. Elles sont nombreuses, variées et de gravité très-inégale. Les unes sont apparentes sur le malade
vivant, les autres ne sont révélées que par l'autopsie.

Parmi les premières, celles de la peau se présentent tout
d'abord ; c'est donc par elles qu'il est naturel d'inaugurer
cette étude.

Je commence par l'*érythème*. Il affecte, vous le savez,
deux formes. Dans l'une, très-fréquente chez le nouveau-né,
l'éruption est primitivement vésiculeuse. L'autre, consiste
en des papules lenticulaires.

Sans revenir sur les particularités que l'examen, à l'œil
nu, permet de constater, et sur lesquelles j'ai suffisamment
insisté dans la symptomatologie, je vais m'occuper seulement

des lésions histologiques. Je les ai étudiées sur des tranches minces colorées et conservées dans la glycérine (1).

L'érythème vésiculeux (*) est caractérisé par une voussure que fait à peu près exclusivement l'épiderme. Au début, la couche cornée est épaissie par la tuméfaction de ses lamelles, qu'infiltre une matière granuleuse. Puis elle se soulève, se ramollit, et se rompt, précisément dans le point le plus altéré.

C'est le corps muqueux de Malpighi qui est le véritable siége de la lésion, surtout au niveau des cellules plates, d'où elle s'étend de proche en proche, vers la profondeur. Assez fréquemment, les cellules les plus superfi cielles ont déjà subi un degré d'altération très-prononcé, alors que les autres paraissent encore intactes.

Le volume du corps muqueux s'est considérablement accru. Les éléments altérés sont plus gros que normalement, et la plupart ont conservé leurs dentelures périphériques. Ils sont moins tassés les uns contre les autres et ont pris une remarquable transparence. Leur noyau s'est également hypertrophié en prenant la forme d'une sphère ou d'un ellipsoïde, et en devenant transparent. Le nucléole plus volumineux, n'est segmenté qu'exceptionnellement,

(1) Je crois devoir indiquer ici brièvement le mode de préparation que j'ai mis en usage pour l'étude microscopique des altérations organiques de l'Athrepsie. C'est celui qui est actuellement le plus employé et qui donne les meilleurs résultats.

Il consiste à placer les fragments que l'on veut examiner dans de l'alcool, pendant vingt-quatre heures; puis dans une solution de gomme arabique, pendant un temps égal ou double; enfin dans de l'alcool.

De la sorte on obtient un durcissement qui permet de faire avec le rasoir des tranches très-minces. On les plonge d'abord dans de l'eau pour les débarrasser de leur gomme, puis après les avoir colorées à l'aide du carmin ou du picro-carminate neutre d'ammoniaque, on les conserve dans de la glycérine.

(*) Voy. planche XII, fig. 1.

mais il est entouré de granulations plus nombreuses et plus réfringentes.

Peu à peu, cette fonte des cellules s'accentue ; elles deviennent surtout plus claires, et l'on a de la peine à discerner leur contour, leur noyau et leurs granulations. Lorsqu'on fait usage d'un faible objectif, on pourrait croire qu'à leur niveau, il existe un vide. Cela tient à ce qu'elles se sont remplies de liquide. Les réactifs colorants restent sans action sur ces cellules hydropiques. Dans les points les plus malades, elles se rompent, communiquent les unes avec les autres, et disparaissent complétement. C'est alors que la lame cornée, séparée du corps muqueux, se brise, et découvrant la région des cellules malades, laisse suinter à la surface du tégument le liquide qu'elles contiennent. La voussure primitive se trouve ainsi convertie en une perte de substance, en une véritable crevasse de la couche la plus superficielle de la peau (a).

A cette altération de l'épiderme, il faut en ajouter deux autres. L'une, qui est habituelle, consiste dans une congestion très-marquée du réseau veineux du derme, non-seulement au niveau du point malade, mais dans le voisinage ; l'autre, non constante et peu étendue, est une prolifération nucléaire de la couche dermique la plus rapprochée de la surface.

Dans l'érythème papuleux (*), on trouve comme dans le précédent, l'épiderme et le derme altérés ; mais ces lésions sont entre elles dans un rapport inverse, relativement à celles de l'érythème vésiculeux, le travail morbide s'étant accompli surtout dans le derme.

Érythème papuleux.

(a) Voy. sur l'histologie des vésicules et des phlyctènes : Vulpian, *Bull. de l'Acad. de méd.*, 1870 et 1871. — Neumann, *Handbuch für Hautkrankheiten*, 1868. — Besiadecki, *Sitzungsberichte der k. Akad. Wien.*, 1867. — J. Renaut, in *Manuel d'histologie pathologique* de Cornil et Ranvier, 3e partie, 1876.

(*) Voy. planche XII, fig. 2.

La couche cornée est peu épaisse, tandis que le corps muqueux est assez notablement modifié. Ses colonnes intradermiques sont plus allongées et plus larges ; leur contour est en outre beaucoup moins net et l'on dirait qu'elles sont boursouflées. Cela est dû à la tuméfaction des cellules, surtout près de la lame cornée. Pour la plupart elles ont conservé leurs dentelures. Plusieurs sont devenues vésiculeuses ; leur centre est clair, transparent, et leur noyau est refoulé à la périphérie, où il semble comprimé.

Le derme, dans la couche sous-jacente aux papilles et parfois jusqu'aux glandes de la sueur, est le siége d'une multiplication nucléaire qui a pour point de départ les vaisseaux. Les corpuscules de nouvelle formation d'abord disséminés, forment peu à peu des groupes, dont la compacité croît avec le développement de la papille, et au milieu desquels l'on ne distingue plus les canaux sanguins. Les vaisseaux des glandes sudoripares voisines du corps papillaire, subissent cette altération, mais à un faible degré.

Erythème ulcéré. La lésion change assez notablement d'aspect, quand on l'examine au voisinage d'un point ulcéré. A un faible grossissement on reconnaît que la lame cornée s'est épaissie et que le corps muqueux a subi une sorte de dissociation. Ses éléments occupent une hauteur qui est au moins double de la normale. A la place de ses colonnes, on voit soit des îlots, soit des travées, qui circonscrivent des espaces irrégulièrement arrondis ou polygonaux, d'une transparence relative et où la coloration est peu régulière. — Le derme, dont le volume s'est également accru, ne s'est pas moins profondément modifié.

A l'aide d'une lentille plus puissante, on voit que l'épaississement de la couche cornée, est dû à l'augmentation de volume de ses cellules, infiltrées par une matière granuleuse ; et qu'au niveau des îlots et des trabécules du corps muqueux, les cellules épithéliales ont des formes et des dimensions très-variables. Sur les bords, elles sont tout à la fois aplaties et allongées ; et dans les parties centrales, beaucoup plus larges. Leur accroissement est surtout très-accentué près du derme, où elles ont une netteté remarquable et des dentelures très-appréciables.

Dans les espaces que circonscrivent les trabécules, on voit des vaisseaux complétement exsangues et comme aplatis, des noyaux assez fortement colorés et quelques cellules épidermiques pour la plupart altérées, granuleuses et claires. Çà et là même, il y a de petits espaces vides comme si elles avaient été détruites. — Dans le derme, les noyaux embryonnaires sont par places si abondants et forment des groupes si compacts, que l'on ne distingue plus les éléments constitutifs de son tissu.

Le travail de prolifération s'est donc ici très-accentué en se modifiant. Remarquez d'abord l'hypertrophie de la couche épidermique ; non-seulement elle a empiété sur la région papillaire, dont elle a en quelque sorte engaîné les vaisseaux ; mais ses cellules ont subi sur le plus grand nombre des points une augmentation de volume considérable ; sur d'autres une véritable atrophie. Notez ensuite la destruction du derme, par l'exubérance même des noyaux qui s'y sont développés.

L'ulcération est le résultat de la prolifération excessive des éléments cellulaires de l'épiderme et du derme, de l'étouffement vasculaire qui en résulte, enfin de la nécrobiose consécutive des nouveaux produits. Le ramollissement semble débuter par les parties profondes, d'où il atteint peu à peu les couches superficielles ; et finalement, c'est par une rupture de la lame cornée, que le foyer s'ouvre à l'extérieur.

Pemphigus.

Le *pemphigus* qui se développe chez les nouveau-nés atteints d'Athrepsie ne présente rien de particulier, au point de vue anatomo-pathologique. Les bulles résultent du soulèvement de l'épiderme au niveau de la couche intermédiaire à la lame cornée et au corps muqueux de Malpighi (zone des cellules granuleuses); elles contiennent de la sérosité fibrineuse, à réaction alcaline, dans laquelle se trouvent en suspension quelques globules blancs; on voit quelques-uns de ces corps çà et là dans le derme.

Il me reste à vous parler des lésions de la peau et du tissu sous-cutané produits par l'*amaigrissement* et l'*endurcissement*.

Amaigrissement.

Chez les enfants que l'Athrepsie chronique a privés de la couche adipeuse qui double le tégument, au lieu de celle-ci, on ne trouve plus au moment de l'autopsie, qu'un tissu à mailles lâches, parsemé çà et là de petits grains jaunâtres.

Sur des coupes de cette peau, l'examen microscopique montre des modifications importantes. Les anciens îlots adipeux ont complétement changé d'aspect, et sur un certain nombre d'entre eux, on peut suivre en quelque sorte pas à pas la transformation.

A l'état normal, comme vous le savez, les cellules adipeuses sont tellement remplies par la graisse, que l'on distingue difficilement leur noyau aplati contre la paroi. Dans le premier degré de l'amaigrissement, l'enveloppe cellulaire et son noyau deviennent apparents; puis, avec les progrès du mal, le protoplasme s'accroît, et en s'avançant vers le centre de la cellule, repousse la graisse qui, au lieu de former une masse unique, se divise en un certain nombre de granulations. Pendant que ce travail s'accomplit, le volume de la cellule subit une réduction considérable ; sa forme et son aspect changent à ce point, qu'elle serait méconnaissable si l'on n'avait sous les yeux les différents degrés de la métamorphose. Les cellules, dont toute la graisse a disparu, sont d'ordinaire ovoïdes, et les plus allongées occupent la périphérie. Elles sont très-rapprochées les unes des autres, ne laissant entre elles que quelques petits espaces triangulaires. Elles se colorent fortement en rouge par le carmin, ainsi que leur noyau, qu'entoure un protoplasma granuleux. A la périphérie de quelques-unes, on aperçoit des plis ou des dentelures. Toutes ces particularités donnent aux éléments des îlots adipeux ainsi transformés, une grande analogie avec l'épithélium du corps muqueux de Malpighi.

La peau qui a subi l'induration athrepsique a des caractères qui permettent de la distinguer immédiatement de celle qui est normale (*). Elle est notablement amoindrie, comme tassée. La couche de Malpighi et surtout le derme, ont perdu de leur épaisseur. Aussi la lame cornée qui n'a pas été atteinte semble-t-elle plus épaisse qu'à l'état normal. Les cellules du corps muqueux sont à peine visibles, et leur ensemble forme une masse compacte dont on distingue mal le contour. Un fait qui frappe tout particulièrement, c'est la netteté des corpuscules du tissu conjonctif ; en aucune autre circonstance, je ne les ai vus trancher d'une manière aussi complète sur les autres éléments du derme. — Dans le pannicule graisseux, les trabécules conjonctives ont pris une importance tout à fait inusitée. Elles paraissent plus nombreuses et plus épaisses. En même temps le volume des îlots graisseux s'est amoindri, et cela d'une manière très-accusée surtout au voisi-

Endurcissement.

nage du derme, où ils ont une forme allongée transversalement. Leurs vésicules adipeuses y sont moins grosses et laissent apercevoir leur noyau. Plusieurs d'entre elles, même, ont
perdu en partie ou en totalité leur graisse, et ont subi la
transformation que je vous ai signalée en vous parlant de
l'amaigrissement de la peau. — Enfin, les vaisseaux, notamment ceux du corps papillaire, sont revenus sur eux-mêmes,
et l'on ne peut distinguer leur lumière. — Il s'agit donc
d'une dessiccation de la peau, du tassement de ses couches
et d'un certain degré d'atrophie de la graisse qui la double;
mais il n'y a ni production nouvelle, comme dans la sclérose
proprement dite, ni infiltration séreuse, comme dans l'œdème.
— Vous le voyez, l'anatomie pathologique vient ici confirmer les vues suggérées par la clinique (1).

Lésions de la bouche.

Après les lésions de la peau, celles de la bouche sont les
plus apparentes. La clinique nous a déjà familiarisés avec
elles. Il en est trois sur lesquelles je désire particulièrement
appeler votre attention : ce sont les *plaques ptérygoïdiennes*,
les *kystes épidermiques* et le *muguet*.

Plaques ptéry-
goïdiennes.

Vous savez que les premières occupent un siége constant,
qui permet de toujours les reconnaître (*). Vous vous rappelez aussi que, pendant la vie, elles se présentent sous deux apparences de durée très-inégale. Au début et pendant un
temps très-court, elles sont tuméfiées; puis elles s'ulcèrent

(1) M. J. Renaut (*a*), après avoir
donné une excellente description
histologique de l'œdème diffus de la
peau, commet la confusion que la
plupart des auteurs ont faite, lors-

qu'il dit : « Il (l'œdème) est rarement primitif; cependant, chez les
nouveau-nés, il apparaît constamment avec l'œdème du tissu cellulaire
sous-cutané et constitue le sclérème. »

(*a*) *Loc. cit.*, p. 1181.
(*) Voy. planche 1, fig. A.

et se creusent assez profondément. L'étude des coupes colorées, nous révèle des particularités parfaitement en rapport
avec ces deux périodes. D'abord on observe une dissociation
et un soulèvement désordonné des cellules épithéliales les
plus superficielles, de celles qui sont aplaties ; et la présence
entr'elles, d'un certain nombre d'hématies. La couche sous-
jacente a augmenté de volume ; cellules et noyaux tout est
beaucoup plus gros et plus apparent. Enfin dans le derme
il s'est produit une multiplication nucléaire. L'ensemble de
ce travail morbide a pour résultat de déterminer la tuméfaction de la muqueuse buccale au niveau de la plaque.

Mais les choses ne tardent pas à se modifier ; l'épithélium
tout entier se détache et est entraîné avec les matières qui
traversent la cavité buccale ; et il se forme une véritable érosion, dont le fond est formé par le derme muqueux, très-altéré
et souvent détruit sur une certaine épaisseur. Les noyaux
du tissu conjonctif s'y sont multipliés dans des proportions
considérables, et les amas qu'ils forment, après avoir rempli
les interstices des fibres élastiques accumulées en si grand
nombre dans cette portion du derme muqueux, sont peu à
peu détruits, donnant ainsi plus de profondeur à l'ulcération.
Les vaisseaux du voisinage sont très-injectés et presque toujours, sur les parties du chorion mises à nu, on voit du
muguet, et surtout une grande quantité de sporules parasitaires.

J'emprunte au travail de MM. Guyon et Thierry sur les
kystes épidermiques (a) les détails suivants, qui leur ont été
fournis par M. Cornil.

Après les avoir ouverts, on en fait sortir un petit

Kystes épider-
miques.

______

(a) *Loc. cit.*, p. 572.

grumeau blanchâtre qui est uniquement constitué par des cellules d'épithélium pavimenteux corné. Ce sont des lamelles aplaties, minces et tout à fait semblables à celles qui se desquament à la surface de la muqueuse.

A l'aide de coupes pratiquées sur la muqueuse de la voûte palatine à leur niveau, on constate qu'ils sont régulièrement sphériques et plus ou moins profonds relativement aux couches de la muqueuse. La plupart des coupes les montrent très-rapprochés de la surface, situés sous l'épithélium pavimenteux et sous la couche la plus superficielle du tissu-conjonctif.

La cavité du kyste est tapissée par plusieurs assises de cellules épithéliales pavimenteuses, dont les plus internes sont aplaties et cornées, exactement comme cela a lieu sur la muqueuse buccale. Au-dessous, la paroi du kyste est formée par un tissu conjonctif à cellules plasmatiques aplaties. En dehors, on voit les couches fibreuses et élastiques du chorion, les glandes et les vaisseaux.

Ces kystes sont complétement clos et n'ont aucune relation avec les glandes. MM. Guyon et Thierry les considèrent comme des glandes sébacées anormales, arrêtées dans leur développement.

Muguet.

De toutes les affections dont peut être atteinte la muqueuse buccale dans l'Athrepsie, il n'en est pas de plus fréquente que le *muguet* qui va maintenant nous occuper. Je vous ferai, sans discontinuer, l'histoire anatomo-pathologique complète du parasite, quel que soit son siége. Vous verrez bientôt qu'il est avantageux de ne pas scinder son étude.

Muguet buccal.

Vous connaissez déjà cliniquement le muguet de la bouche ; vous savez que cette cavité est le siége de prédilection du champignon. C'est là qu'il se développe d'abord et le plus abondamment. Lorsqu'on en trouve sur d'autres points, on peut affirmer que la bouche en contient; car elle est la pépinière d'où les germes se détachent pour aller s'implanter ailleurs et s'y développer (1).

(1) Jusqu'à une époque très-rapprochée de la nôtre, la matière blanche du muguet a été considérée comme une *pseudo-membrane inflammatoire;* comme le produit d'une stomatite exsudative. — En 1842, Berg, de Stockholm, fit voir qu'elle était essentiellement constituée par un végétal microscopique; et aujourd'hui, cela est universellement accepté.

M. le professeur Robin (a) désigne par le nom d'*oïdium albicans* le champignon découvert par Berg.

L'oïdium albicans, dit M. le professeur Gubler (b), est un végétal cryptogame de la classe des champignons, division des arthrosporées, famille des mucédinées.

M. Quinquaud (c), se fondant sur les différences qui existent entre le végétal du muguet et celui du raisin (oïdium Tuckeri), pense que le premier doit être distrait du genre *oïdium;* et il en fait le *Syringospora Robinii.*

Suivant M. Robin, le cryptogame du muguet est constitué par des filaments tubuleux et des spores. Les tubes sont des cylindres allongés, droits ou incurvés en divers sens, transparents, avec une teinte légèrement ambrée, à bords nets et foncés, ordinairement parallèles. Leur longueur est de 50 à 60 centièmes de millimètre et leur diamètre de 3 à 4 millièmes. Ils sont formés de cellules articulées bout à bout, dont la largeur est de 2 centièmes de millimètre à la partie moyenne, de 3 à 4 près de la partie adhérente, et de 1,5 à 1 près de l'extrémité libre. — A l'état adulte ils sont tous ramifiés une ou plusieurs fois. Les ramifications sont composées de cellules, comme les filaments d'où elles partent. Leur longueur est variable. Tantôt elles égalent les filaments, ou même les dépassent; tantôt elles sont formées d'une cellule courte et arrondie, ou de deux ou trois cellules allongées. L'accolement des extrémités arrondies de deux cellules forme, d'espace en espace, des cloisons au niveau desquelles les filaments sont ordinairement un peu étranglés. C'est à ce niveau ou un peu au-dessous, que sont insérées les ramifications.

L'espace compris entre deux cellules est désigné sous le nom de chambre; c'est à proprement parler la cavité cellulaire. Chaque chambre

(a) Ch. Robin, *Histoire naturelle des végétaux parasites.* Paris, 1853.

(b) Gubler, *Loc. cit.*, et *Note sur le muguet*, in *Comptes rendus de la Société de biologie*, 1852, p. 69, et *Gaz. méd.*, 1852, p. 412.

(c) Quinquaud, *Nouvelles recherches sur le muguet, classification et conditions de développement*, in *Archiv. de phys. norm. et pathol.*, t. I, p. 290, 1868.

Ayant suffisamment insisté sur son évolution apparente, sur sa topographie et ses différents aspects, il ne me reste plus qu'à vous faire connaître ses rapports avec la muqueuse.

Pour les déterminer, il est indispensable d'examiner des coupes faites normalement à la surface des parties molles et atteignant une certaine profondeur.

La langue nous servira de type. Le parasite y a deux aspects, déterminés par des différences de siége (*). Sous le plus habituel, qui est probablement primitif, il peut être qualifié de *muguet épithélial*.

A la surface de la lame cornée tuméfiée, on voit une couche assez épaisse de spores, au milieu desquelles sont disséminés

renferme ordinairement des granulations moléculaires, remplacées sur quelques filaments, par deux, trois ou quatre corpuscules ovales qui la remplissent. Ces corps qui, probablement, sont des spores commençant à se développer, ont des parois jaunâtres qui se distinguent de celles du filament, par un aspect plus brillant et beaucoup moins foncé.

L'extrémité d'origine des filaments est presque toujours cachée au centre d'un amas de spores ; en l'isolant de celles-ci, on voit que la première cellule est le prolongement d'une spore toujours facile à reconnaître, que le filament soit formé par beaucoup de cellules et porte déjà des branches, ou qu'il soit représenté par deux chambres seulement. Elle renferme, en effet, deux ou trois granules sphériques de un millième de millimètre de contour, foncés, à bords nets, animés de mouvements browniens. Aux spores germées souvent d'autres adhèrent, qu'il est assez difficile d'en détacher.

L'extrémité libre ou sporifère des filaments ou de leurs ramifications est ou arrondie sans renflement, ou formée par une cellule sphérique ou ovoïde, de 5 à 7 millièmes de millimètre de long, plus grosse que celles qui la précèdent. Il en résulte pour le filament un aspect variqueux et tortueux.

Les spores sont sphériques ou un peu allongées, à bords nets et foncés, creusées d'une cavité transparente de teinte ambrée et réfractant assez fortement la lumière. Elles ont de 4 à 5 millièmes de millimètre, et contiennent une fine poussière douée du mouvement brownien et souvent un ou deux granules de 6 dix-millièmes à 1 millième de millimètre de diamètre. Elles se réunissent rarement en chapelet.

(*) Voy. planche 1, fig. B.

quelques tubes de mycélium, et des cellules épithéliales qui affectent des directions très-diverses. Plus profondément, ces cellules ont conservé leur disposition horizontale; mais au lieu d'être immédiatement superposées comme à l'état normal, elles sont séparées les unes des autres, par des spores d'autant plus abondantes, que l'on examine un point plus rapproché de la surface.

Çà et là, du milieu des amas parasitaires de la surface, on voit la mucédinée s'élever en végétations arborescentes. Ce sont comme des touffes de tubes sporifères, qui solidement implantés par de véritables racines sur l'épiderme altéré, s'épanouissent en de nombreux rameaux.

Dans une autre variété, que l'on pourrait appeler *muguet dermique*, non-seulement les éléments du parasite atteignent le corps muqueux, mais ils le dépassent et pénètrent jusque dans le derme, où l'on distingue très-nettement quelques spores, mais surtout des tubes, dont la direction est à peu près perpendiculaire à la surface de l'organe. Les papilles affectées sont le siége d'une prolifération nucléaire des plus manifestes et leur volume est augmenté (*).

Sur un certain nombre de préparations du voile du palais ou des parties molles de la voûte palatine, nous n'avons pu constater que le premier mode d'implantation, toutefois sans végétations arborescentes (1).

---

(1) M. Robin (*a*) dit, en parlant du siége précis du muguet : « Le végétal se développe à la surface de l'épithélium, dans cette couche de mucus visqueux qui adhère à ce dernier, et dans laquelle nagent des cellules épithéliales isolées ou réunies qui se détachent continuellement. Les spores germent dans ce sol, s'y multiplient rapidement, adhèrent à l'épithélium dont elles couvrent les cellules le plus superficiellement placées; et bientôt mélangées aux cellules du liquide visqueux, elles forment avec

(*a*) *Loc. cit.*, p. 492.
(*) Voy. planche VI, fig. 3 et 4.

Après avoir étudié le muguet dans la bouche, nous allons le suivre dans sa marche le long du tube digestif, et nous arrêter aux différentes étapes qu'il peut y faire.

Muguet du pha
rynx. La première est le pharynx auquel il se propage très-fréquemment (1). Il s'y montre en général sous la forme de grains ou de plaques isolées; d'autres fois, il couvre des surfaces assez étendues, surtout dans les gouttières. En haut, comme l'a vu M. Lélut, il ne franchit jamais l'entrée des fosses nasales, là où commence l'épithélium à cils vibra

les filaments tubuleux une couche blanchâtre épaisse, qui occupe ce liquide. Cette membrane enlevée, ce n'est pas le derme que l'on a sous les yeux, mais une couche d'épithélium de forme récente (ce que Berg et d'autres auteurs avaient déjà constaté). »

Voici ce que dit M. Gubler du muguet buccal (a) :

« Le muguet n'est jamais uniquement constitué par les filaments de l'oïdium. On trouve toujours dans les concrétions pseudo-diphthériques, outre les parcelles alimentaires, de nombreux éléments microscopiques provenant de la desquamation épithéliale de la région et de la sécrétion de la membrane muqueuse.

» Les spores de la mucédinée sont attachées aux cellules épithéliales, aux grumeaux du caséum, et les filaments sont éparpillés entre ces mêmes corpuscules solides, formant avec eux une masse feutrée. J'ai vu l'oïdium remplir les glandules situées

à la base de la langue, les distendre et s'épanouir en houppe à la surface libre de cet organe. On peut le rencontrer encore entre la face profonde de l'épithélium et la muqueuse; mais jamais le cryptogame ne pénètre dans l'épaisseur de la membrane, pour puiser les éléments de sa nutrition au sein même des tissus vivants. En conséquence, l'oïdium albicans, comme les autres végétaux, qui croissent sur l'homme, vit aux dépens des produits de sécrétion et n'est pas un véritable parasite. »

Il est inutile d'insister pour montrer les différences qu'il y a entre ma description et celle des auteurs que je viens de citer. Je me contenterai de faire remarquer que les éléments des végétaux pénètrent dans l'épaisseur des tissus, contrairement au dire de M. Gubler; aussi reviendrai-je plus tard sur sa proposition finale pour la combattre.

(1) Dans la moitié des cas environ, suivant Valleix et M. Seux.

(a) Gubler, *Études sur l'origine et les conditions de développement de la mucédinée du muguet*, in *Mémoires de l'Acad. de médecine*, t. XXII, p. 450.

tiles (1). En bas, il ne dépasse pas l'entrée du larynx.

L'œsophage est un des organes que le muguet envahit le plus souvent. Il peut le couvrir entièrement ; quoique dans le plus grand nombre de cas, il n'en occupe que les deux tiers ou les trois quarts inférieurs. D'ordinaire, il s'arrête à un centimètre environ au-dessus du cardia, formant en ce point un feston irrégulier. — Il s'y présente sous des aspects assez divers, qui sans doute, ne marquent que des degrés dans son évolution. Ce sont tantôt de petits grains analogues à ceux de la bouche et du pharynx; tantôt des plaques elliptiques, très-allongées suivant l'axe de l'organe, faisant une saillie d'au- *Muguet de l'œsophage.*

---

(1) « J'ai observé, dit M. Lélut (*a*), le muguet sur cinq enfants atteints de bec-de-lièvre avec division ou absence de la voûte palatine ; ils sont morts tous les cinq. Pendant la vie et après la mort, je n'ai pas vu dans leurs fosses nasales la moindre trace de muguet.

« Le muguet ne pénètre point dans les trompes d'Eustache ; j'ai fait à ce sujet des recherches directes. J'en ai vu trois ou quatre fois de très-petits points au bord libre de l'épiglotte et au pourtour de la glotte, aux ouvertures des ventricules latéraux, seuls endroits de la muqueuse pulmonaire où l'on trouve l'épithélium. Ils étaient situés sous cette membrane, et très-adhérents à la membrane sous-jacente. Au delà, dans les voies respiratoires, je n'ai jamais vu du muguet. »

A l'appui des observations de M. Lélut sur l'absence constante du muguet dans les fosses nasales, voici un fait que j'ai moi-même recueilli.

OBS. XXX. *Muguet buccal, chez un enfant atteint de division congénitale du voile du palais ; absence de muguet dans les fosses nasales.*

Eugénie A., âgée de 10 jours, succombe le 21 novembre 1870, dans le service de chirurgie, à l'hospice des Enfants-Assistés. Elle est atteinte d'un bec-de-lièvre double. La voûte palatine est largement ouverte et le voile du palais divisé. Il y a beaucoup de muguet dans la cavité buccale, et l'on n'en voit aucune trace sur la muqueuse rosée des fosses nasales, qui communique si largement avec cette dernière.

Toute la région postérieure du poumon droit est atteinte d'une induration pneumonique.

(*a*) *Loc. cit.*, p. 349.

tant plus marquée, qu'elles sont plus étendues. Leur surface n'est pas uniforme ; on y distingue une série de zones, variant du blanc pâle au gris jaune alternativement saillantes et déprimées. Les premières sont manifestement les plus larges, et tendent à empiéter sur les autres.

Si les intervalles qui séparent les plaques parasitaires sont peu étendus, la muqueuse est en général rouge et tuméfiée. La végétation offre une certaine résistance soit aux tractions, soit au raclage, et l'on peut en conclure qu'il existe une adhérence assez intime entre elle et les tissus (*).

Dans une autre variété, la mucédinée couvre de larges surfaces et même toute l'étendue de l'œsophage. Elle a une épaisseur toujours considérable, et après avoir ouvert le canal suivant son axe, si on le soumet à l'action d'un filet d'eau, on voit comme des feuillets longitudinaux, ou des saillies, qui s'entre-croisent de diverses manières, donnant ainsi à la partie malade, l'aspect d'une écorce d'érable.

Parfois, cette disposition n'est plus appréciable, et le canal œsophagien est comme rempli par une bouillie plus ou moins compacte, dont les portions les plus superficielles sont aisément entraînées par l'eau. Ce qui reste après le lavage, peut encore avoir jusqu'à 2 millimètres d'épaisseur. La couleur des feuillets ou de la pulpe parasitaire, est d'un blanc gris, parfois même d'un brun noirâtre. Ces teintes diverses sont communiquées par les matières ingérées, et surtout par les vomissements, qui contiennent souvent de la bile ou un mucus noirâtre. Souvent enfin des coagulations laiteuses couvrent les parties malades.

Lorsqu'on sépare la production parasitaire de la muqueuse œsophagienne, on trouve celle-ci d'un rouge assez

(*) Voy. planche 1, fig. B.

vif, et parfois même, comme l'a vu M. Seux, légèrement érodée ou ulcérée. Dans un cas, cet observateur aurait constaté une plaque gangréneuse.

Pour étudier à l'aide du microscope, les rapports du muguet avec les tuniques œsophagiennes, j'ai choisi la seconde variété, qui se prête mieux que les autres aux préparations nécessaires. Les coupes ont été pratiquées normalement au grand axe de l'organe, sur les plaques les moins larges.

A un faible grossissement, on voit que l'altération détermine une saillie superficielle, et s'étend dans la profondeur, jusqu'à la tunique musculeuse. Elle a la forme d'une ellipse allongée dans le même sens que la coupe. On y distingue plusieurs zones concentriques, alternativement opaques et claires. C'est au voisinage de la surface, que ces zones sont surtout larges et foncées, précisément dans les points qui correspondent au relief des plaques que je vous ai signalées dans la description faite à l'œil nu.

Souvent au centre de la saillie il y a une dépression, une sorte de cavité en forme de cratère, très-déchiquetée sur ses bords. C'est, à n'en pas douter, le résultat du ramollissement des parties le plus anciennement altérées.

A l'aide d'un objectif plus puissant, on voit que l'épithélium et les saillies papillaires ont disparu ; en sorte que c'est le derme muqueux, qui forme la surface libre. C'est à sa lésion et à celle de la tunique fibreuse, que sont dues les saillies. L'on y constate une prolifération nucléaire généralisée, mais inégale. — Le muguet, en le pénétrant d'une manière intime, l'a complétement disloqué. Noyaux, cellules, fibres musculaires et élastiques, spores et mycélium, tous ces éléments sont tellement enchevêtrés, qu'ils semblent constituer au même titre, cette espèce de mélange que l'on a sous les yeux. Plus profondément, le désordre est moins grand, les tubes, moins nombreux, et le tissu de la muqueuse est encore apparent, bien que modifié d'une manière très-notable, par la prolifération de ses noyaux. — Plus bas encore, c'est-à-dire dans la tunique nerveuse, on distingue quelques rares tubes, dont les extrémités n'atteignent pas les muscles. Ils pénètrent les tissus perpendiculairement ou d'une manière un peu oblique à la direction de leurs fibres. — Sur tous les points touchés par le muguet et à une certaine distance, le tissu conjonctif a proliféré si abondamment, qu'au centre de la lésion, l'on ne voit que des noyaux. Les vaisseaux eux-mêmes sont complétement enveloppés, car c'est à leur périphérie que le travail de prolifération a été le plus intense. En général, leur lumière est complétement effacée. Dans quelques-uns, il m'a semblé constater des débris de globules. Çà et là, au milieu de l'épithélium des glandes, on distingue des tubes. — Mais la lésion n'est pas partout limitée aux deux couches les plus internes de l'œsophage. Dans certains points, l'irritation causée par la présence du parasite a été telle, que les muscles et la tunique fibreuse périphérique elle-même, ont participé au travail d'hyperplasie (1). L'on y distingue, en

(1) Ayant eu à sa disposition l'œsophage d'un enfant de trois mois et demi, qui succomba à une diarrhée abondante et à une anémie profonde, et sur lequel on trouva une végétation confluente de muguet dans la cavité buccale et dans la partie supérieure du tube digestif, le professeur Wagner (a) pratiqua des coupes sur cet organe préalablement durci, et après les avoir colorées, il en fit l'examen. — Il vit que les plaques de muguet situées à la surface de la muqueuse se composaient de spores et d'une substance moléculaire finement granuleuse, de nature inconnue. Ces éléments se retrouvaient dans les plaques plus volumineuses et profondes. — La couche superficielle de l'épithélium légèrement soulevée existait

(a) E. Wagner, *Zur Kenntniss des Soors des Œsophagus*, in *Jahrb d. Kinderheilkunde* (1868), 58-62 et *Union méd.*, 1869.

effet, surtout autour des vaisseaux, une abondance de noyaux tout à fait anormale.

encore ; la tunique moyenne avait été détruite et la profonde était conservée en grande partie. Le plus grand nombre des champignons s'étaient développés dans la partie moyenne de la muqueuse. Il y en avait peu dans la couche profonde. On voyait les filaments tubuleux traverser les diverses couches épithéliales, et pénétrer dans les ramifications vasculaires, où ils étaient entourés de corpuscules sanguins.

« Au début, dit M. Wagner, les champignons se développent sur la surface épithéliale sans en déprimer la paroi. Plus tard, ils repoussent celle-ci et finissent même peut-être par la perforer; mais ces faits n'ont point encore été constatés. Dans le tissu propre de la muqueuse, les filaments pénètrent à une grande profondeur, en ne suivant pas toujours les espaces interstitiels. Leur direction est perpendiculaire et ils refoulent même les parois des petits vaisseaux. — Ni dans l'épithélium, ni dans le tissu propre de la muqueuse on ne trouve trace de pus. Il faut donc rejeter cette assertion émise par un certain nombre d'auteurs. Les vaisseaux sanguins situés dans la couche épithéliale, remplacée par des plaques de muguet, offrent des sinuosités nombreuses et sont complétement remplis de globules rouges et blancs qui ont conservé leurs proportions numériques ordinaires. » Après avoir fait cette remarque, l'auteur ajoute : « *A priori*, il

paraît naturel que le champignon du muguet, lorsqu'il se développe dans l'intérieur des vaisseaux, puisse amener la formation de processus pathologiques, tels que des thromboses ou des embolies.... Cette idée est confirmée par une observation du docteur Zenker, publiée dans le *Journal de thérapeutique* de Dresde en 1861-62. Ce médecin, à l'autopsie d'un homme qui avait succombé à une encéphalite généralisée, compliquée de muguet dans la bouche, le pharynx et l'œsophage, a trouvé dans le cerveau le champignon qui est l'expression anatomique du muguet. »

— Sans insister sur le manque de clarté des descriptions du professeur Wagner, non plus que sur la délimitation si peu nette, des régions occupées par le muguet, je ferai remarquer qu'il a complétement méconnu l'action irritante pourtant si remarquable du parasite, et la prolifération si active qu'il produit dans le tissu conjonctif des différentes tuniques de l'œsophage.

Pour ce qui est de la pénétration des éléments de la mucédinée dans les vaisseaux, en admettant qu'elle existe, bien que je n'aie pu la constater, j'ai de la peine à croire que les spores et les tubes du mycélium puissent être transportés par le torrent circulatoire, à travers le poumon, jusque dans l'encéphale. J'attends pour admettre le fait signalé par M. Zenker qu'il ait été confirmé par d'autres observateurs.

ONZIÈME LEÇON

ANATOMIE PATHOLOGIQUE DE L'ATHREPSIE (SUITE).

MUGUET DE L'ESTOMAC, DE L'INTESTIN, DE LA GLOTTE ET DU POUMON.

MESSIEURS,

Muguet de l'es-tomac.

Il y a un *muguet gastrique*, je vous le prouverai d'une manière irréfutable ; mais avant de procéder à cette démonstration, je dois faire sur ce point, une enquête historique.

Historique.

Parmi les auteurs les plus compétents, les uns affirment l'existence de cette lésion, d'autres la nient, il en est qui restent dans le doute.

Ceux qui disent : oui, le muguet peut pousser sur la muqueuse de l'estomac, sont les premiers en date ; c'est donc par l'examen de leur dire et de leurs preuves, que je dois commencer. Guersent (*a*) professe une opinion très-large, car il pense que le mal peut se développer dans la bouche, le pharynx, l'œsophage, l'estomac, le gros intestin, et même jusque dans le larynx et la trachée. Pour M. Lélut (*b*) le muguet, considéré dans sa nature matérielle, est une fausse

(*a*) Guersent, Dict. en XXI. vol.; art. *Muguet.*
(*b*) Lélut, *Arch. gén. de méd.*, 1827, 1re série, t. XIII, p. 3.

membrane qui, chez les nouveau-nés, siége sur la muqueuse digestive sus-diaphragmatique, et sur celle de l'estomac. Il ne l'a jamais vu au delà de ce viscère, dans le tube digestif. Billard (*a*) décrit une forme de gastrite avec altération de sécrétion, ou muguet de l'estomac. Denis (*b*), dit avoir observé deux fois cette lésion. Valleix (*c*) en rapporte plusieurs observations. MM. Robin (*d*), Barrier(*e*) et Scux (*f*), bien que ne l'ayant jamais rencontrée, croient à son existence.

Parmi les observateurs qui disent : non, il n'y a pas de muguet gastrique, je vous citerai Berg, Véron (*g*), Niemeyer (*h*), Trousseau (*i*) et M. Vogel (1). M. Gubler, après avoir nié, dans un premier travail (*k*), la possibilité du développement du muguet sur la muqueuse de l'estomac, à cause du manque d'air et de la présence du suc gastrique, reconnaît, dans un mémoire postérieur (*l*), que ces obstacles ne sont pas à la rigueur insurmontables.

Quelle est la cause de la divergence des opinions que je

(1) Cet auteur étant parmi ceux qui ont écrit le plus récemment sur les maladies des enfants, je crois devoir le citer textuellement : « L'opinion assez répandue, dit-il (*j*), chez beaucoup de médecins de l'ancienne école, que le muguet peut se propager à l'estomac et aux intestins, n'a jamais été confirmée par l'autopsie. On ne peut pas nier que les membranes de muguet ne soient éliminées du corps par l'anus sans avoir été digérées; mais cela ne prouve nullement qu'elles se soient formées sur la muqueuse de l'estomac et de l'intestin. »

(*a*) Billard, *loc cit.*, p. 330.
(*b*) Denis. *Loc. cit.*, p. 166.
(*c*) *Loc. cit.*, p. 247.
(*d*) *Loc. cit.*, p. 496.
(*e*) *Loc. cit.*, p. 689.
(*f*) *Loc. cit.*, p. 145.
(*g*) Véron, *Observ. sur les maladies des enfants (Des altér. organ. et du muguet des nouveau-nés).* Paris, 1825.
(*h*) Niemeyer, *Éléments de pathologie interne.* Trad. franç. Paris, 1865, t. I, p. 469.
(*i*) Trousseau, *Clinique médicale.* Paris, 1861, t. I, p. 457.
(*j*) *Loc. cit.*, p. 103.
(*k*) Gubler, *Note sur le muguet.* (*Comptes rendus de la Soc. de biologie*, 1852, p. 69).
(*l*) Gubler, *Sur la mucédinée du muguet (Mém. de l'Acad. de méd.*, t. XXII, p. 449).

viens de vous énumérer ; et comment se fait-il que les faits rapportés par des observateurs tels que MM. Lélut, Valleix et Billard, n'aient pas entraîné la conviction de ceux qui, depuis, se sont occupés du muguet gastrique ? C'est qu'ils n'ont pas administré, en faveur de leur opinion, la seule preuve capable de convaincre, celle que nous exigeons aujourd'hui pour affirmer qu'un produit pathologique est constitué par du muguet ; je veux dire la démonstration faite par le microscope.

Commençons par Billard : dans une première observation, qui est la 32e de son livre, il parle d'une enfant de 19 jours qui succomba profondément amaigrie, après avoir eu quelques vomissements bilieux. On trouva du muguet dans la bouche, le pharynx et l'œsophage. La muqueuse de l'estomac était d'un rouge intense, fort épaisse et très-friable, et l'on voyait à la partie centrale de l'organe une large couche de muguet, composée d'un nombre considérable de petits points, d'un blanc éclatant, surmontant les villosités, et dont l'ensemble pouvait être comparé à une couche de givre étendue sur une mousse fine. Ces points blancs s'enlevaient avec le scalpel, quand on les grattait un peu fort. Quelques-uns se trouvaient détachés, et flottaient parmi les mucosités gastriques. — Dans un second fait, il s'agit d'une petite fille de 21 jours, morte dans le premier degré du marasme. La bouche, le pharynx et l'œsophage étaient tapissés par une couche assez épaisse de muguet. A la petite courbure de l'estomac, on en voyait une large plaque, résultant de l'agglomération d'un grand nombre de petits points pelliculeux, d'un blanc éclatant, résistant assez au frottement de l'ongle, mais pouvant être détachés avec le tranchant du scalpel : alors les villosités apparaissaient très-saillantes et très-rouges. — Un dernier cas est celui d'une petite fille de 14 jours, qui succomba après avoir présenté tous les symptômes d'une affection gastro-intestinale aiguë. La langue et les parois de la bouche étaient couvertes par une couche épaisse de muguet; il y en avait aussi dans le pharynx et l'œsophage. L'estomac, au niveau de son grand cul-de-sac, était atteint de ramollissement gélatiniforme, et, sur divers points de sa surface, on voyait des couches ou plaques de muguet irrégulièrement disséminées. Enfin, il existait le long de la petite courbure un assez grand nombre de follicules mucipares, légèrement tuméfiés, et environnés d'un cercle rouge. Quelques-uns d'entre eux avaient leur orifice central béant et jaunâtre.

Dans ces trois faits, une seule lésion rappelle le muguet de l'estomac : c'est précisément celle que l'auteur considère comme due à une hypertrophie des follicules mucipares. Quant aux autres, elles doivent être rapportées sans aucun doute, comme vous le verrez plus tard, à la lésion que je décrirai sous le nom de gastropathie diphthéroïde.

Les cas de Valleix n'ont pas une valeur plus grande. Un seul lui est propre, les autres sont empruntés à Lediberder. Le premier, qu'il relate très-longuement, est celui d'un garçon de 21 jours, qui avait du muguet dans la bouche, le pharynx et l'œsophage. La surface de l'estomac était couverte de mucus. A partir du cardia, commençaient deux bandes d'un pouce de large, s'avançant de chaque côté de la petite courbure, et formées par des grains fins et très-rapprochés de matière blanche, molle, très-adhérente et entièrement semblable, sauf la couleur, à celle dont étaient formés les grains de muguet de l'œsophage. Elles s'arrêtaient à un demi-pouce du pylore. Du côté du grand cul-de-sac, on voyait une plaque semblable, d'un pouce et demi de diamètre.

Les observations de Lediberder, qui n'étaient pas destinées à être publiées, sont très-concises. Dans l'une, la surface interne de l'estomac présentait, après avoir été lavée, une assez grande quantité de granulations, d'un demi-millimètre de diamètre, légèrement saillantes, et adhérant fortement à la muqueuse. — Dans une autre, on voyait vers la partie supérieure, du côté du grand cul-de-sac, des points jaunes; gros comme des grains de millet, et qui, ajoute l'auteur, étaient évidemment du muguet. — Dans la troisième, il est dit que le muguet, qui existait en grande quantité dans l'œsophage, se prolongeait à la face postérieure de l'estomac, dans l'étendue de deux pouces de long, à partir du cardia. Il formait une bande verticale d'un pouce de large supérieurement et d'un demi-pouce en bas; il était jaune, peu épais, et s'enlevait difficilement.

Comme vous le voyez, aucune de ces observations ne porte l'estampille du microscope, et j'ajoute, qu'à part les deux premières de Lediberder, il n'en est aucune qui puisse être considérée comme se rapportant au muguet de l'estomac. Car je puis le dire ici par avance, la mucédinée, dans ce dernier siége, se présente avec une physionomie tout à fait différente de celle qu'on lui connaît dans la bouche, le pharynx et l'œsophage. C'est pour avoir ignoré ce fait et avoir cru au contraire à une analogie d'aspect, que les auteurs précités ont regardé comme du muguet, un produit dû très-probablement à l'inflammation de la muqueuse gastrique (1).

<hr>

(1) Jusqu'ici, M. Lélut est le seul auteur qui, à ma connaissance, ait tenté de décrire le muguet gastrique; et dans cette rapide esquisse, il a donné souvent des détails d'une remarquable justesse. « Dans l'estomac, dit-il, la fausse membrane est disposée par points isolés, d'une grandeur très-variable. Tantôt on peut les compter, d'autres fois ils sont contigus les uns aux autres et recouvrent presque toute la surface interne du ventricule. Chacun d'eux n'a quelquefois que le volume d'une tête d'épingle, d'autres fois sa base a une ligne au moins de diamètre. Son sommet, ordinairement floconneux, offre quelquefois, mais très-rarement, une très-légère dépression centrale. »

Il résulte des considérations précédentes que si l'on ne croit plus aujourd'hui au muguet gastrique; que si les moins sceptiques le relèguent parmi ces lésions rares que l'on observe une fois par hasard dans le cours d'une longue carrière médicale; c'est que les cliniciens qui l'ont vu ne l'ont décrit que d'une manière incomplète et l'ont confondu avec des produits inflammatoires.

Me trouvant à mon tour, sur le terrain où ont observé MM. Lélut, Billard et Valleix, j'ai vu, comme eux, le muguet gastrique; mais à leur affirmation sans preuve, j'ai substitué une démonstration qui, je n'en doute pas, vous convaincra de l'implantation du végétal dans la paroi de l'estomac (a).

A l'ouverture du viscère, la lésion frappe la vue dans le plus grand nombre des cas; mais, parfois elle est masquée par du mucus, qui forme à sa surface un revêtement épais et d'une adhérence remarquable. Pour la voir, il faut faire disparaître cette matière, soit par un léger raclage, soit à l'aide d'un jet d'eau (*).

Alors elle apparaît sous la forme de petits mamelons, de grains isolés, ou rapprochés les uns des autres. Leur volume est très-variable; quelques-uns ne peuvent être distingués qu'à la loupe et, rarement leur grosseur dépasse celle d'un grain de millet.

Les petits sont acuminés et les plus volumineux présentent à leur centre, une dépression, une sorte d'ombilic. En général, leur couleur ne tranche pas d'une manière appréciable sur celle de la muqueuse; d'autres fois elle est jaune cire et si, alors, comme dans une observation que j'ai fait

----

(a) Mes premières recherches ont paru dans le mémoire suivant : *Du muguet gastrique et de quelques autres localisations de ce parasite (Arch. de phys. norm. et path.*, 1869, p. 504).

(*) Voy. planche 1, fig. B.

connaître, les grains sont en forme de godet, on croirait avoir sous les yeux une végétation de teigne faveuse.

Leur siége de prédilection est la face postérieure de l'estomac, et on les trouve habituellement groupés au voisinage des courbures, surtout de la petite, et plus près du cardiaque du pylore. Quand la végétation est ancienne et très-étendue, c'est au niveau de ces dernières régions que les saillies sont le plus volumineuses et que la dépression centrale est le plus prononcée.

Toujours elles adhèrent intimement à la paroi, dont on ne peut les séparer ni par le lavage, ni par un raclage prolongé. A vrai dire, elles lui sont incorporées.

Autour des saillies, la muqueuse conserve le plus souvent sa teinte grise normale ; dans quelques cas, elle est rose ou violette.

Examen micros-
copique. Rien, dans la description précédente, ne peut indiquer la nature de la lésion, car elle n'a aucune ressemblance avec celles que produit le muguet dans les parties supérieures du tube digestif. Pour en préciser la nature, l'emploi du microscope est donc indispensable ; mais, grâce à lui, rien n'est plus facile que d'arriver à ce résultat. Il suffit, en effet, à l'aide de ciseaux, de détacher une des petites saillies, et de la dilacérer sur une lame de verre, après y avoir ajouté de l'eau ou une solution de soude.

L'examen de cette préparation, fait voir un grand nombre de filaments tubuleux et de spores caractéristiques de l'*oïdium albicans*. — Entre eux, on distingue des cellules épithéliales, des noyaux, des granulations protéiques et quelques globules gras.

Toutefois, on n'obtient ainsi que des renseignements superficiels et très-sommaires ; pour se renseigner d'une manière complète, il faut avoir recours à des coupes faites sur l'estomac préalablement durci, perpendiculairement à sa surface.

Supposons que les saillies soient cupuliformes. — Il suffit d'un faible grossissement pour se rendre compte de l'état des parties. Au niveau de la dépression du godet, la muqueuse a le même aspect que sur les régions saines. Tout autour de ce point, sa hauteur est au contraire doublée ; et à cause de son opacité, l'on n'y distingue ses éléments que d'une manière très-imparfaite. On a de la peine à y reconnaître çà et là, quelques culs-de-sac glandulaires, énormément distendus par une matière que l'on ne peut déterminer, et qui donne aux glandes un diamètre cinq ou six fois plus considérable qu'à l'état normal. La couche sous-muqueuse elle-même est épaissie, et dans la tunique fibreuse, à peu près sur la moitié de sa hauteur, on constate une opacité, qui est comme l'ombre du mamelon, dont elle a la forme et l'étendue. Les vaisseaux correspondants contiennent des thrombus, tandis que ceux du voisinage sont vides (*).

A l'aide d'un grossissement plus fort (**), on constate qu'au niveau des saillies, la muqueuse est très-altérée. Les glandes sont détruites dans leur région superficielle. A leur place, on trouve les éléments du muguet, avec de l'épithélium glandulaire et des corpuscules sporiformes très-petits qui, chez les athrepsiés, existent toujours abondamment à la surface des voies digestives et respiratoires (1).

---

(1) Ces granulations, certainement végétales, que j'ai rencontrées en grande quantité, sur les diverses préparations, non-seulement de la muqueuse du tube digestif, mais encore de celle des voies respiratoires, se trouvent aussi dans les garde-robes normales des nouveau-nés. Je ne puis déterminer leur signification précise. Aussi, après cette courte mention, me contenterai-je désormais de noter leur présence.

(*) Planche VII, fig. 1.
(**) Planche VII, fig. 2.

Les culs-de-sac glandulaires, dont je vous ai signalé l'élargissement si remarquable, sont pleins de spores et ressemblent à des calebasses que l'on aurait remplies de grains de millet. On n'y voit pas de tubes, quelque soin que l'on mette à les chercher. Le parasite a pénétré aussi dans les espaces interglandulaires, mais en petite quantité.

Dans toute cette partie de la préparation, les spores dominent d'une manière très-manifeste; elles deviennent beaucoup plus rares à partir de la couche sous-muqueuse, où l'on voit un certain nombre de tubes, qui s'enfoncent dans la tunique celluleuse à peu près perpendiculairement à la direction de ses fibres. Ces tubes pénètrent dans les vaisseaux, et sont peut-être le point de départ des coagulations sanguines que l'on y constate. Je ne les ai jamais suivis jusqu'à la tunique musculeuse. Entr'eux on trouve des spores en très-petit nombre, et l'on remarque que les noyaux du tissu conjonctif ont proliféré.

Si du bourrelet où la lésion est à son maximum on va vers le centre du godet, on la voit diminuer graduellement.

La végétation n'affecte pas toujours la forme d'une cupule; souvent elle se présente en petites éminences acuminées ou arrondies; mais cette différence tout extérieure ne modifie pas les rapports de la mucédinée avec les tissus.

Dans un cas auquel j'ai déjà fait allusion, il existait une ulcération de la paroi gastrique. Elle était à 4 centimètres environ du pylore, à cheval sur la grande courbure et de forme à peu près ovalaire. Elle avait 20 millimètres de long sur 8 de large. Ses bords festonnés, taillés à pic, étaient couverts de petites éminences semblables à celles des autres points de la muqueuse. Sa surface, notablement déprimée, était marbrée de noir et comme ecchymosée. En l'examinant par transparence, on voyait que cette coloration était due à des vaisseaux remplis par une matière noirâtre. — Quelle a été la part du muguet dans la formation de cet ulcère? Il me semble légitime de la faire considérable; car non-seulement les éléments cryptogamiques, en envahissant les tissus, en les comprimant et en les dissociant, ont dû préparer leur ramollissement et faciliter l'action destructive du suc gastrique; mais aussi, en pénétrant les vaisseaux, en y déterminant des caillots, ils ont arrêté la vie dans les parties atteintes (1).

(1) La description qui précède est basée sur un grand nombre de cas que j'ai publiés dans mon mémoire sur le *Muguet gastrique*, et que pour cette raison je ne crois pas devoir reproduire ici, à l'exception du suivant, qui présente, comme on va le voir, une physionomie particulière.

Obs. XXXI. *Athrepsie; muguet de l'estomac.* — Paul G., âgé de 10 jours, entre à l'infirmerie le 27 juin. Il est gras et pèse 2879 grammes. Il porte des bulles de pemphigus sur divers points, notamment autour du cou. Sur le tronc et les membres, l'épiderme se détache en larges écailles.

Le 2 juillet, il prend fort peu de lait, et, pour combattre un flux diarrhéique, on lui donne quelques cuillerées d'une potion, dans laquelle entre du sous-nitrate de bismuth.

Le 5, on constate dans la bouche une assez grande quantité de muguet. L'alimentation est presque nulle. Poids 2249 grammes.

6. — Depuis hier, l'enfant n'a pris qu'une petite quantité de lait à la cuiller; les fontanelles sont profondément excavées; les doigts sont fléchis dans la paume de la main; la face est le siége de mouvements convulsifs.

76 respirations.
T. R. 37°,6.
Poids 2197 grammes.
La mort a lieu à quatre heures du soir.

L'AUTOPSIE est faite le lendemain.

Il y a du muguet sur la langue, dans le pharynx et dans l'œsophage, où il forme un revêtement très-épais, coloré en noir, que l'on enlève aisément, et au-dessous duquel la muqueuse est très-injectée.

L'estomac contient du lait caillé et de la bile. Sur la face postérieure, au voisinage de la petite courbure et du pylore, la muqueuse est couverte d'une couche de matière gris jaune, d'un demi-millimètre d'épaisseur, résistant à l'action d'un jet d'eau, mais s'enlevant aisément par le raclage. A la loupe, on y distingue des inégalités mamelonnées.

Cette matière est constituée par des tubes et des spores de muguet, accumulés en grand nombre et mêlés à des cellules glandulaires. Sur des coupes pratiquées perpendiculairement à la surface, on voit que le parasite forme une couche continue, bien qu'inégale d'épaisseur, et ne dépassant pas la zone glandulaire qui, plus ou moins altérée, est pourtant visible sur tous les points, et se distingue par une

Comment la mucédinée envahit-elle l'estomac? Il est très-probable que les germes, venant de la bouche, du pharynx ou de l'œsophage, y sont apportés avec les aliments et les boissons. Toujours, en effet, chez les enfants dont la muqueuse gastrique était atteinte, j'ai trouvé dans ces organes des couches de muguet anciennes et étendues. — Mais pour que les semences séjournent dans l'estomac, pour qu'elles puissent s'y développer, il faut que ses fonctions soient déjà profondément altérées. Il semble, en effet, qu'à l'état de santé, tout s'oppose à la végétation d'un parasite, fût-il le plus tenace et le plus fécond. En effet, les aliments, par l'agitation qu'ils y subissent, balayent la muqueuse d'une manière périodique et fréquente. La desquamation et la sécrétion dont elle est le siége, en la décapant, si l'on peut ainsi dire, la débarrassent complétement des matières qui tendent à se déposer à sa surface. Enfin, les mouvements de la tunique musculeuse sont bien propres à empêcher que les corps introduits dans sa cavité,

coloration brune ou noire, due à la présence d'une certaine quantité de sulfure de bismuth.

Il existe de petits amas de muguet sur les cordes vocales inférieures.

L'encéphale, le poumon et le foie sont le siége de lésions sur lesquelles je n'insiste pas, parce qu'elles n'ont aucune relation directe avec celles qui nous intéressent actuellement.

— On saisit aisément l'intérêt de ce fait. Le muguet, au lieu d'avoir attaqué quelques points isolés de la paroi stomacale et de s'y être implanté profondément, s'est étendu sur une large surface, mais sans dépasser la couche la plus superficielle de la muqueuse; perdant en quelque sorte en profondeur ce qu'il gagnait en étendue. — On peut admettre que la présence dans l'estomac du sous-nitrate de bismuth ait donné à ce fait unique la physionomie qui le distingue si nettement de tous les autres. Et cette idée n'est peut-être pas une pure hypothèse; car, suivant la remarque que j'ai faite, les parties colorées par le sel métallique établissaient une ligne de démarcation très-nette entre le cryptogame et les tissus non envahis.

Mais je ne veux pas m'arrêter plus longtemps sur une observation que tout autorise à considérer comme exceptionnelle.

n'y séjournent et ne se fixent à la paroi. — Aussi, pour expliquer le développemenf du muguet gastrique, il faut, de toute nécessité, admettre l'affaiblissement ou même l'anéantissement de toutes ces causes préservatrices. Or, vous savez que c'est précisément ce qui a lieu chez nos petits athrepsiés.

La plupart des auteurs dont j'ai déjà cité les travaux et ceux-là mêmes qui n'ont pas vu le muguet dans l'estomac, disent en avoir rencontré dans l'intestin. Trousseau et M. Lélut sont les seuls qui n'aient jamais constaté cette localisation.

Valleix et M. Seux donnent des observations de muguet intestinal, mais elles n'ont pu me convaincre ; et je leur adresse les mêmes reproches qu'aux faits de muguet gastrique publiés par ces auteurs.

Dans la première observation de Valleix, recueillie par Lediberder, « on voyait çà et là, dans le tiers supérieur de l'intestin grêle, des points jaunes, ayant la plus grande analogie avec ceux qui existaient dans l'œsophage. » Dans la seconde, il est dit : « que les deux dernières plaques de Peyer étaient couvertes d'une légère couche de matière blanchâtre, formée de grains, placés les uns à côté des autres, très-rapprochés, non entraînés par un filet d'eau, mais s'enlevant avec assez de facilité ; la substance de ces couches était tout à fait semblable à celle qui tapissait la cavité buccale. Les plaques au-dessous étaient violacées, mais n'avaient subi aucune autre altération. »

Les observations de M. Seux sont également au nombre de deux. Dans l'une, le parasite avait pour siége le duodénum. On y voyait, outre des plaques rouges, une foule de corps saillants, d'un gris jaune, ayant le volume de gros grains de semoule, en tout semblables aux grains de muguet qui existaient sur la langue ; on avait beaucoup de peine à les détacher et, au-dessous, la muqueuse était intacte. Sur plusieurs points, on voyait entr'eux une couche grisâtre de muguet mobile. »

C'est le gros intestin qui était affecté chez le second malade : « Dans le cæcum, contre la valvule iléo-cæcale, existait une plaque de 2 centimètres carrés, formée par la réunion de petits grains saillants, jaunâtres, assez rapprochés les uns des autres. Tout le long du côlon descendant et du rectum, on remarquait aussi une foule de petits grains, semblables aux précédents et à ceux du muguet isolé qui existaient dans l'œsophage. Ils résistaient à l'action continue d'un filet d'eau, et on ne les enlevait qu'après un frottement assez prolongé. Au-dessous, la muqueuse n'était ni déchirée ni excoriée. »

M. Robin aurait vu du muguet dans l'intestin grêle (a).

J'avais d'abord mis en doute ces observations qui n'étaient pas appuyées sur l'examen microscopique (b). Ici, en effet bien plus encore que pour l'estomac, on est exposé à de nombreuses méprises ; car les circonstances abondent, dans lesquelles des saillies semblables à celles qui viennent d'être signalées apparaissent sur la muqueuse intestinale et notamment dans le duodénum, sur les plaques de Peyer et à la surface du gros intestin. Pour admettre l'existence du muguet intestinal, j'attendais le contrôle du microscope. Sur deux malades, l'occasion s'est présentée à moi de faire cette vérification. Chez ces deux sujets, le parasite avait pour siége le cæcum et faisait corps avec la muqueuse; dans l'un d'eux il était étalé en

(a) *Loc. cil.*, p. 496.
(b) Dans mon mémoire sur le *Muguet gastrique, etc.*, (*loc. cil.*, p. 591).

plaques d'une couleur marron; dans l'autre, il formait de petits mamelons (1).

De toutes les régions du tube intestinal, le cæcum paraît donc être la plus favorable à son développement. C'est la seule, en effet, où se trouvent les conditions d'acidité nécessaires à sa végétation, et à ce point de vue, il mérite d'être rapproché de l'estomac.

Le muguet peut-il végéter sur l'anus? MM. Robin et Bouchut l'y auraient observé; mais ils ne disent pas que la vérification ait été faite à l'aide du microscope.

J'ai très-fréquemment examiné cette région, chez les enfants dont la muqueuse buccale était couverte par la mucédinée, et j'y ai trouvé assez souvent une matière blanchâtre et pultacée qui ne s'enlevait que par le raclage. Son examen m'a fait voir qu'elle était constituée par de l'épithélium pa-

(1) L'une de ces observations, celle où le muguet cæcal formait des plaques, ayant été publiée (a), je ne crois pas devoir la reproduire; voici l'autre.

OBS. XXXII. — *Athrepsie; muguet du cæcum.* — Victor M., né le 14 octobre 1873, est admis à l'infirmerie le 2 novembre.

Muguet buccal, cri de détresse, sécheresse des yeux, pâleur extrême de la peau, battements du cœur très-affaiblis.

Temp. Rect. 29°.
Pouls 40.
La mort a lieu le 3, à une heure du matin.

L'AUTOPSIE est faite le même jour.
Poids-2140 grammes.

Il y a du muguet sur la muqueuse de l'œsophage qui est très-rouge. La végétation consiste en un semis assez épais de petits mamelons ayant une teinte jaune qui rappelle celle de la bile.

La surface interne du cæcum est également très-injectée. On y voit, çà et là, assez éparpillées, de petites saillies analogues à celles de l'œso-phage, mais moins proéminentes, résistant au raclage, et constituées par une accumulation de spores et de tubes articulés, caractéristiques de la mucédinée du muguet.

(a) Voyez ma *Note sur un cas de muguet du gros intestin* (Arch. de phys. norm. et path., 1870, p. 621).

vimenteux en couches stratifiées et dont quelques cellules, vues de champ, présentaient une certaine analogie avec les filaments du muguet.

Comment se comporte le parasite vis-à-vis des voies respiratoires? Sur cette localisation, comme sur les précédentes, les avis sont partagés. Valleix, Trousseau, MM. Seux, Barrier et Empis (1) la nient formellement. M. Lélut, qui presque toujours a vu si juste, ne l'a notée, comme j'ai eu déjà l'occasion de vous le dire, que sur les bords de la glotte.

M. Gubler, après avoir fait remarquer que généralement l'on a nié la présence du muguet dans les organes de la respiration, ajoute qu'il la considère comme possible *a priori*, et qu'il en possède deux exemples hors de toute contestation. Voici ces faits en abrégé :

A. — Une femme atteinte d'érysipèle rend, dans un effort de toux, une production blanche, en plaque contournée et comme moulée sur un organe cylindrique, molle, légèrement élastique et analogue à une fausse membrane, laquelle n'était autre chose qu'une agglomération des filaments de l'*oïdium albicans*. La forme et la dimension de cette production, l'existence antérieure d'une aphonie complète, qui diminue à partir du moment où cette sorte de pseudo-fausse membrane fut rejetée, tout concourait à montrer que le muguet, dans ce cas, provenait réellement des voies respiratoires.

(1) « Le muguet affecte spécialement la muqueuse buccale, dit M. Empis (*a*), et il ne s'étend jamais au larynx ni à la trachée. Il n'y a pas encore d'exemple de muguet se propageant au conduit respiratoire. »

(*a*) Empis, *Étude sur la diphthérite* (*Archiv. gén. de méd.*, 1850, t. XXII; p. 282).

B. — Une jeune fille atteinte de fièvre typhoïde et qui avait du muguet dans la bouche et l'arrière-gorge, toussant, ayant la voix altérée, expectora une matière visqueuse, acide, striée de sang et présentant de petits grumeaux opaques d'une consistance molle. Examinées avec soin au microscope, ces masses acides se montrèrent, pour ainsi dire uniquement formées de spores et de thallus d'*oïdium*.

J'avoue ne pouvoir accorder à ces deux cas la valeur démonstrative que leur attribue M. Gubler. Je remarquerai d'abord que, les sujets n'ayant pas succombé, on n'a pu voir le cryptogame appliqué sur la muqueuse laryngo-trachéale ; si donc la matière rejetée a été rapportée à ce siége, ce n'est qu'en vertu d'une hypothèse. Voyons si celle-ci est suffisamment justifiée.

Je commence par le deuxième cas. N'est-il pas plus naturel d'admettre que la malade, dont la bouche et l'arrière-gorge étaient couvertes de muguet, en toussant et en expectorant, en a détaché quelques parcelles, qui auront été rejetées au dehors, en même temps que les matières muco-purulentes, venant de la trachée et du larynx ?

Quant à la première malade, elle a rendu une fausse membrane qui, à n'en pas douter, s'était développée dans le larynx, puisque l'aphonie qui existait avant son rejet, a cessé en partie immédiatement après. Mais cette pseudo-membrane était-elle entièrement constituée par du muguet, comme semble le croire M. Gubler? C'est ce que je trouve fort douteux, et cela, pour les raisons suivantes : la première, c'est qu'elle avait une certaine élasticité ; ce qui la rapproche plutôt des productions croupales que des végétations de l'oïdium. Les amas de cette mucédinée, en effet, sont toujours friables, bien loin qu'ils soient élastiques, et, à ce point de vue, ressemblent plutôt à une matière caséeuse, qu'à un produit épithélial ou fibrineux. En second lieu, il est difficile d'admettre qu'une masse de muguet aussi compacte, ait germé dans le larynx sans que la cavité bucco-pharyngienne en ait été couverte.

Je propose deux explications de ce fait : ou bien il y a eu végétation de la mucédinée sur une membrane diphthéroïde préformée, et c'est là ce qui me semble le plus probable ; ou bien le produit, qui primitivement avait pris naissance sur les cordes vocales inférieures, s'était étendu aux parties voisines, suivant un mode que je vais expliquer tout à l'heure.

Parlerai-je d'une troisième observation citée par le même auteur ? En faisant l'autopsie d'un homme qui succomba aux progrès de la maladie de Bright, il vit « à la surface interne de la trachée, rouge et injectée, de petites concrétions blanchâtres et même peu adhérentes qui, examinées au microscope, présentaient les filaments caractéristiques de l'*oïdium albicans*. » — Dans ce cas, l'aspect fragmenté du muguet, son défaut absolu d'adhérence, prouvent suffisamment que, soit dans les derniers instants de la vie, soit après la mort, comme je l'ai fréquemment observé sur les enfants, il avait été transporté de l'arrière-gorge ou de la cavité buccale dans la trachée ; car il est dit, dans l'observation, que ces régions en étaient couvertes.

M. Gubler me trouvera peut-être bien sévère à l'égard des faits qu'il a présentés dans le but de prouver que l'oïdium peut croître sur la muqueuse qui tapisse les voies aériennes. Mais il s'expliquera mon scepticisme à leur endroit, quand il saura que mainte et mainte fois, j'ai cherché le muguet dans ces mêmes régions, chez des enfants qui en portaient ailleurs d'épaisses et de nombreuses plaques, et que je ne l'y ai jamais vu, hormis sur la glotte (1).

Dans onze cas de muguet glottique dont j'ai fait l'examen (*a*),

(1) Parmi les nombreux faits de muguet glottique que j'ai observés, je donne le suivant comme un type de cette lésion.

Obs. XXXIII. — *Athrepsie, coma, muguet pharyngo-œsophagien et glottique, pneumonie.*

Edouard P., né le 22 novembre 1870, est apporté le 30 à l'infirmerie, dans un état de coma profond. — Coloration jaune verdâtre de la peau, avec des ecchymoses sur le front, les sourcils, la région moyenne du nez, au pourtour de la bouche et sur le menton. Les yeux sont fermés; les sclérotiques jaunes et les pupilles très-contractées. La cavité buccale est couverte d'une couche de muguet qui a un millimètre et demi d'épaisseur.

T. R. 31°.

Pouls 104.

Respiration, de 16 à 20.

On perçoit des bouffées de râles crépitants à grosses bulles dans le poumon droit en arrière.

La mort a lieu le 1ᵉʳ décembre, à minuit.

L'autopsie est faite le 2.

Il y a du sang épanché sous la peau, au niveau des régions ecchymosées. — Les sinus crâniens sont remplis par un sang noir et poisseux. L'arachnoïde présente quelques petites taches opaques de stéatose.

Le canal artériel non encore obli-téré contient un petit caillot de date récente.

La muqueuse pharyngée, très-rouge, est couverte de muguet. On en voit sur la face antérieure de l'épiglotte, sur ses bords et sur les replis arythéno-épiglottiques. Les mamelons les plus rapprochés de la muqueuse laryngée s'avancent même un peu sur elle. — La glotte est à peu près oblitérée par une épaisse couche d'une matière blanc-jaunâtre qui couvre les cordes vocales sur toute leur longueur. Elle a plus de 2 millimètres de haut en bas, et un millimètre environ d'épaisseur. Elle est molle à sa surface et se laisse détacher assez facilement. — Sur les cordes vocales supérieures, à leurs extrémités, là où elles confinent aux inférieures, existent quelques petits mamelons grisâtres. Ils ont à peine un millimètre de diamètre. Sur tout le reste de la muqueuse laryngée, aussi bien au-dessus qu'au-dessous de la glotte, on ne trouve aucune trace de cette lésion.

Toutes les concrétions contiennent, dans des proportions variables, les éléments du muguet. Ceux-ci sont beaucoup plus abondants au niveau de la couche glottique, tandis que dans les mamelons des cordes vocales supérieures, c'est l'épithéfium qui domine.

Les poumons présentent à leur région postérieure, plusieurs noyaux d'hépatisation.

(*a*) Voy. mon mémoire sur le *Muguet gastrique, etc. (loc. cit.,* p. 593).

la végétation affectait sept fois les deux cordes vocales inférieures, et quatre fois celle du côté gauche seulement. Il s'y
présente sous la forme d'un ou de plusieurs petits amas,
quelquefois arrondis, le plus souvent allongés suivant le
grand axe de l'orifice (*).

Chez un malade, chaque corde vocale portait plusieurs
bourgeons, rapprochés les uns des autres, de manière à former une surface mamelonnée, dépassant à peine la glotte en
haut, mais s'étendant vers le bas. Chaque plaque avait à sa
partie moyenne une hauteur de $0^m,002$ environ. Du reste,
c'est l'amas le plus volumineux de la mucédinée qu'il m'ait
été donné de rencontrer dans le larynx.

Le champignon adhère moins à cette muqueuse qu'à celle
de l'estomac. Mais il y est pour le moins aussi solidement fixé
qu'à celle du pharynx et de la face antérieure de l'épiglotte.
Il ne cède jamais à l'action, même prolongée, d'un filet
d'eau. On parvient toujours à le détacher par le raclage sans
déchirer, du moins en apparence, les tissus sous-jacents. Tout
autour de lui, la muqueuse est injectée ; dans aucun cas, elle
ne m'a paru érodée.

Examen micro-
scopique. Sur des coupes du larynx, faites perpendiculairement
à l'axe glottique (**), au siége de l'altération, on constate
ce qui suit. Une masse saillante et étrangère aux tissus de
l'organe, adhère à la muqueuse en un point et sur les
autres elle en est séparée. Au niveau de l'adhésion, le
derme est manifestement altéré. Sur les autres points, il y
a une diminution notable de l'épaisseur du corps muqueux.
Le produit anormal n'est pas homogène ; on y distingue une
quantité considérable de ces granulations dont je vous ai
déjà parlé et qui forment une sorte de gangue, au milieu de

(*) Planche I, fig. C.
(**) Planche VI, fig. 1 et 2.

laquelle sont plongés les éléments du muguet et des fragments épithéliaux. Les tubes et les spores sont surtout abondants à la surface. Au centre et près de la muqueuse, ce sont les lamelles épithéliales qui dominent. Il est manifeste qu'elles ont été séparées de la couche dont elles faisaient partie, par la végétation des spores qui les isolent les unes des autres. — Au point de contact, la couche épithéliale est épaissie, par la multiplication de ses noyaux. De plus elle contient quelques spores et est traversée perpendiculairement à sa surface par des tubes qui en arrivant dans le derme, jusqu'à une certaine profondeur, ont déterminé autour d'eux une irritation des cellules plasmatiques dont les noyaux se sont multipliés. La prolifération est surtout abondante au voisinage du corps muqueux.

Il est bien remarquable que, dans toute l'étendue des voies respiratoires, les cordes vocales inférieures soient la seule région où se développe le muguet. C'est, après l'épiglotte, la plus mobile et la seule où, *a priori*, l'on pourrait croire qu'il ne dût pas se greffer. Quelle est donc la cause qui permet à l'oïdium de végéter sur sa muqueuse? Je n'en vois pas d'autre que celle signalée depuis longtemps par M. Lélut, à savoir : la présence, sur cette membrane, d'un épithélium pavimenteux, tandis que, dans tout le reste de leur étendue, les voies aériennes sont tapissées par un épithélium cylindrique muni de cils vibratiles. Ceux-ci, par leur mouvement continu, empêchent-ils les spores de se fixer et de germer? Cela est assez probable et je vous propose d'adopter cette explication.

Dès que la mucédinée s'est fixée sur les cordes vocales et y a germé, on comprend que de proche en proche, et grâce à la solidité qu'elle y a acquise, elle puisse empiéter sur la muqueuse du voisinage, malgré son revêtement d'épithélium à cils vibratiles. Ainsi, dans l'obs. XXXIII, il existait de petits mamelons végétaux sur les cordes supérieures près de chaque commissure. — Et dans le premier fait de M. Gubler, on peut expliquer, par cette propagation, le développement d'une concrétion assez étendue.

Mais, en tout cas, c'est sur la glotte qu'est le point de départ de la végétation. Elle n'envahit les autres parties qu'après la destruction de la couche superficielle de leur épithélium.

Muguet pulmo-
naire. On n'avait jamais parlé de *muguet pulmonaire* avant l'observation que j'ai fait connaître dans mon travail sur le muguet.

L'enfant avait succombé à l'athrepsie. Sa bouche était remplie par le parasite, et l'on en trouva une couche épaisse dans l'œsophage. Les poumons étaient assez souples et crépitants ; un seul point d'induration existait dans le sommet droit ; c'était une masse de la grosseur d'un petit noyau de cerise, de couleur jaunâtre et faisant une très-légère saillie sous la plèvre non altérée. A la surface, les coupes avaient une teinte d'un jaune-gris et un aspect tout à fait différent de celui que présentent aux diverses époques de leur évolution la pneumonie et le tubercule. L'examen microscopique des fragments détachés de ce noyau, montra qu'ils étaient constitués par quelques débris de tissu pulmonaire, mais surtout par des amas de tubes et de spores. Les premiers, remarquables par leur longueur et leurs ramifications, appartenaient, comme les spores, à l'*oïdium albicans*.

Les reins et le cœur étaient atteints de stéatose.

Il ne me semble pas douteux que le muguet se soit développé dans l'infundibulum pulmonaire où on l'a trouvé. —

La quantité considérable de ses éléments, la longueur et les ramifications nombreuses des tubes, l'absence de dilatations bronchiques et de vacuoles dans le voisinage, ne permettent pas d'admettre que le végétal ait été transporté peu à peu, et en quelque sorte brin à brin, dans un groupe d'alvéoles; tout doit faire admettre, au contraire, que quelques semences ayant été entraînées par l'air dans un infundibulum, y ont végété de manière à former le noyau compact trouvé dans le sommet du poumon droit. Il s'agit donc bien là d'un cas de *muguet pulmonaire* proprement dit (1).

(1) Dans le fait suivant, au contraire, il est très-probable que les éléments de la mucédinée ont été transportés pendant les mouvements inspiratoires dans les alvéoles.

OBS. XXXIV. — *Encéphalopathie athrepsique.* — *Pneumonie, muguet gastrique, muguet dans les alvéoles du poumon; stéatose rénale.*

Henriette B., née le 5 octobre 1870, est apportée à l'infirmerie le 19.

Pas de cris, pas de mouvements, anémie complète; la peau est très-pâle; convulsions oculaires; muguet buccal.

La mort a lieu le 20, à neuf heures du matin.

L'AUTOPSIE est faite le 21.

Poids 2078 gr.

Dans les hémisphères cérébraux, on trouve quelques noyaux de stéatose.

Le poumon gauche, rouge-violacé dans ses parties déclives, souple et aéré, présente, en arrière, surtout entre les deux lobes, et dans la région qui correspond à la gouttière thoracique, des saillies irrégulières d'un gris verdâtre. On en voit quelques-unes à la base. Il n'existe rien de semblable dans la profondeur du viscère. Sur quelques points du poumon droit on trouve une lésion qui a une certaine analogie avec la précédente; mais les parties jaunâtres, au lieu d'être entourées d'un parenchyme emphysémateux, en sont chassées dans un tissu induré semblable à celui de la pneumonie.

La coloration jaunâtre des parties malades est due à une matière puriforme dont la constitution n'est pas la même des deux côtés. A gauche, on y trouve de la graisse en grande quantité, des leucocytes, des débris d'épithélium, des tubes de muguet et d'autres filaments, beaucoup plus ténus, sans cavité appréciable, ressemblant à de la fibrine; mais résistant à l'action de l'acide acétique. — Dans la matière du poumon droit, on voit seulement de la graisse et des leucocytes.

Il y a du muguet dans l'œsophage.

Sur la face postérieure de l'estomac, dont la muqueuse est grisâtre

Rapports géné-
raux du mu-
guet avec les
tissus sous-.
jacents.

Après vous avoir fait connaître les organes que peut atteindre le muguet, dans le corps des enfants athrepsiés, et les aspects si divers qu'il présente suivant ces différents siéges ; je dois appeler tout particulièrement votre attention sur les rapports qu'il affecte avec les tissus.

Grâce à l'étude de coupes d'ensemble, je vous ai montré que sur la langue, dans l'œsophage, dans l'estomac et sur la glotte, le végétal commence par s'implanter sur l'épithélium, mais qu'il ne tarde pas à pénétrer dans le derme muqueux et même dans des parties plus profondes, telles que les tuniques cellulo-vasculaires de l'œsophage et de l'estomac. Ainsi, ce n'est pas seulement dans la couche superficielle des organes, qu'il cherche les éléments de sa nutrition ; il va les puiser jusque dans leur profondeur.

Je ne puis donc admettre, avec M. le professeur Gubler, « que le muguet n'est pas un parasite de l'homme, parce qu'au lieu de pénétrer dans l'épaisseur des membranes, il se contente pour vivre, des produits de sécrétion. » J'affirme au contraire, que le muguet est un parasite de l'homme, aussi bien que le gui est un parasite de certains individus du règne végétal. Je vous en ai donné des preuves, qui ne peuvent laisser aucun doute dans votre esprit.

ou violacée, on voit un semis de petites tumeurs semblables à des grains de semoule, très-adhérents à la paroi et résistant au raclage ; sur quelques points elles sont très-rapprochées les unes des autres, et donnent à la partie un aspect qui rappelle celui du papier de verre. Il s'agit là de muguet gastrique, comme le prouve l'examen microscopique. Les reins sont congestionnés, fermes, rénitents et les tubes de la substance corticale sont stéatosés à un haut degré.

DOUZIÈME LEÇON

ANATOMIE PATHOLOGIQUE DE L'ATHREPSIE (SUITE)

LÉSIONS DE L'ESTOMAC

MESSIEURS,

Le muguet nous a fait parcourir le tube digestif tout entier. Aujourd'hui je vais revenir à l'estomac, et vous décrire
les autres lésions que l'on y peut rencontrer chez les athrepsiés. Mais je dois préalablement vous dire quelques mots du
ramollissement *nécro-chimique* que l'on trouve très-fréquemment dans les autopsies. Il n'est pas spécial aux nouveau-nés; mais comme il modifie parfois d'une manière
assez notable les lésions que l'on trouve chez eux, il m'a semblé utile de vous en parler.

On l'a considéré tantôt comme une modification vitale, et
par conséquent morbide, tantôt comme dû à l'action *post
mortem* du suc gastrique sur la paroi de l'estomac. Admise
par Louis, Billard, Jœger, Rokitansky, la première opinion
a été particulièrement défendue par Cruveilhier.

Parmi les partisans de la seconde, je vous citerai Hunter,

Carswell, Trousseau, MM. Bednâr, Oppolzer, Bamberger, Vogel (1), Virchow et Elsaesser (2).

D'autres observateurs ont émis une opinion mixte, et tout en reconnaissant que le ramollissement gélatiniforme de l'estomac est un fait cadavérique, ils supposent qu'il commence pendant la vie, et que la mort a souvent pour résultat de l'exagérer. Quelques-uns, comme MM. Rilliet et Barthez, restent indécis et pensent qu'il s'agit tantôt d'une altération pathologique, tantôt d'un résultat chimique.

La question est aujourd'hui résolue en faveur de la dernière hypothèse ; et les preuves abondent pour démontrer qu'il s'agit d'une véritable digestion *post mortem* de la muqueuse de l'estomac.

Les parties atteintes sont surtout la grosse tubérosité et la face postérieure, parce que dans la position habituelle des cadavres elles sont dans la déclivité ; et que, par conséquent, les sucs capables d'agir sur les tissus s'y accumulent.

Il est rare que l'organe tout entier soit atteint. Les parties ramollies, toujours imbibées de matières alimentaires, exhalent une odeur butyreuse, acide et rougissent fortement

---

(1) Le chapitre que M. Vogel (a) consacre au ramollissement de l'estomac ou gastromalacie est très-intéressant et mérite d'être consulté par tous ceux qui voudront connaître, au point de vue historique, les phases par lesquelles a passé la question.

(2) Elsaesser, dont les recherches remontent à 1846, a fait de nombreuses expériences pour arriver à la démonstration de sa manière de voir. Suivant la position qu'il donnait au cadavre, il a vu que les parties atteintes étaient toujours dans la déclivité.

Il divisait le ramollissement en *gélatiniforme* proprement dit et en *noir*. Il est très-probable que cette dernière qualification doit être rapportée au cas où du sang avait transsudé à la surface de la muqueuse, ulcérée ou non. Cette particularité se présente très-fréquemment chez les nouveau-nés.

(a) *Loc. cit.*, p. 146.

le papier de tournesol. Leur coloration est grise ou d'un gris légèrement verdâtre. Elles sont à demi transparentes, et leur aspect rappelle celui d'une tablette de gélatine ramollie.

La muqueuse se laisse facilement détacher avec le manche d'un scalpel, comme s'il s'agissait d'une solution de gomme très-épaisse; et au-dessous on voit la tunique fibreuse, habituellement conservée; quelquefois la paroi tout entière est atteinte, et la moindre traction suffit à la déchirer. Cette rupture peut être faite avant l'autopsie, et l'on ne trouve plus, à la place de l'estomac, qu'un magma gris-noirâtre, où sont confondus les restes du viscère et les aliments qu'il contenait.

Si l'on fait l'examen histologique des parties ramollies, on y trouve quelques cellules épithéliales contenues dans une matière muciforme, et le squelette des vaisseaux qui semblent avoir subi l'action de l'acide acétique concentré.

Sur la paroi gastrique, les limites du ramollissement sont nettement tranchées, et l'on n'observe au pourtour aucune coloration anormale, aucune réaction inflammatoire, soit du tissu propre de l'estomac, soit du péritoine.

Les organes qui confinent à l'estomac peuvent être intacts; mais le plus souvent ils sont altérés comme lui, bien que plus légèrement. C'est ainsi que la rate, le rein gauche, l'épiploon, le diaphragme et les poumons eux-mêmes, sont plus ou moins ramollis et digérés, par le fait de la transsudation du suc gastrique à travers la paroi de l'estomac.

Pour que le ramollissement nécro-chimique se produise, il est nécessaire que le malade soit surpris en pleine digestion par la mort. Lorsqu'il est à jeun, il ne se fait rien de semblable (1).

(1) Voici une observation de ramollissement nécro-chimique de l'estomac ; elle est un exemple de la variété noire dont parlent Elsaesser et M. Vogel.

Obs. XXXV. — *Vomissements, diarrhée. — Gastrite ulcéreuse, ramollissement nécro-chimique de l'estomac, stéatose rénale.*

Eulalie B., âgée de six mois, est admise à l'infirmerie le 25 mars 1871. Elle a une diarrhée abondante, refuse de prendre le sein, et vomit non-seulement le lait, mais encore une matière jaune d'apparence bilieuse. Son ventre est plat et pâteux ; sa peau flasque garde les plis que l'on y fait ; ses yeux sont profondément excavés, et de temps en temps elle pousse des cris aigus et plaintifs.

Pouls 136.
T. R. 37,3.

Glace et boissons glacées, — corps chaud à la périphérie.

26. — Les vomissements ne se sont pas reproduits, et il n'y a pas eu de diarrhée pendant la nuit. — Le visage est pâle et la langue sèche ; l'enfant est dans le coma.

Pouls 116.
T. R. 38.

27. — L'immobilité persiste, les yeux sont excavés et clos, la respiration est très-affaiblie. Il y a eu une seule garde-robe diarrhéique. L'intégrité du mouvement est conservée, mais il y a une diminution notable de la sensibilité, surtout aux membres supérieurs.

Pouls 124.
T. R. 38.

L'enfant succombe à neuf heures du soir.

L'autopsie est faite le 29.

Au-dessous de la peau des cuisses, on trouve une couche de tissu cellulo-adipeux, qui a un centimètre d'épaisseur.

L'encéphale, le cœur et les poumons ne présentent aucune altération.

Le sang est partout fluide et les séreuses sont couvertes d'une matière visqueuse.

Dès que l'on a ouvert l'abdomen, on voit par transparence des taches brunâtres sur toute l'étendue de la face antérieure de l'estomac. Au moment où on le sépare des parties auxquelles il est uni, il se déchire et laisse échapper une cuillerée environ d'une matière semblable à du marc de café. Après l'avoir incisé le long de sa grande courbure, on constate sur toute l'étendue de sa paroi interne une couche épaisse d'un mucus très-adhérent et constellé de taches opaques d'un brun noir, formant sur quelques points de larges plaques. C'est du sang altéré par le suc gastrique. — Après avoir détaché cet enduit par le raclage ou à l'aide d'un jet d'eau, on voit que dans son ensemble la muqueuse de la face antérieure a conservé sa coloration normale, mais qu'elle est criblée de petites ulcérations en cupule. — Ces lésions sont beaucoup plus accentuées sur la face postérieure, dont le tiers interne, à peu près, est en outre atteint de ramollissement gélatiniforme. Elle est semi-transparente, et par le raclage on en

Après avoir rangé le ramollissement gélatiniforme parmi
les phénomènes cadavériques, il faut rechercher s'il n'est
pas quelque circonstance, où la muqueuse gastrique perd
sa consistance normale par le fait de la maladie? Il est
certain qu'il peut en être ainsi dans quelques cas; mais ce
phénomène est toujours peu accentué et n'a qu'une importance secondaire, étant primé par une affection antérieure.
Aussi, tout en reconnaissant que dans certaines affections
de l'estomac la tunique interne a perdu sa résistance habituelle, je ne puis concéder que l'on qualifie un pareil état
de *ramollissement gastrique*.

J'aborde maintenant des lésions de l'estomac qui font véritablement partie du domaine de l'Athrepsie. Ne voulant pas
préjuger leur nature, je les désignerai sous le nom de *gastro-*

Gastropathies.

détache une matière qui ressemble
à une solution de gomme très-épaisse,
et qui répand, comme d'ailleurs toute
la cavité gastrique, une odeur très-
acide.

Tout cela est plus marqué au niveau de la petite courbure et du
grand cul-de-sac, la digestion cadavérique y ayant été plus complète; et
c'est là que les tissus plus mous et
très-amincis se sont déchirés par les
manœuvres de l'autopsie. Les ulcérations qui avoisinent cette région sur
les deux faces, mais principalement
sur la postérieure, sont beaucoup plus
larges que les autres, et entourées
d'une zone de ramollissement qui peut
avoir jusqu'à 2 millimètres de large.
Dans les points où l'action chimique
a été moins intense, comme sur la
paroi antérieure, on distingue les
vaisseaux colorés en sépia.

Les follicules isolés du gros intestin font une légère saillie, et leur périphérie est congestionnée.

Le foie a une teinte marron clair
et sa vésicule contient beaucoup de
bile. Les cellules grasses que l'on
y trouve sont assez abondantes et à
peu près également distribuées autour de la veine centrale et à la périphérie du lobule. — Les calices et
les bassinets des deux reins contiennent de petits graviers jaunâtres. —
La substance corticale est colorée
comme le foie. Les gros tubes contournés sont stéatosés et les gouttelettes huileuses qu'ils contiennent
sont assez nombreuses, pour masquer
les éléments épithéliaux. Dans les
tubes de Bellini, la graisse, beaucoup
moins abondante, forme des granulations plus fines.

pathies. Elles revêtent deux formes principales : l'*ulcéreuse* et la *diphthéroïde*.

Je vais vous en indiquer les caractères essentiels, en commençant par l'*ulcéreuse* qui est de beaucoup la plus fréquente.

Elle a été vue et décrite par la plupart des auteurs qui se sont occupés des maladies des nouveau-nés; par Denis, Billard (1), MM. Rilliet et Barthez (2), Vogel (3) et Bar-

Gastropathie ulcéreuse.

---

(1) Billard (*a*) considère quatre variétés de gastrites :

Gastrite érythémateuse,
— avec altération de sécrétion,
— folliculeuse,
— avec désorganisation du tissu.

Je n'ai jamais observé la forme *érythémateuse* isolée. Dans tous les cas où je l'ai rencontrée, elle s'accompagnait d'un exsudat pseudo-membraneux.

La gastrite *avec altération de sécrétion* n'est autre chose que le muguet de l'estomac.

La gastrite *avec désorganisation du tissu* comprend *la gangrène de l'estomac* que l'auteur dit être assez rare chez les enfants à la mamelle, et le *ramollissement gélatiniforme*.

Reste donc la gastrite *folliculeuse*, qui se confond avec celle que j'étudie sous le nom de *gastropathie ulcéreuse*.

(2) MM. Rilliet et Barthez (*b*) rattachent aux lésions des follicules de l'estomac les ulcérations à facettes et ils en rapportent une observation. — Il y est dit que « tout le viscère, sauf le grand cul-de-sac, est criblé d'une infinité de petites ulcérations, les unes parfaitement arrondies, les autres ovalaires ; la plupart ont perforé toute la muqueuse et ont pour fond le tissu sous-muqueux ; d'autres, plus superficielles et plus petites, ont à peine l'étendue d'une petite tête d'épingle, et forment sur la muqueuse des érosions qui, rapprochées les unes des autres, rappellent l'aspect d'un dé à coudre. D'autres enfin, de l'étendue d'une petite lentille, ont détruit le tissu sous-muqueux, et reposent sur la membrane musculeuse ; leurs bords sont rouges, minces et décollés dans l'étendue de plus d'un millimètre au pourtour de l'ulcération. »

Il est probable que sur ces derniers points la paroi avait subi le ramollissement nécro-chimique.

(3) M. Vogel (*c*) décrit sous le nom *d'érosions hémorrhagiques* de la muqueuse de l'estomac des lésions qui, dit-il, se rencontrent à l'autopsie de beaucoup d'enfants morts des affections les plus variées, surtout chez les tuberculeux et chez ceux qui ont eu des vomissements à la fin de leur vie. Elles succèdent aux ecchymoses et aux extravasats qui se forment dans cette membrane.

(*a*) *Loc. cit.*, p. 326.
(*b*) Rilliet et Barthez, *Traité des maladies des enfants*, 1853, t. I, p. 685.
(*c*) *Loc. cit.*, p. 145.

rier (1). Mais leurs descriptions sont confuses et incomplètes ; leur étiologie et leur pathogénie erronées.

La gastropathie ulcéreuse se présente sous deux aspects bien différents, suivant qu'on l'observe chez les enfants nés dans des conditions normales ou chez les avortons atteints d'œdème et de la coloration subictérique qui se développe presque toujours en pareil cas.

La première est de beaucoup la plus fréquente, et nous servira de type.

Première variété.

Lorsqu'on a enlevé la paroi abdominale, l'estomac étant encore en place, s'il est distendu par des gaz, on voit à travers sa mince paroi de petites taches brunes, bleuâtres ou noires qui correspondent aux ulcérations de la muqueuse.

Examen à l'œil nu.

Après qu'il a été ouvert (*), sa surface interne, presque tout

---

Il est probable que l'auteur n'a pas eu en vue les ulcérations des athrepsiés.

(1) M. Barrier (a) pense que, parmi les gastrites, la *folliculeuse* est la seule qui appartienne à l'enfance, et qu'elle est propre aux enfants *très-récemment nés*. Il la distingue avec soin de la turgescence des cryptes gastro-intestinaux qui ne se montre que plus tard, surtout à l'époque de la première dentition.

Dans sa description, l'auteur commet plusieurs inexactitudes.

« Un plus ou moins grand nombre de follicules, dit-il, sont détruits par des ulcérations arrondies, quelquefois très-régulières et comme faites avec un emporte-pièce, d'un diamètre de 1 à 3 ou 4 millimètres. Leur fond est habituellement d'un beau jaune, et leurs bords un peu

tuméfiés d'un rouge carmin vif, qui tranche sur la couleur pâle de la muqueuse du voisinage. Ces solutions de continuité intéressent la tunique interne de l'estomac dans toute son épaisseur, mais ne dépassent point la couche celluleuse sous-muqueuse. Elles affectent exclusivement les follicules, car lorsqu'elles sont peu avancées, on retrouve dans leur fond ces follicules non encore détruits, et une pression modérée en fait sourdre une gouttelette de mucus plus ou moins altéré. Enfin, la coïncidence d'un grand nombre de follicules simplement tuméfiés, tantôt pâles, tantôt rouges, fournit un nouvel indice sur le siége précis des ulcérations.

» .... Dans la plupart des cas elles ont amené une exsudation sanguine. »

(a) *Loc. cit.*, t. II, p. 110.
(*) Voy. planche III, fig A.

entière, apparaît couverte d'une épaisse couche de mucus, adhérente à ce point qu'il est difficile de l'en détacher autrement que par le raclage ou l'action d'un jet d'eau. Cet enduit a une teinte générale grisâtre et il est parsemé de taches sépia et même tout à fait noires, isolées et nettement circonscrites, comme étalées et déchiquetées sur les bords. Parfois leur confluence et l'épaisseur de la matière qui les constitue sont telles, qu'elles forment de larges surfaces noires, d'ailleurs très-irrégulières dans leur forme et leur teinte. Leur substance absolument amalgamée avec le mucus y forme quelquefois des stries produites artificiellement par le frottement des deux parois l'une contre l'autre. Elle est identique à celle que l'on rencontre dans l'estomac, toutes les fois qu'une hémorrhagie s'est produite dans sa cavité. En pareil cas, on l'a justement comparée tantôt à du marc de café, tantôt à de la suie délayée dans de l'eau. C'est du sang qui a subi l'action du suc gastrique.

La couche de mucus étant enlevée, on voit dans les points qui correspondent aux taches noirâtres, tantôt de simples dépressions en cupule, tantôt de véritables ulcérations circulaires (*). Les dimensions de ces pertes de substance sont très-variables ; il en est que l'on a de la peine à distinguer ; d'autres, dont le diamètre dépasse deux millimètres. Leur profondeur diffère également suivant les cas ; mais il est rare qu'elle atteigne un millimètre. Leurs bords sont déprimés ou taillés à pic. Cette dernière forme est d'autant plus prononcée que l'ulcération est plus large. Lorsqu'on les a détergées, on voit que le fond est grisâtre. La muqueuse qui les entoure a le plus souvent toutes les apparences de l'état normal, quelquefois cependant elle est légèrement rosée. Rarement les vaisseaux de la couche sous-jacente s'y dessi-

(*) Voy. planche III, fig. A et B.

nent en lignes noirâtres. A côté des ulcérations, il peut
exister de petites ecchymoses rouges ou rosées, circulaires
ou à contour irrégulier, n'ayant pas en général plus d'un à
deux millimètres de large, peu nombreuses et superficielles.
Comme les ulcérations, elles sont souvent recouvertes d'un
exsudat sanguinolent.

Chez un grand nombre de sujets, on rencontre des amas
de mucus tachés de noir, même lorsque la paroi gastrique a
toutes les apparences de l'état sain. Il s'agit probablement
d'hémorrhagies par diapédèse (1).

(1) Voici ce que dit M. Rindfleisch (a) relativement à cette lésion.

« Le catarrhe hémorrhagique diffère des exsudations séreuses par le fait que ce ne sont plus les principes isolés du sang, mais ce liquide en substance qui apparaît à la surface de la muqueuse. L'hémorrhagie a lieu régulièrement aux points les plus proéminents de la muqueuse ; ainsi dans l'estomac, elle se fait sur les replis conjonctifs qui entourent les orifices glandulaires ; dans l'intestin grêle, au sommet des villosités, et plus particulièrement de celles qui garnissent les bords des valvules conniventes ; dans l'iléon et le côlon elle se produit principalement au voisinage des glandes folliculaires. Le phénomène en lui-même est ce qu'on appelle une *diapédèse*. Le sang, sortant par de toutes petites déchirures situées aux points d'inflexion des anses vasculaires, s'épanche par portions très-minimes dans le parenchyme conjonctif et chemine de là vers la surface. »

Ces petites hémorrhagies de la muqueuse gastrique sans lésion appréciable sont très-fréquentes chez les enfants des différents âges, quelle qu'ait été d'ailleurs la cause de la mort. En général, la quantité de sang extravasé est très-peu considérable.

L'observation suivante est un exemple très-net de cette lésion.

Obs. XXXVI. —*Athrepsie.* —*Ecchymoses de la muqueuse de l'estomac.*

Marie Sal, née le 25 janvier 1871, succombe à l'Athrepsie le 23 février.

L'autopsie est faite le lendemain.

La bouche, le pharynx et l'œsophage contiennent beaucoup de muguet.

La paroi interne de l'estomac est couverte d'une couche de mucus qui présente de nombreuses taches brunes. Après l'avoir enlevé par le raclage, on trouve sur les deux faces du viscère un très-grand nombre de petites ecchymoses d'un rose vif, disséminées sans ordre. Au niveau de la

(a) Rindfleisch, *Traité d'histologie pathologique* (trad franç., 1873, p. 353).

Les ulcérations ne se rencontrent pas indifféremment sur tous les points de l'organe ; elles occupent surtout la face antérieure, la grande courbure et la région pylorique. Cependant, chez un certain nombre d'enfants, on les voit sur les deux faces.

Le ramollissement nécro-chimique peut exister avec les ulcérations gastriques, principalement au niveau de la grosse tubérosité et dans son voisinage (1). Alors il y a un décollement du bord des ulcérations qui sont plus étendues que de coutume. Leur fond est nacré comme si la tunique celluleuse était à nu ; pourtant il n'en est pas toujours ainsi, et un examen attentif montre que bien souvent ce n'est là qu'une apparence, due à ce que le reste de la muqueuse est devenu transparent, sous l'influence du suc gastrique. Cette transparence s'est même étendue parfois à toute la

grande courbure, elles sont très-abondantes. On n'en voit pas au niveau de la petite, autour du pylore et sur presque tous les points du grand cul-de-sac. Le reste de la muqueuse a une coloration gris rosé.

La surface du gros intestin est couverte de follicules saillants, dont quelques-uns sont déprimés au centre, et entourés de vaisseaux injectés.

(1) Denis (a) avait constaté cette combinaison du fait morbide et de l'action cadavérique, mais sa signification lui avait échappé ; il n'avait vu là qu'une variété de l'ulcération. « Après la mort, dit-il, on trouve des ulcères qui permettent de passer sous leur bord un stylet délié : ce qui avertit que le tissu cellulaire qui l'unissait dans l'origine à la musculeuse a disparu. Le stylet pénètre même quelquefois à une demi-ligne entre la muqueuse et la musculeuse. C'est dans le cas de grand décollement du bord, quand on voit à nu une large surface à l'ulcère avancé dans son développement, qu'on est à portée d'observer ce qui s'est passé dans la musculeuse. Elle s'est décollée, des fibres se sont disjointes, leur direction n'a pas changé, cependant elles forment des zigzags, et ont pris une teinte blanc-nacré, comme si on les avait macérées, et aucune rougeur ne s'y fait voir.. »

(a) *Loc. cit.*, p. 55.

paroi, et l'on distingue, au niveau de l'ulcération, les faisceaux musculaires (obs. XXXVII).

Obs. XXXVII. — *Ulcérations avec ramollissement nécro-chimique de l'estomac. — Thrombose des veines rénales. — Stéatose encéphalique et rénale.*

Léonie H. née le 8 juin 1869, est admise le 22 à l'infirmerie.

Elle porte de larges ulcérations et des plaques rouges autour des malléoles et le long du bord interne des pieds.

Poids 2394.

Temp. 38°.

La mort a lieu le 23, et l'autopsie est faite le 24.

Les veines méningées sont gorgées de sang, et la substance cérébrale est le siége d'une stéatose diffuse des plus prononcées.

La caisse du tympan contient à droite une assez grande quantité d'un pus jaunâtre diffluent. A gauche, cette cavité est injectée, mais vide.

Toutes les cavités cardiaques sont remplies de caillots cruoriques mous.

Avant l'ouverture de l'estomac, on voit que sa tunique péritonéale est saine, et par transparence l'on distingue un très-grand nombre de petites taches violacées, au niveau desquelles la paroi est amincie.

L'ayant ouvert par une incision faite le long de la grande courbure, on constate que sa face interne est tapissée par du mucus auquel se trouve mêlée une matière noirâtre semblable à de la sépia.

Après un lavage sous un filet d'eau, la muqueuse apparaît avec une teinte gris sale, çà et là rosée, transparente, d'aspect et de consistance gé-

latiniforme sur quelques points de la grosse tubérosité. De plus, on y voit un très-grand nombre d'ulcérations en cupule, dont le diamètre varie de 1 à 3 ou 4 millimètres. Au fond des plus larges, on aperçoit une surface nacrée. A leur niveau, la paroi gastrique est friable et se déchire aisément. Les bords d'un certain nombre sont décollés et entourés d'un cercle brunâtre.

Les ulcérations les plus larges sont celles qui avoisinent la grosse tubérosité, c'est-à-dire la région ramollie. Elles paraissent encore tapissées par une légère couche de la muqueuse.

Dans le duodénum et dans quelques anses de l'iléon on trouve du mucus gastrique. Il y est mêlé à de la bile jaune, mais n'est nullement adhérent à la muqueuse intestinale.

Les follicules isolés du gros intestin font une légère saillie.

L'examen microscopique des portions gélatiniformes et transparentes de la paroi gastrique fait voir que toute trace de texture a disparu. L'on n'y distingue plus que des vaisseaux dont la plupart des éléments sont très-apparents, comme s'ils avaient subi l'action de l'acide acétique. Les artères sont beaucoup plus nettes que les veines. — Au centre des ulcérations, il n'y a plus de glandes. Sur leurs bords on en distingue encore qui sont en partie détruites.

Les reins sont altérés à des degrés divers. Sur l'un d'eux, la veine au niveau du hile est remplie par un caillot grisâtre, friable, qui se pro-

Pour achever de se renseigner sur les ulcérations gastriques, il est indispensable de les étudier sur des coupes faites
perpendiculairement à la paroi du viscère (*).

La perte de substance apparaît comme une échancrure
semi-lunaire, à fond assez régulier et dont les bords ne sail-
lent que faiblement sur la ligne de surface. — Les détails ana-
tomiques varient avec sa profondeur. Quand elle est peu considérable, les glandes ne sont détruites que dans leur partie
la plus superficielle. Entre elles on distingue tout à la fois
une congestion veineuse, et une multiplication des noyaux
du tissu conjonctif. Si elle est tout à la fois large et profonde,
les glandes ont complétement disparu dans une certaine
étendue ; et son fond, qui bombe comme une lentille, est
formé par la tunique fibreuse, dont la couche la plus superficielle est le siége d'une abondante multiplication de ses
éléments plasmatiques. Sur les bords de cette cavité,
les glandes sont détruites à des hauteurs diverses, ainsi que
le tissu interstitiel qui présente les altérations sus-indiquées.

Il est des cas où la congestion vasculaire prend des proportions considérables. Alors les glandes reposent sur un
réseau noirâtre, d'où s'élèvent, semblables à des bourgeons,
de grosses veines dont l'extrémité la plus rapprochée de
la surface se renfle en massue, et présente parfois un volume

longe jusque dans des ramifications
très-ténues. Toutes les pyramides sont
le siége d'une très-forte congestion
et ont une coloration noire. Dans
l'autre, la lésion est moins marquée ; quelques ramifications veineuses seulement contiennent des caillots, et la congestion des pyramides
est assez irrégulière. Lorsqu'on
a détaché la capsule fibreuse, on
constate que la congestion n'atteint
la périphérie que sur un petit nombre de points. Les caillots n'ont
contracté aucune adhérence avec les
parois veineuses. Il y a une stéatose
très-marquée des tubes contournés
de la substance corticale.

(*) Voyez planche V, fig. 1.

considérable. Ces vaisseaux compriment les glandes du voisinage et les font en quelque sorte disparaître sous leur masse. Sur un petit nombre de points, les hématies sont manifestement extravasées et forment des amas d'importance variable dans le tissu interglandulaire. Jamais les vaisseaux, quelque congestionnés qu'ils soient, n'atteignent la surface libre de la muqueuse. Là où il n'existe encore aucune perte de substance, ils sont couronnés par une couche d'épithélium cylindrique.

Cet état des veines n'existe qu'au voisinage de l'ulcération ; dès que l'on s'en éloigne, elles disparaissent ou ne sont plus indiquées que par la présence de quelques globules rouges.

Certains vaisseaux, surtout à la base des glandes, contiennent non-seulement des hématies, mais aussi des granulations fibrineuses, ce qui doit faire supposer que des thrombus s'y sont formés durant la vie.

La seconde variété d'ulcérations gastriques s'observe sur certains athrepsiés nés avant terme, atteints d'œdème, et présentant cette coloration jaune-abricot de la peau, qui existe presque toujours en pareil cas. Deuxième variété.

Sur la face interne de l'estomac (*), tapissée ou non d'une couche de mucus, on voit de petites plaques lenticulaires n'ayant pas en général plus d'un millimètre de diamètre, mais pouvant être beaucoup plus petites ; d'un jaune foncé ou citron ; un peu déprimées à leur centre, ou véritablement ulcérées (1).

_____

(1) Denis (*a*) pense à tort que cette lésion est l'origine de tous les ulcères gastriques des nouveau-nés, et il se méprend sur leur véritable nature, puisqu'il les considère comme des pustules. Voici son texte :

« Après l'injection phlegmasique de la muqueuse, l'altération la plus

(*a*) *Loc. cit.*, p. 53.
(*) Voy. planche III, fig. C.

Le fond de l'ulcération a une teinte jaune d'autant plus prononcée, que la perte de substance est moins étendue et moins profonde. La muqueuse est, dans son ensemble, beaucoup plus injectée que dans la première variété, et les ulcérations sont d'ordinaire entourées d'une zone rouge. Il n'est pas douteux que les plaques jaunes ne soient le premier degré des ulcérations et le plus souvent on trouve les deux lésions réunies sur le même estomac (obs. XXXVIII) ; mais il n'en est pas tou-

fréquemment produite dans l'état aigu consiste dans un grand nombre de petites taches jaunes, qui occupent communément la portion splénique du ventricule. En examinant à l'œil nu, et mieux encore avec une bonne loupe, on s'aperçoit que ces taches sont : les unes des élevures lenticulaires de la muqueuse, ayant d'un sixième de ligne à une demi-ligne de diamètre, placées à des distances variées entre elles ; les autres, des cavités circulaires d'un même diamètre, qui semblent avoir été produites aux dépens de la muqueuse...

» ... Les points des parois de l'estomac occupés par les élevures sont plus épais que ceux non altérés. Quant à ces élevures, on les prendrait au premier abord pour le produit d'un épaississement local ; mais en les incisant on en fait sortir un peu d'un fluide blanc jaunâtre et opaque, qui remplissait une petite cavité entre la couche musculeuse et la muqueuse...

» Il résulte de cet exposé, que les élevures jaunes de la muqueuse sont de vraies pustules. L'élevure se rompt très-rapidement, ce qui fait que les pustules sont rarement ren-

contrées à l'autopsie, tandis que les petites cavités jaunes, que je désignerai par le nom d'ulcères, sont fréquemment observées. »

Obs. XXXVIII. — *OEdème, Ictère. — Stéatose de l'encéphale et des reins, ulcérations de la muqueuse gastrique.*

Marie M., née le 5 juin 1870, est apportée à l'infirmerie le 8 et est vue pour la première fois le 9. Sa peau a une teinte subictérique. Les membres sont œdémateux, surtout dans leur segment inférieur. A la fin de l'inspiration, on perçoit des râles crépitants dans les deux poumons en arrière.

T. R. 27,8.

Pouls 76.

10. — L'œdème a fait des progrès, vomissements.

T. R. 27,8.

Pouls 88.

La mort a lieu le 11 juin à 3 h. du matin. — L'autopsie est faite le même jour à 10 h.

Poids 1757, l'enfant est à terme.

La substance cérébrale a une teinte uniforme. A la périphérie des ventricu-

jours ainsi, et chez certains sujets il n'y a que des taches saillantes (obs. XXXIX), chez d'autres que des ulcérations. J'ai vu des cas où ces érosions ressemblaient à celles de la pre-

les, existent plusieurs taches opaques de stéatose encéphalique.

Les lobes postérieurs des deux poumons présentent de nombreux noyaux d'hépatisation. La lésion est plus accentuée à droite où le sommet tout entier est induré.

La muqueuse gastrique a une teinte générale rosée. On y voit un certain nombre de saillies d'un jaune foncé. L'examen microscopique montre que leur contour n'est pas parfaitement arrêté, et que de leur périphérie partent dans diverses directions des tractus jaunâtres, qui paraissent être des vaisseaux. La coloration jaune est due à de petites masses entourées d'une atmosphère de même teinte, mais moins foncée; et à des cristaux aciculaires de teinte grenat.

Les tubes de Bellini sont le siége d'un infarctus urique très-prononcé; et ceux de la substance corticale, qui ont une teinte feuille morte, contiennent une grande quantité de graisse.

Les cellules hépatiques, en général dépourvues de graisse, sont colorées en beaucoup de points, comme les taches gastriques.

OBS. XXXIX. — *Avorton, pneumonie.* — *Ulcérations gastriques.*

Anna V., née le 22 mars 1870, est apportée à l'infirmerie le 25. Elle a toutes les apparences d'un avorton. La peau est très-rouge et luisante.

T. R. 27,8.

Pouls 80.

26. — Il y a des râles crépitants dans toute l'étendue des deux pou-

mons, en arrière; et du souffle expiratoire à droite.

T. R. 26.

Pouls 72.

27. — On ne perçoit plus les bruits du cœur.

T. R. 22,6.

La mort a lieu à midi.

AUTOPSIE. L'enfant n'est pas à terme.

La surface gastrique présente, surtout au niveau de la grande courbure, de petites saillies jaunâtres de forme lenticulaire. Les plus larges, dont le diamètre ne dépasse pas un millimètre, sont très-légèrement déprimées à leur centre. La muqueuse est injectée dans toute son étendue, mais l'injection est plus accentuée autour des plaques.

Parmi celles-ci, il en est dont les dimensions sont telles qu'on les distingue malaisément à l'œil nu. Ce sont précisément celles qui vues au microscope donnent les renseignements les plus précieux. On voit très-nettement que la coloration de la tache est due au réseau vasculaire teinté en jaune. Le contour des vaisseaux a perdu sa netteté habituelle. Leur trajet est marqué par des cristaux. Les uns, assez nombreux et jaunâtres, ont la forme d'aiguilles et se croisent dans divers sens; d'autres, beaucoup plus petits, d'un jaune plus rouge, sont des prismes rhomboïdaux d'hémoglobine.

Çà et là, sur la muqueuse, on trouve des spores et des tubes de muguet, qui n'ont contracté aucune adhérence avec elle.

mière variété, et étaient le siége d'un suintement sanguino-lent. Ce qui prouve que toutes ces lésions sont de même nature, et que leurs différences apparentes sont uniquement dues au terrain sur lequel elles se développent.

Pour déterminer la cause de la teinte jaune, j'ai examiné des pièces fraîches, soit dans leur ensemble, soit sur des coupes. C'est surtout lorsque les taches ou les ulcérations sont très-petites, lorsqu'elles sont presque microscopiques, que l'on se rend bien compte du siége de la coloration. Elle est due à la présence, dans les vaisseaux et à leur périphérie, d'une matière jaune qui revêt des formes diverses sur le même sujet. Ce sont : 1° de petites masses le plus souvent arrondies mais à contour peu net, probablement des hématies altérées ; 2° des granulations moléculaires ; 3° des cristaux d'origine hématique dont les uns en aiguilles très-fines forment des groupes rayonnants et dont les autres, plus petits en général, plus difficiles à distinguer et rhomboïdaux, présentent le type des cristaux d'hémoglobine. — La teinte jaune des saillies et des érosions gastriques est due, comme vous le voyez, à une altération des globules rouges. Il est probable que, d'abord arrêtés dans leur marche, ils subissent ensuite très-rapidement les transformations du sang extravasé. Toutefois, il me suffit de vous avoir signalé ce point. Un examen plus complet des particularités qui s'y rattachent m'entraînerait sur le domaine de l'œdème des nouveau-nés, auquel appartiennent ces lésions. J'ai été obligé de les aborder en faisant l'histoire de l'Athrepsie, mais je ne saurais m'y arrêter davantage sans sortir de mon cadre.

Troisième variété (rare). Après ces deux variétés de la gastropathie ulcéreuse, je dois vous en signaler une troisième, infiniment plus rare, puisque je ne l'ai pas observée plus de trois fois. Au lieu des érosions très-nombreuses, très-petites et cupuliformes, précédemment étudiées, il n'en existe qu'une ou deux, plus étendues et plus profondes, à bords plus saillants et beaucoup plus congestionnés. Au point de vue histologique, elles ne présentent rien de particulier (1).

(1) L'observation suivante en est un exemple.

Obs. XL. — *Muguet, ulcérations buccales, céphalématôme, eschares des malléoles. — Pneumonie lobulaire, ulcérations gastriques.*
Maria C., née le 9 mai 1873, entre dans la salle le 24. — Maigreur, desquamation cutanée par larges plaques. La muqueuse buccale est rouge et couverte de muguet. Il y a une ulcération à la voûte palatine. Sur le pariétal droit, tumeur présentant tous les caractères d'un céphalématôme.

Poids 2,190.
T. R. 35,6.
29 mai. — Poids 1990.
T. R. 36,6.

30. — Ulcération du frein de la lèvre inférieure.

2 juin. — Boit très-peu de lait. Diarrhée.

T. R. 35,4.

6. — Ulcération de la région moyenne de la muqueuse gingivale inférieure.

Eschare du talon gauche.
T. R. 38,6.

9. — Erythème eczémateux du pli du bras droit.

T. R. 35,3.
12 juin. — T. R. 35.

La mort a lieu le 13 juin, à 2 h. du matin.

L'AUTOPSIE est faite le même jour à 10 h.

Quelques lobules hépatisés dans le poumon droit.

Au niveau de la grande courbure de l'estomac, et sur la face antérieure, au centre d'une surface saillante et rosée d'un centimètre environ de diamètre, on voit une ulcération profonde, circonscrite par une zone d'un millimètre de large environ, violacée, où la loupe montre des vaisseaux très-injectés. — Sur d'autres points de la muqueuse, existent de petites taches d'un rouge foncé au centre desquelles on voit un commencement d'érosion.

Les divers viscères sont très-congestionnés.

— Billard a vu un fait semblable. C'est la 29ᵐᵉ observation de son livre (a).

Il s'agit d'une enfant qui mourut 15 jours après sa naissance, et chez laquelle on avait observé, durant son séjour à l'infirmerie, de la diarrhée, des vomissements, de l'œdème et de la dureté des extrémités inférieures, un cri étouffé et un dépérissement considérable.

A l'ouverture du cadavre, on trouva

(a) *Loc. cit.*, p. 312.

Où se développent les ulcérations gastriques ? Quelle est leur nature ? Peut-on les reconnaître pendant la vie ? Telles sont les questions qu'il me reste à examiner.

La plupart des observateurs que je vous ai cités, plutôt entraînés vers une opinion reçue que convaincus par leurs propres recherches, les localisent dans les follicules de la muqueuse stomacale. Cruveilhier lui-même n'a pas échappé à ce courant. Il est assez fréquent, dit-il (a), de voir dans les dernières périodes des maladies chroniques, des érosions hémorrhagiques de l'estomac, produire tantôt des hématémèses, tantôt des déjections sanguinolentes couleur chocolat. Dans quelques cas où elles criblent la surface interne de l'estomac, elles résultent, sans aucun doute, de l'inflammation ulcéreuse des follicules ; mais dans d'autres, on doit se demander si c'est bien là leur siége ?

Je n'hésite pas à me prononcer contre cette manière de voir, en présence des résultats que donne le microscope. Il nous apprend en effet, que la plus petite des ulcérations

une rougeur très-intense avec tuméfaction bien évidente de la membrane interne de l'œsophage, surtout à son extrémité inférieure. — L'estomac, distendu par des gaz, présente au niveau du tiers pylorique et dans le sens de la grande courbure un ulcère profond de forme ronde, ayant deux lignes de diamètre, offrant des bords d'un rouge brun obscur, très-élevés et coupés à pic. Aucune tuméfaction inflammatoire n'environne cet ulcère, dont le fond qui est d'un aspect noirâtre , est formé par la membrane séreuse de l'organe, car toute l'épaisseur de la membrane muqueuse est détruite....

Lorsqu'on observe l'estomac à l'extérieur, on voit dans la partie correspondant à l'ulcère, une sorte de tache brunâtre et arrondie... Il existe au poumon gauche un commencement d'hépatisation.

Billard pense que cette enfant a apporté en naissant l'ulcère dont elle était atteinte ; mais il ne donne aucune preuve à l'appui. Je pense, contrairement à cette manière de voir, que la lésion s'est développée dans le cours de l'athrepsie dont cette petite fille a été atteinte presque aussitôt après sa naissance et à laquelle elle n'a pourtant succombé qu'au bout de 15 jours.

(a) Cruveilhier, *Anatomie pathologique du corps humain ou Description*, etc., Paris, 1830-1842, XXXe livr.

correspond à un grand nombre de glandes. Il n'y a donc aucune raison pour faire de sa forme arrondie un argument en faveur d'une origine glandulaire. Loin de là, parmi toutes les parties atteintes, les glandes ne viennent qu'en dernier lieu, et lorsqu'elles disparaissent, c'est secondairement, si l'on peut ainsi dire, et consécutivement à la lésion de la gaîne conjonctive qui les enchasse. En réalité, il y a une affection de la muqueuse tout entière.

Quant à la nature même du processus, il n'est pas facile de la déterminer. Qu'il soit irritatif à une certaine période, cela ne paraît pas contestable; puisqu'il existe une prolifération de noyaux dans le tissu conjonctif interglandulaire, et dans la tunique fibreuse. Mais est-ce par ce travail que les choses débutent? Dans quelques cas on peut affirmer que non; c'est par exemple lorsque l'ulcération est précédée par des mamelons, comme chez les enfants atteints tout à la fois d'œdème et d'ictère. Le premier phénomène pathologique chez ces malades paraît être une oblitération des vaisseaux; et peut-être, s'agit-il d'une destruction d'abord nécrobiotique, dont la prolifération de cellules plasmatiques ne serait qu'une conséquence.

Quoi qu'il en soit de ces effets et de ces causes, et de la place réciproque qui doit leur être assignée dans la genèse des érosions gastriques, je n'affirmerai pas leur nature inflammatoire; je pense qu'elles se produisent sous l'influence de plusieurs causes : d'abord l'altération du sang; puis l'action irritante du lait imparfaitement digéré par l'estomac; enfin la déchéance vitale qui expose tous les tissus aux actions destructives, et en particulier à celle du suc gastrique (1).

Pathogénie.

(1) On a donné d'autres explications de cette lésion. Voici, par exemple, comment M. Rindfleisch (a) cherche à rendre compte des éro-

(a) Loc. cit., p. 306.

Diagnostic. Est-il possible de reconnaître pendant la vie ou tout au moins de soupçonner l'existence des ulcérations gastriques? On peut la considérer comme très-probable, quand le mal a une marche aiguë, chez les enfants qui ont rapidement la peau cyanosée et sèche, les yeux excavés et arides, la face grippée et

sions hémorrhagiques, qui existent ordinairement en nombre considérable, surtout au sommet des replis muqueux de la région pylorique :

« Comme cause de l'hémorrhagie, dit cet auteur, on peut ordinairement invoquer des vomissements qui ont immédiatement précédé. Nous pouvons dès lors nous représenter la marche du processus de la manière suivante : le vomissement, en produisant un arrêt momentané de la circulation, donne lieu à de petites hémorrhagies par les veines superficielles de la muqueuse gastrique; ces hémorrhagies se produisent au sommet de la muqueuse, car la pression sanguine doit atteindre son maximum dans la partie la plus périphérique du réseau vasculaire. Dans une certaine étendue, les globules sanguins extravasés sont tellement abondants, que les capillaires étant comprimés, la circulation et la nutrition s'arrêtent. L'infarctus hémorrhagique devient un *caput mortuum;* les connexions avec la partie saine de la muqueuse sont rompues, et sa séparation réelle n'est plus que l'affaire du temps. Si nous faisons remarquer que le suc gastrique dissout parfaitement les parties mortifiées comme il s'en présente dans l'infarctus hémorrhagique des muqueuses, on com-

prend que, quelques heures après l'hémorrhagie, l'infarctus soit déjà remplacé par une perte de substance nettement circonscrite. »

Cette hypothèse qui n'est pas incompatible avec celle que j'ai proposée, est inadmissible dans un grand nombre de cas où l'autopsie a révélé des ulcérations, chez des malades qui n'avaient pas eu de vomissements ou qui n'en avaient eu que quelques heures avant la mort.

M. Luton (*a*) a pensé, avec M. Treizt, que les érosions hémorrhagiques de l'estomac pouvaient bien être sous la dépendance de l'urémie.

« L'urée, dit-il, apparaît à la surface de l'estomac chez les animaux dont on a enlevé les reins dans un but expérimental, et chez les malades atteints de dégénérescence granuleuse de ces mêmes organes. Dans ces conditions, l'urée né tarde pas à subir sa décomposition habituelle en carbonate d'ammoniaque, dont le contact sur la muqueuse gastrique amène bientôt un catarrhe de cette membrane et jusqu'à son *érosion hémorrhagique.* Ces faits, sur lesquels nous avons autrefois appelé l'attention, quelque temps même avant que le prof. Treitz ait publié à leur propos un important travail, indiquent donc qu'il existe une *gastrite urémique*

(*a*) Luton, *Nouveau dict. de méd. et de chirurg. prat.*, art. *Estomac*, t. XIV, p. 196.

anxieuse, dont les cris, incessants et aigus annoncent une souffrance extrême, chez lesquels la diarrhée, après avoir été excessive, cesse d'une manière à peu près complète, pour être remplacée par des vomissements.

La présence de flocons brunâtres au milieu des matières vomies, rendra cette hypothèse encore plus probable, mais non certaine, car je vous ai dit que le sang pouvait arriver à la surface de l'estomac sans lésion apparente de la muqueuse. Je ne vous parle pas du melœna, qui vous laissera dans un doute encore bien plus grand.

Mais s'il est malaisé de spécifier les cas où il existe des ulcérations, il en est un certain nombre où l'on peut affirmer leur absence. C'est quand le mal est chronique quelle que soit sa durée. Plus il se prolonge, plus est lente la destruction de l'individu; et plus on est autorisé à affirmer que l'estomac a conservé toutes les apparences de l'état normal.

Sur l'époque précise à laquelle apparaît la lésion, il est très-difficile de se prononcer. — Denis (*a*) dit qu'il l'a trouvée dans l'estomac d'un enfant naissant, et dans celui de beaucoup de nouveau-nés âgés de quelques jours seulement. Billard (*b*) affirme que l'inflammation peut exercer ses ravages sur l'estomac de l'enfant, pendant qu'il est encore contenu dans l'utérus, et donner lieu à des désorganisations

Les ulcérations ne sont jamais congénitales.

---

ou, pour mieux dire, *ammoniacale...* »

Je ne puis accepter cette explication, du moins, pour la plupart des cas que j'ai observés. En effet, d'une part l'urémie est loin d'être constante dans l'Athrepsie, et quand elle se manifeste, c'est à la dernière période. D'un autre côté, les ulcérations se montrent, comme le prouvent les observations, dès les premiers jours, et bien souvent chez des sujets qui n'ont présenté aucun des symptômes de l'intoxication urémique.

(*a*) *Loc. cit.*, p. 52.
(*b*) *Loc. cit.*, p. 310

trop évidentes pour qu'on puisse mettre leur nature en doute ; et il cite des observations à l'appui. Dans la première (obs. 28 de son livre), il s'agit d'un enfant naissant, qui mourut à la crèche le jour même de son entrée et chez lequel on avait observé des cris pénibles, une contraction permanente des traits et quelques vomissements de matières brunes. Le sujet avait de l'embonpoint et son cordon était à peine flétri. L'estomac, avec du mucus mêlé à des flocons épais d'une couleur bistre, présentait beaucoup de follicules blancs, gros comme un grain de millet; son grand cul-de-sac était couvert d'ulcérations irrégulièrement arrondies, assez superficielles, ayant leur centre ou leur fond d'un beau jaune, et leurs bords légèrement tuméfiés et d'un rouge carmin. Il y avait une injection générale des viscères.

L'auteur dit que ce fait prouve, jusqu'à la dernière évidence, la possibilité d'une inflammation de l'estomac pendant la vie intra-utérine. — Je n'ose contredire absolument Billard ; toutefois, il n'est pas rigoureusement impossible que l'enfant ait succombé à une atteinte d'Athrepsie suraiguë extra-utérine. Il en a présenté tous les symptômes ; et quant à l'argument que l'on pourrait tirer de son âge, contre cette manière de voir, il est insuffisant ; attendu que l'on n'est nullement fixé sur la date de la naissance, et qu'il avait peut-être quarante-huit heures, au moment où il fut exposé à l'hospice.

M. Barrier (a) est beaucoup plus radical que les deux auteurs dont je viens de vous faire connaître l'opinion. « Les faits observés par Billard, Ollivier d'Angers et par nous-même, dit-il, établissent positivement que la gastrite folliculeuse se développe le plus souvent avant la naissance,

_____

(a) *Loc. cit.*, t. II, p. 22.

vers les derniers jours de la vie intra-utérine. On la trouve presque exclusivement chez des enfants qui succombent du premier au douzième jour après la naissance. »

Les observations de Rindfleisch que je vous ai citées ayant montré qu'il suffit de quelques heures pour que les ulcérations gastriques se produisent, l'argument de M. Barrier, tiré de la durée du mal, perd toute valeur.

Pour moi, à part les cas d'empoisonnement, dont je n'ai vu d'ailleurs aucun exemple, mais qu'il est permis d'admettre théoriquement, je considère la *gastrite ulcéreuse* des nouveau-nés, comme une lésion de l'Athrepsie aiguë, et je confesse que les preuves que l'on a apportées jusqu'ici en faveur de son origine intra-utérine sont insuffisantes à me convaincre.

TREIZIÈME LEÇON

ANATOMIE PATHOLOGIQUE DE L'ATHREPSIE (SUITE)

LÉSIONS DE L'ESTOMAC (*suite*), DE L'INTESTIN ET DU FOIE

MESSIEURS ,

Gastropathie pseudo-membraneuse, ou diphthéroïde.

La seconde forme de gastropathie athrepsique est beaucoup moins fréquente que la précédente. Je la qualifierai indifféremment de *pseudo-membraneuse* ou de *diphthéroïde*, parce que la muqueuse gastrique est couverte, sur une certaine étendue, par un exsudat dont l'aspect varie suivant sa constitution et son ancienneté. Au-dessous de lui, la paroi est toujours malade, mais de différentes manières. Laissant de côté des nuances que je ne pourrais vous faire connaître qu'aux dépens de la clarté de la description, je distinguerai seulement deux variétés de gastropathie exsudative.

Première variété.

Dans l'une d'elles (*), que l'on pourrait plus spécialement appeler diphthéroïde, le produit nouveau rappelle les fausses membranes de la diphthérie (1). Il n'atteint pas également

---

(1) Sur des enfants plus âgés (deux ans et au-dessus), atteints ou non de diphthérie pharyngo-laryngée, j'ai vu l'estomac couvert, sur une étendue variable, de fausses membranes présentant une grande analogie avec

(*) Planche III, fig. D.

toutes les régions; il se montre surtout au niveau des faces, tandis qu'il y a une sorte d'immunité pour le voisinage des orifices, la petite courbure et le grand cul-de-sac, du moins dans sa partie la plus profonde. Mais cela n'a rien de régulier, et il peut se faire qu'aucun point du viscère ne soit épargné. Ce sont tantôt de petits amas, dont les moins larges ont à peine 1 millimètre de diamètre; tantôt des plaques qui peuvent avoir 1 ou 2 centimètres carrés. On les voit, sur le même sujet, n'occuper que des régions très-circonscrites, ou bien au contraire couvrir de larges surfaces. Leur épais-

celles des athrepsiés, mais se rapprochant encore davantage des couches diphthéritiques de la gorge.

C'est très-probablement dans des circonstances semblables que MM. Rilliet et Barthez (*a*) ont vu une *inflammation pseudo-membraneuse* de l'estomac. — Ils pensent qu'elle est beaucoup plus fréquente que ne le démontre l'autopsie et qu'elle est entraînée par le cours des aliments.

Elle se montre habituellement, disent-ils, sous l'aspect de petites plaques d'un blanc de lait, lisses, polies, inégales et fragmentées, ou d'une lame mince, molle, grenue et chagrinée, de couleur jaune fauve plus ou moins foncée. Elle adhère assez peu à la muqueuse, et lorsqu'on la racle avec le scalpel, elle ne fournit quelquefois qu'une bouillie jaune. Son épaisseur va rarement au delà de 1 à 2 millimètres. Elle s'accompagne d'une grave inflammation de la muqueuse sous-jacente, beaucoup plus étendue en surface que la fausse membrane elle-même.

Pour montrer encore que les auteurs ou bien ont ignoré cette gastropathie des athrepsiés, ou se sont complétement mépris sur sa genèse, je ne puis mieux faire que de citer le passage suivant, emprunté au travail si complet de M. Luton (*b*), « Il est encore possible que l'inflammation de l'estomac affecte les apparences de la *diphthérie*. Des faits de ce genre ont été signalés par Godman, Howship et Villermé. A. Forster, O. Habersohn et Niemeyer font rentrer ce cas dans la description méthodique des maladies qui atteignent le ventricule. D'après Niemeyer, l'inflammation croupale de la muqueuse gastrique existe assez fréquemment chez le nouveau-né; elle appartient surtout à la gastrite par intoxication, et se montre comme affection secondaire dans les maladies infectieuses aiguës, telles que le typhus, la septicémie et la variole. Habersohn en cite un exemple chez un syphilitique. »

(*a*) *Loc. cit.*, t. I, p. 676.
(*b*) *Loc. cit*, p. 197.

seur est variable ; elle peut être de plus d'un millimètre. En général d'un blanc sale, l'exsudat est souvent
teinté de jaune ; plus rarement il est coloré par le sang. Son
adhérence à la paroi gastrique est assez forte et sa consistance assez grande ; à l'aide d'une pince, on en peut détacher
des lambeaux de 5 à 10 millimètres carrés.

La muqueuse est toujours atteinte, mais quelquefois d'une
manière difficile à constater, du moins à l'œil nu. Sa coloration est peu modifiée, ou bien elle est rosée et peut aller jusqu'au violet foncé, notamment dans les points où s'est fait
l'exsudat. Presque toujours alors la muqueuse est notablement épaissie. — Les autres tuniques paraissent et sont en
réalité faiblement altérées. Parfois la paroi tout entière est
un peu plus rouge que de coutume.

Deuxième va-
riété.

La seconde variété que je vous ai annoncée diffère notablement de la précédente (*). L'exsudat est moins compact,
moins adhérent ; sa coloration est jaune verdâtre, et il rappelle les fausses membranes du péricarde enflammé. A sa
surface on distingue une infinité de petits filaments, surtout
manifestes quand on plonge la pièce dans l'eau ; alors
il paraît comme velouté. Il occupe en général une grande
étendue de la paroi gastrique, mais son épaisseur y est
inégale ; très-rarement il dépasse 1 millimètre. Sur certains
points il est à l'état rudimentaire, et l'on pourrait croire qu'il
a été détruit par une sorte d'usure. — Au-dessous, la muqueuse d'un rouge vif ou violacé, comme ecchymosée par
places, est considérablement épaissie. Elle forme des plis
nombreux, tantôt assez éloignés les uns des autres, tantôt
très-rapprochés et alors reliés entre eux par la fausse mem-

____

(*) Planche II, fig. A.

brane qui les couvre, sans pénétrer dans les anfractuosités. Proportionnés à l'intensité de la lésion et à l'épaisseur de l'exsudat, ils font parfois un relief de 3 à 4 millimètres. Lorsqu'on pratique des coupes sur les pièces fraîches, on se rend bien compte de l'épaississement considérable de la paroi gastrique, et l'on voit qu'il est dû à une sorte de congestion œdémateuse (obs. XLI). — La capacité de l'estomac se trouve ainsi notablement réduite. Quand il renferme du lait ou une poudre médicamenteuse, comme du bismuth, l'aspect des parties est modifié, et l'on ne peut apprécier leur état réel qu'après avoir soumis la pièce à un filet d'eau.

Quelques auteurs, Billard et Valleix entre autres, ont vu cette lésion, mais ils n'ont pas reconnu sa véritable nature. C'est en effet dans les chapitres qu'ils ont consacrés au muguet de l'estomac que l'on en trouve des observations incontestables.

Obs. XLI. — *Athrepsie.* — *Gastrite et entérite pseudo-membraneuse.*

Louis M..., âgé de 18 jours, est apporté à l'infirmerie le 3 mars 1871. Il rejette par la bouche et le nez, une matière sanguinolente. Les garde-robes ont une couleur carmin. La bouche est pleine de muguet. Il y a du souffle et quelques râles au sommet du poumon droit. — L'enfant est maigre ; sa peau a une teinte bleuâtre, surtout aux extrémités ; la région antérieure du tronc est couverte de larges squames épidermiques. Les veines de la face sont saillantes. Du côté droit, la paupière supérieure est tuméfiée ; il y a du chémosis et la cornée est complétement opaque. A gauche elle est dépolie. — Les membres supérieurs sont légèrement contracturés. Les battements du cœur sont trop faibles pour qu'on puisse les compter.

T. R. 31.

La mort a lieu à 2 h. du soir.

L'autopsie est faite le 6, à 10 h. du matin.

Le canal artériel, notablement rétréci, est obstrué par un petit caillot noir qui a contracté des adhérences avec la paroi, rouge, inégale, tomenteuse, friable. La fibrine de ce thrombus a conservé sa disposition fibrillaire, et l'acide acétique, après l'avoir dissoute, met en évidence des groupes de granulations graisseuses.

Le foie est d'un rouge foncé et complétement dépourvu de graisse. Il n'y a pas d'altération sensible du parenchyme rénal.

L'œsophage a une coloration vio-

Ce qui caractérise ces gastropathies de la seconde forme, ce qui leur donne une physionomie commune, c'est l'exsudat. Il est donc légitime de les qualifier de *membraniformes*. Il n'est pas moins naturel de les subdiviser en deux variétés, suivant que l'exsudat est blanchâtre, épais, résistant, semblable à celui de la diphthérie, et qu'il

lette. A sa surface on distingue quelques érosions superficielles, dues à la disparition de la couche épithéliale. Sous la muqueuse, rampent des vaisseaux assez volumineux.

Les parois de l'estomac ont une épaisseur tout à fait exceptionnelle, puisqu'elle atteint par places, de 1,5 à 2 millimètres et l'augmentation de volume est due à une altération de la muqueuse, qui forme des plis très-saillants. La grosse tubérosité n'est que légèrement atteinte. Il en est à peu près de même du pylore, où l'on ne voit que des taches rouges et quelques ulcérations en cupule.

Les régions les plus altérées sont les deux faces et la partie moyenne de la petite courbure. On y trouve un exsudat jaune verdâtre, à surface inégale et rappelant les concrétions de la péricardite aiguë, d'un demi-millimètre d'épaisseur. Sur certains points, il paraît avoir disparu, et l'on croirait qu'il y a là des érosions. Après l'avoir détaché par le raclage de la muqueuse à laquelle il adhère assez intimement, on trouve cette dernière d'un rouge violacé, tuméfiée, mamelonnée. Quand elle est dans l'eau, on voit flotter à sa surface une infinité de petits filaments.

Le gros intestin présente des altérations semblables à celles de l'estomac. Depuis le rectum jusqu'à 9 centimètres de la valvule, elles consistent en plaques saillantes d'un rouge foncé, généralement arrondies, de 2 à 3 millimètres de diamètre, à centre ulcéré, de teinte grise ou brunâtre. Çà et là, la lésion est moins avancée, les plaques sont moins larges, moins rouges, et leur partie centrale grisâtre est simplement déprimée. Ce sont les follicules clos qui paraissent être ici en cause. — A mesure que l'on examine un point plus rapproché de la valvule, on voit la muqueuse former des plis de plus en plus saillants. Les plaques rouges et ulcérées se multiplient en s'élargissant; puis toute la surface devient rouge, saillante, et apparaît couverte d'un exsudat analogue à celui de l'estomac.

Au-dessous, la surface intestinale a une teinte carminée avec des taches grises ou brunâtres d'étendue variable. Le cœur, la valvule et l'appendice sont altérés de même, mais à un degré moindre.

L'intestin grêle est aussi atteint; sa muqueuse est d'un rouge violet, et couverte d'un exsudat d'aspect velouté, mais l'épaississement est peu considérable, et il n'y a ni plaques ni plis. Tout cela, d'ailleurs, n'existe que sur une longueur de 10 centimètres environ au-dessus de la valvule. Plus haut la lésion décroît très-rapidement. (Voy. pl. III.)

adhère d'une manière intime à une paroi plane, grisâtre et peu épaissie; ou bien, au contraire, suivant qu'il est jaune-verdâtre, floconneux, velouté, peu épais, et qu'il est uni d'une manière lâche, à une paroi très-épaissie, remarquablement plissée et en apparence beaucoup plus malade que dans le premier cas.

Pour compléter cette description, je dois vous faire connaître les résultats fournis par l'examen microscopique de coupes pratiquées perpendiculairement à la surface de ces estomacs altérés. Cette nouvelle étude de la gastropathie diphthéroïde va nous y révéler non plus seulement deux variétés, mais trois. Je vais les décrire successivement, en vous avertissant que la troisième répond aux cas de la seconde forme où l'on trouve de nombreux plis à la face interne du viscère.

Examen microscopique.

Dans un premier ordre de faits, on voit que l'épaisseur de la muqueuse s'est accrue. Beaucoup de glandes sont altérées; mais seulement dans le quart ou le tiers de leur hauteur, près de la surface, où on les voit s'évaser brusquement en entonnoir; si bien qu'à ce niveau leur diamètre est trois et même quatre fois plus considérable qu'à l'état normal. Elles sont très-opaques, se confondent avec l'exsudat qui couvre la muqueuse et sont remplies par des cellules d'épithélium, pressées les unes contre les autres, et dont le volume s'est accru par l'accumulation d'une substance granulo-graisseuse. Entre les glandes dilatées, on en voit dont le calibre semble s'être amoindri, sous l'influence de la compression qu'elles ont subie.

Première variété histologique.

L'exsudat, dont l'épaisseur n'est pas uniforme, égale sur quelques points le tiers de celle de la muqueuse. Il paraît intimement uni à cette dernière et s'en distingue par une opacité plus grande.

Sa surface est inégale, comme déchiquetée, et il semble que de nombreux fragments soient sur le point de s'en séparer. Il est constitué par plusieurs assises, qui n'ont pas toutes une constitution identique. Dans la plus profonde, qui correspond aux orifices glandulaires, on voit en grand nombre, des cellules sphéroïdales ou polyédriques à contenu granulo-graisseux et de tout point semblables à celles qui remplissent les infundibula des glandes. En outre, il y a des fibrilles d'une longueur parfois considérable et formant un réseau, dont les mailles sont occupées par une substance finement grenue et par les cellules. Sur certains points, ces dernières dominent; sur d'autres, ce sont les fibrilles groupées en faisceaux. — A la surface de la fausse membrane, là où elle est déchiquetée, on ne voit plus de fibrilles; et les cellules peu nombreuses sont difficiles à reconnaître. On n'en trouve que les débris, noyés en quelque sorte dans des amas considérables de fines spores cryptogamiques.

Il me semble que la description précédente nous fournit toutes les preuves de l'existence d'une irritation glandulaire, d'une véritable inflammation catarrhale de la muqueuse gastrique. Quant aux différences signalées entre les deux couches principales de l'exsudat, l'on s'en rend aisément compte par leur âge différent. La supérieure plus ancienne est détériorée, non-seulement par la délitescence naturelle de ses éléments, mais encore par l'action de nombreux parasites qui vivent et se multiplient à ses dépens.

Deuxième
variété
histologique. Dans une autre catégorie d'observations, deux tuniques de l'estomac sont malades : la muqueuse et la fibreuse. Je vais d'abord vous dire en quoi consistent les lésions de cette dernière. Son épaisseur est augmentée, ses artères sont

vides, mais ses veines sont remplies de globules rouges et
blancs.

En outre, elle est infiltrée par un certain nombre de leucocytes, isolés ou réunis, et toujours plus nombreux autour
des vaisseaux. Ces diverses particularités, très-apparentes au
voisinage de la muqueuse, s'atténuent beaucoup et disparaissent même dès que l'on s'en éloigne. Sur quelques points
les leucocytes sont en voie de régression, et à leur place il n'y
a plus qu'un amas arrondi de granulations, au milieu desquelles on distingue des globules graisseux.

Les fibres musculaires de la muqueuse sont tuméfiées et
troubles, ce qui paraît dû à une infiltration granuleuse.
Dans sa partie glandulaire proprement dite, tous les éléments sont lésés.

Les glandes, pour la plupart élargies partiellement ou en
totalité, présentent les différentes altérations signalées pour
le premier groupe. Les grosses veines verticales sont dilatées
dans leur tiers supérieur, ou sur toute leur hauteur, et leur
volume est parfois assez considérable pour masquer les
glandes, qui reposent sur un tissu infiltré de globules blancs.

Quant à l'exsudat, il ne diffère de celui déjà décrit que
par la présence d'un certain nombre de leucocytes.

Ici donc, au catarrhe glandulaire de la variété précédente
s'ajoute un état congestif, avec infiltration de leucocytes.

La troisième et dernière variété (¹) s'écarte des deux pré- *Troisième variété histologique*
cédentes, surtout par la morphologie. Elle correspond au cas
où la paroi est couverte de plis et d'anfractuosités; aussi la
coupe présente-t-elle des saillies et des dépressions alternatives. Chaque saillie est constituée au centre par la tunique cellulo-vasculaire; et à la périphérie, par la muqueuse

____

(¹) Planche V, fig. 2 et 3.

qui lui forme un revêtement complet. Il en résulte une disposition qui rappelle une papille cutanée ou linguale.

L'épaisseur de la couche glandulaire n'est pas sensiblement modifiée et les saillies sont dues à la tunique fibreuse. Leur hauteur et leur forme ne sont pas les mêmes dans tous les points. Quelques-unes, dont le relief est très-accentué, sont minces, avec un renflement à leur sommet et un élargissement à leur base. D'autres forment de simples élevures et sont également larges dans toute leur étendue. Çà et là, les cellules plasmatiques sont en voie de prolifération. On y constate de nombreux vaisseaux très-dilatés par des hématies au milieu desquelles se voient des leucocytes, qui dépassent en nombre la moyenne normale et dont quelques-uns se sont épanchés dans le tissu conjonctif.

Entre les glandes, au niveau des saillies, on voit des taches noires, ayant la forme d'une massue, dont la grosse extrémité est périphérique et atteint presque la surface; tandis que la partie plus mince arrive, quoique rarement, à la région des culs-de-sac glandulaires. Leur volume et leur disposition sont variables. Elles sont isolées ou réunies au nombre de deux ou trois, paraissant alors avoir comme une tige commune. A leur coloration, qui est identique à celle des vaisseaux sanguins de la couche fibreuse, on reconnaît qu'il s'agit d'une congestion veineuse très-prononcée.

Sur quelques points, ces vaisseaux sont si nombreux et contiennent une quantité de sang si considérable, qu'ils masquent complétement les glandes et qu'à la place de la muqueuse on ne voit plus qu'une bande obscure. Là où la congestion est moins intense, les masses noires sont remplacées par des lignes d'un vert clair. Cette dernière disposition existe même entre quelques mamelons, mais elle y est peu prononcée, et l'injection veineuse y correspond, non à la partie supérieure des glandes, mais à leurs culs-de-sac, autour desquels on distingue çà et là quelques leucocytes.

Tout à fait à la surface de la préparation, les glandes sont couvertes d'ailleurs très-irrégulièrement, mais parfois sur une certaine étendue, par une couche d'apparence amorphe, qui représente l'exsudat. C'est surtout au point culminant des saillies qu'on le trouve. Il n'existe pas dans les régions déprimées qui séparent les mamelons. Il est constitué par des éléments assez disparates, groupés sans ordre. Sur un certain nombre de points, la couche la plus profonde, celle qui est immédiatement en rapport avec la muqueuse, est formée par des globules rouges, réunis en des masses compactes, où il est impossible de les reconnaître autrement qu'à leur coloration jaune verdâtre. Ailleurs ils n'ont pas subi ce tassement, et ils se présentent avec leurs caractères habituels. Au-dessus de ces stratifications sanguines, on trouve une gangue très-difficile à analyser. Il y a des hématies, des leucocytes, des débris de l'épithélium glandulaire, et surtout beaucoup de spores et quelques tubes du parasite que nous avons déjà si souvent rencontré. Les spores sont isolées ou groupées en amas considérables et de la surface, où elles sont abondantes, elles s'insinuent jusqu'à une certaine profondeur entre les autres éléments.

Ici la congestion, avec ou sans thrombose préalable, a joué un rôle important. En effet, comme dans la variété précédente, les veines interglandulaires sont congestionnées, mais elles le sont bien davantage. De plus, les plis eux-mêmes, qui donnent à la lésion son aspect particulier, sont, en partie du moins, sous la dépendance de la dilatation excessive qu'à leur niveau ont subie les vaisseaux de la couche fibreuse. Enfin l'exsudat est surtout constitué par des globules rouges.

Si maintenant nous comparons en les rapprochant, ces

trois modalités de la gastropathie diphthéroïde, nous voyons que dans les deux premières il y a un catarrhe très-net de la muqueuse; que dans la seconde, à cette lésion s'ajoute une congestion des tuniques fibreuse et glandulaire, qui paraît être le point de départ de leur infiltration par les leucocytes; que dans la troisième enfin, il n'existe pas de catarrhe, mais que la congestion veineuse y prend une importance capitale et lui donne sa physionomie. C'est elle, en effet, qui provoque la formation des plis et l'exsudat hémorrhagique. La manifestation inflammatoire y est à son minimum, ne s'accusant que par la prolifération de quelques cellules plasmatiques de la tunique fibreuse.

Habituellement, on ne rencontre pas sur le même sujet les gastropathies ulcéreuse et diphthéroïde; cependant j'ai eu l'occasion d'observer un fait dans lequel il en était ainsi (obs. XLII).

Obs. XLII. — *Athrepsie.* — *Pneumonie lobulaire, stéatose viscérale, œsophagite pultacée, gastropathie ulcéro-pultacée.*

Alice H., âgée de 5 jours, est admise dans la salle le 4 septembre 1873. — Elle ne prend que très-peu de lait et a de la diarrhée verte. Du côté droit, large ulcération sur la partie postérieure de la voûte palatine. Le sein droit est tuméfié et rouge.

Poids. 2620.
T. R. 37.

7. Il y a des vomissements et de la diarrhée.

T. R. 39,4.

8. La tuméfaction du sein est très-étendue, et est due à un abcès d'où il s'échappe, quand on l'incise, une grande quantité de pus.

La mort a lieu le 10, à 1 heure du matin.

L'autopsie est faite le même jour à 10 h.

Poids. 2,332.

L'encéphale est congestionné.

Le poumon gauche présente des noyaux d'hépatisation au niveau du sommet et de la partie déclive du lobe inférieur.

Le cœur contient dans ses cavités un sang fluide, qui se coagule immédiatement. Les faisceaux musculaires du ventricule gauche sont stéatosés à un faible degré.

Le pharynx et l'œsophage sont remarquablement congestionnés. La muqueuse de ce dernier canal est

Comment se sont produites ces altérations et quelle est Nature et pathogénie des gastropathies diphthéroïdes leur nature? Dans les deux premières variétés, il est probable que le point de départ a été une irritation superficielle, qui a atteint les glandes et a déterminé une altération et une production exagérée de l'épithélium qui les tapisse. Dans la deuxième sans doute, l'issue des leucocytes hors de leurs voies naturelles doit être mise sur le compte de la congestion; mais ce qui domine, dans l'une comme dans l'autre, c'est le catarrhe, c'est-à-dire un processus de nature inflammatoire.— Dans la troisième variété, l'inflammation n'est plus représentée que par la multiplication de quelques cellules plasmatiques de la tunique fibreuse et la présence des leucocytes dans l'exsudat; elle n'y joue qu'un rôle secondaire, et la première place revient aux troubles circulatoires, à la

couverte d'une sorte de bouillie gris-jaunâtre, qui adhère très-peu à sa surface.

L'estomac contient une grande quantité de lait caillé, et un peu d'une matière rougeâtre à odeur légèrement gangréneuse. Dans toute son étendue, la muqueuse est d'un rouge-brun. Sur ses deux faces, on voit des ulcérations assez irrégulièrement distribuées, et un exsudat grisâtre dont l'épaisseur variable peut atteindre deux millimètres. Sur quelques points, il semble formé de deux couches, l'une qui existe partout et se trouve dans un rapport immédiat avec la paroi, à laquelle elle adhère assez intimement, bien qu'on la détache sans peine par le raclage; l'autre, superficielle, moins dense, floconneuse, d'un gris rosé, unie à la précédente dont elle semble n'être que la portion le plus anciennement développée. C'est sur la face postérieure et autour du pylore que cette production est la plus abondante. — Des coupes pratiquées sur la paroi gastrique, perpendiculairement à sa surface, montrent qu'elle a subi un épaississement considérable et presque général. Cela est surtout très-marqué dans la région pylorique, où elle a le triple de son épaisseur habituelle. Toutes les tuniques sont très-injectées.

L'examen des exsudats œsophagien et gastrique, pratiqué à l'état frais, n'y fait découvrir ni spores ni tubes de muguet. Le foie généralement congestionné contient très-peu de graisse. On voit de la matière grasse dans les gros tubes de la couche corticale des reins, et dans ceux de Bellini. Dans ces derniers, elle est peut-être plus abondante, et se présente en une fine poussière, tandis que dans les autres elle est en gouttelettes.

congestion et à l'hémorrhagie ; — le processus est donc hématique.

Ce ne sont pas des états phlegmasiques francs, mais des inflammations bâtardes, comme celles de la peau et de la muqueuse buccale. Cela tient à l'état misérable de l'organisme et à la part que prend le sang dans la plupart des lésions athrepsiques.

Pour toutes ces raisons, j'ai préféré, même ici, le nom de *gastropathie* à celui de *gastrite*, parce qu'il ne préjuge en rien la nature du mal, dont la détermination est fort difficile.

Il est deux régions du tube digestif dont je ne vous ai encore entretenus qu'à propos du muguet. Ce sont l'œsophage et l'intestin. Je vais y revenir et vous dire en peu de mots les autres lésions que l'on y peut constater.

Lésions de l'œsophage.

L'œsophage, comme la plupart des viscères, est souvent congestionné. Dans un petit nombre de cas, il présente de petites érosions, surtout à la région supérieure. Elles sont très-superficielles, et il faut une grande attention pour les apercevoir. Probablement elles sont dues à la chute de la couche la plus superficielle de l'épithélium.

Chez un seul malade (obs. XLII*), j'ai trouvé à la surface de la muqueuse un exsudat gris jaunâtre, peu adhérent. Il en existait un semblable dans l'estomac. La lésion présentait une certaine analogie avec le muguet œsophagien, cependant l'examen microscopique n'y a fait découvrir ni tubes, ni spores.

Lésions de l'intestin.

L'intestin est très-exceptionnellement altéré chez les athrepsiés ; et, chose bien digne d'attention, l'on peut dire que, de tous les organes qui contribuent à la digestion, c'est le

(*) Page 274

moins fréquemment atteint. Cela paraît surprenant, quand on songe que la diarrhée est constante dans cette maladie ; et que, pour un grand nombre d'auteurs, le flux intestinal est sous la dépendance d'une entérite (1). Dans l'immense majorité des cas, le tube intestinal a conservé sa teinte et son épaisseur normales ; sa muqueuse est grisâtre et comme lavée ; dans le côlon, il n'est pas rare de rencontrer quelques follicules clos légèrement saillants.

Comme dans tous les viscères, il y a de la congestion ; et cela dans les différentes tuniques. En outre, chez certains malades, la muqueuse, particulièrement injectée et épaissie, a, dans la plus grande étendue de l'intestin grêle, une couleur brun rouge, avec un aspect velouté (2). Les matières intestinales ont à ce niveau une teinte et une consistance qui rappellent le chocolat à l'eau un peu crémeux (3).

(1) Voici sur ce point d'anatomie pathologique les renseignements que l'on trouve dans Denis (a) : « Je n'ai pu, quelques recherches minutieuses que j'aie faites, rencontrer plus d'une fois, dans l'intestin grêle des nouveau-nés, une ulcération prononcée ; encore était-ce bien une ulcération de ce genre ?...

« Les ulcérations du gros intestin sont infiniment plus rares que celles de l'estomac, mais moins que celles de l'intestin grêle, où leur existence est encore problématique. C'est au centre des follicules développés au quatrième degré, que je les ai remarquées 4 à 5 fois. Ces follicules ressemblaient alors à l'éruption crue varioleuse. Ces sortes d'ulcérations m'ont semblé avoir détruit l'épaisseur de la muqueuse seulement, sans avoir altéré sensiblement la musculeuse ; et leurs bords élevés les faisaient paraître profondes, leur couleur était jaunâtre.

» Les fausses membranes à la suite d'une vive irritation intestinale s'offrent rarement à l'autopsie ; c'est spécialement à l'extrémité inférieure du petit intestin qu'on peut espérer d'en rencontrer, elles y sont sous forme d'un cylindre accolé à la muqueuse... Cela est applicable au gros intestin ; j'ai trouvé des fausses membranes dans le cœcum et le commencement du côlon. »

(2) Billard caractérise d'*entérite erythémateuse* des états analogues. Voy. en particulier son obs. 45 (b).

(3) Lorsque, pendant la vie, les malades rejettent de ces matières, l'on peut annoncer à peu près cer-

(a) *Loc. cit.*, p. 60.
(b) *Loc. cit.*, p. 393.

Chez deux sujets, j'ai trouvé l'intestin altéré de la même façon que l'estomac. Dans un de ces cas (obs. XLI*), il était atteint depuis le rectum jusqu'à 15 centimètres environ de la valvule. Les follicules clos étaient tuméfiés, saillants, d'un rouge foncé, de 2 à 3 millimètres de diamètre, et présentaient à leur centre une ulcération d'un gris brunâtre. En se rapprochant de la valvule, on voyait les ulcérations s'élargir, la muqueuse s'épaissir, prendre une teinte carmin, et former des plis de plus en plus saillants, avec un exsudat identique à celui de l'estomac. Le cæcum, la valvule et l'appendice étaient altérés de même, mais à un degré moindre. L'intestin grêle n'était lésé que sur une longueur de 15 centimètres environ au-dessus de la valvule. Sa surface était violette et couverte d'un léger exsudat.

Dans le second fait (obs. XLIII), la muqueuse du gros intes-

tainement que la muqueuse intestinale est altérée, comme je viens de vous le dire.

OBS. XLIII. *Maigreur, vomissements. — Gastro-entéropathie pseudo-membraneuse.*

Une petite fille d'un mois environ est trouvée le 15 novembre 1870 ; elle est très-amaigrie et succombe le 16, après avoir eu un certain nombre de vomissements.

L'AUTOPSIE est faite le 17.

Il existe, dans les deux poumons, un léger degré d'emphysème alvéolaire, et un peu de congestion du poumon droit en arrière.

Sur toute sa surface interne, excepté au niveau du cardia et de la petite courbure, la paroi gastrique est d'un rouge violacé, épaissie et parsemée de pla-

ques grisâtres de forme généralement arrondie. Les plus petites, difficiles à voir à l'œil nu, semblent n'avoir pas de relief. Les plus larges, au contraire, font au-dessus de la muqueuse une saillie assez prononcée due à leur épaisseur plus grande, mais surtout à celle de la membrane qu'elles couvrent. Sur plusieurs points, elles se réunissent de manière à constituer des groupes à contours irréguliers.

La muqueuse du gros intestin, depuis la valvule jusqu'à 6 à 7 centimètres au-dessous, fait des plis saillants et il est très-difficile de lui restituer sa surface unie. On y voit des taches arrondies, de 2 à 3 millimètres de diamètre, dont le centre est un peu jaunâtre et le pourtour d'un rouge vif. Elles ne sont le siége d'aucune érosion. Entre elles, la muqueuse

*) Voy. p. 267.

tin, depuis la valvule jusqu'à 6 à 7 centimètres au-dessous, était plissée, tuméfiée, injectée, couverte, sur quelques points, d'une couche grisâtre, et de saillies analogues à celles de l'observation précédente, déprimées à leur centre, mais non ulcérées. C'est au niveau du cæcum que toutes ces altérations étaient le plus apparentes; l'on n'en trouvait aucune trace dans l'intestin grêle.

Ainsi, l'on peut trouver, chez les athrepsiés, une *entéropathie ulcéreuse* et une *entéropathie diphthéroïde*, mais cela est tout à fait exceptionnel, puisque, sur un nombre considérable d'autopsies, je n'en ai rencontré que deux cas. Chez ces deux malades, la lésion siégeait surtout dans le gros intestin, et la muqueuse gastrique présentait des lésions à peu près identiques.

Je vous ai déjà dit, à propos des gastropathies diphthéroïdes, qu'elles avaient été prises pour du muguet gastrique. Une erreur du même genre a été commise, à propos des lésions de l'intestin, par quelques observateurs, Billard entre autres, qui a rapporté un cas d'*entérite avec altération de sécrétion* ou *muguet des intestins* (1).

---

est injectée et tuméfiée, surtout au voisinage et au niveau de la valvule, où elle est couverte, comme celle de l'estomac, d'un exsudat grisâtre. C'est dans le cæcum que cette lésion est le plus apparente. Au-dessous de la limite inférieure précédemment indiquée, et dans l'intestin grêle, on n'en trouve aucune trace, si ce n'est toutefois sur quelques plaques de Peyer très-rapprochées de la valvule. On y voit un exsudat analogue à celui du gros intestin.

Un examen de cet exsudat, fait à l'état frais, y montre un grand nombre de leucocytes.

(1) Obs. 46 de Billard. — Il s'agit d'un enfant de 10 jours, qui succomba très-amaigri, après avoir eu de l'ictère, une diarrhée très-abondante et des vomissements. — L'estomac était le siége d'un ramollissement gélatiniforme. Le dernier tiers de l'iléon, le cæcum et toute l'étendue du côlon, étaient d'un rouge intense, tuméfiés, ridés, et comme chagrinés; le cæcum et tout le côlon offraient à leur surface un grand nombre de petits flocons blanchâtres, de consistance crémeuse et fort adhérents à la surface des villosités rouges et tuméfiées de la membrane. Quelques-uns

Lésions du foie.

Pour terminer avec ce qui a trait aux organes de la digestion, je n'ai plus qu'à vous parler du foie. Il est probable
qu'il joue un rôle important dans l'Athrepsie ; pourtant je
n'ai que fort peu de choses à vous en dire, attendu que, jusqu'ici, il m'a été impossible d'y trouver une altération particulière.

La vésicule est habituellement distendue par une bile
très-verte et visqueuse.

Tantôt le parenchyme est marron foncé, d'autres fois violacé et gorgé de sang. Il y a, en général, peu de graisse
dans ses cellules, à moins que les accidents se soient précipités, chez un enfant pourvu d'un certain embonpoint. Dans
les formes très-chroniques, si les sujets ont atteint le dernier degré du marasme, toute la matière grasse a disparu.
Quoi qu'il en soit, la stéatose hépatique, chez les athrepsiés,
est très-irrégulière et n'est pas soumise, comme celle des
autres viscères, à des règles à peu près certaines. Je chercherai plus tard à vous expliquer cette exception.

de ces flocons flottaient libres au milieu des matières fécales ; mais le plus grand nombre étaient fortement adhérents à la membrane, et ne s'enlevaient que lorsqu'on les grattait avec le scalpel. Cet aspect disparaissait à l'S iliaque et ne reparaissait qu'au rectum.

QUATORZIÈME LEÇON

ANATOMIE PATHOLOGIQUE DE L'ATHREPSIE (SUITE)

LÉSIONS DU CRANE, DE L'OREILLE MOYENNE ET DE L'ENCÉPHALE

MESSIEURS,

Vous savez la raison de l'ordre que, jusqu'ici, j'ai cru
devoir suivre, en vous faisant l'histoire anatomo-pathologique
de l'Athrepsie ; il m'était imposé par la clinique. Parmi les
symptômes, en effet, je vous avais décrit un certain nombre
de lésions ; avant tout, je devais compléter leur étude. Voilà
pourquoi je vous ai d'abord parlé de la peau, puis de la
bouche et partant de tout le tube digestif, dont je ne pouvais
scinder l'examen. — Mais, en ayant fini avec lui, je vais
continuer l'étude des organes dans l'ordre d'importance
où elle se fait d'habitude; je commencerai par le crâne
et l'encéphale.

Vous n'avez pas oublié qu'un des effets les plus constants
de l'Athrepsie est le chevauchement des os du crâne et l'apparition de crêtes saillantes au niveau des sutures.

Pour se rendre compte des rapports que, dans de pareilles conditions, affectent entre elles les différentes pièces de la voûte crânienne, il faut les débarrasser complétement de leurs téguments. Alors, s'il s'agit d'un enfant, dont le décubitus était habituellement latéral droit, ce qui est le cas de beaucoup le plus fréquent, on constate invariablement ce qui suit : A droite, le pariétal passe sous l'occipital, tout le long de la suture lambdoïde, et sous son congénère, dans les trois quarts postérieurs de la sagittale ; au contraire, dans le quart antérieur, il se trouve au-dessus de ce dernier. Il est sous le frontal, au niveau des deux tiers inférieurs, et au-dessus, dans le tiers supérieur. — Le frontal gauche passe sous son congénère et sous le pariétal, qui lui, passe sur les deux tiers supérieurs de l'occipital.

En outre, deux os ont subi une dépression très-notable. Ce sont d'abord le frontal gauche, au niveau de son angle bregmatique ; puis le pariétal droit, à son angle lambdoïde. Tout à l'heure je vous donnerai l'explication de ce fait.

Le chevauchement s'accompagne toujours d'une déformation générale du crâne, qui, du moins pour une part, en est la conséquence. C'est celle que M. Guéniot a fait connaître sous le nom d'*obliquité par propulsion unilatérale* (a). Quand on regarde un crâne ainsi déformé, il semble que sa moitié droite ait glissé sur la gauche, d'arrière en avant, pour occuper une position plus antérieure. Il y a une asymétrie très-prononcée ; en avant, le côté droit l'emportant de beaucoup sur le gauche, tandis qu'en arrière, c'est le contraire qui a lieu. Cela tient à la saillie du frontal droit, qui se trouve au-dessus du gauche et du pariétal, et à la proéminence de l'occipital gauche ; si bien que la région frontale est oblique

(a) Guéniot, *Bulletins de la Société de chirurgie de Paris*. Paris, 1870, p. 322.

d'avant en arrière et de droite à gauche, et l'occipitale en sens inverse.

La fontanelle antérieure est aussi très-asymétrique. Sa portion droite a une surface beaucoup plus étendue que la gauche, et la suture interfrontale ne correspond plus à la sagittale, qui se trouve beaucoup plus à gauche.

A l'intérieur du crâne, la déformation de la base est très-apparente. La fosse occipito-pariétale droite est sensiblement moins excavée que la gauche, tandis que la fosse frontale droite est, au contraire, plus profonde que celle de l'autre côté.

Il résulte de tout cela un aplatissement latéral du crâne, lequel, en même temps, paraît allongé d'avant en arrière. C'est, comme vous le voyez, une véritable *Plagiocéphalie*, que je propose de qualifier d'*athrepsique*, pour la différencier de celles connues jusqu'ici.

Cette déformation reconnaît deux causes : l'Athrepsie et le décubitus. Elles se combinent ici, mais peuvent agir indépendamment l'une de l'autre. En effet, quelle que soit l'attitude de l'enfant, qu'il soit maintenu verticalement ou couché sur le dos ou sur le côté, l'Athrepsie n'en détermine pas moins le chevauchement des pièces crâniennes; et, d'autre part, pour que l'obliquité par propulsion unilatérale se produise, il suffit que le nouveau-né soit habituellement couché sur le même côté, même quand il se porte bien.

Examinons donc l'action de chacune de ces causes. Celle de la première est des plus simples. A l'état normal, l'élément liquide abonde, soit dans le tissu même de l'encéphale, soit à sa périphérie; or l'Athrepsie a pour résultat constant, surtout lorsqu'elle a une marche rapide, d'en déterminer la résorption, et partant de provoquer le chevauchement.

des os crâniens, qui, jouant les uns sur les autres, viennent en quelque sorte combler, en se rapprochant, le vide qui tend à se produire. Mais quel est le mode du chevauchement? C'est ici qu'intervient la position.

Lorsqu'un enfant est dans le décubitus latéral droit, la tête repose sur la région postérieure et moyenne du pariétal correspondant. Cet os est donc tout à la fois comme poussé en dedans et en avant. S'il s'agit d'un athrepsié, au moment où les os se rapprochent et tendent à s'imbriquer, la portion lambdoïde du pariétal droit, qui est portée tout à la fois en dedans et en avant, passe nécessairement sous les deux os voisins, à savoir l'occipital et le pariétal gauche. Pour une raison semblable, la partie inférieure de son bord antérieur s'engage sous le frontal correspondant; mais, par le fait même de cet enfoncement de sa partie postéro-inférieure, son angle bregmatique, sa portion la plus élevée, la plus mobile et la plus libre, se redresse et passe au-dessus des deux os voisins, mais seulement sur une longueur très-minime, à savoir : un quart ou un cinquième de la suture sagittale et un tiers environ de la coronale droite. Donc, près du bregma, le bord antérieur du pariétal droit croise le bord postérieur du frontal et, par ce point d'appui, lui communique la propulsion en avant qu'il subit lui-même.

Cette situation des os droits commande en partie celle des os du côté gauche, mais elle ne suffit pas à la produire. Dans la position où se trouve la tête de l'enfant, il est aisé de voir que le point le plus élevé de la cavité crânienne, et partant celui que doivent abandonner l'encéphale et le liquide céphalorachidien, celui où tend à se faire le vide, correspond au frontal gauche et surtout à son angle bregmatique. Il est donc tout naturel que cet os, étant celui qui non-seulement rencontre le moins de résistance, mais est en quelque sorte attiré vers la cavité, passe sous son congénère et sous le pariétal correspondant.

Ce fait et la saillie précédemment signalée du frontal droit expliquent l'obliquité du front. — D'une autre part, l'encéphale, refoulé de la région occipito-pariétale droite, est porté, dans une position symétrique, vers la gauche et y détermine une saillie notable. De là l'obliquité de l'occipital, qui est toujours inverse, mais proportionnelle à celle du frontal.

Jusqu'ici nous avons supposé que l'enfant était couché sur le côté droit. Quand, au contraire, il est habituellement dans le décubitus latéral gauche, la déformation est renversée, mais le mécanisme reste le même; de sorte que si l'on substitue, dans tout ce qui vient d'être dit, le mot gauche au mot droit, et réciproquement, on aura l'explication de la plagiocéphalie athrepsique gauche.

M. Guéniot a montré, et, pour ma part, j'ai constaté maintes fois que l'obliquité par propulsion unilatérale, qu'il croit être toujours physiologique, se rencontre chez des enfants de tous les âges et même après 20 ans. Je pense avec mon collègue qu'un décubitus habituel suffit pour produire la déformation; mais je suis disposé à admettre que, dans le cas où elle est très-marquée, l'Athrepsie a eu sa part dans son développement.

Lorsque le chevauchement, au lieu d'être très-marqué, comme je l'ai supposé jusqu'ici, existe à un degré moindre, le déplacement se produit encore suivant le même mécanisme, et la physionomie du crâne est telle que je viens de vous le dire, toutefois avec des traits moins accentués (1).

______

(1) Voici le passage où M. Bouchaud décrit cet état du crâne(a): « Cette disposition osseuse, dit-il, est un phénomène constant, et son degré est en

(a) *Loc. cit.*, p. 125.

Lésions de l'oreille moyenne.

Je rattache aux altérations crâniennes l'*otite de la caisse*, qui existe chez tous les nouveau-nés morts d'Athrepsie.

Dès 1858, le professeur Tröltsch (de Wurtzbourg) (*a*) avait signalé la fréquence d'un « catarrhe purulent » de l'oreille moyenne sur les enfants âgés de 16 heures à 1 an. En 1869, j'ai communiqué à la Société médicale des hôpitaux le résultat de mes études sur cette question (*b*), qui depuis a été reprise, avec le plus grand soin, par deux de mes anciens internes à l'hospice des Enfants-Assistés, MM. Baréty et J. Renaut (*c*). Ne pouvant vous donner ici qu'un résumé très-succinct de ce point d'anatomie pathologique, je vous ren-

rapport avec l'amaigrissement. Quand celui-ci est peu avancé, les os se rapprochent et se superposent légèrement ; mais quand l'émaciation est complète, le chevauchement peut atteindre 3, 4 millim. Dans aucun autre état morbide on ne le rencontre aussi prononcé, et c'est un signe essentiel de la maigreur extrême.

« L'occipital est presque toujours au-dessous des pariétaux ; ceux-ci sont généralement l'un au-dessous de l'autre, mais quelquefois ils sont par moitié, au-dessus et au-dessous. Quant aux frontaux, ordinairement au-dessous des précédents, ils peuvent être en partie au-dessus, en partie au-dessous. La membrane fibreuse se rétracte, et le périoste externe, la dure mère, se conforment à cette disposition nouvelle des os.

« Ce chevauchement très-étendu des os de la convexité du crâne est un signe qui me semble avoir une certaine importance, surtout en médecine légale, alors même que les tissus mous ont en partie disparu et qu'il ne reste plus que le squelette. — Que si, en effet, sur un crâne abandonné à la dessiccation, les os ne conservent point leurs rapports normaux et semblent chevaucher, cet état n'est point en tout semblable au précédent ; les os restent écartés, au lieu d'être dans leur position nouvelle, fortement serrés les uns contre les autres. Si on les fait macérer pendant un ou deux jours, la membrane interosseuse revenant à elle-même laissera, dans le premier cas, les os se mouvoir, tandis que dans le deuxième les os resteront à peu près immobiles. »

(*a*) Tröltsch, in *The diseases of the ear. — Their Diagnosis and treatment.* Traduit par Roosa, New-York, 1867, p. 167-178.

(*b*) Dans ma *Note sur l'otite de l'oreille moyenne chez le nouveau-né*, in *Bulletins et Mémoires de la Société médicale des hôpitaux* de 1869. — Paris, 1870, p. 82.

(*c*) A. Baréty et Jos. Renaut, *Anatomie pathologique de l'otite interne des nouveau-nés* (*Archives de physiologie norm. et path.*, 1869, p 374).

voie, pour les détails, à l'étude très-approfondie qu'en ont faite les deux auteurs que je viens de vous nommer.

Au début, on trouve dans la caisse, en quantité variable, une sérosité louche et floconneuse, puis son revêtement membraneux s'injecte, et la cavité se remplit peu à peu d'un mucus verdâtre ou jaune-vert. A un degré plus avancé, la muqueuse, épaissie et ramollie, enveloppe une masse de pus verdâtre, crèmeux et parfois filant. La membrane des osselets est atteinte comme celle de la caisse. Dans quelques cas, le pus, très-épais et jaune, se moule sur toutes les anfractuosités osseuses, et l'on peut, à l'aide d'une pince, l'extraire comme un caillot. La trompe d'Eustache est presque toujours saine.

La membrane du tympan, bien que ramollie et friable, n'est que très-rarement perforée. On aperçoit, au travers, le pus que contient la caisse, et qui offre une disposition en croissant (1).

L'examen microscopique montre qu'il s'agit là d'une inflammation catarrhale. Au début, la cavité contient les débris de la desquamation de la muqueuse, dont les éléments plasmatiques et épithéliaux sont en voie de prolifération et de régression granulo-graisseuse. Certaines cellules épithéliales contiennent plusieurs corpuscules semblables à des globules de pus. A mesure que le mal fait des progrès,

---

(1) MM. Baréty et Renaut (a) pensent qu'il y a là un véritable hypopyon, que l'otoscope pourrait faire découvrir pendant la vie. Je ne suis pas de leur avis. Ils s'appuient en effet pour expliquer ce siége du pus sur le décubitus de l'enfant pendant la vie, qui, disent-ils, est habituellement dorsal. — Or le décubitus à l'hospice est presque toujours latéral droit. Je pense que c'est la position sur le dos que l'on donne au cadavre, pour pratiquer l'autopsie, qui fait que le pus s'accumule dans la région déclive de la caisse sous forme de croissant.

(a) *Loc. cit.*, p. 381.

on voit les leucocytes augmenter dans l'exsudat, et la dégénérescence graisseuse envahir un plus grand nombre d'éléments. Lorsque le pus est concret, ses globules sont emprisonnés dans un réticulum de fibrine et de mucine. Quand
le caillot est verdâtre et gélatineux, il est constitué presque
entièrement par des cellules épithéliales qui ont subi la
transformation muqueuse. — Les muscles internes du mar-
teau et de l'étrier, qui ont été particulièrement étudiés, sont
le siége d'une dégénérescence trouble et granuleuse. Ils ne
se colorent que très-faiblement par le carmin, et les noyaux
de leur sarcolemme sont un peu plus nombreux que de coutume.

Ces altérations, presque toujours plus prononcées à droite
qu'à gauche, n'existent, chez quelques malades, que dans
le premier siége. Je vous ai dit que le mal restait concentré
dans son foyer. MM. Baréty et Renaut n'ont jamais constaté
ni l'altération des parois osseuses de la trompe d'Eustache,
ni la perforation du tympan. Cependant, quand on songe à
l'activité et à la rapidité du processus inflammatoire, à la
mince barrière qui sépare la caisse de la cavité crânienne et
du conduit auditif interne, on a de la peine à croire que
parfois l'inflammation ne se propage pas aux méninges et
ne détermine pas la rupture de la membrane tympanique.
Je n'ai vu les choses se passer de la sorte qu'une seule
fois, il est vrai, mais ce cas suffit pour démontrer que
l'inflammation peut se propager de l'oreille moyenne
aux os, aux méninges, et briser la membrane du tympan
(obs. XLIV).

Obs. XLIV. — *OEdème, athrepsie.* — *Otite de la caisse, lésion du rocher du côté droit, méningite de la région postérieure de l'encéphale.*

Joseph Lev., né le 30 décembre 1871, est apporté dans la salle le 2 janvier. Il est atteint d'un œdème très-prononcé, l'extrémité de son

Relativement à la cause de l'otite moyenne, je disais déjà en 1869 que la plupart des enfants sur lesquels je l'avais rencontrée avaient été en proie à des troubles profonds de la nutrition par le fait d'une alimentation insuffisante ou de mauvaise nature. Aujourd'hui je vais plus loin, et je dis que cette inflammation est intimement liée à l'Athrepsie, et qu'on ne la rencontre que chez les nouveau-nés, qui en ont subi les atteintes,

prépuce est couverte de poussière urique.

T. R. 30°.
Pouls 80.

3. L'enfant ne prend que très-peu de lait.

T. R. 30°,4.
Pouls. 96.

4. L'œdème envahit la région postérieure du tronc, on trouve quelques râles crépitants dans les poumons.

T. R. 31°,6
P. 80.

5. L'alimentation est nulle, l'enfant est immobile. — Il ne rend ni urines, ni matières fécales. Suppuration de la région ombilicale. On constate un léger écoulement par le conduit auditif externe du côté droit.

T. R. 32°,2.

6. La mort a lieu à 8 heures du soir.

L'AUTOPSIE est faite le 7.

L'enfant est à terme.

Après avoir enlevé la calotte crânienne, on voit à gauche de la faux du cerveau, un peu au-dessus du sinus latéral, une masse triangulaire ayant 25 centimètres de long et 25 millimètres à sa base. Elle semble formée par un réseau fibrineux très-œdémateux. Autour d'elle il y a un

petit caillot sanguin et une néomembrane peu épaisse. On la sépare aisément de la dure-mère, qui est injectée à son niveau. La plus grande étendue de la faux du cerveau, le pressoir d'Hérophile et la portion la plus voisine des sinus qui s'y rendent, sont remplis par une matière puriforme jaune-verdâtre, au milieu de laquelle on trouve des fragments de caillots décolorés.

Toute la partie intra-crânienne du rocher droit est englobée dans un vaste foyer de pus jaunâtre, dont l'odeur est, sur un point, légèrement gangréneuse. L'os partout dénudé a une teinte gris-jaune, mate, bien différente de celle de l'autre rocher, qui est sain. Au niveau des cellules prémastoïdiennes où l'os est particulièrement malade, on pénètre très-aisément à l'aide d'une pointe dans l'oreille moyenne. Au-dessous de la dure-mère qui est très-altérée, il y a de petites collections purulentes. — Le tympan tuméfié et friable est perforé, et la caisse est remplie par un pus très-visqueux. Extérieurement, l'os pétreux est altéré sur quelques points voisins de l'orifice externe.

À gauche, la membrane du tympan est entière, mais la caisse contient du pus.

soit comme maladie primitive, soit comme complication (1).

Je n'hésite pas à admettre que ce mal puisse guérir sans qu'il en résulte des troubles notables de l'ouïe. Pendant qu'il existe, MM. Baréty et Renaut croient pouvoir conclure de quelques expériences, qu'il détermine une surdité momentanée ; toutefois, sur cette question comme sur celle de l'influence des lésions de l'otite infantile, sur la production de la surdi-mutité, ils pensent que l'on doit rester dans le doute (2).

L'hémisphère gauche, dans la moitié postérieure de sa face convexe, qui correspond à la partie malade de la dure-mère, son bord supérieur et la partie voisine de sa face interne, sont le siége d'une injection anormale, et l'on y voit des lambeaux pseudomembraneux. Sur la face inférieure du lobe occipital droit, on voit une plaque d'une matière concrète, jaune-verdâtre, dans laquelle sont enchâssés quelques petits caillots. Dans les points correspondants, la pie-mère et la substance cérébrale sont très-injectées, et comme œdémateuses.

Les deux ventricules latéraux sont dilatés et leurs régions sous-épendymaires ainsi que les plexus choroïdes, présentent une injection des plus nettes. Il y a de la stéatose périventriculaire. A la face supérieure du cervelet, la pie-mère et la substance nerveuse sont très-congestionnées.

(1) MM. Baréty et Renaut (a) disent à ce sujet, que la plupart des nouveau-nés atteints d'otite présentent des traces profondes de dénutrition progressive : aussi, ajoutent-ils, nous pensons avec MM. Parrot et de Tröltsch que, d'une manière générale, cette affection est l'indice d'un appauvrissement intense de tout l'organisme, et que cette condition domine entièrement son étiologie.

(2) Dans un travail récent (b), le docteur Kutschoriautz, de Tiflis, examine d'abord l'état de l'oreille moyenne chez le fœtus et le nouveau-né.

A quatre mois (de la vie intra-utérine), trois replis, parfaitement transparents, riches en vaisseaux, remplissent presque toute cette cavité, et circonscrivent un espace irrégulier fort petit, où l'on trouve un liquide clair, aqueux et légèrement gluant. A la fin du septième mois deux replis ont disparu, et l'espace plein de liquide a une plus grande importance. — Au moment de la naissance, la caisse est remplie par un liquide transparent qui disparaît très-vite, puisqu'après

(a) *Loc. cit.*, p. 388 et suiv.

(b) Kutschoriautz, *De l'inflammation de l'oreille moyenne chez les nouveau-nés et les jeunes enfants* (*Archiv für Ohrenheilkunde*, t. X, p. 119 et suiv., et *Annales des maladies de l'oreille et du larynx*. P., 1876. T. II, p. 186).

L'Athrepsie détermine, du côté de l'encéphale et de ses enveloppes, des lésions variées et d'une grande importance. Pour vous en faciliter l'étude, je vais vous donner un aperçu succinct des particularités, qu'à l'état physiologique, ce viscère présente chez le nouveau-né.

Trois tissus essentiels contribuent, comme vous le savez, à former la masse encéphalique : la substance nerveuse proprement dite, la névroglie et les vaisseaux. Or chez le nouveau-né, ils sont associés dans des proportions qui diffèrent grandement de celles que l'on trouve dans le cerveau de l'adulte, et leurs éléments se présentent dans des conditions tout à fait spéciales. Je vais les examiner rapidement.

Les cellules nerveuses sont pâles, sans contours bien nets, et leur noyau nucléolé est, dans bien des points, le seul indice qui signale leur existence. — Les tubes nerveux sont excessivement rares ; le plus souvent, l'on n'en distingue aucune trace dans les circonvolutions, non plus que dans les centres hémisphériques, et on ne les voit apparaître qu'au voisinage des ventricules.

Quant à la charpente de l'organe, que l'on considère

---

un jour, la cavité ne contient que de l'air ou une très-petite quantité de mucus.

Les recherches anatomo-pathologiques ayant porté non-seulement sur des nouveau-nés, mais aussi sur des enfants de quelques mois, manquent de précision.

Sur 150 enfants entre six jours et un mois, la caisse était remplie d'un pus jaune-verdâtre, parfois avec un peu de mucus et de sang ; la muqueuse était d'un rouge sombre et la trompe, hyperhémiée, était oblitérée par l'épaississement de la muqueuse.

Parfois même il y avait perte de substance de la muqueuse de la caisse ainsi que de celle des osselets ou de la paroi osseuse de la caisse. L'épithélium de la caisse disparaît toujours. L'autopsie révélait constamment, chez ces sujets, l'existence d'affections des organes respiratoires, digestifs, ou encore des lésions du cerveau ou des méninges.

L'auteur se demande si l'on ne doit pas attribuer une certaine part dans ces processus inflammatoires à l'air lancé dans la caisse pendant l'acte de la respiration.

comme de nature conjonctive, la névroglie, elle est beaucoup plus abondante qu'aux autres périodes de la vie, puisque, dans la substance corticale, elle tient la plus grande partie de la place qui, plus tard, sera remplie par les tubes nerveux. Elle est, en outre, moins résistante, ce qui paraît devoir être rapporté à l'état jeune du réticulum proprement dit, plus granuleux et moins nettement fibrillaire que chez l'adulte (1).

Un fait qui doit être particulièrement signalé, c'est le nombre considérable des éléments de la névroglie, surtout dans la substance corticale des circonvolutions. On les voit diminuer notablement, à mesure qu'on s'en éloigne pour aller vers le centre. Ils se présentent sous la forme de cellules ou de noyaux constamment dépourvus de nucléole. — Les derniers, rarement ovalaires, presque toujours arrondis, sont enchâssés dans une substance granuleuse comme eux, mais plus claire, et dont quelques fragments restent adhérents à leur périphérie, quand on cherche à les isoler. — Les cellules se présentent sous divers aspects, dont il est assez difficile de déterminer la cause. Leurs dimensions sont très-variables : les unes se distinguent à peine de leurs noyaux, les autres s'en écartent beaucoup. Elles sont sphériques. Celles qui se présentent sous la figure d'ellipsoïdes résultent d'une déformation. Le noyau est habituellement central; quand il est excentrique, c'est que la forme sphérique n'a pu être conservée. Il est arrondi, à contour net, finement granuleux et plus foncé que la substance qui l'entoure. Son volume varie, mais non proportionnellement à celui de la cellule, qui peut être petite avec un gros noyau, ou grosse avec

____

(1) Voyez Hayem, *Études sur les diverses formes d'encéphalite*. (Thèses de Paris, 1868, n° 124.)

un petit noyau. Quant au mode suivant lequel il est enveloppé, quant à la nature de la substance qui lui forme une atmosphère propre, il est très-difficile de les déterminer. Beaucoup de cellules paraissent complétement hyalines; d'autres, au contraire, ont un contenu uniformément granuleux, et le noyau ne se distingue, pour ainsi dire, que par son contour et quelques granulations un peu plus foncées. Entre ces deux types extrêmes, on trouve un grand nombre d'intermédiaires. C'est ainsi qu'avec un noyau foncé, le contour peut être excessivement pâle et les granulations rares et fines. Quelquefois une partie seulement du contenu paraît granuleux, le reste est complétement hyalin. Ailleurs, le noyau est entouré d'une bande granuleuse qui rappelle la queue d'une comète.

Dans les parties centrales, on trouve des cellules présentant les divers types que je viens d'indiquer. Elles y sont entourées d'une matière granuleuse dont la quantité est beaucoup plus considérable qu'à la périphérie, où nous avons vu que dominaient les éléments figurés.

Les vaisseaux, difficiles à voir dans la substance corticale (ce qui pourrait faire croire à tort que leur nombre y est peu considérable), sont, au contraire, très-apparents dans la médullaire, où leur quantité et leur volume vont s'exagérant de la périphérie vers le centre. Leurs parois sont très-ténues et répondent, par leur délicatesse, à celle des parties qu'ils traversent.

On trouve encore normalement, dans l'encéphale du nouveau-né, de même que dans d'autres viscères, une certaine quantité de graisse, groupée dans l'atmosphère protoplasmique des noyaux de la névroglie, où elle tend à former des corps granuleux (*a*). Cette graisse physiologique a pour siéges de prédilection le corps calleux et la région sous-épendymaire des ventricules latéraux. Elle est très-peu abondante dans les centres hémisphériques, et l'on n'en trouve jamais dans les circonvolutions (1).

Consistance et coloration de l'encéphale à l'état normal. L'aspect général et la consistance de l'encéphale du nouveau-né, quand, après la mort, on l'examine dans les conditions les plus favorables à la conservation du type normal, sont très-difficiles à décrire, et pourtant il faut bien ici se contenter d'une description, car toute représentation est impossible. L'on ne peut rendre, en effet, par un dessin, la fermeté ou la mollesse plus ou moins prononcée d'un viscère, et l'on doit reconnaître qu'en cela rien ne peut suppléer le voir et le toucher. Malgré ces difficultés, j'espère que, sur ce point d'anatomie, vous trouverez dans ce qui va suivre une expression assez voisine de la vérité.

Quand on prend pour terme de comparaison la consistance de l'encéphale d'un adulte, on est frappé de la mollesse de celui d'un nouveau-né. Il se moule aisément aux vases dans lesquels on le place ; — sur une surface plane, il s'étale. Les circonvolutions sont beaucoup moins nettement dessinées qu'à un âge plus avancé ; elles semblent mal arrêtées ; quand on pose le viscère sur une table, elles s'effacent, et l'on dirait que le cerveau se déplisse. Les méninges, très-ténues et délicates, n'adhèrent que très-faiblement à sa surface, et la plus faible traction suffit pour les en séparer. Il arrive même parfois, que l'on peut dépouiller tout un hémisphère de son

(1) Je n'insiste pas davantage sur ce point, ayant à y revenir dans le chapitre où je traiterai de la pathogénie.

(*a*) Voyez ma *Note sur la stéatose viscérale que l'on observe à l'état physiologique chez quelques animaux. (Archives de physiologie norm. et path.*, 1872, t. IV, p. 27, et *Comptes rendus de l'Acad. des sciences*, 10 juillet 1871.)

enveloppe, sans détacher la moindre parcelle de substance nerveuse. Alors celle-ci se présente avec des teintes assez différentes. Tantôt elle est d'un blanc légèrement bleuâtre, d'autres fois un peu grise ou jaune ; mais cette dernière, pour peu qu'elle soit accentuée, est l'indice d'un état morbide ; elle est ictérique. La coloration est à peu près la même à la surface et dans l'hémisphère, car les deux substances, si tranchées dans un cerveau parfait, sont ici confondues.

Au voisinage des ventricules latéraux, là où les vaisseaux sont le plus apparents, on note une teinte rosée. Sur des coupes, la pulpe nerveuse ne colle pas à la lame du couteau, comme le fait celle d'un cerveau d'adulte ; elle est humide, brillante, très-friable, avec une certaine transparence, et l'on ne saurait mieux la comparer qu'à du lait fraîchement caillé, auquel on aurait donné préalablement une très-légère teinte de café. Lorsqu'on la prend dans la main et qu'on lui imprime quelques oscillations, on croirait tenir une masse gélatineuse ou de colle de pâte.

Ces caractères de l'encéphale des nouveau-nés s'accentuent chez les avortons, et d'une manière d'autant plus sensible que leur vie intra-utérine a été moins longue ; elles s'atténuent au contraire rapidement, à partir de la naissance, chez les enfants nés à terme. Les méninges deviennent plus adhérentes, la pulpe plus ferme, les circonvolutions plus saillantes, les anfractuosités plus profondes ; la coloration différente des deux substances se marque par une teinte violacée, dans celle qui sera plus tard la blanche, et la consistance de toute la masse augmente sensiblement.

Il est alors possible de saisir une ligne de démarcation entre la substance corticale et la médullaire. Celle-ci a une certaine transparence et laisse voir les vaisseaux à une profondeur de 2 à 3 millimètres ; sa couleur, d'un rose violet, est d'autant plus foncée que les vaisseaux y sont plus injectés et qu'on se rapproche davantage des parties centrales. On retrouve encore cette teinte au centre des circonvolutions, mais très-atténuée. Près des ventricules, apparaissent quelques tractus d'un blanc violacé, beaucoup plus solides que les parties voisines, et qui se présentent en faisceaux dans la couche optique, le corps strié et les pédoncules; ce sont des amas de tubes nerveux, qui augmentent rapidement avec l'âge et constituent la substance blanche des hémisphères. — Celle-ci, au lieu d'être dure et résistante, comme chez l'adulte, est encore molle et friable.

En résumé, l'encéphale du nouveau-né se distingue par une faible consistance; par la pâleur de sa couche corticale, qui n'est pas toujours nettement distincte de la substance médullaire; par la couleur violacée, la transparence, la vascularisation et la friabilité de cette dernière.

Cet état, si particulier de l'encéphale des nouveau-nés, trouve son explication dans sa texture. On se rend compte du défaut de consistance par le manque de tubes nerveux dans certaines régions et par leur rareté excessive dans d'autres; par la multiplicité des éléments figurés, et par le peu de cohésion du tissu réticulaire qui, au lieu de les maintenir en place lorsqu'un ébranlement est communiqué au cerveau, leur permet de jouer en quelque sorte les uns sur les autres, grâce à leur forme sphérique et à l'élasticité dont ils semblent doués.

La transparence tient à ce que les tubes à myéline, qui donnent à la matière nerveuse son opacité, sont ici en nombre insignifiant, leur place étant occupée par des éléments figurés qu'entoure une matière finement granuleuse. La couche extérieure des circonvolutions est plus opaque, parce que le nombre des noyaux y est beaucoup plus grand, et que les espaces hyalins, avec la substance granuleuse qui les entoure, sont plus rares. Enfin, la coloration si différente des deux substances est due à la congestion inégale que présentent les vaisseaux dans chacune d'elles : ce que je viens de vous dire s'applique surtout aux hémisphères cérébraux. Le cervelet, en effet, est plus avancé dans son évolution; le mésocéphale l'est, à son tour, plus que le cervelet, enfin le bulbe et la moelle sont, de toutes les parties des centres nerveux, celles dont l'état est le plus voisin de celui qui sera définitif.

QUINZIÈME LEÇON

ANATOMIE PATHOLOGIQUE DE L'ATHREPSIE (SUITE).

LÉSIONS DE L'ENCÉPHALE (*suite*).

MESSIEURS,

Chez les athrepsiés, l'encéphale peut être le siége de trois lésions : la *stéatose*, le *ramollissement* et l'*hémorrhagie*.

Je commence par la stéatose, qui est constante et dont l'étude sert en quelque sorte d'introduction à celle des deux autres (*a*).

Elle est *diffuse* ou *en noyaux*.

Sous la première forme, le mal ne peut être reconnu à l'œil nu et exige l'emploi du microscope.

Sous la seconde, il est au contraire très-facile de le constater. Pour cela, il suffit de pratiquer sur les hémisphères des tranches très-minces, perpendiculairement à leur grand axe. Alors on voit des taches, ou plutôt des nodosités arrondies ou de contour irrégulier, qui presque toujours tranchent très-

---

(a) Voyez mon *Étude sur la stéatose interstitielle diffuse de l'encéphale chez le nouveau-né* (Arch. de phys. norm. et path., 1868, t. 1, p. 530).

nettement sur le tissu voisin, parfois légèrement injecté ; tantôt elles sont d'un si petit volume, qu'on a de la peine à les voir ; ailleurs, elles ont plus d'un centimètre carré de surface. Leur teinte et leur consistance varient suivant quelques circonstances, parmi lesquelles l'âge des sujets et partant la consistance du cerveau semblent jouer le principal rôle. Chez les avortons, surtout lorsqu'ils ont eu de l'œdème, quand la substance nerveuse, molle, friable et semi-transparente, ressemble à une crème prise, elles sont d'un blanc rosé ou légèrement jaunâtre et plus molles que la substance qui les entoure. Au contraire, chez les enfants nés à terme dont le cerveau a déjà une certaine fermeté et où l'on commence à discerner les deux substances, elles sont, en général, franchement opaques, d'un blanc de craie ou de lait, et plus dures que le tissu au milieu duquel elles sont enchâssées. Il peut arriver quelquefois, chez ces derniers sujets, qu'au lieu d'avoir un contour net et arrondi, elles forment des tractus de longueur très-inégale et d'un gris légèrement opaque. Alors elles ressemblent à des faisceaux de fibres blanches. Elles ont pourtant moins de netteté et d'éclat, et, comme elles, n'ont pas un trajet régulier.

Très-fréquemment le noyau de stéatose n'est induré qu'à sa périphérie ; tandis qu'au centre il est tout à fait ramolli et converti en un fluide laiteux qui, lorsque la tranche est mince, s'écoule sur ses deux faces, laissant ainsi au centre de la plaque malade une perforation arrondie.

Plusieurs petits foyers voisins se réunissent quelquefois en une masse commune, en général allongée dans le sens du grand axe de l'hémisphère. Des coupes pratiquées comme je vous ai conseillé de le faire, ne permettent pas de constater cette disposition, chacune d'elles ne présentant qu'une seule tache. Pour la découvrir, il est nécessaire de pratiquer des coupes antéro-postérieures. On voit alors une surface malade, très-étendue d'avant en arrière et constituée par une série de petites plaques irrégulières, très-rapprochées les unes des autres et reliées entre elles par des tractus nombreux.

Ce n'est pas indifféremment sur tel ou tel point de l'hémisphère, que l'on trouve la stéatose en noyaux. J'ai remarqué qu'elle existait constamment à la périphérie des ventricules latéraux, à quelques millimètres de l'épendyme, ou bien à un ou deux centimètres ; beaucoup plus rarement au voisinage des circonvolutions. Quand la lésion est très-marquée, on peut voir la stéatose former comme une zone autour du ventricule et même s'étendre au centre hémisphérique tout entier (obs. XLV et XLVI) ; mais cela est exceptionnel, et

Obs. XLV. — *Pneumonie, athrepsie. — Stéatose du centre blanc des hémisphères cérébraux.*

Louise L..., née le 8 mai 1875, entre dans la salle le 31 juillet. Elle tousse beaucoup et l'on trouve à la base du poumon gauche, du souffle et des râles muqueux. Il y a sur les fesses et la partie supérieure des cuisses, une éruption de papules peu saillantes, humides et rosées, ou violacées et sèches. A la partie inférieure des grandes lèvres, la même éruption existe, mais sous forme de tubercules volumineux.

Poids 2264.
T. R. 37,2.

1er août. — On trouve à droite des phénomènes stéthoscopiques analogues à ceux du côté gauche.

Poids 2264.
T. R. 37,8.

3. — Les bruits pulmonaires ont en partie disparu.

Poids 2175.
T. R. 36,8.

4. — L'éruption s'affaisse beaucoup surtout aux grandes lèvres.

Poids 2155.
T. R. 36,8

7. — Diarrhée, vomissements.

8. — L'éruption s'efface de plus en plus, coryza.

Poids 2140.
T. R. 36,5.

9. — Diarrhée fétide.

Poids 2203.
T. R. 37.

10. — Poids 2163.
T. R. 37.

11. — Poids 2150.
T. R. 37.

12. — L'éruption est très-peu apparente. A la région postérieure des deux poumons, on perçoit des râles.

Poids 2193.
T. R. 37,4.

13. — Poids 2215.
T. R. 36,9.

ses foyers sont d'ordinaire peu nombreux. Alors on les trouve en arrière, dans la région occipitale.

L'hémisphère droit est plus fréquemment et plus profon-

15. — Poids 2135.
  T. R. 38,2.
16. — Pâleur extrême, flaccidité es tissus.
  Poids 2055.
  T. R. 38,4.
17. — Poids 2022.
  T. R. 38,4.
18. — Poids 1990.
  T. R. 37,6.
19. — Poids 2048.
  T. R. 37,8.
20. — Poids 2005.
  T. R. 37.
21. — L'éruption a complétement disparu. Le cri est retentissant dans le poumon gauche en arrière. L'enfant ne prend plus le biberon.
  Poids 1995.
  T. R. 35,6.
22. — Pâleur excessive de la peau. Érosion au sacrum.
  Poids 1940.
  T. R. 34,8.
23. — La peau est ulcérée au niveau du sacrum.
  Poids 1900.
  T. R. 34,8.
La mort a lieu le 24, à 8 heures du matin.

L'AUTOPSIE est faite le même jour.

La substance encéphalique est d'une pâleur extrême. Le centre de chaque hémisphère cérébral est stéatosé dans son ensemble, et est d'une dureté qui n'est pas ordinaire. La lésion est surtout accentuée à la périphérie des ventricules.

A la partie déclive du poumon gauche, il y a quelques plaques d'hé-

patisation et des vacuoles pleines de pus. A droite, la pneumonie est beaucoup plus étendue. Elle occupe le sommet et une partie du lobe inférieur. Les noyaux le plus récemment pris sont violacés, les plus anciens ont une teinte grisâtre.

Le foie est congestionné ; sa coupe est lisse et luisante, et il est dépourvu de graisse.

Pas de stéatose des reins, leurs deux substances sont le siége d'une congestion intense.

OBS. XLVI. — *Pemphigus, diarrhée, convulsions, ulcérations cutanées et buccales. — Stéatose cérébrale étendue; ramollissement du corps strié droit; pneumonie.*

Marie Paul, née le 4 mai 1876, est admise à l'infirmerie le 21. Elle a une diarrhée très-verte et porte quelques bulles de pemphigus au cou et à la face.

  Poids 1650.
  T. R. 35,7.
22. — Poids 1690.
  T. R. 37,6.
23. — Poids 1660.
  T. R. 37,2.
24. — Poids 1725.
  T. R. 37.
25. — Poids 1700.
  T. R. 36,3.
26. — Dans la matinée, attaque convulsive. Pendant la visite, il y en a eu une autre, caractérisée par une série de secousses dans les membres, analogues à celles que produiraient des décharges électriques. La face

dément atteint que le gauche. Jusqu'ici je n'ai rencontré cette forme de stéatose que dans le cerveau. Les recherches les

est contractée et il y a de l'écume à la bouche.

Poids 1740.
T. R. 36,2.

27. — Convulsion dans la nuit.

Poids 1765.
T. R. 36,2.

28. — Trois convulsions hier dans la journée.

Poids 1700.
T. R. 36,5.

29. — L'urine est très-aqueuse, incolore et sans albumine.

Poids 1765.
T. R. 37,2.

30. — Poids 1750.
T. R. 37,6.

31. — Poids 1715.
T. R. 36,3.

1er juin. — Poids 1684.
T. R. 37.

2. — Poids 1640.
T. R. 36,2.

3. — Poids 1600.
T. R. 37,2.

4. — Poids 1610.
T. R. 37,5.

5. — Petite plaque érysipélateuse sur la joue gauche.

Poids 1645.
T. R. 37,8.

6. — Poids 1615.
T. R. 37,4.

7. — Poids 1557.
T. R. 36,5.

8. — Poids 1560.
T. R. 36,7.

9. — L'enfant, qui jusque-là avait été élevée au biberon, est confiée à une nourrice.

Poids 1565.

T. R. 36,3.

10. — Poids 1535.
T. R. 36.

11. — Poids 1515.

12. — Poids 1480.
T. R. 35,7.

13. — Poids 1490.
T. R. 36,4.

14. — Poids 1480.
T. R. 36,4.

15. — Poids 1450.
T. R. 36,8.

16. — Poids 1465.
T. R. 37.

17. — Poids 1475.
T. R. 36,4.

18. — Poids 1480.
T. R. 35,8.

19. — Ulcération du frein de la lèvre inférieure, amaigrissement considérable. Le visage est ridé, la boule graisseuse de Bichat a complétement disparu.

Poids 1435.
T. R. 35,4.

20. — Poids 1400.
T. R. 36,2.

21. — Poids 1460.
T. R. 37,2.

22. — L'amaigrissement s'accentue d'une manière très-notable.

Poids 1440.
T. R. 36,9.

23. — Poids 1440.
T. R. 37.

24. — Poids 1405.
T. R. 35,2.

25. — Poids 1440.
T. R. 36,8.

26. — Il y a deux ulcérations sur le coccyx. Râles crépitants avec re-

plus minutieuses ne m'en ont fait découvrir aucune trace dans les autres organes encéphaliques.

La *stéatose diffuse*, toujours latente et accessible seulement au microscope, n'est qu'une exagération de la stéatose physiologique, et il est parfois bien difficile de déterminer la limite qui sépare l'état morbide de celui qui est normal. Cependant, dans le premier, les corps granuleux sont beaucoup plus nombreux, et c'est à la périphérie des ventricules qu'ils sont le plus abondants.

On y observe d'ailleurs tous les degrés de la stéatose interstitielle, depuis la présence dans l'atmosphère protoplasmique d'un petit nombre de granulations graisseuses, jusqu'au corps granuleux le mieux caractérisé.

Stéatose diffuse

tentissement du cri à la région postérieure du poumon droit.

Poids 1405.

T. R. 35,6.

27. — Poids 1385.

T. R. 36,5.

28. - Poids 1395.

T. R. 35,6.

29. — Poids 1360.

T. R. 36,6.

30. — Souffle et retentissement du cri dans les deux poumons en arrière.

Poids 1390.

T. R. 37,2.

La mort a lieu le 1er juillet, à 7 heures du matin.

L'AUTOPSIE est faite le 3.

Poids 1314.

Le point d'ossification de l'extrémité inférieure du fémur a à peine les dimensions de celui d'un enfant à terme. Il n'y a aucune trace de graisse sous la peau. Il n'y a rien à noter à la périphérie de l'hémisphère cérébral droit, mais sa substance médul-

laire est stéatosée dans toute son étendue.

Toute la surface du ventricule latéral gauche, dans ses deux tiers postérieurs, présente une certaine transparence avec une teinte brunâtre. Partout l'épendyme est conservé, il paraît même épaissi et induré. Au-dessous de lui, il y a une dépression, au niveau des deux tiers postérieurs du corps strié, dont le noyau intra-ventriculaire a complétement disparu. Le centre hémisphérique tout entier est stéatosé, mais partiellement; certains noyaux sont d'une dureté qui doit faire admettre un commencement d'infiltration calcaire.

Les deux poumons, dans leur région déclive, présentent plusieurs noyaux d'induration pneumonique.

Les muqueuses gastrique et intestinale paraissent saines.

Il y a du pus concret dans l'oreille moyenne des deux côtés.

L'examen d'un fragment de matière cérébrale placé entre deux lames de verres (*) montre que la graisse n'affecte pas toujours la même disposition, dans les éléments qu'elle infiltre. Lorsque les granulations sont peu nombreuses, elles forment à leur périphérie un véritable anneau, ou se groupent autour du noyau. Quand elles sont assez abondantes pour former un corps sphéroïdal, le noyau se trouve complétement masqué ; mais il est rare que, même dans ce cas, l'on ne puisse pas le mettre en évidence. — La graisse envahit les éléments de toute grandeur, et surtout les plus volumineux. — Dans la gaîne lymphatique de quelques vaisseaux, on voit des amas fusiformes de granulations graisseuses autour des noyaux.

Depuis la couche cérébrale sous-jacente aux circonvolutions jusqu'au corps strié, on peut suivre la marche progressive de l'infiltration graisseuse.

Elle est à l'état rudimentaire dans les parties du cerveau et du cervelet, où les tubes nerveux forment déjà des masses compactes. Le corps calleux paraît être une des régions le plus habituellement envahies. Il est tout à fait exceptionnel de constater la lésion dans la protubérance et les pédoncules. On n'en trouve aucune trace, dans la substance périphérique des circonvolutions cérébrales et cérébelleuses ; sur un très-grand nombre de préparations, je ne l'ai jamais constatée, tandis qu'on la rencontre, au contraire, dans les masses grises centrales, comme les noyaux du corps strié ; les corps granuleux y sont presque aussi nombreux que dans les centres médullaires.

La stéatose interstitielle diffuse est toujours très-accentuée dans les cerveaux où il existe des noyaux opaques périventriculaires.

(*) Voyez planche IX, fig. 1 et 2.

Quand, à l'aide d'un faible grossissement, on examine un fragment de l'une de ces plaques blanches, avant toute dilacération, on voit une tache complétement opaque au centre et laissant passer la lumière sur quelques points très-circonscrits de sa périphérie. Autour d'elle, sur un fond gris clair, apparaissent des vaisseaux gorgés de sang et de petits points noirs, très-nombreux.

Un objectif plus puissant montre que ces points sont des corps granuleux, en général très-gros. Quelques-uns ont la forme d'un ellipsoïde; d'autres sont aplatis; d'autres, ayant subi un véritable écrasement, ont pris une forme irrégulière ou se sont complétement dissociés, occupant une surface variable dans la préparation. Il en est dont le centre est d'une obscurité absolue, et ce n'est qu'à la périphérie, que se dessinent les granulations; sur d'autres, celles-ci sont visibles à peu près partout. Entre eux, il y a une substance granuleuse, au milieu de laquelle les éléments figurés sont très-rares, mais où l'on voit un grand nombre de molécules graisseuses et de petits globules huileux.

Le centre de la tache est entièrement constitué par des corps granuleux, pressés les uns contre les autres, très-volumineux, très-foncés, souvent formés par de grosses gouttes huileuses.

On y trouve aussi de la graisse, sous des formes assez inattendues. Les gouttes, au lieu d'être sphériques, sont déprimées, allongées, groupées diversement et avec une irrégularité qu'il faut renoncer à décrire. Il y a encore d'autres corps, qui par leur aspect se rapprochent des masses graisseuses. Ils sont en général assez volumineux, à double contour, à bords sinueux et sombres, et ressemblent à des stalactites. C'est une modification de la myéline, qui se produit dans les points où la stéatose a surpris des tubes nerveux.

Dans cette région, les vaisseaux sont aplatis et exsangues;

au voisinage, ils sont souvent très-congestionnés. Quelques-
uns présentent l'état que je vous ai signalé à propos de la
stéatose diffuse, mais la graisse contenue dans la gaîne
lymphatique est ici beaucoup plus abondante. Les groupes
qu'elle forme arrivent, sur certains points, à constituer un
manchon par lequel le vaisseau est complétement masqué.
Cette disposition est, en général, assez limitée. A son niveau,
le canal est opaque et renflé en fuseau (*).

La stéatose cérébrale apparaît d'autant plus vite que
les sujets sont plus jeunes et plus débiles. Chez les avortons,
la rapidité de son évolution a quelque chose de surprenant.
Au contraire, chez les enfants dont l'encéphale a déjà
une certaine fermeté, elle est beaucoup plus lente. — C'est
dans les cas aigus, qu'elle se montre le plus sûrement, et
qu'elle fait le plus de progrès.

Lorsqu'après avoir débuté brusquement, le mal prend
une marche chronique, surtout avec des alternatives de bien
et de mal, non-seulement la stéatose peut ne pas envahir de
nouvelles régions; mais encore les noyaux existants subissent
une infiltration de matière crétacée, que l'on doit considérer
comme une tendance favorable. J'en ai vu plus d'un exemple (obs. XLVII). Aussi, chez les athrepsiés qui guérissent, je

Obs. XLVII. — *Diarrhée, vomissements, ulcérations buccales
et cutanées, érythème fessier. —
Foyer ancien de stéatose cérébrale, bronchite avec atélectasie
pulmonaire.*

Ernestine F., née le 4 janvier 1875,
est admise le 13 à l'hospice des Enfants assistés, où on la confie à une
nourrice. — Le 29, on la porte à
l'infirmerie, parce qu'elle a de la
diarrhée depuis plusieurs jours. Sur
la muqueuse buccale il y a une plaque
ptérygoïdienne. En même temps l'on
constate un état de maigreur avancé,
une teinte violacée des extrémités; et
sur le talon gauche, une large ulcération.

Poids, 2352.

(*) On voit des foyers de stéatose dans les fig. B et C de la pl. IV.

ne doute pas que ce ne soit là un des modes de guérison de la stéatose.

La pathogénie de ces lésions est, sans contredit, le

T. R. 34,5.

30. — La diarrhée est verte.
Poids, 2541.
T. R. 36,4.

31. — Vomissements, l'ulcération cutanée fait des progrès.
T. R. 35,2.

1er février. — Diarrhée grumeleuse.
Poids, 2524.
T. R. 36,2.

2. — Poids, 2437.
T. R. 35,8.

3. — Rougeur et ulcération dans l'aisselle gauche. — Les matières fécales ont un bon aspect. T. R. 35,8.

4. — Poids, 2414.
T. R. 35,8.
Pouls, 120.

5. — Poids, 2401.
T. R. 35,02.

6. — Poids, 2463.
T. R. 36,2.

7. — T. R. 36,2.

8. — Les matières fécales ont une excellente apparence.
Poids, 2525.
T. R. 36,2.

9. — Poids, 2579.
T. R. 37.

10. — T. R. 36,8.

11. — Vomissements et toux. On sépare l'enfant de sa nourrice.
Poids, 2538.
T. R. 37,1.

12. — T. R. 36,9.

13. — Les selles, d'une certaine compacité, sont blanches avec des stries vertes.
Poids, 2493.

T. R. 36,6.

14. — T. R. 36,4.

15. — Vomissements.
Poids, 2580.
T. R. 55.

16. — Toux.
T. R. 35,6.

17. — La toux continue, et la face devient violacée au moment de la succion. L'enfant semble toujours affaissée et boit avec avidité ce qu'on lui offre. Elle a encore beaucoup de vivacité; l'auscultation du poumon n'y fait découvrir rien d'anormal.
Poids, 2435.
T. R. 34,8.
Pouls, 112.

19. — Poids, 2390.
T. R. 33,4.
Pouls, 112.

20. — Poids, 2319.
T. R. 36.

21. — Poids, 2239.
T. R. 35,2.

22. — Depuis quelques jours, un érythème fessier, d'abord peu étendu, fait de grands progrès. La pâleur s'accentue, la plaque ptérygoïdienne gauche persiste. La fontanelle se déprime et les os de la voûte crânienne chevauchent.
Poids, 2293.
T. R. 37.
Pouls, 116.
Respir. 52.

23. — L'enfant tette toujours avec une certaine avidité.
Poids, 2182.

point le plus intéressant de leur histoire. M. Virchow qui les a signalées (*a*) remarque qu'elles consistent en une dégénérescence des cellules de la névroglie. Il pense qu'elles reconnaissent pour cause un processus actif de nature inflammatoire et les qualifie d'*encéphalite intersti-tielle*.

M. Hayem (*b*) les met au nombre des *Encéphalites sponta-nées diffuses sans lésion des méninges*. Toutefois, après avoir

T. R. 35,8.
Pouls, 144.

24. — Toux.
Poids 2157.
T. R. 36,1.
Pouls, 120.

25. Poids, 2117.
T. R. 34.

26. — Le biberon est repoussé. Vo-missements, diarrhée verte.
Poids, 2128.
T. R. 35,8.
Pouls, 120.

27. — L'enfant est agitée et semble chercher constamment le sein. Les plis frontaux et naso-mentonniers sont très-accusés, ce qui rappelle le facies simien.
Poids, 2047.
T. R. 34,4.
Pouls, 128.

28. — La toux est fréquente. Du côté droit, le murmure respira-toire est très-affaibli, et l'on per-çoit des râles sibilants et mu-queux. Les extrémités sont cyano-sées.
Poids, 2060.

T. R. 34,2.

29. — Les phénomènes observés hier se sont accentués.
Poids, 2034.
Temp. { Rect. 32,2. / Ax. 32,3.
Pouls, 96.
La mort a lieu le 2 mars.
L'AUTOPSIE est faite le 4 à 11 heu-res.
Poids, 2013.
A la périphérie du ventricule la-téral de l'hémisphère gauche, on trouve un petit noyau de stéatose cé-rébrale, très-opaque, presque cré-tacé. En outre, de gros corps gra-nuleux sont disséminés dans toute la substance blanche.

Le larynx est rouge. La partie su-périeure du lobe moyen du poumon droit et la région déclive du lobe inférieur gauche sont le siége d'une atélectasie très-prononcée. Les bronches contiennent une grande quantité de pus jaunâtre. La mu-queuse gastrique est saine. Les reins et le foie sont congestionnés, mais ne contiennent pas de graisse.

(*a*) Virchow, *Encephalitis und myelitis* (*Virchow's Archiv.* 1867, vol. XXXVII, p. 129, et *Arch. gén. de méd.* 1868).
(*b*) *Loc. cit.*, p. 77.

rapporté la description de M. Virchow, il lui vient des doutes sur la qualification proposée par le pathologiste allemand. Ne l'admettant que pour un certain nombre de cas, il se demande « s'il n'existe pas dans la structure normale du cerveau des nouveau-nés, et dans son mode de nutrition, des conditions qui favorisent leur développement. »

La manière de voir de M. Virchow ne me semble pas juste. Interprétant les lésions tout autrement que lui, je rejette l'idée d'activité, pour admettre un processus primitivement et essentiellement passif. Nulle part je ne trouve les signes d'un travail inflammatoire. En effet, l'abondance des éléments figurés que l'on rencontre dans le cerveau des nouveau-nés ne peut être considérée comme due à l'inflammation, attendu qu'il s'agit là d'un état physiologique. C'est dans la substance périphérique des circonvolutions qu'ils sont le plus abondants; or, comme je vous l'ai dit, — et je ne saurais trop insister sur ce fait capital, —il est tout à fait exceptionnel d'observer dans cette région, même l'ébauche d'un corps granuleux ; tandis que les amas graisseux vont se multipliant, à mesure que l'on s'approche de la périphérie ventriculaire, où les éléments figurés de la névroglie sont à leur minimum. Bien plus, un examen attentif fait voir que là où l'on trouve des cellules infiltrées de graisse et des corps granuleux, les noyaux du réticulum, loin d'avoir proliféré, ont diminué de nombre ; qu'ils sont rares au voisinage des taches opaques ; et qu'à leur niveau, ils ont complétement disparu. L'infiltration graisseuse atteint donc les cellules préexistantes de la névroglie, et non des corps nouveaux dus à un travail d'hypergenèse irritative.

Il est quelques causes d'erreur que je dois vous signaler, et qui, si l'on n'y prenait garde, pourraient faire croire à l'existence d'un processus inflammatoire. La stéatose étant surtout accentuée au voisinage des ventricules, —si, pour l'étude, l'on détache un fragment de matière nerveuse immédiatement au-dessous de l'épendyme, on pourra prendre pour des produits pathologiques les éléments nucléaires qui normalement sont accumulés là en très-grand nombre. Ailleurs, c'est une gaîne lymphatique, qui, brisée, laissera échapper les corps que M. Robin compare aux corpuscules de la lymphe ; et qu'il faut bien se garder de confondre avec les cellules embryonnaires dues à l'inflammation. L'aspect assez caractéristique de ces corps, leur accumulation au voisinage d'un vaisseau, dont la gaîne en contiendra d'autres, empêcheront toute erreur.

De ce qui précède, il résulte que l'entassement de la graisse dans les taches opaques reconnaît pour cause, non la multiplication des éléments normaux, mais leur état obèse, si l'on peut ainsi dire ; car les corps granuleux, en lesquels ils se transforment, acquièrent d'énormes proportions, prenant la place des tissus voisins, dont on ne trouve plus aucune trace. S'il s'agissait d'un processus inflammatoire, on verrait, sinon au centre des taches opaques, du moins à leur périphérie, et partout où la présence de la graisse marque un travail pathologique, des amas de noyaux et de jeunes éléments; or nous n'avons rien constaté de semblable.

Enfin, les lésions vasculaires, si fréquentes dans l'inflammation, sont ici relativement rares, et elles consistent, non en une prolifération nucléaire, mais en l'accumulation de particules graisseuses dans les gaînes lymphatiques.

Sans m'arrêter plus longtemps à combattre l'opinion de M. Virchow, je dis que, pour moi, il s'agit simplement d'une *infiltration graisseuse primitive* des éléments de la névroglie. Si je ne remonte pas au delà de ce fait, c'est que je ne trouve aucune preuve d'un travail morbide antérieur. — De plus, n'ayant pas constaté jusqu'ici d'altération appréciable des éléments nerveux proprement dits, et le réticulum paraissant seul en cause, je crois pouvoir qualifier la lésion de *Stéatose interstitielle diffuse.*

Comment se produit-elle et quels sont ses rapports avec l'Athrepsie?

Dans les premiers jours de la vie, l'encéphale est encore très-imparfait et se développe activement. Plus que tous les autres viscères, il exige une irrigation active, qui lui apporte en abondance des éléments tout à la fois réparateurs et formateurs. On comprend donc aisément qu'il soit le premier à ressentir les fâcheux effets des troubles circulatoires et nutritifs de l'Athrepsie.

D'abord, on voit s'altérer le réticulum ; des particules graisseuses y apparaissent, affectant une véritable prédilection pour le voisinage de certains noyaux, autour desquels elles se groupent de manière à former des corps granuleux. Puis, ceux-ci forment des masses compactes, étouffant ainsi les autres éléments de la trame nerveuse.

Sur l'arachnoïde, on trouve des lésions de la même espèce que les précédentes. Elles consistent en des taches de peu d'étendue, d'ordinaire blanches et plus opaques au centre qu'à la périphérie, rarement jaunâtres, irrégulièrement arrondies ou ovalaires. Il y en a sur les différentes régions des hémisphères, mais surtout au voisinage de la grande scissure. Elles n'existent que sur les confluents anfractueux. Fréquemment, il s'en trouve sur les lobes cérébelleux, à droite et à gauche de la ligne médiane, au niveau du sillon horizontal de Vicq-d'Azyr. Dans ce cas, elles s'étendent suivant la direction du sillon, et j'en ai vu qui avaient plus d'un centimètre de long.

Dans les points où l'on sépare aisément de la pie-mère l'arachnoïde, on constate que l'opacité siége dans l'épaisseur de cette dernière.

Examinée à un faible grossissement, chaque tache apparaît comme une constellation ovalaire ou arrondie de petits amas opaques, très-finement granuleux; beaucoup plus petits, plus transparents, plus éloignés les uns des autres, à la périphérie qu'au centre, où ils sont plus gros, plus noirs et plus nettement sphériques. La partie la plus obscure, qui ne se trouve pas nécessairement au centre de la plaque, a elle-même une forme circulaire. A l'aide d'un objectif plus puissant, on constate que les taches sont dues à des amas de granulations graisseuses, dont la forme et la disposition deviennent très-faciles à apprécier après l'action de l'acide acétique. Là où il y a le plus d'opacité, ce sont des masses sphéroïdales, volumineuses pour la plupart, irrégulières, très-rapprochées les unes des autres et même superposées. Quelques-unes, dont le contour est très-net, ont l'apparence de véritables corps granuleux. En allant vers la périphérie, on les voit diminuer notablement de volume, devenir irrégulières, plus transparentes et laisser entre elles des espaces de plus en plus considérables. Elles tendent à prendre une forme allongée, étoilée ou fusiforme, et alors affectent dans leurs rapports une disposition parallèle. Tout à fait à la circonférence, on ne voit plus que quelques granulations, groupées autour de noyaux elliptiques.

En comprimant les masses granuleuses ou en les dilacérant, on n'y peut voir aucun indice de noyau; il n'en existe pas non plus dans toute la région foncée. On en trouve seulement à la périphérie de la plaque; et toujours ils y sont moins abondants que sur les parties saines.

Les plaques jaunâtres ne diffèrent des précédentes que par

la présence, au milieu des groupes granulo-graisseux, de la matière colorante du sang, tantôt à l'état amorphe, tantôt sous forme de cristaux rhomboédriques.

Des fragments de l'arachnoïde détachés au niveau des confluents anfractueux, là où l'œil ne découvre aucune tache, présentent parfois une infiltration graisseuse de quelques éléments cellulaires. C'est le début de la lésion que je viens de décrire.

Les plaques jaunes sont en général plus épaisses que les autres; et la pie-mère participe à l'altération, surtout par ses vaisseaux. Chez quelques malades, les plexus choroïdes sont lésés comme l'arachnoïde.

Cette altération méningée présente la plus grande analogie avec celle de la substance nerveuse; les taches opaques étant dues à l'infiltration graisseuse des cellules conjonctives de la séreuse encéphalique.

SEIZIÈME LEÇON

———

ANATOMIE PATHOLOGIQUE DE L'ATHREPSIE (SUITE)

LÉSIONS DE L'ENCÉPHALE (*suite*)]

MESSIEURS,

Avant d'aborder l'histoire du ramollissement que l'A-threpsie fait subir à l'encéphale, je dois vous dire quelques mots de celui qui est une conséquence de la mort.

Ramollissement cadavérique. A tous les âges, la décomposition cadavérique diminue la consistance des tissus. Chez les nouveau-nés, son influence s'exerce d'une manière particulièrement prompte et puissante ; — et, de tous les viscères, l'encéphale est sans contredit le plus tôt atteint.

Le caractère le plus frappant *du ramollissement cadavérique* est une odeur pénétrante d'hydrogène sulfuré, qui se dégage dès que l'on a ouvert la calotte crânienne. En général, il s'écoule une certaine quantité de liquide, les méninges étant, dans ces cas, œdémateuses. On les détache avec une remarquable facilité de la substance nerveuse, qui est toujours plus molle que normalement, mais surtout beaucoup plus friable, notamment dans les hémisphères cérébraux. Les différentes parties peuvent conserver leur forme et leurs rapports; mais, d'autres fois, la moindre traction, le plus petit choc, y déterminent des brisures, et il est impossible d'extraire l'encéphale intact de sa boîte osseuse. Parfois même, on le trouve partiellement, sinon dans sa totalité, transformé en une pulpe d'un gris jaunâtre, comme s'il avait été broyé.

Il est un état de la substance cérébrale du nouveau-né, qui favorise singulièrement sa destruction cadavérique. Il est caractérisé par l'existence, à la surface et dans la profondeur de l'encéphale, de petites taches opaques, d'un gris blanc, qui simulent des moisissures. Les plus apparentes ne dépassent pas la largeur d'une tête d'épingle. Le toucher ne saurait les révéler; mais on constate, soit en soumettant les tranches à l'action d'un filet d'eau, soit en plaçant entre deux lames de verre un fragment de la partie altérée, qu'à leur niveau il y a du ramollissement. L'examen microscopique y décèle souvent des granulations graisseuses, et surtout une quantité considérable de granulations très-ténues et de vibrions bacillaires animés de mouvements rapides. Parfois les taches semblent être exclusivement constituées par ces corpuscules Les petits vaisseaux qui les traversent sont exsangues, leur paroi est aplatie, très-finement granuleuse et par la dilacération se laisse désagréger. Ils semblent être en proie aux mêmes organites que la pulpe nerveuse proprement dite. L'épendyme ventriculaire est assez résistant. Les parties non maculées ne contiennent pas de vibrions, et au point de vue histologique elles paraissent être normales.

Dans ces cas, les autres viscères sont généralement ramollis, et c'est d'ordinaire pendant les mois les plus chauds de l'année, et quand l'autopsie a été faite tardivement, que ces effets de la putréfaction sont le plus apparents; cependant je dois dire que ces conditions ne sont pas indispensables; et que, dans un cas où les macules à vibrions étaient très-abondantes, l'autopsie avait été faite au mois d'avril et seize heures seulement après la mort.

Le ramollissement qui survient dans de pareilles conditions et qui présente les caractères sus-indiqués est consécutif à la mort; cela est incontestable. Mais, pour que l'action cadavérique se manifeste avec cette apparence, il faut qu'elle ait été préparée par la maladie. Il est vraisemblable qu'elle ne produit des résultats aussi prompts et aussi nets, qu'à cause de la présence des organites inférieurs dont le microscope révèle la présence. — D'où viennent ces corps, comment ont-ils été introduits dans la substance encéphalique? Il est bien probable que c'est par la circulation; mais je n'ai aucune preuve directe à vous fournir en faveur de cette hypothèse (1).

(1) A l'histoire des macules parasitaires qui se développent dans l'encéphale des athrepsiés, doit être rattachée l'observation suivante, récemment publiée (a).

Je reproduis à peu près intégralement ce fait. Comme l'auteur, je le trouve *curieux à divers points de vue;* mais il est probable que ses titres à mon intérêt ne sont pas les mêmes que ceux qui ont excité, à un si haut degré, celui de M. Ludwig Letzerich.

« Le mois passé, dit cet observateur, j'ai eu l'occasion d'observer dans ma propre famille un cas d'encéphalite diphthéritique, qui offre un grand intérêt scientifique à plus d'un point de vue.

» Le 24 juin, j'eus le bonheur de voir ma femme mettre au monde un gros garçon, parfaitement constitué, qui apprit à téter avec une rapidité surprenante. Au bout de dix jours, la mère s'aperçut qu'il ne voulait plus boire comme avant, ce qui fut attribué à un léger trouble de la digestion, car il avait un peu de diarrhée. Je dois faire remarquer que, depuis le jour de sa naissance, j'avais reçu la visite de cinq personnes atteintes de diphthérie, dont deux enfants. Deux jours après le début des acci-

(a) *Encéphalite diphthéritique,* par le docteur Ludwig Letzerich, in *Virchow's Archiv.,* 65ᵉ vol., p. 419, 1875.

Sur le ramollissement pathologique on trouve peu de renseignements dans les auteurs.

dents, l'enfant ne voulait plus teter et se mettait à crier chaque fois qu'on lui faisait avaler du lait avec une cuiller. En examinant la bouche et la gorge, on constatait une rougeur intense du palais commençant au milieu de la voûte pour se prolonger en arrière; du gonflement et de la rougeur des amygdales et des dépôts diphthéritiques de la dimension de 2 groschen et demi au moins, situés des deux côtés sur les arcs palatins ainsi que sur les parties latérales du voile du palais; quelques dépôts moins considérables se trouvaient sur le côté droit et à l'extrémité de la luette. La région profonde du pharynx ainsi que l'épiglotte étaient d'un rouge intense, mais sans exsudat diphthéritique. Comme il n'y avait pas de fièvre ni de rétention d'urine, symptômes qui auraient indiqué une diphthérite générale, je me bornai au traitement local par l'acide salicylique. Sous l'influence de ce traitement, les exsudats perdirent très-rapidement de leur étendue et de leur épaisseur, mais se reproduisirent cependant, ce dont mon ami et confrère, le docteur Stephan, put se convaincre à plusieurs reprises; ces nouveaux exsudats présentèrent, il est vrai, une petite étendue et une consistance mollasse, la muqueuse n'en fut complétement débarrassée qu'au bout de dix-huit jours. En même temps disparut aussi peu à peu la rougeur intense de la muqueuse des parties profondes de la bouche et de la gorge.

» Malgré l'alimentation la plus re-

constituante et l'usage du madère, l'enfant continua toujours à dépérir. Les garde-robes non plus que la sécrétion urinaire ne présentèrent rien d'anormal jusqu'à la fin. Dès le début de son affection locale, l'enfant resta dans un état de tranquillité et d'indifférence qui persista après sa disparition. Pendant le sommeil les paupières restaient entr'ouvertes, le cri était un gémissement à tonalité claire, tantôt retentissant, tantôt sourd. Les forces continuèrent à baisser. Ce n'était plus qu'avec peine et en le secouant énergiquement, qu'on arrivait à tirer l'enfant de sa somnolence et à lui faire exécuter de faibles mouvements de succion. L'affaiblissement augmenta et le pauvre petit mourut dans un état d'atrophie très-prononcé, ainsi qu'une lumière qui s'éteint peu à peu, à la fin de la sixième semaine et une quinzaine de jours environ après la guérison de la diphthérie locale.

» Les symptômes cérébraux ci-dessus décrits : somnolence, persistance de l'ouverture des paupières pendant le sommeil, cri spécial, firent naître en moi la pensée que l'issue fatale avait pu être amenée par un arrêt de développement congénital du cerveau, qui s'était accusé peu à peu, indépendamment de la diphthérie en apparence purement locale.

» Mon ami et confrère Stephan eut la bonté de faire l'ouverture du crâne en ma présence, cinq heures après la mort de l'enfant. Quand les parties molles furent détachées du crâne, nous fûmes frappés aussitôt de l'im-

Billard paraît être le premier qui s'en soit occupé, et il l'a fait avec sa sagacité habituelle ; mais les exemples qu'il

bibition et de l'hyperhémie considérable des deux os pariétaux, surtout au niveau de leur région postérieure. Cet état était causé par une hyperhémie des os ; ce que nous pûmes constater en examinant la calotte crânienne à la lumière transmise. Les vaisseaux des méninges, ainsi que les troncs vasculaires, étaient distendus par un sang liquide et de couleur sombre : état qui contrastait de la façon la plus vive avec la vacuité remarquable du système vasculaire des autres parties du corps. La coloration de la surface du cerveau était très-pâle ; à la coupe on voyait partout un sablé sanguin ; dans ces points, le sang avait aussi une couleur sombre et était fluide. Cette congestion énorme se retrouvait à la base du cerveau.

» Ce qui attira avant tout notre attention, ce fut la pâleur remarquable de la substance grise du cerveau, surtout dans les parties antérieure et moyenne de l'hémisphère droit. Sur des coupes, cette substance semblait manquer totalement ; ce n'est que par un examen attentif qu'on pouvait constater une limite très-confuse entre les deux substances.

» Le ventricule latéral droit était beaucoup plus petit que le gauche, ce qui paraissait dû à l'imbibition et au défaut de cohésion de la substance cérébrale de l'hémisphère, sur des coupes transversales intéressant le cerveau tout entier. L'organe présentait à cause de cela une disposition asymétrique : à droite la masse cérébrale était plus considérable, le

ventricule était très-petit ; à gauche les proportions normales étaient conservées. Je pris pour l'examen microscopique, dans les côtés frontal et pariétal droits, un fragment du cerveau.

» Les noyaux gris du cerveau étaient normaux.

» Le cervelet paraissait petit. Sur des coupes transversales, les deux substances n'étaient pas distinctes. Dans les folioles de l'arbre de vie, on voyait des granulations arrondies formant à la surface des coupes des élevures miliaires. Un fragment du cervelet fut également pris pour l'examen microscopique. Les autres parties du cervelet et la moelle allongée étaient à l'état normal.

» Les altérations microscopiques des centres nerveux paraissaient confirmer ma supposition d'un trouble de développement de ces centres, circonstance bien faite pour adoucir un peu notre douleur de la perte précoce de l'enfant.

» 1. *Cerveau.* Des coupes aussi fines que possible de la substance grise de l'écorce, prises vers la partie moyenne de l'hémisphère droit, furent dissociées avec des aiguilles et examinées dans l'eau albumineuse. Déjà, en dissociant ces parties, je pus constater une mollesse remarquable et une diminution de la cohésion du tissu, que je n'avais jamais observée auparavant, même sur des cerveaux d'enfants. Sous le microscope la névroglie apparaissait comme un détritus finement granuleux, au milieu

cite sont loin d'être probants. Ainsi, cet auteur rapporte (*a*) un cas de *ramollissement non inflammatoire*, et il se

duquel se rencontraient de nombreuses cellules de la névroglie. Avec ces cellules se trouvaient une quantité colossale de bactéries animées de vifs mouvements, des globes plasmiques et des colonies de micrococcos en partie devenus libres, en partie accolés aux particules cérébrales. Je n'ai jamais encore vu une telle quantité de formes variées du champignon diphthéritique réunies sur un si petit espace. La préparation ressemblait à la lettre à une émulsion épaisse de champignons. Dans les cellules ganglionnaires, dont le protoplasma était brillant, se trouvaient des groupes ou des grumeaux de bactéries et des globes protoplasmiques, qui se pressaient autour des noyaux là où ces derniers existaient encore. Dans un très-grand nombre de cellules, la présence de ces organismes transformait presque complétement le protoplasma en une masse vitreuse, transparente, dépourvue de noyaux. Tandis qu'il n'est pas difficile d'isoler, au moins en partie, les cellules ganglionnaires en dissolvant des fragments de substance grise normale à l'état frais, et de poursuivre leurs prolongements isolés sur une assez grande longueur, cela n'était pas possible sur la substance grise de ce cerveau. Le processus de destruction moléculaire ne se limitait pas seulement au tissu fondamental (névroglie), mais s'étendait aussi aux organes élémentaires des centres (cellules nerveuses et leurs prolon-

gements) : ces éléments, en effet, étaient incapables de résister même à la plus légère traction des aiguilles.

» Je fis durcir un petit fragment du cerveau pris du même côté que les préparations fraîches.

» Par quelle voie ces organismes avaient-ils pénétré dans l'encéphale? La réponse à cette question est donnée depuis longtemps par l'expérimentation : par la voie des lymphatiques et principalement par le système circulatoire sanguin qui le transporte là comme dans d'autres organes. J'ai très-souvent, en dissociant diverses parties de l'hémisphère droit, trouvé des capillaires complétement isolés qui paraissaient vides sur une étendue assez considérable, et qui contenaient, outre quelques bactéries isolées, des micrococcos qui avaient traversé la paroi et avaient continué à se développer au dehors. Dans ces capillaires, j'ai trouvé souvent des globules rouges, qui avaient encore conservé leur structure, mais avaient perdu leur coloration. On voyait des globules rouges, altérés de la même façon, çà et là, tout autour et tout près du capillaire (hémorrhagies capillaires sans coloration rouge). Ce fait indique (fait que j'ai .d'ailleurs eu l'occasion de constater auparavant déjà dans d'autres organes, les reins, le foie et les veines du cœur), ce fait indique à coup sûr une altération dans la constitution chimique des substances albumineuses, des sub-

(*a*) *Loc. cit.*, p. 625.

rend compte de la couleur lie de vin de la substance cérébrale que l'on y trouve, par son mélange à une certaine

stances organiques, altération déterminée par les organismes inférieurs, principalement quand ils apparaissent en masse. Ces hémorrhagies ne se découvrent qu'au microscope.

» Sur le cervelet, outre les lésions précédentes, des coupes montrèrent que la matière couleur rouille et la couche superficielle de la substance grise manquaient, et que la substance blanche avait été le siége d'une très-abondante prolifération des cellules de la névroglie, se présentant sous l'aspect d'îlots du volume d'un grain de millet (à l'œil nu). Les préparations rappelaient les coupes pratiquées à travers un gliome encéphalique. Les cellules ganglionnaires adjacentes à la limite supérieure de ces nids de cellules n'étaient pas autant altérées par les organismes inférieurs que celles situées dans la substance grise proprement dite, et surtout pas autant que celles des parties moyennes et antérieures de l'écorce de l'hémisphère cérébral droit. J'obtins, en effet, par la dissociation assez souvent des cellules presque complétement isolées, dans lesquelles cependant se trouvaient constamment des bactéries et des globes protoplasmiques, quoique leur protoplasma n'eût pas subi d'altérations essentielles. Les prolongements n'avaient pas cette apparence hyaline normale du protoplasma, mais étaient en dégénérescence granuleuse et farcis de bactéries.

» La substance blanche du cervelet

paraissait normale ; çà et là seulement je trouvai dispersés entre les fibres blanches, quelques bactéries et globes protoplasmiques. Dans la substance blanche de l'hémisphère cérébral droit, ces organismes étaient en plus grand nombre et formaient des îlots plus compactes ; les tractus de fibres nerveuses, par suite d'une exsudation granuleuse assez importante, présentaient une structure indistincte.

» Dans les noyaux gris du cerveau et du cervelet du côté droit, se trouvaient également des organismes inférieurs, mais en très-petite quantité.

» *Réflexions.* Si les champignons diphthéritiques étaient plus nombreux dans la substance grise que dans la blanche, cela tient à la disposition des vaisseaux dans les deux substances. Dans la grise, les vaisseaux sont beaucoup moins droits, et présentent beaucoup d'anastomoses, et on sait que les champignons diphthéritiques se rassemblent dans les angles des vaisseaux et pénètrent de là dans le tissu.

» La diminution de volume du cervelet et l'augmentation de volume de l'hémisphère droit reconnaissent la même cause. La plus grande partie de la substance grise et la totalité de la matière couleur rouille du cervelet étant détruites par les champignons, l'organe devait nécessairement diminuer de volume. Dans l'hémisphère cérébral droit, au contraire, se trouvait un exsudat granuleux très-considérable dans les deux substances.

quantité de sang épanché dans les ventricules. Cette explication n'est pas contestable, mais ce qui l'est davantage, c'est l'origine pathologique de la lésion. Le cerveau, en effet, réduit à l'état de bouillie, répandait une odeur sulfureuse, ce qui prouve certainement, comme vous venez de le voir, que la putréfaction était avancée, et que l'action cadavérique avait notablement contribué au ramollissement.

Nous adressons le même reproche à une autre observation, rapportée sous le titre de *gastro-entérite et encéphalo-myélite* (a). L'enfant, âgé de trois jours, avait eu de l'œdème. L'encéphale répandait une odeur d'hydrogène sulfuré, et l'on voyait, à la partie postérieure de l'hémisphère droit, un épanchement sanguinolent avec ramollissement jaunâtre et pulpeux de la substance cérébrale. Billard pense que la diminution de consistance accompagne souvent l'hémorrhagie cérébrale; que, d'autres fois, elle peut la précéder

« La cause de la mort a été *une paralysie diphthéritique* graduelle *du cerveau.* »

— Ce récit prouve combien l'auteur est peu familiarisé avec la clinique infantile. Sans le suivre dans les détails où il lui a plu d'entrer, je me contenterai de faire les remarques suivantes :

1° Ayant eu sous les yeux un cas d'Athrepsie très-caractérisé, comme le prouvent la diarrhée, le refus de prendre le sein, les cris tout particuliers, l'affaiblissement progressif et l'état comateux terminal, le praticien allemand a cru avoir affaire à une *diphthérie locale*, prenant pour les produits membraniformes de cette maladie des plaques ptérygoïdiennes et du muguet.

2° Ayant trouvé dans l'encéphale des amas de bactéries et de micrococcos, il a déclaré que c'était un champignon diphthéritique, transporté de la bouche au milieu de la substance nerveuse par les lymphatiques et les vaisseaux sanguins.

Comme on le voit, M. Letzerich a commis deux erreurs: l'une clinique, l'autre d'anatomie pathologique. S'il eût mieux connu le muguet, il ne l'eût pas pris pour de la diphthérie ; et surtout il n'eût pas imaginé ce transport extraordinaire des contages diphthéritiques dans l'encéphale.

(a) *Loc. cit.*, p. 644.

et même la provoquer. « Elle est, dit-il, partielle ou générale, et, dans ce dernier cas, on ne trouve plus dans le crâne qu'une bouillie floconneuse, noirâtre, mélangée à des caillots de sang. Elle existe plus fréquemment sur les parties latérales des hémisphères, et peut se développer durant la vie intra-utérine. » Ces remarques de l'auteur nous font supposer qu'il a vu de vrais ramollissements; mais ce dont nous ne saurions douter, c'est qu'il ne discernait pas ce qui était véritablement pathologique des produits de la putréfaction.

Valleix ne s'occupe de cette altération que d'une manière incidente. Il constate l'embarras où l'on est quand on cherche à séparer l'état normal de celui qu'engendre la maladie; il fait observer que, chez les sujets atteints d'œdème, le cerveau est extrêmement mou; mais il s'empresse d'ajouter, songeant sans doute à l'origine cadavérique de cet état, que l'on trouve la même chose dans tous les autres viscères.

En 1852, M. Duparcque a publié (a) un mémoire sur *le ramollissement blanc aigu essentiel du cerveau chez les enfants;* mais la plupart des observations ne sont pas suivies de nécropsie; et dans celles où elle est rapportée, les détails anatomiques sont très-incomplets; aussi, l'impression que m'a laissée la lecture de ce travail est que je n'en pouvais tirer aucun profit. Cependant l'auteur fait observer avec raison qu'il faut tenir un grand compte d'une cause dont on ne s'est pas suffisamment occupé jusqu'ici, à savoir *la décomposition ou désorganisation cadavérique.* — Il dit que, dans les cas où la perte de consistance reconnaît cette origine, elle atteint toute la masse encéphalique ou une étendue plus ou moins considérable des parties déclives de l'organe, dans la position occupée par le cadavre; qu'elle n'existait

____

(a) Duparcque (*Arch. gén. de Méd.*, 4ᵉ série, t. XXVIII, p. 151).

pas durant la vie, mais que certaines conditions devaient déterminer son apparition rapide après la mort.

MM. Rilliet et Barthez, M. Vogel, ne parlent que d'enfants plus âgés que ceux auxquels nous avons, à dessein, limité notre étude; aussi ne signalent-ils que les ramollissements secondaires qui accompagnent l'hydrocéphalie aiguë ou chronique, l'inflammation de la pie-mère, les granulations ou les tubercules cérébraux et les autres produits accidentels, les foyers hémorrhagiques, etc.

M. Bouchut (a) dit que le ramollissement cérébral est rare chez les nouveau-nés et dans la première enfance, et il rapporte, probablement à titre de fait exceptionnel, d'après M. Bouchaud (b), l'observation d'un enfant de vingt-quatre jours, qui succomba après avoir présenté de la diarrhée, du pemphigus, des convulsions généralisées, de la contracture du côté droit du corps et de l'albuminurie. L'autopsie fit découvrir de petits abcès des reins avec congestion périphérique. A l'ouverture du crâne, il s'échappa une grande quantité de sérosité limpide, et dans l'hémisphère gauche existaient deux foyers de ramollissement; l'un, situé en avant et en dehors du corps strié, au-dessus de la scissure de Sylvius, et du volume d'une petite noix, était constitué par une substance fluide, d'un gris rosé, contenue dans une cavité à parois irrégulières et ramollies; l'autre occupait, au-dessous de la scissure de Sylvius, un point du lobe sphénoïdal, il se révélait à l'extérieur par une coloration foncée des circonvolutions et par une fluctuation très-manifeste; le contenu était le même que dans le premier. Les artères cérébrales moyennes du côté gauche renfermaient plusieurs petits caillots, dont quelques-uns, grisâtres, fibrineux, solides, disten-

(a) Bouchut, *Traité pratique des maladies des nouveau-nés, etc.* Paris, 1867, p. 235.
(b) Bouchaud (*Gazette des hôpitaux*), 1864, p. 269.

daient les parois artérielles d'ailleurs saines. On en conclut qu'il s'agissait d'embolies, dont on ne pouvait découvrir l'origine, et que les foyers des reins, comme ceux du cerveau, reconnaissaient pour cause l'obstruction des branches vasculaires par ces caillots migrateurs.

Les faits analogues à celui-là sont excessivement rares. Comme il diffère essentiellement de ceux que j'ai observés; comme il rappelle, au contraire, ce qui se passe chez l'adulte et le vieillard, j'ai cru devoir le citer, désirant marquer l'exception qu'il constitue.

Le ramollissement athrepsique peut se présenter sous deux aspects différents qui exigent des descriptions distinctes (*a*).

Ramollissement blanc à foyers multiples.

Je commence par la variété la plus fréquente, la plus nette, par celle dont aucun auteur, du moins à ma connaissance, n'a encore parlé (1). Je la désigne par la dénomination de *ramollissement blanc à foyers multiples.*

Il est intimement lié à la stéatose cérébrale. Comme je vous l'ai déjà dit en parlant de cette dernière, il se montre d'emblée sur les enfants nés avant terme ou très-jeunes, dont

(1) Je dois faire une exception pour M. Virchow. Voici, d'après M. Hayem (*b*), comment il s'exprime en parlant de l'état de la substance cérébrale atteinte de cette lésion, qu'il considère comme de l'encéphalite, et que je crois avoir démontré être de la stéatose : « Lorsqu'il existe une altération de consistance, c'est du ramollissement que l'on observe; mais il est rare de trouver l'hémisphère réduit en bouillie. Les petits foyers blancs jaunâtres ont un cachet spécial; le ramollissement, au contraire, simule à s'y méprendre une altération cadavérique; s'il y a eu une forte hyperhémie, la bouillie ramollie est d'un rouge tacheté ou rougeâtre (*c*). »

(*a*) Voyez mon *Mémoire sur le ramollissement de l'encéphale chez le nouveau-né* (*Arch. de phys. norm. et path.*, 1873, t. V, p. 59).
(*b*) *Loc. cit.*, p. 78.
(*c*) Virchow, *Loc. cit.*

le cerveau est normalement très-mou ; tandis que, chez les sujets plus âgés, il apparaît secondairement au centre des noyaux de stéatose.

Comme ces noyaux, les foyers de ramollissement sont multiples et existent d'une manière à peu près exclusive à la périphérie des ventricules latéraux, surtout en arrière. En pareil cas, la cavité ventriculaire n'est jamais atteinte, étant protégée sans doute par l'épendyme. Il est exceptionnel que le ramollissement occupe d'autres régions que celles précédemment indiquées. Cependant je l'ai vu (obs. XLVIII) siéger sur plusieurs points des circonvolu-

Obs. XLVIII. — *Avorton, athrepsie.* — *Stéatose encéphalique avec ramollissement. Pneumonie.*

Amélie Br., née le 7 août 1873, entre dans la salle le 11. Elle a toutes les apparences d'une enfant non à terme ; sa teinte est jaune abricot. Elle rend encore du méconium.

Poids, 1320^{gr}.
T. R.   31,4.
Pouls,   96.

14. Les matières fécales sont jaunes et les urines foncées.

Poids, 1,225.
T. R.   31,7.
P.   104.

18. La teinte jaune a presque complétement disparu. L'enfant prend très-peu de lait. Râles crépitants dans les deux poumons.

Poids, 1080.
T. R.   33.
P.   88.

20. Muguet buccal, plaques ptérygoïdiennes, strabisme divergent ; les extrémités sont très-violacées, érosions au pourtour de l'anus,

induration des téguments. Des matières noires sont rendues par le nez en grande quantité. — La mort a lieu à deux heures après midi.

L'AUTOPSIE est faite le 21.

Poids, 1^{k},010.

L'extrémité inférieure du fémur ne porte aucune trace du point d'ossification.

Œdème considérable de la pie-mère. Sur l'hémisphère gauche, en arrière de la circonvolution pariétale ascendante, on voit, sous les méninges, une collection d'un liquide rouge brun contenu dans une sorte de dépression infundibuliforme, dans le fond de laquelle la substance cérébrale, d'un jaune un peu verdâtre, est superficiellement ramollie et se détache sous l'action d'un filet d'eau. Autour de ce foyer la teinte est rosée. A l'aide d'une coupe perpendiculaire à l'axe de l'hémisphère, on voit la lésion pénétrer comme un coin dans sa profondeur, jusqu'à 1 centimètre environ de la surface du ventricule. A la périphérie, elle s'étale sur quelques circonvolutions, mais très-superfi-

tions, et même sur le noyau lenticulaire du corps strié. Mais, dans le premier cas, les plaques périphériques n'étaient pas isolées ; une traînée de tissu altéré les reliait à d'autres qui occupaient le pourtour du ventricule. Quand l'altération porte sur les circonvolutions ou le corps strié, les parties stéatosées, avant de se ramollir, ont une coloration légèrement ocreuse, et leur consistance est peut-être augmentée. Il arrive alors que la bouillie centrale, au lieu d'être laiteuse, est légèrement teintée de brun, sans doute par son mélange à du sang, ou tout au moins à de l'hémoglobine.

Le volume des foyers de ramollissement est en général peu considérable ; et les plus étendus que j'aie observés à la périphérie des ventricules auraient à peine pu loger un noyau de cerise. Dans quelques circonstances spéciales qui

ciellement. A la partie interne de l'hémisphère droit, à l'extrémité de la circonvolution pariétale ascendante, on trouve une plaque jaune au niveau de laquelle les méninges sont un peu épaissies et opalines. Elle pénètre assez profondément et limite un foyer rempli par une matière brunâtre, molle, avec des points opaques jaunes. A la région inférieure et antérieure du lobe frontal, on voit une plaque jaune très-superficielle.

Cette matière altérée de l'encéphale est constituée par des amas de corps granuleux et de petits noyaux.

Les vaisseaux sont congestionnés, mais ne présentent aucune autre altération.

Les poumons sont œdémateux et présentent une induration pneumonique de leurs régions déclives.

Le foie est congestionné et très-ictérique.

Il y a un infarctus uratique très-abondant des pyramides des reins. Les tubes rénaux, surtout ceux des pyramides, contiennent une substance amorphe, jaune souci, très-réfringente, que l'on trouve presque toujours chez ces sujets. De plus, ils sont stéatosés à un degré moyen.

Il y a aussi un très-léger degré de stéatose cardiaque..

—Dans ce cas, d'ailleurs exceptionnel, on peut admettre, pour expliquer la stéatose très-étendue des circonvolutions, que l'œdème méningé n'y a pas été étranger ; en isolant la pie-mère de la substance cérébrale, il a certainement diminué la nutrition de cette dernière.

seront examinées plus tard, je les ai vus envahir des espaces beaucoup plus étendus.

Outre les noyaux opaques à centre ramolli, on constate une stéatose diffuse interstitielle des hémisphères, le plus souvent très-accentuée. Et presque toujours, dans ces cas, les vaisseaux sont congestionnés.

La seconde variété est le *ramollissement rouge*. La lésion occupe les parties centrales ; aussi ne l'aperçoit-on pas tout d'abord, mais on peut la soupçonner, à l'aspect du cerveau et à la sensation toute particulière qu'il donne lorsqu'on le touche. En effet, les circonvolutions sont aplaties, et l'on devine en les déprimant qu'elles forment comme une enveloppe solide autour d'une masse très-molle.

C'est à l'aide de coupes que l'on découvre les foyers de ramollissement. La matière cérébrale y est convertie en une pulpe violacée ou rougeâtre, au milieu de laquelle on distingue des points ou des tractus d'un noir foncé, assez durs, résistants, et qui ne sont autre chose que des vaisseaux remplis par du sang coagulé.

La substance qui entoure la lésion est très-congestionnée, et il n'est pas rare d'y trouver toutes les apparences d'une hémorrhagie capillaire ; ce qui est dû à de petits épanchements sanguins dans les gaînes lymphatiques.

D'ordinaire, l'altération est symétrique et siége au centre des hémisphères cérébraux. Tantôt, les foyers très-circonscrits ne dépassent pas le volume d'une noisette ou d'une noix ; d'autres fois, au contraire, le centre ovale tout entier est envahi. Habituellement la paroi ventriculaire est respectée, grâce à la résistance de l'épendyme ; mais si, comme je le crois, elle est rarement détruite pendant la vie, les manœuvres les plus indispensables à l'extraction de l'encéphale et à son examen suffisent à la rompre (1).

(1) Chez le malade qui fait le sujet de l'observation suivante, l'autopsie ayant été faite avec le plus grand soin, il est probable que la rupture de la paroi ventriculaire avait eu lieu pendant la vie.

OBS. XLIX.—*Œdème, épistaxis.—Ramollissement cérébral, pneumonie et apoplexie pulmonaire, infarctus uratique des reins.*

Jean Deg., né le 15 octobre 1876, entré à l'infirmerie le 20. Le cordon ombilical est adhérent. Il y a un œdème généralisé, très-accentué aux membres, surtout à droite. La coloration générale du tégument est rouge et les pieds sont violacés.

L'inspiration est profonde et s'accompagne d'une dépression sternale très-marquée. L'expiration est prolongée. Le mouvement respiratoire est affaibli, mais l'on ne perçoit aucun bruit anormal.

Poids, 1830.
Pouls, 100.
Respir. 22.
T. R. 30,2.

Dans la soirée il y a une épistaxis assez abondante.

La mort a lieu le 21, à 1 heure du matin.

L'AUTOPSIE est faite le même jour, à 10 heures.

Le point d'ossification de l'extrémité inférieure du fémur a à peine 2 millimètres de diamètre. — Il y a de l'œdème des méninges. —A la région postérieure du ventricule latéral gauche, en arrière de la couche optique, l'épendyme rompu laisse voir un foyer de ramollissement rouge superficiel, autour duquel la substance cérébrale a l'aspect des parties saines, c'est-à-dire celui d'une crème prise, un peu jaune et transparente. Autour des ventricules il y a quelques foyers de stéatose. Quelques veines sont remplies par des caillots cruoriques qui paraissent récents.

Dans le ventricule droit la lésion est beaucoup plus accentuée; sa surface entière a une teinte carmin, et à sa partie postérieure une large ouverture donne accès dans un foyer de ramollissement qui occupe une grande partie du centre hémisphérique et s'étend en haut jusqu'aux circonvolutions. Il est rempli par une matière très-fluide et sanguinolente. Comme à gauche, il y a de la stéatose périventriculaire.

Les bronches et la trachée contiennent un peu de sang fluide.

Le poumon droit est congestionné. Son lobe supérieur présente un noyau d'hépatisation assez étendu. Au sommet du lobe inférieur le parenchyme est induré, noirâtre, luisant, et fait saillie sur la tranche. — Le poumon gauche est sain.

Le foie, rouge brun, est gorgé de sang; et après l'écoulement de celui-ci, il apparaît avec une teinte vert bronze.

Il y a de l'infarctus uratique des reins, sans stéatose.

Le sang qui, durant la vie, s'est échappé par les narines, venait très-probablement du foyer apoplectique constaté au niveau du lobe inférieur du poumon droit.

Je n'ai constaté le ramollissement du noyau optostrié que deux fois. Dans un de ces cas, le corps strié et la couche optique du côté droit étaient ramollis dans toute leur étendue; à gauche, le premier seul avait perdu sa consistance. Les veines étaient obstruées par des caillots. Cette oblitération existait aussi chez un autre malade, dont le corps strié présentait en avant une dépression arrondie de la largeur d'une pièce d'un franc. Cette lésion était ancienne d'après l'état de la veine, et elle n'offrait plus les caractères que j'ai assignés au ramollissement rouge; toutefois, l'origine très-probable de cette altération, à savoir l'obstruction vasculaire, m'a fait penser qu'il s'agissait là d'un ramollissement identique à celui que je décris et qui succède, comme nous allons le voir, à la thrombose veineuse. — Dans un seul cas la protubérance était atteinte; le foyer, qui avait le volume d'un noyau de cerise, se voyait à un millimètre de la surface. Une fois, le lobe gauche du cervelet donnait la sensation d'une vessie incomplétement remplie de liquide, et sa substance médullaire était réduite en une masse floconneuse un peu rosée.

L'examen histologique des parties altérées y fait découvrir beaucoup d'hématies et des corps granuleux; mais ceux-ci ne sont pas en général plus nombreux que dans les cas où il existe de la stéatose cérébrale diffuse de moyenne intensité. Si nous ajoutons que l'élément aqueux est ici beaucoup plus abondant que dans la substance saine, nous en aurons fini avec l'étude des lésions de la pulpe nerveuse dans le ramollissement rouge.

Mais à cela ne se bornent pas les renseignements que nous fournit l'anatomie pathologique sur l'état de l'encéphale et de ses annexes; elle nous fait connaître une série d'autres altérations, intimement liées aux précédentes et sans lesquelles on ne saurait comprendre leur développement.

La plus commune de toutes, car elle existe dans la plupart des cas, est une thrombose du système veineux encéphalique (*). C'est elle qui va tout d'abord nous occuper. Les canaux le plus fréquemment affectés sont les sinus, puis les grosses veines de la convexité des hémisphères qui viennent s'y aboucher le long de la grande scissure, les veines de Galien, celles des corps striés et des plexus choroïdes.

Les caillots des sinus sont d'un rouge brun presque noir, avec des taches d'étendue variable, d'un gris plus ou moins clair. Quand on y pratique des coupes ou qu'on les dilacère, on voit qu'en général ils ne sont pas homogènes dans toute leur épaisseur, étant formés de couches d'âges différents, d'épaisseur variable, et constituées par des éléments divers. Celles du centre sont les plus anciennes, comme l'indiquent leur friabilité et leur mollesse plus grandes.

Les coagulations des veines sont habituellement plus noires ou plus rosées, plus élastiques et plus résistantes que celles des sinus, ce qui indique une formation plus récente. Il n'est même pas rare de trouver, dans les dernières ramifications, des filaments qui ne remplissent que très-imparfaitement la cavité des vaisseaux, et qui datent des derniers instants de la vie. — Les parois vasculaires ont été constamment trouvées saines.

Chez un de mes malades, j'ai observé une matière d'un jaune ocreux autour de la veine du corps strié et de plusieurs de ses rameaux, dont les parois étaient flétries et entourées par les restes d'un caillot très-ancien, comme le prouvait l'existence de nombreux cristaux d'hématoïdine dans les parties teintées.

(*) Voy. planche 4, fig. A.

Cette thrombose des gros troncs veineux et la congestion qui en résulte dans les réseaux du voisinage peuvent être les seules lésions observées dans ces cas ; mais il n'en est pas toujours ainsi, et parmi les veines obstruées, les plus volumineuses sont souvent entourées par un exsudat gris jaunâtre qui les masque sur un grand nombre de points. Et cela tout aussi bien, quoique plus rarement, autour des plexus choroïdes qu'à la périphérie des veines pie-mériennes. Cet exsudat est sous-arachnoïdien, il a une teinte jaune blanc ou jaune verdâtre, il infiltre les mailles de la pie-mère et y forme des plaques opaques, d'étendue variable. Là où il existe, on dépouille très-aisément les circonvolutions de leurs méninges, sans enlever la plus petite parcelle de substance cérébrale. Il est constitué par des leucocytes non altérés, et par quelques granulations protéiques.

Dans la plupart des cas de ramollissement rouge, il y a de la stéatose encéphalique, qui parfois est assez considérable pour se présenter sous forme de plaques. Alors les deux sortes de ramollissement peuvent se trouver réunies sur le même malade.

Sur la pathogénie du ramollissement blanc, j'ai peu de chose à vous dire, puisqu'il n'est en quelque sorte que l'une des terminaisons de la stéatose encéphalique dont je vous ai longuement parlé. Les parties stéatosées, comme tous les produits de même espèce, se ramollissent à leur centre, c'est-à-dire dans le point le plus anciennement privé de vie. Pathogénie du ramollissement de l'encéphale.

Est-il possible de donner du ramollissement rouge une explication aussi satisfaisante? — Je viens de vous dire qu'il s'accompagne de l'obstruction, par des caillots sanguins, de certaines veines de l'encéphale et des sinus de la dure-mère.

Or, dans un encéphale naturellement mou, comme l'est

celui des nouveau-nés, la circulation veineuse d'une région étant enrayée, il est très-probable que les capillaires, distendus par le sang qui vient des artères, laissent d'abord passer du sérum qui imbibe la substance nerveuse et diminue sa consistance ; puis, des ruptures venant à se produire sur quelques points de ces vaisseaux, mal protégés par une matière sans cohésion, il se fait tout autour un épanchement sanguin qui achève de dissocier la trame nerveuse.

Si le ramollissement rouge se montre surtout dans les centres hémisphériques, et d'une manière exceptionnelle dans les autres points ; si d'ordinaire il laisse intacts les circonvolutions et le noyau opto-strié, c'est que la substance médullaire est, au moment de la naissance, la moins parfaite, la plus molle, et qu'elle subit plus tôt que dans toute autre partie les altérations nutritives qu'engendrent les troubles circulatoires. C'est donc par la thrombose consécutive à l'altération du sang que le ramollissement rouge se rattache à l'Athrepsie (obs L) ; comme s'y rattache, par la stéatose de la névroglie, le ramollissement blanc.

Ces deux modalités pathologiques de l'encéphale restent également silencieuses durant la vie ; aussi ne peut-on les dia-

---

(1) Voici une observation où cette relation est mise en évidence :

Obs. L. — *Diarrhée, vomissements, muguet, ulcérations cutanées. — Thrombose des sinus et des veines de l'encéphale, ramollissement cérébral, pneumonie.*

Edouard J., né le 26 janvier 1875, est admis à l'infirmerie le 17 février. Il a de la diarrhée et vomit. Ses yeux sont légèrement excavés. On voit quelques amas de muguet sur sa langue, et une ulcération sur l'un des talons.

Poids, 3125.

T. R. 37.

Pouls, 132.

18. — La diarrhée, jaune les jours précédents, est devenue verte.

Poids, 3053.

T. R. 37.

19. — On trouve dans l'urine obtenue par le catéthérisme des moules de tubules remplis de granulations graisseuses et de l'albumine. — La

gnostiquer. Ce n'est pas là, d'ailleurs, un caractère qui leur soit propre. Presque toutes les lésions des centres nerveux,

diarrhée est verte, le lait est rejeté aussitôt après son ingestion. L'amaigrissement est très-marqué.

Poids, 3016.

T. R. 37.

P. 120.

20. — Poids, 2962.

T. R. 37,8.

Pouls, 124.

Resp. 36.

21. — Le muguet fait des progrès.

Poids, 2957.

T. R. 37,8.

P. 144.

22. — Vomissements. L'enfant tousse beaucoup; il y a des râles muqueux et sibilants dans les deux poumons.

Poids, 2915.

T. R. 37,6.

Pouls, 124.

Resp. 68.

23. — Les yeux sont excavés; on constate une dépression sternale permanente, qui s'accuse davantage à chaque inspiration.

Poids, 2879.

T. R. 37,8.

Pouls, 132.

Resp. 68.

24. — Poids, 2817.

T. R. 37,6.

P. 128.

Resp. 52.

25. — La langue est sèche.

Poids, 2812.

T. R. 37,6.

P. 132.

26. — La diarrhée est très-verte, bien que la toux soit fréquente,

l'auscultation ne révèle aucun bruit anormal dans le thorax.

Poids, 2778.

T. R. 38.

P. 160.

27. — Râles bronchiques.

T. R. 38.

P. 140.

Resp. 64.

28. — Il y a beaucoup d'anxiété; teinte bleuâtre du pourtour de la bouche, des narines et des yeux.

Poids, 2719.

T. R. 38,6.

Resp. 88.

1er mars.

Poids, 2688.

T. R. 36,8.

2. — Toute la peau a une teinte violacée. La dépression sternale est très-profonde, l'anxiété extrême, la bouche constamment ouverte; il est impossible de compter les battements du cœur. La respiration est très-obscure en arrière et à droite.

Poids, 2690.

T. R. 37,6.

Resp. 80.

3. — La diarrhée est jaune, les yeux sont très-excavés.

Poids, 2612.

T. R. 37,2.

P. 120.

Resp. 56.

4. — Râles nombreux dans les deux poumons. L'amaigrissement s'accentue.

Poids, 2556.

T. R. 37,6.

chez le nouveau-né, se comportent de même, quelque pro-noncées et quelque étendues qu'elles soient.

Il n'est pas sans intérêt de comparer le ramollissement encéphalique des athrepsiés à celui que l'on rencontre fré-quemment à l'autre extrémité de la vie.

Au point de vue de l'*anatomie pathologique*, nous voyons chez les vieillards une lésion habituellement unique, net-tement délimitée, occupant indifféremment la périphérie, les centres hémisphériques ou les noyaux ganglionnaires ; aboutissant par une série de modifications, quand la durée de la vie le permet, à une sorte de cicatrisation ; et provoquant d'une manière fréquente, dans le pédoncule, la protubérance, le bulbe et la moelle, une atrophie secondaire. — Bien loin de là, chez le nouveau-né, dans presque tous les cas, le mal se limite aux hémisphères cérébraux proprement dits, dont il atteint, d'une manière symétrique, les centres médullaires, n'envahissant les circonvolutions qu'exceptionnellement et

5. — Poids, 2515.
T. R. 37,8.
6. — Ventre plat et mou, cris continuels, le pouls ne peut être compté.
Poids, 2502.
T. R. 38.
7. — Mort à 7 heures du matin.
L'AUTOPSIE est faite le 9.
Poids, 2415.
Le pressoir d'Hérophile est rem-pli par une coagulation ancienne qui envoie des ramifications dans les sinus qui y aboutissent. Les veines de Ga-lien et du corps strié contiennent aussi du sang qui s'y est coagulé avant la période agonique, mais moins anciennement que dans les ca-naux précédents. Des deux côtés, la substance blanche hémisphérique est le siége d'un ramollissement rouge, surtout au voisinage des ventricules.

Il y a du pus dans l'oreille moyenne.

Le lobe inférieur du poumon droit est hépatisé dans la moitié de son étendue ; à gauche, la lésion a le vo-lume d'une petite amende. Sur les tranches détachées au niveau des parties malades, le parenchyme a une teinte brun rouge marbrée de gris.

Le foie, marron clair, contient de la graisse en petite quantité, dans toute l'étendue des lobules ; mais elle est surtout accumulée à la péri-phérie.

quand il est ancien. Dans ce siége, il peut être diffus, ou se présenter sous forme de foyers d'un petit volume, mais nombreux. Rarement on observe une longue survie; aussi les dégénérations secondaires sont-elles très-rares.

Cliniquement, la distance est encore plus grande, puisque chez les nouveau-nés la lésion reste latente et ne saurait être diagnostiquée, tandis que chez les vieillards elle se manifeste habituellement par des signes accentués et souvent caractéristiques.

Dans la *pathogénie* apparaissent des différences non moins tranchées; car, à un âge avancé, la cause du ramollissement est presque toujours une obstruction artérielle, tandis que dans les premiers jours de la vie, elle réside surtout en une oblitération veineuse, qui dépend elle-même de l'altération du sang.

Si de prime abord cette comparaison révèle surtout des dissemblances, c'est que, jusqu'ici, nous n'avons envisagé la question que par le détail. Mais allons jusqu'à la source du mal, et nous trouverons qu'elle est la même dans l'un et l'autre cas.

En effet, les lésions artérielles ou cardiaques qui, chez les vieillards, préparent la thrombose ou l'embolie, causes de l'obstruction artérielle, sont la conséquence des troubles inévitables de la nutrition qu'entraînent après eux les écarts de régime et la longue vie des sujets. Et chez les athrepsiés, c'est encore une perturbation profonde des mouvements nutritifs qui, par l'intermédiaire du sang, frappe de désorganisation un organe dont l'âge n'a pas encore effacé la mollesse native.

La déchéance de la nutrition est donc la cause première et commune du ramollissement cérébral aux deux extrémités de la vie. Il est vrai qu'elle s'y présente avec une physionomie et des allures très-différentes ; qu'elle évolue lentement dans un cas, tandis qu'elle marche rapidement dans l'autre ; mais cela importe peu, puisqu'elle conduit au même but.

Dans l'*hémorrhagie encéphalique* (a), le sang épanché peut occuper cinq siéges différents. Ce sont, en allant de la périphérie vers le centre :

1° La cavité de l'arachnoïde ;

2° La région sous-arachnoïdienne ou pie-mérienne ;

3° Le tissu nerveux proprement dit ;

4° La paroi des ventricules latéraux, sous l'épendyme ;

5° Les cavités ventriculaires.

Voici quelques chiffres qui vous permettront d'apprécier la fréquence relative de ces localisations.

Sur trente-quatre cas que j'ai relevés, l'hémorrhagie s'était faite, dans la cavité de l'arachnoïde, cinq fois ; et cela par la rupture de son feuillet viscéral, car il y avait eu d'abord un épanchement pie-mérien. Sans exception, le sang occupait les parties déclives et postérieures. Dans quatre de ces cas il entourait plus ou moins complétement le bulbe, s'étendant parfois jusqu'aux pédoncules du cerveau et aux tubercules quadrijumeaux. Chez deux malades, il avait pénétré dans le canal rachidien, et chez deux autres, il s'était accumulé dans les fosses occipitales.

L'hémorrhagie qui se produit dans le second siége est de beaucoup la plus commune et la plus abondante. Je l'ai notée vingt-six fois. Constamment elle atteint les régions inférieures et postérieures de l'encéphale. Elle peut affecter

(a) Voy. mon *Étude sur l'hémorrhagie encéphalique chez le nouveau-né* (Arch. de Tocologie, 1875, p. 9).

simultanément le cerveau et le cervelet, comme nous l'avons constaté six fois. Chez dix malades, elle était limitée aux hémisphères cérébraux, et chez huit autres, à ceux du cervelet ; ce qui donne un total de dix-huit cas pour l'hémorrhagie péri-cérébrale, et de quatorze pour celle du cervelet. La première, dix fois bi-latérale, existait uniquement à droite dans six cas, et à gauche dans un seul. Pour ce qui est de la seconde, les deux hémisphères étaient atteints simultanément sept fois, le droit cinq, et le gauche deux.

Il ne m'a été donné qu'une fois de trouver un foyer complétement circonscrit par la substance nerveuse. Cela est bien digne d'attention, et nous aurons à y revenir.

L'hémorrhagie péri-ventriculaire ou sous-épendymaire est fréquente, mais peu étendue ; aussi présente-t-elle beaucoup moins d'intérêt que celle de la périphérie des hémisphères. Son siége est constant. Quel que soit son volume, elle se fait entre la couche optique et le corps strié, sous la lame cornée, au point d'émergence d'un gros tronc veineux qui est l'aboutissant d'une partie des vaisseaux qui rampent sous l'épendyme de l'étage inférieur du ventricule. Elle existait à droite dans quatorze cas, et dans douze à gauche.

Cinq fois le sang avait fait irruption dans les ventricules, pénétrant des latéraux dans le moyen, et de ce dernier, par l'aqueduc de Sylvius, jusque dans le quatrième. C'est de là qu'il gagne, comme je l'ai dit, quelques points de la périphérie, notamment la région du bulbe et le canal rachidien.

De ce qui précède, trois faits se dégagent nettement, qui méritent d'être signalés : c'est que, dans le plus grand nombre de cas, l'hémorrhagie encéphalique est bilatérale ; que, chez les sujets où elle n'existe que d'un côté, le droit est atteint plus fréquemment que le gauche ; enfin, qu'elle a une prédilection bien marquée pour les régions déclives.

Après avoir fait la topographie des épanchements sanguins, je vais vous dire sous quel aspect ils se présentent, quelles transformations y subit le sang, quels rapports ils affectent avec les tissus qui les circonscrivent et quelles modifications ils font subir à leur texture.

Parmi les variétés de l'hémorrhagie encéphalique que je vous ai signalées, je n'étudierai d'une manière détaillée que la plus commune et la plus importante : je veux dire celle qui a pour siége les mailles de la pie-mère, entre la substance nerveuse et l'arachnoïde. Ce travail fait, il me sera facile d'indiquer brièvement les traits particuliers aux autres épanchements.

Le nombre et l'étendue des foyers hémorrhagiques piemériens varient. Le plus souvent, ils sont multiples, ce qui ne doit pas surprendre, puisque nous avons vu que, presque toujours, la lésion est symétrique. Chez un malade, il y en avait quatre assez étendus : deux sur le cerveau et les deux autres sur le cervelet. J'en ai compté un nombre beaucoup plus considérable, dans un cas où ils étaient groupés à la base et à la région médiane; ils ne dépassaient pas la grosseur d'un grain de chènevis. L'un des plus étendus que j'aie rencontrés enveloppait à peu près complétement un lobe occipital. Un autre, moins large, avait plus de 15 centimètres carrés; il couvrait un certain nombre de circonvolutions de la face externe d'un hémisphère.

Le liquide épanché forme tantôt une mince nappe qui ne masque pas complétement la substance nerveuse, tantôt, au contraire, une couche massive. La surface libre est lisse et luisante, étant couverte par l'arachnoïde. Lorsque le sang s'est concrété, la face profonde du caillot reproduit quelquefois les anfractuosités et les circonvolutions correspondantes. Sa consistance est d'autant moins prononcée que l'hémorrhagie est plus récente.

Rarement le sang est aussi fluide que dans les vaisseaux, sa consistance n'étant jamais moindre que celle d'un sirop ou de la glycérine. Le plus souvent, il forme une masse solide qui rappelle les caillots cruoriques des cavités cardiaques. Dans ce cas, si la coagulation est volumineuse, étalée, et si l'on vient à agiter l'encéphale, on voit la région malade osciller comme de la gélatine. Quand l'hémorrhagie est ancienne, peu étendue et d'une faible épaisseur, le sang épanché peut acquérir une consistance beaucoup plus grande. Alors, au lieu d'être noirâtre ou carminé, il est brun, et même, par places, un peu jaunâtre comme l'ocre.

Chez les nouveau-nés ictériques, la surface arachnoïdienne du caillot a des reflets verdâtres plus ou moins foncés.

Extérieurement, il est couvert par la séreuse, dont on le sépare malaisément; la pie-mère fait corps avec lui et ne peut en être débarrassée qu'à grand' peine.

L'action du sang sur la substance nerveuse est très-variable, suivant sa quantité, le temps qui s'est écoulé depuis l'hémorrhagie et le degré de consistance de l'encéphale. Si l'enfant est né à terme; si, par conséquent, son cerveau a déjà une certaine fermeté; si l'épanchement est en nappe et récent, après en avoir débarrassé, à l'aide du lavage, les circonvolutions, on les trouve à peine aplaties, avec une teinte un peu plus rosée que celles du voisinage. Mais dans les conditions contraires, elles sont déformées et ramollies.

La perte de consistance varie beaucoup dans ses degrés, et il est des caillots que l'on ne peut détacher sans entraîner des parcelles de matière cérébrale; mais il est très-rare que celle-ci soit convertie profondément en une pulpe rougeâtre. Dans un cas où cette lésion existait, il y avait une thrombose veineuse qui avait déterminé un ramollissement rouge du centre hémisphérique. Quelquefois, bien que le sang épanché soit peu abondant, s'il ne s'est pas étendu en surface, il se loge dans la profondeur des parties, où il pénètre à la manière d'un clou. Il écarte les circonvolutions, les comprime et amoindrit leur consistance; si bien que l'épanchement paraît avoir son point de départ dans la substance nerveuse elle-même, d'où il serait arrivé jusqu'à la surface. Le seul moyen de sortir d'embarras, en pareille circonstance, est de pratiquer une coupe au centre de l'épanchement, à l'aide d'une lame très-tranchante, telle qu'un rasoir, et de plonger immédiatement la pièce dans de l'alcool. La fermeté que ce liquide donne aux tissus facilite leur examen et permet de se rendre un compte exact du siége occupé par le sang.

Lorsqu'elle est comprimée par le caillot, la substance nerveuse subit des altérations nutritives qui, à une période avancée, sont très-appréciables à la vue. — Au début, c'est une stéatose diffuse, caractérisée par la présence, dans la paroi du foyer, d'un certain nombre de corps granuleux, dont la quantité augmente à mesure que la vie se prolonge. Plus tard, alors que le caillot s'est durci et a subi une certaine dessiccation, on trouve au-dessous de lui des taches d'une teinte jaune, dues à l'atrophie graisseuse de la substance encéphalique. En pareil cas, les vaisseaux de la partie altérée sont souvent vides, et ceux du voisinage remplis par du sang dont les leucocytes sont entourés de granulations grasses, ce qui prouve une stagnation sanguine déjà ancienne.

Ceci dit sur la principale hémorrhagie encéphalique, je n'ai que peu de chose à ajouter pour vous faire connaître les particularités qui se rapportent à celles des autres siéges.

Lorsque le sang s'épanche dans la grande cavité de l'arachnoïde, il y reste assez longtemps fluide et ne s'y concrète jamais complétement. C'est là qu'il subit les altérations les plus rapides, se transformant en une matière granuleuse semblable à du chocolat à l'eau et formant en général deux couches : l'une viscérale, plus épaisse, qui prend l'empreinte des circonvolutions; l'autre, pariétale, qui adhère d'une manière assez intime à la dure-mère, semblable à un sédiment d'apparence membraneuse. Quand l'hémorrhagie remonte à une date suffisamment éloignée, on voit çà et là des taches ocreuses.

La matière de l'épanchement est surtout constituée par des hématies décolorées, ratatinées, de la fibrine en dégénérescence granuleuse, des leucocytes stéatosés, des granulations graisseuses et protéiques en quantité considérable. Au niveau des points qui sont jaunes ou de teinte ocreuse, on voit des amas d'une substance amorphe, réfringente, d'un jaune éclatant et de beaux cristaux amarante d'hémoglobine. — Dans le sédiment membraniforme, la fibrine est plus tenace et l'élément liquide moins abondant.

Les foyers intra-cérébraux, qui se rapportent au troisième siége, sont très-exceptionnels, puisque je n'en ai noté qu'un seul.

J'ai dit quel était le siége des foyers de la paroi des ventricules latéraux. Ils sont en général peu étendus et ne dépassent pas le volume d'un noyau de cerise ou d'une petite amande. Leur forme est assez régulièrement ovoïde ou sphéroïdale, et le sang qu'ils contiennent est toujours liquide. Lorsqu'on vient à comprimer l'espèce d'ampoule où il est contenu, on ne le voit pas s'étaler. Bien que ces épanchements présentent quelque chose de tout à fait spécial, il est permis de les rapprocher de ceux de la périphérie, puisqu'ils sont compris, comme ces derniers, entre la substance cérébrale proprement dite et le revêtement qui la recouvre.

Hémorrhagies ventriculaires. Quand le sang s'est épanché dans les ventricules, il ne s'y modifie que lentement. On l'y trouve, soit à l'état liquide, soit coagulé, en masses noires et molles qui prennent quelquefois, d'une manière assez exacte, la forme de la cavité qui les contient.

Là se borne ce que j'avais à vous dire de la lésion principale. Il en est d'autres non moins essentielles, qui ont aussi pour siége l'encéphale.

Congestion de la pie-mère. La plus fréquente est la congestion des veines pie-mériennes. Elles sont gonflées et distendues, au point que la coloration noire de leur réseau masque parfois la substance cérébrale.

Thrombose des veines. Souvent des concrétions sanguines anciennes obstruent, à des degrés et dans une étendue variables, les sinus de la dure-mère et certaines veines, telles que les gros troncs voisins de la grande scissure, les veines de Galien et du corps strié. En pareil cas, il n'est pas exceptionnel de voir l'épanchement sanguin se faire sous l'arachnoïde, autour d'un de ces gros vaisseaux rempli par un caillot noir moucheté de gris.

Je vous signalerai encore, dans la substance cérébrale elle-même, le ramollissement rouge et la stéatose, sous ses différentes formes.

Hémorrhagie rachidienne. On peut trouver du sang dans le canal rachidien. D'ordinaire il vient de la cavité crânienne et s'accumule entre la dure-mère et la moelle ; beaucoup plus rarement, il s'épanche sous la pie-mère et forme une nappe en général très-mince et peu étendue, entre cette membrane et le tissu médullaire.

L'observation clinique ne révèle aucun symptôme que l'on puisse considérer comme un signe de l'hémorrhagie intra-crânienne, et cette lésion survient dans le cours de l'Athrepsie sans modifier d'une manière sensible sa marche et son allure habituelles. D'une part, en effet, les troubles névropathiques divers que l'on observe à la période ultime de cette maladie s'accompagnent rarement d'épanchements intra-crâniens ; et, d'un autre côté, les manifestations nerveuses sont tout à fait exceptionnelles chez les nouveau-nés, à l'autopsie desquels on constate une hémorrhagie intra-crânienne. Cependant, lorsque des convulsions apparaissent au cours de l'Athrepsie, non encore arrivée à la période où se montrent habituellement l'encéphalopathie, on pourra songer à une hémorrhagie, mais il faudra bien se garder de l'affirmer.

La cause principale de ces hémorrhagies est l'altération du sang, qui produit d'abord des congestions et des obstructions veineuses. Elles sont aussi favorisées par la résorption du liquide encéphalo-rachidien ; car alors l'encéphale se trouve étreint par des parties dures, au lieu de baigner librement dans un liquide protecteur qui laisse ses vaisseaux se dilater et battre aisément. Est-il surprenant que, dans de pareilles circonstances, surtout lorsque l'action pulmonaire est entravée, il se fasse des ruptures veineuses et que le sang s'épanche dans la pie-mère ?

Ce qui prouve bien l'intervention, dans ces hémorrhagies, des veines et de la stase sanguine, c'est leur apparition constante dans les régions déclives. A l'hospice, en effet, c'est dans le décubitus latéral droit, ou dorso-latéral droit que, d'une manière à peu près constante, se trouvent les nouveau-nés ; car, en dehors du temps où on les allaite et les change, ils restent couchés dans leur berceau. Or, dans cette position, la région occipito-sphénoïdale droite est celle où s'accumulent nécessairement les liquides, sous l'influence de la pesanteur ; et c'est là aussi que l'on trouve les collections sanguines.

Quant à la prédominance considérable des hémorrhagies périphériques sur celles de la substance nerveuse ; si on en demande la raison, je répondrai qu'il faut la chercher dans l'action des causes mécaniques précédemment indiquées. — En effet, tandis que les vaisseaux de la substance nerveuse elle-même souffrent peu de la soustraction du liquide encéphalo-rachidien et de la pression des os du crâne, avec lesquels ils n'affectent aucun rapport immédiat, ceux de la périphérie ne peuvent supporter, sans un trouble considérable, une modification aussi brusque et aussi grande de leur manière d'être habituelle. De là des distensions exagérées et des ruptures consécutives.

Ces remarques s'appliquent au système circulatoire des régions ventriculaires, atteint comme celui de la périphérie, bien que d'une manière moins immédiate.

Si, comme je l'ai fait pour le ramollissement, je compare l'hémorrhagie encéphalique, telle qu'on la connaît aux autres âges, à celle des athrepsiés, je ne trouve que des différences.

Les foyers de la première, unilatéraux et le plus souvent uniques, se font en pleine substance nerveuse, surtout dans les ganglions de la base ou dans le centre hémisphérique ; et c'est presque toujours consécutivement que la périphérie et les ventricules sont atteints. Ceux de la seconde, symétriques, multiples, occupent la surface des circonvolutions, sous l'arachnoïde, ou la région sous-épendymaire des ventricules latéraux; et s'ils altèrent la substance nerveuse, ce n'est que consécutivement et par compression. — Dans le premier cas, les vaisseaux en cause sont les artères, qui se rompent à la suite d'une altération protopathique et ancienne de leurs tuniques. Dans l'autre, ce sont les veines, qui surprises par une réplétion excessive et inusitée, se distendent et se rompent. Enfin, tandis que d'ordinaire l'hémorrhagie des adultes et des vieillards se révèle immédiatement par une paralysie caractéristique, celle des nouveau-nés s'accomplit sans qu'aucun signe avertisse l'observateur de son existence.

Quant aux hémorrhagies arachnoïdiennes, elles ne diffèrent pas d'une manière moins sensible que les précédentes chez les deux sortes de malades que je viens de comparer. Chez les premiers, en effet, le sang arrive dans la cavité séreuse, quelquefois d'un foyer intra-cérébral, mais presque toujours consécutivement à une pachyméningite; tandis que chez les autres, sa source est dans une hémorrhagie pie-mérienne.

DIX-SEPTIÈME LEÇON

ANATOMIE PATHOLOGIQUÉ DE L'ATHREPSIE (SUITE).

LÉSIONS DES POUMONS ET DES REINS. — ALTÉRATIONS DU SANG.

MESSIEURS,

Lésions
du poumon.

Parmi les altérations du poumon que l'on peut constater chez les athrepsiés, je m'occuperai seulement de celles qui sont sous la dépendance immédiate de la maladie. Laissant donc complétement de côté la pneumonie-lobulaire, la broncho-pneumonie et la pleurésie, je me bornerai à vous faire connaître la stéatose alvéolaire, l'emphysème et le ramollissement consécutif à la thrombose de l'artère pulmonaire.

Stéatose
pulmonaire.

La première est constante. Le plus souvent elle n'est pas appréciable à l'œil nu; mais dans quelques cas, où elle est très-accentuée, on distingue à la région postérieure des lobes supérieurs de petites taches blanches ou d'un blanc légèrement jaunâtre, comme laiteuses. — Le microscope (*) est indispensable pour la découvrir et en apprécier le siége et l'étendue. La préparation se fait en détachant, à l'aide de

(*) Voy. planche X.

ciseaux courbes, un petit fragment du parenchyme que l'on place dans de l'eau, entre deux lames de verres sans le comprimer. Malgré cette précaution, on voit toujours des gouttes huileuses qui s'échappent en très-grand nombre de leur siége primitif et s'accumulent dans l'eau de la préparation. Mais il reste assez de parties intactes pour que l'on puisse étudier la lésion. Elle se présente à des degrés très-divers. Tantôt les cellules de l'épithélium alvéolaire contiennent quelques granulations graisseuses seulement; d'autres fois, celles-ci, par leur abondance, donnent aux cellules l'aspect de véritables corps granuleux qui s'accumulent au centre de l'alvéole. Lorsqu'ils se rompent, la graisse devient libre et se groupe en gouttes souvent très-grosses. Ce sont elles qui s'échappent de tous côtés dès que l'on vient à comprimer la pièce. L'altération est toujours plus marquée à la périphérie qu'au centre, et dans la région postéro-supérieure que sur les autres points.

La quantité de graisse ainsi accumulée dans les poumons est parfois considérable. Nous avons trouvé, M. Dusart et moi, qu'elle pouvait constituer les dix-sept et même les dix-huit centièmes du poids total de la matière sèche (1).

L'emphysème alvéolaire que l'on distingue malaisément à l'œil nu, mais que l'usage d'une simple loupe rend très-apparent, accompagne presque toujours la stéatose; il est probable que celle-ci, en déterminant la chute de l'épithélium des alvéoles et en diminuant ainsi la solidité de leurs parois, contribue à son développement; mais il faut chercher sa principale cause dans la dyspnée athrepsique.

Emphysème alvéolaire.

---

(1) Suivant M. N. Guillot, au moment de la naissance, il y a 12 pour 100 de graisse dans le parenchyme pulmonaire, et quelques heures après, 6 pour 100 seulement. Cette proportion resterait constante aux autres époques de la vie.

Ramollissement
du poumon.

Je n'ai encore observé le ramollissement du poumon que dans un très-petit nombre de cas. Il est toujours consécutif à une thrombose de l'artère pulmonaire ou de l'un de ses rameaux. Mais bien souvent, cette dernière lésion existe sans que la première s'en suive. Au niveau des points malades le parenchyme est emphysémateux, comme boursouflé, ramolli, d'une couleur sépia, œdémateux, laissant écouler par la pression une sérosité écumeuse (a). Lorsqu'il s'agit d'une véritable gangrène, ce qui est rare, la partie atteinte exhale une odeur caractéristique.

Lésions des
reins.

Avant d'aborder l'étude des altérations rénales que l'on rencontre à l'autopsie des athrepsiés, je dois vous faire connaître l'aspect normal des reins chez le nouveau-né.

Leur surface est toujours mamelonnée et d'une manière d'autant plus nette qu'on les examine à une époque plus rapprochée de la naissance. La capsule fibreuse est peu adhérente. Le parenchyme a une teinte rosée ou légèrement violette, et l'on ne trouve pas entre les pyramides et la substance corticale une différence de coloration aussi marquée qu'à un âge plus avancé. Cependant les cônes médullaires sont à la périphérie plus rouges, et, du côté de la papille, plus pâles que la couche corticale (1).

(1) Le rein du nouveau-né est relativement beaucoup plus volumineux que celui de l'adulte, comme le prouve le poids de ce viscère comparé à celui du corps : chez le premier, la proportion est de $\frac{1}{120}$; chez le second, de $\frac{1}{240}$.

(a) Voy. à ce sujet une observation que j'ai communiquée à la Société de biologie (*Mém. et Compt. rend.*, 1873, p. 175 et *Gaz. méd.*, 1873, p. 284), intitulée : *Troubles digestifs, muguet, mort. — Stéatose viscérale, coagulations dans les artères pulmonaires ; ramollissement du poumon.*

Les lésions athrepsiques du rein sont au nombre de trois. On les trouve réunies, combinées deux à deux, ou isolées. Ce sont la stéatose tubulaire, la thrombose veineuse et l'infarctus uratique. A la seconde se rattache l'hémorrhagie des capsules surrénales.

La stéatose est de toutes la plus fréquente. Avec une certaine habitude, on parvient à la reconnaître à l'œil nu et même, dans quelques cas, en touchant le rein et en le comprimant avec les doigts ; mais il ne faut jamais se borner à un examen aussi superficiel, et il est indispensable de contrôler à l'aide du microscope les résultats fournis par la dissection. Lorsqu'on a extrait le viscère de la cavité abdominale et qu'il n'est plus enveloppé que par sa capsule fibreuse, on constate, par une légère pression, qu'il est rénitent, comme si le parenchyme était en excès pour l'enveloppe qui le circonscrit. Après l'ablation toujours très-facile de la capsule, on voit, à la périphérie, une infinité de petits cercles grisâtres, séparés les uns des autres par des zones d'un rose plus ou moins violacé. Des coupes montrent que la substance corticale a une épaisseur plus considérable que de coutume, qu'elle fait bourrelet autour des pyramides, comme si elle était exubérante, qu'elle est friable et que, par sa teinte grisâtre ou jaune cuir neuf, elle tranche, tout autant que par son relief, sur les pyramides colorées en rouge. Dans quelques cas, la base de celles-ci est légèrement grisâtre, ce qui est dû à la présence d'un certain nombre de stries véritablement grises, plus opaques que le tissu du voisinage, et qui pénètrent dans la zone périphérique. Ces diverses nuances varient d'ailleurs suivant l'état d'injection du rein, qui est d'ordinaire assez considérable.

L'examen microscopique (1) montre que les glomérules de Malpighi ne présentent jamais d'autre lésion qu'un état congestif parfois assez prononcé. Il n'en est pas de même des tubes contournés (*) qui tranchent, par leur opacité et leur teinte grisâtre, sur le reste de la préparation. Cela tient à la présence dans leur intérieur de granulations graisseuses ou de véritables gouttes d'huile, qui parfois les remplissent au point de les déformer et de masquer leurs éléments épithéliaux. Alors on note une augmentation manifeste de leur volume, et si la coupe est assez heureusement faite pour que l'on ait sous les yeux un cylindre d'une certaine longueur, on voit qu'il n'a pas le même calibre en tous ses points, et que non-seulement il a subi une dilatation d'ensemble, mais que certains segments circonscrits ont un diamètre qui dépasse celui des autres, d'où une apparence variqueuse des plus nettes.

La distribution des tubes gras dans la substance corticale est assez difficile à préciser. Parfois il m'a semblé qu'ils étaient également stéatosés dans toutes les couches ; ailleurs, que la graisse abondait surtout à la périphérie, ou bien au contraire, dans la région la plus voisine des pyramides. Comme je vous l'ai dit, ce sont les gros tubes contournés qui présentent ces altérations ; dans ceux d'un petit calibre, le revêtement épithélial apparaît toujours avec une netteté parfaite.

Dans les pyramides, où la lésion est un peu moins fréquente, elle prend un autre aspect. Les tubes à direction parallèle n'y sont pas déformés. La graisse s'y présente en

(1) Il doit être pratiqué sur des tranches fraîches, faites les unes perpendiculairement, les autres parallèlement à la surface, dans chacune des deux substances. Il ne faut employer d'autres réactifs que l'eau ou l'acide acétique ; la glycérine doit être complétement écartée.

(*) Voy. Planches IX et X.

une fine poussière, ou en gouttes peu volumineuses qui jamais n'atteignent les proportions de celles que l'on voit dans les *tubuli contorti*. Il est rare que cette région du rein contienne de la graisse sans qu'il en existe dans la couche corticale, tandis que celle-ci est assez souvent stéatosée à un haut degré, alors que la première ne l'est que faiblement.

S'il est facile de constater la présence de la graisse dans les tubules du rein, on éprouve quelque embarras à déterminer le siége précis qu'elle y occupe. De prime abord et quand la lésion est très-avancée, il semble qu'elle n'ait d'autre limite que l'enveloppe du tube et qu'elle ait pris la place des cellules épithéliales que l'on ne peut plus distinguer; mais un examen plus attentif fait voir que les choses ne sont pas ainsi. En effet, quand sur le même sujet, ou sur des sujets différents, on étudie l'altération à tous ses degrés et qu'on la suit dans son développement, on voit que les premières granulations graisseuses apparaissent dans les cellules épithéliales autour du noyau, auquel elles forment une atmosphère bientôt capable de le masquer. Puis, en devenant plus grosses et plus nombreuses, elles remplissent les cellules et les distendent en les déformant, si bien qu'on pourrait les croire détruites et remplacées par de la matière grasse. En un mot, on voit se produire là ce qui depuis longtemps a été observé pour les cellules hépatiques dans le foie gras. Ces observations peuvent être faites sur les tubes eux-mêmes, mais on en saisit encore mieux le détail quand, par la dilacération, on a isolé un certain nombre de cellules qui sont mobiles dans le liquide de la préparation et que l'on peut ainsi étudier sous tous leurs aspects.

Quand l'épithélium est très-gras, son volume peut être doublé et même triplé; et l'on comprend que non-seulement le tubule soit obstrué, mais encore que par le fait d'une pression excentrique, sa paroi soit distendue et son diamètre augmenté.

Cette lésion des tubules rend parfaitement compte des particularités révélées par l'inspection à l'œil nu du rein, et que je vous ai signalées en commençant : je veux parler des petits cercles de la surface, de la coloration et de la saillie en bourrelet de la couche corticale. En effet, là graisse donne au parenchyme une teinte grisâtre et une certaine opacité ; elle augmente le volume de la couche corticale, et partant, elle fait saillie en bourrelet sur les tranches.

Thrombose des veines rénales.

La thrombose des veines rénales (*) n'est pas mentionnée dans les ouvrages consacrés aux maladies de l'enfance. Rayer, qui en rapporte deux observations, dont l'une avec figure, la considère comme due à une phlébite.

Dans les deux tiers des cas à peu près elle est bilatérale, mais il est rare que les deux organes soient atteints au même degré. Le rein a subi une augmentation de volume en général très-notable ; il est dur et comme élastique, ses bosselures normales sont beaucoup plus saillantes ; la capsule fibreuse est tendue et, dans quelques cas, il semble que, par le fait de sa distension, elle soit sur le point de se rompre.

Le poids du viscère est augmenté, comme on le constate aisément quand l'un des deux reins est seul atteint. Voici quelques chiffres :

Rein sain			Rein malade		
Droit	10 gr.	20	Gauche	13 gr.	50
Gauche	12	20	Droit	13	60
Droit	10	45	Gauche	27	55
Droit	19		Gauche	24	

Certains points de sa périphérie ont une coloration lie de

(*) Voy. Pl. III, fig. F.

vin foncée. Ces taches deviennent beaucoup plus évidentes après l'ablation de la capsule, et l'on voit alors que tantôt elles sont circonscrites, n'ayant que 10 ou 15 millimètres de diamètre, et que, d'autres fois, elles couvrent une grande étendue, sans avoir partout la même intensité de coloration.

Des coupes pratiquées dans différentes directions, mais surtout parallèlement au grand axe, sont indispensables pour décéler les particularités les plus intéressantes. On voit ainsi que certaines pyramides, dont le volume est considérablement augmenté, ont une teinte lie de vin, quelquefois presque noire (1), non uniforme. C'est à la base et au voisinage de la couche corticale qu'elle est le plus foncée. De ces parties, elle va décroissant jusqu'à la papille, qui d'ordinaire n'est que légèrement violacée.

La substance corticale, dans son ensemble, a une coloration qui varie du gris au jaune feuille morte. Au niveau des pyramides fortement teintées, elle est sillonnée par des stries violettes qui, en se multipliant, produisent les taches sous-capsulaires.

En outre, on voit de tous côtés et faisant saillie sur les coupes, des veinules remplies par des coagulations grises, jaune cuir, rosées ou noires. Il est difficile de déterminer jusqu'où elles s'étendent dans les ramifications veineuses ; mais dans le plus grand nombre des cas, elles ne semblent pas dépasser les branches visibles à l'œil nu. Du côté de la périphérie et faisant suite à ces concrétions anciennes, on

______

(1) Chez un malade, quoiqu'il y eût des coagulations dans les principales veines des deux reins, ceux-ci n'avaient pas subi une augmentation de volume considérable, et leur parenchyme n'était pas congestionné ; c'est que la lésion n'était pas généralisée, et qu'elle n'existait encore que dans les gros troncs, dont la cavité n'était pas complétement interceptée.

trouve des filaments très-déliés, plus récents et que l'on peut amener par la traction, car ils ne remplissent pas complétement la lumière des vaisseaux et sont doués d'une certaine résistance. Dans les grosses branches et dans la veine rénale elle-même, le thrombus est gris, gris rosé, avec des plaques noires ou violacées plus ou moins larges.

En aucun cas je n'ai constaté le moindre indice d'adhérence entre le thrombus et la paroi veineuse, qui conserve son épaisseur et sa souplesse normales, et dont la face interne est aussi lisse et luisante que dans les régions saines.

La veine émulgente est obstruée par le thrombus dans une étendue variable. Lorsqu'elle l'est dans toute sa longueur, il est rare que la veine cave elle-même ne soit pas envahie; presque toujours alors la lésion rénale est double (1).

L'examen histologique des reins (*) fait voir que, dans la moitié des cas, les tubes des deux substances sont stéatosés à un faible degré. La lésion est égale des deux côtés, même lorsque la thrombose n'est pas bilatérale; cependant, dans un cas où celle-ci, portant sur le rein gauche seulement, avait déterminé une augmentation considérable de son volume, les tubes de Bellini ne contenaient pas de graisse, tandis qu'il y en avait de nombreuses granulations dans ceux du rein droit, où la circulation s'accomplissait normalement.

Hémorrhagie du rein.

Sur des préparations fraîches, on voit que la teinte violacée des pyramides est due à une stase sanguine dans les vaisseaux qui cheminent parallèlement aux tubes droits. Ils sont en effet remplis d'hématies qui déterminent un accroissement notable de leur volume.

L'examen de coupes faites sur des pièces durcies permet

(1) Dans un cas, la veine cave inférieure était obstruée par un caillot qui envoyait des ramifications dans les iliaques et les veines hépatiques.

(**) Planche IX.

de constater des détails qui échappent complétement lorsqu'on se contente d'étudier le parenchyme encore frais. Ce
qui frappe le plus, ce sont des taches d'apparence apoplectique (1) formées par une masse de globules rouges devenus
polyédriques par pression réciproque et formant une sorte
de pavé assez uniforme. Entre eux, on aperçoit de distance en
distance des travées anguleuses, irrégulières, qui se colorent fortement en rouge par le carmin et dans lesquelles on
peut reconnaître, à la présence de quelques éléments épithéliaux déformés, des tubes urinifères aplatis, dissociés par
le sang, mais ne contenant jamais de globules rouges. —
En plusieurs points, le sang extravasé a subi une altération
notable. Il s'est transformé en gros cristaux jaunâtres, assez
inégaux, affectant la forme d'aiguilles divergentes ou de
plaques jaune brunâtre au milieu desquelles on peut reconnaître des débris d'hématies.

Cette apoplexie interstitielle n'est jamais uniformément
répandue dans toute l'épaisseur de la pyramide, le tissu du
rein étant trop résistant pour se laisser ainsi détruire. Elle
est disposée en foyers d'étendue variable, placés en général
dans la substance médullaire, sur la limite de la corticale,
qu'ils n'envahissent pas, et toujours en rapport avec des veinules oblitérées. M. Hutinel insiste justement sur cette relation qu'il a constatée entre la thrombose des veines d'un
petit calibre et l'hémorrhagie interstitielle. Celle-ci n'existe
jamais indépendamment de la première; mais la réciproque
n'est pas vraie.

Dans tous ces cas, la substance corticale est très-conges-

---

(1) Je dois les détails qui suivent à
M. Hutinel, interne de mon service,
qui a fait de la thrombose veineuse
chez les nouveau-nés une étude
très-soignée dont les résultats sont
consignés dans un mémoire encore
inédit.

tionnée, les artères sont saines et la stéatose de l'épithélium tubulaire très-avancée.

L'hémorrhagie des capsules surrénales est intimement liée, comme je vous l'ai dit, à celle des reins ; en effet, dans les quatre cas que j'ai recueillis, trois fois il existait une thrombose veineuse, cause très-probable de la congestion rénale et de l'hémorrhagie capsulaire.

Les seules indications bibliographiques que j'ai pu recueillir sur l'hémorrhagie des capsules surrénales chez le nouveau-né se trouvent dans l'atlas de Rayer (1), dans l'ouvrage de Valleix (2), et dans un mémoire de M. Raphaël Matteï (3).

(1) Planche LV, fig. 1 et 2 (*a*). Capsules surrénales d'un enfant nouveau-né. Les capsules, transformées en des espèces de poches, formaient tumeur dans les régions lombaires ; elles étaient tapissées intérieurement par de la fibrine, d'une couleur rouge plus ou moins foncée, et elles contenaient de la sérosité sanguinolente.

Planche LVI, fig. 2. Rein et capsule surrénale d'un nouveau-né. Le rein, dévié de sa situation naturelle et situé à peu près transversalement, n'offrait pas de lobules bien distincts. La capsule qui le surmontait avait une très-grande dimension. Elle était transformée en une véritable poche dont les parois contenaient plusieurs dépôts sanguins brunâtres. Cette poche était remplie par du sang coagulé et par de la sérosité sanguinolente.

(2) Dans une observation intitulée :

Apoplexie méningée, l'état des capsules surrénales est décrit comme suit (*b*) : « La gauche, qui pourrait admettre un œuf de poule dans son intérieur, contient une matière liquide, couleur lie de vin, au milieu de laquelle se trouve une grande quantité de caillots fibrineux, mous... Dans la droite est un caillot de sang noir, d'un demi-pouce cube, semblable à celui que l'on trouve dans les veines. »

(3) L'auteur rapporte dans ce mémoire (*c*) une observation d'apoplexie capsulaire observée chez un fœtus à terme mort-né, bien développé et ne présentant rien d'anormal dans son aspect extérieur. Chacune des capsules pesait 18 grammes, on voyait des ecchymoses au-dessous de la membrane d'enveloppe. Il n'y avait pas de foyer unique ; c'était une apoplexie interstitielle.

(*a*) Rayer, *Traité des maladies des reins*. Paris, 1839-41.
(*b*) *Loc. cit.*, p. 561.
(*c*) Matteï, *Recherches sur l'anatomie normale et pathologique des capsules surrénales, et considérations sur l'apoplexie de ces organes et la maladie d'Addison.* (*Sperimentale*, de Florence, et *Gazette hebd.*, 1864, p. 588.)

Les capsules acquièrent parfois un volume considérable ;
dans un cas, celle du rein droit avait 35 millimètres de haut,
et à sa base 37 millimètres d'avant en arrière. Leur consistance est celle du céphalématome. A leur coloration d'un
violet foncé ou même noire, on devine aisément qu'elles sont
remplies par du sang. La quantité de ce liquide peut être
assez grande pour déterminer une rupture et un épanchement dans le voisinage ; c'est ce qui était arrivé chez un malade à l'autopsie duquel on trouva, du côté gauche, des ecchymoses sous le péritoine, sur la face antérieure de l'estomac,
autour du cardia, sur le diaphragme, dans l'atmosphère
celluleuse du pancréas et dans celle du rein. La capsule
avait contracté des adhérences avec les parties voisines, et
on voyait l'orifice par lequel le sang s'était échappé.

Quand la lésion est peu ancienne, comme dans les cas
que j'ai eus sous les yeux, le sang contenu dans l'intérieur
de la capsule est pris en une masse peu solide, complètement noire, et il ne semble avoir subi aucune modification
importante.

L'infarctus uratique du rein (*a*) apparaît dans toute sa
netteté sur la coupe que l'on pratique habituellement pour
faire l'examen de cet organe (*). Aux pyramides correspondent des aigrettes jaune d'or ou souci, qui des papilles vont
s'épanouissant vers la périphérie. Elles sont formées par
des rayons d'inégale longueur, qui ont la direction des tubes
de Bellini et se ramifient comme eux. Entre ces rayons, on
distingue un certain nombre de lignes rougeâtres d'autant
plus larges et nombreuses qu'on examine un point plus

Infarctus ura-
tique.

(*a*) Voyez ma *Note sur l'infarctus uratique des reins chez les nouveau-nés,* lue à
la *Soc. méd. des hôp.* (24 nov. 1871, in *Union Méd.*, 1872, p. 762).
(*) Voy. Pl. III, fig. E.

rapproché de la substance corticale. La lésion se présente à des degrés très-divers. Tandis que chez certains sujets on distingue à peine quelques stries jaunâtres, disséminées irrégulièrement dans le cône médullaire, chez d'autres celui-ci est complétement jaune, du moins dans la région du sommet.

Si l'on presse les papilles entre deux doigts, on en voit sourdre une matière que l'on a ingénieusement comparée à du pollen délayé dans de l'eau, et qui est constituée par des granulations très-ténues. Il n'est pas rare de la trouver accumulée en assez grande quantité dans les calices, le bassinet, le bas-fond de la vessie et le canal de l'urèthre. C'est elle aussi que je vous ai signalée à l'extrémité du prépuce, et que l'on trouve quelquefois sur les couches.

Examen microscopique. Des coupes pratiquées sur des reins altérés de la sorte et durcis par l'alcool permettent de constater les particularités suivantes. A un faible grossissement (*), on voit que la plupart des tubes de Bellini contiennent des masses inégalement distribuées qui, à la lumière transmise, sont opaques et d'un brun noir. Elles ont l'apparence de cylindres irréguliers qui semblent fracturés sur un grand nombre de points et dont les tronçons sont tellement disposés, que leurs axes représentent une ligne brisée. Tantôt la cavité des tubes est à peine remplie, tantôt elle a subi en maint endroit une véritable dilatation variqueuse, et l'on n'y peut plus distinguer le revêtement épithélial (**).

Les rapports de ces corps avec les tubes deviennent plus évidents quand ceux-ci sont isolés par dilacération ou quand on examine une goutte du liquide que l'on fait sourdre des orifices de la papille. On voit alors très-nettement que la

(*) Voy. Pl. VIII, fig. 1.
(**) Voy. Pl. VIII, fig. 6 et 7.

matière opaque n'envahit jamais l'intérieur des cellules. Ceux de ces organites qui flottent en grand nombre dans le liquide de la préparation n'en retiennent aucune parcelle, même à leur périphérie (*). Il est surprenant que M. Virchow ait avancé qu'ils en étaient entourés (1).

Étudiée isolément, à l'aide d'un objectif de puissance moyenne, elle se présente en masses allongées, cylindroïdes, à contours irréguliers et bosselés, semblables à des stalactites, et constituées par l'agglomération d'un grand nombre de sphérules d'inégale grosseur, parfaitement régulières, réunies entre elles par simple juxtaposition.

Ces sphérules sont opaques, d'une teinte sépia, comme striées. De leur centre partent une infinité de rayons foncés qui atteignent la surface, très-rarement hérissée de petites pointes. Lorsqu'on les écrase entre deux lames de verre, elles se résolvent en une myriade de granulations amorphes et opaques (**).

Quelle est la nature de ces concrétions? Sur ce point, les auteurs sont loin d'être d'accord. M. Virchow dit qu'elles sont formées par de l'urate d'ammoniaque, et il semble leur attribuer cette constitution surtout d'après leur forme, car en aucun point de son travail il n'est fait mention d'analyse

Nature des
concrétions.

(1) Il est vrai que, de l'avis de cet auteur, il est assez difficile d'expliquer rigoureusement les rapports qui existent entre les cellules épithéliales et les infarctus; mais ce qui, pour lui, rend très-vraisemblable l'hypothèse que ces cellules favorisent la cristallisation de l'acide urique, c'est qu'elles sont les corps solides les plus voisins qui puissent servir de points de cristallisation. D'ailleurs, ajoute-t-il, ne voit-on pas les cellules épithéliales de la vessie s'incruster de la même façon d'urates et de phosphates (a).

(a) Virchow, *Verhandlungen der Gesellschaft für Gebertskunde*, in Berlin, 1847, — et *Gesammellte abhamdlangen*, I, 833.
(*) Voy. Pl. VIII, fig. 5.
(**) Voy, Pl. VIII, fig. 2, 3, 4.

chimique. M. Milne Edwards (*a*) est de l'avis de M. Virchow. M. Ch. West (*b*) ne se prononce pas catégoriquement; il considère ces conglomérats, dont il ne paraît pas avoir fait une étude personnelle, comme formés, tantôt par de l'acide urique, tantôt par de l'urate d'ammoniaque. En 1864, M. Perret, en présentant à la Société anatomique (*c*) les reins d'un nouveau-né de trois jours, où l'on voyait des concrétions urinaires, annonçait qu'elles étaient formées par de l'urate de soude. Il s'en était convaincu en les traitant par l'acide sulfurique, ce qui avait déterminé presque immédiatement la formation de cristaux d'acide urique, le sulfate de soude s'étant dissout dans le liquide de la préparation.

Ce qui a pu faire penser qu'il s'agissait d'un sel ammoniacal, c'est la forme de la cristallisation; mais les sphérules ne sont pas propres à l'urate d'ammoniaque, et Beale (*d*) dit que dans l'urine des enfants on rencontre très-souvent l'urate de soude à l'état de petits globules sphériques qui ressemblent beaucoup aux cristaux de carbonate de chaux que donne l'urine de cheval.—D'ailleurs, est-il permis d'admettre que l'on ait affaire à de l'urate d'ammoniaque quand on songe aux conditions nécessaires à la formation de ce sel? Il n'apparaît dans l'urine, dit M. Lehmann (*e*), que lorsque celle-ci éprouve la fermentation alcaline; aussi ne se forme-t-il, en général, qu'en dehors de l'organisme. L'urine fraîche n'en contient que dans les cas de catarrhe chronique et notamment de paralysie de la vessie.

(*a*) Milne Edwards, *Leçons sur la phys. et l'anat. comp. de l'homme et des animaux*, t. VII, p. 476, Paris, 1862.

(*b*) Ch. West, *Lectures on the diseases of infancy and childhood*. London, 1859, p. 650.

(*c*) *Bulletins de la Soc. anat. de Paris*, 1864.

(*d*) Beale, *De l'urine...*, trad. franç., Paris, 1872, p. 372.

(*e*) Lehmann, *Précis de chimie physiologique*, trad. franç., Paris, 1855.

Or l'urine des nouveau-nés est acide. Voici sur ce point ce que dit M. Virchow lui-même : « Dans tous les cas et partout, aussi bien dans la vessie que dans les bassinets, l'urine a une réaction acide, et cela tient à un excès des acides urique et hippurique ». Cette acidité de l'urine des athrepsiés, M. Alb. Robin et moi nous l'avons constatée sans aucune exception. — La condition essentielle à la formation de l'urate d'ammoniaque faisant défaut, l'on ne peut admettre que la poussière uratique soit constituée par ce sel.

Je considère ces infarctus comme essentiellement patho-logiques et comme une conséquence habituelle de l'Athrepsie. Pathogénie des infarctus ura- tiques.

Leur origine morbide a été soutenue par M. Vernois (*a*) qui les a mentionnés le premier, et par Schlossberger (*b*) ; mais cette manière de voir n'est pas celle qui a réuni le plus de suffrages, et l'on pense généralement en Allemagne, avec MM. Virchow et Vogel (*c*), qu'il s'agit d'un produit phy-siologique. La légitime autorité du professeur de Berlin nous engage à donner ici un résumé de son travail.

Après avoir discuté les faits rapportés par Schlossberger et les avoir interprétés tout autrement que leur auteur, dont il ne partage pas la manière de voir, il aborde l'examen des observations qui lui sont propres et qu'il trouve suffisam-ment démonstratives, bien que leur nombre soit restreint.

Une première fois, 17 nouveau-nés ont été examinés; 10 ne présentaient pas d'infarctus uriques. Des 7 autres, 6 seule-ment furent étudiés dans de bonnes conditions et 5 présen-tèrent la lésion. Quatre d'entre eux avaient de trois à neuf jours, et le cinquième, vingt jours.

(*a*) Vernois, *Études physiologiques et chimiques pour servir à l'histoire des bruits des artères.* Thèse de Paris, n° 478, 1837, p. 136
(*b*) Schlossberger. *Archiv für physiolog. Heilkunde*, 1842, I, Heft 3.
(*c*) Vogel, *Loc. cit.*, p. 414.

Comme Schlossberger avait trouvé l'infarctus rénal dans les mêmes limites d'âge, M. Virchow dit : tous les enfants morts du troisième au vingtième jour présentent des infarctus. Il faut donc admettre : ou bien que toutes les maladies du nouveau-né sont capables de provoquer leur développement, ou bien que c'est là un état physiologique durant cette période de la vie. La première interprétation est inadmissible, car comment expliquer que dans le premier âge les différentes affections ne produisent les infarctus qu'entre le deuxième et le dix-neuvième jour ? il faut certainement chercher l'explication de ce fait, non dans un état morbide, mais dans l'état général de l'organisme de l'enfant.

Dans une seconde série de cas dont le nombre n'est pas indiqué, l'auteur en signale quatre qui sont en désaccord avec ce qu'il estime être la règle. En effet, d'une part, un dépôt considérable d'urates fut constaté dans les canalicules urinifères d'un petit syphilitique mort le vingt-neuvième jour, et d'un autre côté, ce dépôt manquait chez trois enfants morts le dixième, le treizième et le sixième jour ; mais ce sont là des exceptions incapables de modifier la manière de voir de M. Virchow ; et il voit dans l'infarctus urique des reins un fait particulier de la révolution qui se produit chez les nouveau-nés (1).

(1) Je n'ai pas déterminé rigoureusement l'âge passé lequel on ne constate plus l'infarctus uratique des reins ; mais je puis affirmer que j'ai rencontré très-fréquemment cette lésion après le dix-neuvième jour. Ainsi je l'ai notée chez deux sujets d'un mois, chez un autre de trente-quatre jours, chez un quatrième qui en avait trente-neuf.

Dans l'observation suivante, où il s'agit d'un enfant de cinq mois, il y avait tout à la fois une poussière jaune dans les tubules et du sable dans les calices :

OBS. LI. — *Ophthalmie.* — *Amaigrissement.* — *Pneumonie lobulaire double, foie gras, infarctus uratique des tubules, sable dans les bassinets.*

Vincent Paul, né le 1er janvier 1874, passe le 23 mai, du service de chirurgie, où il était entré pour une ophthalmie et une double hernie inguinale, dans celui de médecine. A la première visite on constate un

C'est le résultat de l'émancipation de l'enfant appelé à jouir d'une existence propre, c'est un produit de la décomposition subie par les tissus et des changements chimiques du plasma. L'excrétion d'urate d'ammoniaque se fait, dit-il,

amaigrissement considérable, des râles muqueux disséminés dans les deux poumons en arrière, et à la base du droit, quelques râles très-fins et du souffle avec retentissement du cri. Les yeux sont secs, le ventre est plat.

Pouls, 96.

T. R. 38,6.

La mort a lieu le 24, à deux heures du matin.

L'AUTOPSIE est faite le 25.

Poids, 3710.

Petites taches ecchymotiques sous la plèvre viscérale et la pariétale du côté gauche. Noyaux circonscrits de pneumonie lobulaire à la région superficielle et déclive des deux lobes inférieurs.

Le foie, de couleur jaune marron, est très-gras.

Les pyramides supérieures des deux reins présentent des aigrettes jaunes dues à un infarctus uratique. Les calices contiennent une grande quantité de sable et même de graviers rouges.

La poussière jaune communiquai une teinte des plus tranchées aux pyramides, et s'était accumulée dans la vessie chez une petite fille de cinq mois qui succomba à une variole. Voici ce fait :

OBS. LII. — *Variole, perte considérable de poids. —Splénomégalie, stéatose interstitielle diffuse du cerveau, accumulation d'urate de*

soude dans les tubules du rein et le bas-fond de la vessie.

Jeanne Gill, née le 28 juin 1868, non vaccinée, entre à l'infirmerie avec une éruption variolique le 27 novembre. Les pustules sont peu confluentes.

Poids, 4126.

28. — Diarrhée verte.

Poids, 4072.

29. — La diarrhée a une odeur fétide.

Poids, 3902.

La mort a lieu le 1ᵉʳ décembre, à deux heures du matin.

L'AUTOPSIE est faite le lendemain.

Stéatose diffuse interstitielle du cerveau à un très-léger degré.

Les poumons sont sains.

La rate, très-volumineuse, pèse 125 grammes.

Le foie a une teinte olive un peu jaunâtre.

Dans les reins, les pyramides sont le siége d'un infarctus uratique très-prononcé, et la couche corticale est colorée en jaune cuir. L'épithélium tubulaire des deux substances est légèrement infiltré de graisse.

Il y a dans la vessie un dépôt considérable de poussière uratique jaune, analogue à celle qui remplit les tubes de Bellini.

Enfin, j'ai vu l'extrémité des pyramides infiltrée de poussière uratique sur une petite fille de trois ans, tuberculeuse, qui succomba à une méningite.

subitement et d'une manière très-abondante, quarante-huit heures après la naissance, parce qu'il a fallu ce temps pour que les grands changements physiologiques, résultant de l'influence extérieure sur l'enfant, aient pu se manifester. Alors le sel est en quantité si considérable, que le dissolvant faisant défaut, il se dépose dans les tubules.

L'urée, l'acide hippurique, les urates et principalement l'urate d'ammoniaque sont des résidus provenant de la décomposition des parties du plasma devenues inutiles. Et tandis que, dans le développement habituel des phénomènes de la vie, il se produit une quantité prédominante d'urée et insignifiante d'acides urique et hippurique, les périodes violentes de la vie intérieure sont accompagnées d'une excrétion considérable d'urate d'ammoniaque qui est un produit intermédiaire à la formation de l'urée.

Or n'est-ce pas dans les premiers jours de la vie que doivent s'effectuer les décompositions les plus étendues des substances organiques? Est-il possible, en effet, de supposer un changement de condition plus brusque que celui de ce faible corps, subissant tout d'un coup l'influence du froid, de la lumière et de l'alimentation? Peut-on trouver des causes plus efficaces et plus rapides d'une grande et importante révolution dans la composition intime du sang? Lorsque l'enfant, quittant le sein maternel, est devenu une créature indépendante, ne faut-il pas qu'il respire, qu'il digère et qu'il produise de la chaleur?

Je ne puis admettre toute cette argumentation, où l'hypothèse a plus de part que l'observation. — Vous savez déjà que chez les nouveau-nés bien portants, deux ou trois jours après la naissance, c'est-à-dire précisément à l'époque où d'après le pathologiste allemand commence à se produire l'infarctus, l'urine prend des caractères qui sont absolument opposés à ceux qu'il lui assigne. Ajoutez à cela qu'il ne donne aucun renseignement clinique sur les sujets dont il a fait l'autopsie. Il est très-probable que, presque tous, ils avaient succombé à la maladie qui emporte la plupart des enfants de cet âge, c'est-à-dire à l'Athrepsie. En négligeant ces conditions pathologiques, M. Virchow est tombé dans l'erreur commune, qui consiste à regarder comme sains certains organes parce qu'ils n'ont joué aucun rôle apparent dans le processus morbide, et parce qu'on trouve ailleurs des lésions qui suffisent à expliquer la mort. Cependant chez tout individu qui succombe à une maladie générale, il est présumable qu'aucun tissu n'échappe à son action malfaisante ; et, dans l'espèce, avant d'affirmer l'intégrité des reins, il eût fallu s'enquérir si les enfants auxquels ils appartenaient n'étaient pas morts dans de semblables conditions. M. Virchow, ayant négligé de faire cette enquête, n'était pas autorisé à dire que l'infarctus urique qu'il a trouvé était normal.

Comme il est excessivement rare de pouvoir examiner des nouveau-nés surpris par la mort en pleine santé, on doit demander à l'expérimentation ce que la clinique ne peut fournir, et s'enquérir de l'état des reins chez les jeunes animaux bien portants, sacrifiés quelques jours après la naissance. Cette preuve à laquelle ne semble pas avoir songé M. Virchow, j'ai pu la recueillir un grand nombre de fois, en étudiant les reins de mammifères et d'oiseaux nouveau-nés, en état de santé parfaite, au moment où on les sacrifiait. Or dans aucun de ces cas je n'ai constaté l'infarctus uratique des tubes de Bellini.

Après avoir démontré que le dépôt d'urate de soude dans les tubercules des pyramides du rein, chez les nouveau-nés, n'est pas un phénomène physiologique, nous devons rechercher quelles sont les conditions morbides qui le déterminent.

Celle qui se présente tout d'abord est la déperdition considérable de l'élément aqueux du sang que, dans l'Athrepsie, provoquent la diarrhée et les vomissements ; puis vient l'oxydation incomplète des déchets, que le mouvement nutritif jette dans le sang. Ces déchets en effet, sont beaucoup trop abondants pour la quantité d'oxygène qu'une hématose affaiblie introduit dans l'organisme.

Ainsi, d'une part, combustion insuffisante des éléments, qui au lieu d'être transformés en urée restent à l'état d'acide urique ; et, d'un autre côté, manque de l'eau nécessaire à dissoudre les sels qui résultent de la combinaison de ce corps avec la soude ; telles sont les causes du dépôt des concrétions uratiques dans les tubules rénaux, de leur accumulation dans les calices et le bas-fond de la vessie, et enfin de leur mélange à l'urine expulsée (1).

(1) Schlossberger attribue la formation exagérée d'acide urique à des troubles intestinaux ; mais il ajoute que la solidification si rapide de ce sel est due à une température basse entraînant la contraction des canalicules urinaires et, par suite, une rétention d'urine.

Suivant M. Virchow, l'existence de l'infarctus uratique des reins peut être d'une grande utilité en médecine légale, car elle permet de déterminer avec une grande précision si l'enfant a vécu ou s'il est mort dans la période qui s'étend entre le deuxième et le dix-neuvième jour après la naissance. Les poumons ne donnent souvent aucun indice, à cause de la putréfaction, qui n'a pas de prise sur la gravelle urique.

Il y a beaucoup à dire là-dessus. On peut remarquer, par exemple, qu'en présence d'une décomposition avancée, il n'est plus possible de voir le sel organique en place, et qu'alors il peut former des amas et simuler les graviers que l'on trouve très-souvent dans les calices et le bassinet d'enfants ayant de beaucoup dépassé l'âge assigné par M. Virchow à l'existence de l'infarctus tubulaire.

Mais il est inutile de recourir à cet argument pour réfuter l'opinion émise par le professeur de Berlin, car il se charge lui-même de mettre à néant la valeur de sa première proposition, à savoir que l'existence de l'urate est un indice certain de vie extra-utérine. En un point de son travail, en effet, il remarque que le dépôt salin peut se produire chez le fœtus et devenir une cause d'hydropisie du rein. Quant à la seconde assertion, qui indique dix-neuf jours comme l'âge le plus avancé que l'on puisse assigner à un enfant dans les

Parmi les altérations que provoque l'Athrepsie, il n'en est pas de plus constantes et de plus importantes que celles du sang. Elles se montrent en effet dès le début, s'aggravent chaque jour en se modifiant, et contribuent pour une part considérable aux troubles fonctionnels que l'on observe pendant la vie et aux lésions des tissus révélées par l'autopsie.

Cela ne peut être mis en doute; toutefois, il me sera impossible d'entrer dans de longs développements, car, je dois vous l'avouer, l'on ne possède là-dessus que des renseignements peu nombreux et au sujet desquels tous les observateurs ne sont pas d'accord. On comprend d'ailleurs l'infériorité où se trouve encore l'hématologie du nouveau-né, au double point de vue de la physiologie et de la pathologie, quand on songe à la faible quantité de sang des enfants de cet âge et aux obstacles qui se présentent lorsqu'on cherche à s'en procurer un poids suffisant pour en faire l'analyse chimique. Je puis vous dire, par expérience, que dans les conditions les plus favorables, lorsque, par exemple, l'autopsie est pratiquée quelques heures seulement après la mort, il est très-difficile d'en recueillir plus de 25 à 30 grammes. Le microscope, il est vrai, nous est un moyen d'étude facile et d'une incontestable utilité; mais il ne peut nous donner qu'un nombre de renseignements très-restreint. Il ne nous fait connaître que l'état des éléments figurés, leur nombre, leur volume, leurs déformations; mais il nous laisse dans une ignorance complète sur le plasma, dont il serait pourtant essentiel de déterminer la constitution, dans une maladie où la nutrition est si directement en cause et parfois d'une manière si exclusive.

reins duquel on trouve le dépôt uratique, il suffit pour la renverser de se rappeler que j'ai constaté l'infarctus sur des enfants d'un mois, de trente-quatre et de trente-neuf jours, de cinq mois et même de trois ans.

Composition du
sang chez le
nouveau-né.

Suivant MM. Poggiale (*a*) et Ch. Robin (*b*), le sang du nouveau-né est très-riche en globules rouges; et au dire de ce dernier observateur, la proportion des hématies est inverse de celle constatée chez l'adulte. En effet, tandis qu'à cet âge il y a 320 de globules pour 680 de plasma, au moment de la naissance on trouve de 600 à 680 et même 700 de cellules pour 400, 320 et 300 de plasma (1). Mais plus on s'éloigne du moment de la naissance, plus on voit la quantité de plasma devenir abondante par rapport à celle des cellules en suspension. Si au contraire on remonte dans la vie intra-utérine, plus on se rapproche de l'état embryonnaire, plus on voit la quantité de globules être considérable. Chez le fœtus, le plasma vient de la mère; il est propre à l'assimilation : aussi est-il assimilé au fur et à mesure qu'il est fourni, et il n'a pas le temps d'augmenter dans la même proportion que les hématies. Après la naissance, il s'accroît par l'absorption des éléments·liquides.

Chez les nouveau-nés, le rapport des globules blancs aux rouges est de 1 à 100 ou 130. Au bout d'un an ou deux, ce rapport devient de 1 à 200 et se conserve à peu près tel jusqu'à la puberté.

A l'aide du mode de numération proposé par M. Malassez,

(1) L'eau du sang du fœtus, dit M. Poggiale, présente une moyenne peu élevée, tandis que la proportion des matières fixes est considérable.

Le sang du nouveau-né est très-riche en globules et pauvre en fibrine.

La quantité d'albumine et de matières grasses semble être à peu près la même chez ce dernier et chez l'adulte.

L'oxyde de fer est plus abondant dans le sang des nouveau-nés.

M. Poggiale a analysé le sang placentaire, et il a vu que la proportion de matières fixes et en particulier des globules y domine.

(*a*) *Comptes rendus de l'Académie des sciences*, 1847, t. XXV, p. 198.
(*b*) Ch. Robin. *Traité des humeurs.* Paris, 1867, p. 41.

j'ai trouvé que chez les enfants bien portants, qui n'avaient pas dépassé trois semaines, 1 millimètre cube de sang contient de 5 à 6 millions de globules rouges, tandis que l'on n'en trouve que 4 millions chez l'adulte.

Tout récemment M. Lépine (1), en se servant du procédé de M. Hayem, a constaté que dans les vingt-quatre heures qui suivent la naissance, le nombre des hématies contenues dans 1 millimètre cube de sang, augmente d'une façon très-notable. De 5 millions et quelques centaines de mille, il arrive au chiffre de 6 millions et le dépasse presque toujours. Puis, à partir du deuxième jour de la naissance, le nombre des globules diminue d'une manière assez régulière, si l'enfant se trouve dans des conditions physiologiques; et bientôt, il tombe au chiffre de 5 millions, qu'il ne dépasse généralement pas d'une manière appréciable. — Mais si l'enfant perd de son poids, le nombre des globules augmente, de telle sorte qu'il y a, entre le premier et le second de ces éléments, un rapport inverse (2).

Les variations que l'on observe à l'état physiologique dans le sang du nouveau-né, rendent souvent très-difficile la constatation des changements que lui fait subir l'Athrepsie; toutefois, comme normalement le nombre des globules rouges tend à diminuer, à mesure que l'on s'éloigne du moment de

Globules rouges dans l'Athrep-sie aiguë.

(1) M. Lépine pense que l'augmentation du nombre des globules du premier jour, s'explique mieux par une déperdition du plasma, que par une formation exagérée d'hématies; et que la diminution apparente des globules, les jours suivants, se comprend beaucoup mieux, en admettant une augmentation du plasma, qu'une destruction des globules. Suivant cet observateur, il s'agit donc plutôt de variations du volume du plasma, que de variations du nombre des globules.

(2) Lépine, *Communication faite à la Société de biologie dans la séance du 12 février 1876 (Gazette médic.*, 1876, p. 105).

la naissance; tout chiffre qui, à partir du huitième jour par exemple, atteindra et surtout, qui dépassera le maximum des deux premiers jours, c'est-à-dire 6 millions, devra être considéré comme accusant une augmentation pathologique. Or dans l'Athrepsie à forme aiguë, le nombre des hématies peut s'élever au-dessus de 7 millions; et si l'on fait une numération plusieurs jours de suite, on constate que l'accroissement est progressif et qu'il atteint son maximum aux approches de la mort.

Le sang extrait du pied ou de la main, à l'aide d'une piqûre ou d'une petite incision, a une couleur lie de vin foncé, souvent noirâtre. Si l'on en reçoit une goutte sur une lame de verre, loin de s'y étaler, elle conserve une forme globuleuse, qui est un indice de concentration et de viscosité (1).

Il me semble aisé d'expliquer cet état du sang. Ce qui domine, en effet, au début de l'Athrepsie aiguë, ce sont les pertes liquides. Or comme les ingestions sont notablement réduites, c'est le sang, ce sont les tissus, qui font tous les frais de cette colliquation. Mais dans l'amoindrissement du sang, le plasma seul est diminué de quantité, et les hématies, dont le nombre reste intact, acquièrent rapidement une prédominance qui contribue, pour une part considérable, à donner au fluide circulatoire l'aspect que je vous ai signalé.

Globules rouges dans l'Athrepsie chronique.

Lorsque la maladie prend une marche chronique, soit

(1) Les caractères physiques du sang des athrepsiés le rapprochent de celui des cholériques.

Dans le choléra, dit Lehmann (a), le sang devient extraordinairement épais et visqueux, la proportion relative des globules augmente, les sels qu'il contient diminuent, le sérum perd de l'eau mais gagne de l'albumine; il contient aussi des quantités appréciables d'urée.

(a) *Loc. cit.*, p. 151.

d'emblée, soit après avoir débuté brusquement, le sang présente des caractères tout opposés aux précédents. Il est aqueux, peu foncé, fluide, s'étale immédiatement sur une lame de verre, et le microscope y révèle, dans le nombre des hématies, une perte qui devient plus sensible à mesure que la terminaison fatale approche (1).

Je suis peu renseigné sur l'état des globules blancs. Toutefois je crois pouvoir avancer que leur nombre augmente d'une manière absolue, à mesure que le mal progresse ; et cela, tout aussi bien dans les cas rapides, que dans ceux à marche lente (2).

Globules blancs dans l'Athrepsie.

(1) Suivant Lehmann (*a*), dans l'inanition, l'insuffisance de nourriture et la perte abondante de liquides, les globules diminuent peu à peu, le sérum devient plus aqueux, moins riche en albumine et autres principes organiques. — Il acquiert par contre, de nouvelles quantités de sels.

Panum (*b*) pense avec plusieurs autres auteurs cités par M. Potain (*c*), que chez les animaux soumis à l'abstinence absolue d'aliments, la proportion des parties solides du sang, et en particulier des globules, ne diminue pas. Il résulte même de ses recherches, que le poids de la masse sanguine reste jusqu'à la fin, dans un rapport toujours identique avec celui des parties solides; en sorte qu'au moment où l'animal succombe, épuisé par le jeûne, il a, relativement à son poids, tout autant de sang et d'un sang aussi riche en globules, qu'à l'époque où il était abondamment nourri.

Sans discuter la réalité du fait avancé par Panum, je dois faire remarquer que l'état du sang des animaux inanitiés, signalé par cet auteur, ne peut être rapproché de celui que j'ai observé chez les enfants atteints d'Athrepsie chronique. Ces derniers, en effet, sont des nouveau-nés gravement affectés dès le début, tandis que les autres ne deviennent malades que lentement, par le fait même de l'expérimentation à laquelle ils sont soumis.

(2) MM. Donders et Moleschott (*d*) ont vu que les globules blancs diminuent plus que les rouges, dans l'abstinence complète et prolongée. Leur proportion serait de 1/466 au lieu de 1/300.

(*a*) *Loc. cit.*, p. 148.
(*b*) Panum, *Experim. Untersuch. über die Veränderungen der Mengenverhältnisse des Blutes und seiner Bestandtheile durch die Inanition*. In *Arch. für pathol. An. und Phys. v. Virchow. Bd* XXIX, Hft. 3, 1864, s. 241.
(*c*) Potain, Article *Anémie*. In *Diction. encyclop. des scienc. méd.*, t. IV, p. 384.
(*d*) Potain, *loc. cit.*, p. 382.

Jusqu'à présent, je ne vous ai parlé que du sang vivant, il me reste à vous dire comment il se présente sur les cadavres.

Dans les cas aigus, celui que contiennent le cœur et les veines est extrêmement foncé, presque sirupeux, rarement concrété en masses cruoriques, molles et friables. Il communique aux tissus qu'il infiltre une coloration lie de vin très-foncée et lorsqu'il s'écoule sur la table de l'amphithéâtre, il se prend en un caillot glutineux de teinte vermeille. — Dans les cas à marche chronique, il ne présente rien de particulier.

Une des propretés les plus intéressantes du sang des nouveau-nés atteints d'Athrepsie aiguë est de se coaguler durant la vie (1). Cette thrombose, sur laquelle j'ai depuis longtemps appelé l'attention en faisant connaître les lésions viscérales qui s'y rattachent, a pour siége exclusif le système veineux. Vous l'avez vue intervenir plusieurs fois déjà, à propos des altérations de l'encéphale, des poumons et des reins. Mais comme en ces diverses circonstances, je n'ai fait que la mentionner, je dois ici m'arrêter à son étude.

Les concrétions se forment à peu près exclusivement dans les sinus de la dure-mère, dans les veines de l'encéphale et de ses membranes, dans celles des reins et dans l'artère pulmonaire. Ce n'est que tout à fait exceptionnellement

Les remarques que je viens de présenter à propos des assertions de Panum sont parfaitement applicables ici.

(1) Sur quatre-vingt-seize autopsies d'enfants, Gerhardt (a) a rencontré sept fois la thrombose des sinus de la dure-mère, et dans tous ces cas, la mort avait été précédée de diarrhée profuse, de cyanose, de coma et de convulsions.

Je ne doute pas que les malades de Gerhardt n'aient été des athrepsiés.

(a) Voir Vogel, *loc. cit.*, p. 342.

qu'on les rencontre dans d'autres points du système veineux, par exemple dans la veine cave inférieure ; toujours
en pareil cas, la thrombose a eu pour point de départ les
veines émulgentes. D'une manière générale, la thrombose
se forme dans les points qui durant la vie étaient déclives;
et ses différents siéges ne semblent avoir aucune influence
sur son aspect non plus que sur sa constitution.

Quelquefois, elle a dans toute son étendue une couleur grisâtre ou gris-rosée, mais cela est rare, et presque toujours elle
est polychrome, soit sur les divers points de sa longueur,
soit sur un même tronçon, quand son diamètre est assez
considérable. Certaines portions sont d'un blanc sale, ou
d'un gris brunâtre ; d'autres, d'un rouge, qui va jusqu'au
violet le plus foncé et même jusqu'au noir. Ces diverses
nuances, qui forment parfois une mosaïque assez irrégulière,
se reproduisent en se mélangeant sur une étendue variable.

Il n'est pas rare de les voir harmonisées par une sorte de
glacis rose ou violacé. Elles existent non-seulement à la
périphérie du thrombus, mais jusque dans sa profondeur,
comme il est aisé de s'en convaincre à l'aide de coupes. —
Habituellement, lorsque la disposition précédente, qui indique toujours un travail ancien, existe dans le tronc vasculaire et dans ses branches principales, on trouve, dans les
rameaux plus petits, des prolongements cruoriques et même
fibrineux, de date beaucoup moins ancienne.

La consistance des concrétions varie avec leur âge et suivant le point que l'on examine. Les plus récentes sont les
plus résistantes ; et sur un même caillot, la surface et les
ramifications périphériques sont en général plus fermes que
le centre et que la portion la plus volumineuse. — Les
parties jaunâtres ou grises sont les plus friables ; il n'est pas
rare d'y trouver de véritables foyers de ramollissement, irré-

gulièrement distribués, qui contiennent une matière fluide ayant l'aspect d'un pus très-épais, sale et sanieux.

Structure des caillots. Pour se rendre un compte exact de la constitution histologique de ces caillots veineux, il faut examiner des fragments frais à l'aide de la dilacération, et des coupes faites sur des pièces durcies dans l'alcool. Ces deux modes d'étude fournissent des résultats qui se contrôlent et se complètent.

Sur les préparations fraîches, on voit qu'au niveau des parties foncées et élastiques, il existe un réseau fibrillaire très-net qui emprisonne un certain nombre d'hématies et de leucocytes. Ceux-ci sont abondants dans les parties blanches ou grises de la périphérie et peuvent y former des amas compactes. Là où la consistance diminue, la fibrine est granuleuse, les leucocytes ont des contours moins nets, sont infiltrés de graisse et les hématies sont décolorées et tendent à se détruire. Cette régression atteint son plus haut degré dans les foyers de ramollissement. La bouillie puriforme qu'ils contiennent est constituée par une certaine quantité de liquide, des granulations protéiques et des gouttelettes graisseuses qui sont toujours dans un rapport direct avec l'abondance des leucocytes.

Sur des coupes colorées avec le picrocarminate d'ammoniaque ou mieux avec l'hématoxyline et plongées dans la glycérine (1), on voit que les veinules ne contiennent que des amas de globules blancs; la fibrine y faisant complétement défaut ou s'y trouvant en proportion très-minime. Dans les gros caillots, on distingue une série de zones, irrégulièrement concentriques, dont la structure est loin d'être la même, et qui donnent l'explication de l'apparence feuilletée des coagulations. — A la périphérie, est une zone riche en leucocytes,

(1) Les détails suivants m'ont été communiqués par M. Hutinel.

sur laquelle s'applique une couche inégale de fibrine, dont les fibrilles entrecroisées forment des mailles où il y a des hématies et quelques globules blancs. Cette fibrine semble former l'enveloppe du caillot. En dedans d'elle, on trouve des globules rouges, emprisonnés avec beaucoup de leucocytes, dans les mailles d'un réseau fibrineux. Vient ensuite une autre couche, dont les fibrilles sont plus granuleuses et les leucocytes altérés. — Vers le centre du caillot, la stratification est moins nette et les éléments moins distincts ; parfois, l'on n'y trouve qu'un amas granuleux.

Telle est la disposition la plus fréquente, lorsque le thrombus est blanc-jaunâtre sans marbrures rouges. Comme on le voit, les hématies y sont très-peu nombreuses ; tandis que les leucocytes et la fibrine le composent presque complétement. — Les globules blancs de la périphérie, qui se trouvent en rapport avec la paroi vasculaire, semblent être le point de départ de la concrétion ; ils constituent un véritable corps étranger, sur lequel se déposent des couches successives de fibrine qui déterminent peu à peu l'oblitération vasculaire.

Les caillots complétement blancs ne contiennent que de la fibrine et des leucocytes.

Les parties noires ou cruoriques sont formées à peu près exclusivement d'hématies agglomérées et plus ou moins déformées par pression réciproque. Elles ont laissé transsuder leur matière colorante, qui formé une sorte de laque jaunâtre. Dans les intervalles de leurs groupes, on distingue des stries fibrineuses et des bandes de leucocytes.

DIX-HUITIÈME LEÇON

ÉTIOLOGIE DE L'ATHREPSIE

Messieurs,

Vous connaissez les manifestations cliniques de l'Athrepsie, sa marche, les formes diverses sous lesquelles elle se présente et les lésions qu'elle provoque dans la texture des organes.

Je vais maintenant rechercher sa source, c'est-à-dire, la cause des troubles digestifs qui marquent sa première étape. Ainsi, la question étiologique proprement dite sera résolue ; mais, si l'on peut ainsi dire, au premier degré seulement ; il me restera à expliquer la genèse et l'enchaînement des affections diverses qui constituent la maladie.

Les *causes* de l'Athrepsie sont de deux sortes : les unes, inhérentes à l'individu lui-même, sont simplement *prédisposantes;* les autres, extrinsèques, qui agissent surtout en troublant la digestion peuvent être considérées comme *déterminantes.*

Parmi les premières, l'âge tient une place importante.
L'Athrepsie frappe surtout les enfants nés avant terme. Tous
les observateurs ont remarqué que les avortons, quelque
vivaces qu'ils fussent au moment de la naissance, résistaient
mal aux influences morbifiques. M. Bouchaud (1) attribue à
cette circonstance une grande part dans la mortalité des
nouveau-nés. A la Maternité, dit-il, le nombre des naissances
prématurées est considérable, puisqu'en 1863 on en a compté
641 sur un total de 1,961 ; aussi la mortalité est-elle énorme:
et sur 332 enfants qui ont succombé cette année, 205 n'é-
taient pas nés à terme. — Joignez à cela que ces enfants
sont particulièrement exposés à l'œdème; et vous savez
que cette affection se complique habituellement d'Athrepsie.

Certains sujets, bien que nés à terme, semblent incomplétement développés ; leurs fonctions sont peu actives ; la
respiration est rare, peu profonde, irrégulière ; la circulation
se fait mal, l'appétit est presque nul et la digestion plus ou
moins troublée. On a désigné cet état sous le nom de *faiblesse congénitale*, terme assez vague, mais que l'usage a consacré. J'estime qu'il faut y voir l'indice d'un trouble nutritif
intra-utérin. Ces nouveau-nés sont presque fatalement voués
à l'Athrepsie. La maladie a débuté dans l'utérus ; et les troubles qui suivent la naissance ne marquent qu'une étape
nouvelle dans son évolution.

Quelques malformations, simples ou compliquées, comme
le bec de lièvre, la gueule de loup, la division congénitale du
voile du palais, gênent et même empêchent la succion ;
obligent, le plus souvent, à un allaitement artificiel, et prédisposent ainsi à l'Athrepsie.

Enfin, certaines affections, qu'il n'est pas rare de voir se

(1) *Loc. cit.*, p. 85.

développer chez le nouveau-né, produisent le même résultat ; telles sont la péritonite, l'érysipèle, la pneumonie, le coryza. J'insiste particulièrement sur ce dernier, car le peu d'importance qu'on lui donne habituellement aux autres âges, lorsqu'il est simple, pourrait faire douter qu'il puisse, dans les premiers jours de la vie, amener un résultat aussi fâcheux. Mais si l'on songe que durant la succion, la respiration nasale est indispensable ; et que le coryza la rend très-difficile, sinon tout à fait impossible, on comprendra sans peine, qu'il devienne la source de graves troubles digestifs (1).

Influence du sexe. Le sexe joue-t-il un rôle étiologique, et doit-on admettre que les filles sont plus fréquemment atteintes que les garçons ; parce que, suivant la remarque de M. Bouchaud, elles naissent plus faibles que ces derniers ? Jusqu'ici rien ne m'autorise à dire qu'il en soit ainsi ; et j'ajoute, qu'à mon avis, et au point de vue de l'étiologie, il n'y a que des *nouveau-nés* et non des filles et des garçons.

Causes déterminantes.
—
Influence de la saison. Passons aux causes de la deuxième espèce, et déterminons les circonstances extérieures et ambiantes qui font naître l'Athrepsie. — Elle peut se développer dans toutes les saisons,

---

(1) Quand l'orifice externe des narines est bouché par les mucosités, dit Billard (a), l'agitation, les cris et la physionomie de l'enfant expriment sa douleur et la gêne excessive qu'il éprouve. Si, dans ce moment, on lui donne le sein, son état d'anxiété et de suffocation redouble ; il abandonne aussitôt le mamelon, parce qu'il ne peut exercer la succion, puisqu'il ne respire plus que par la bouche, et que celle-ci se trouve alors remplie par le mamelon et par le lait qui s'en écoule ; de sorte que se trouvant continuellement agité par le besoin de la faim et l'impossibilité de la satisfaire, il tombe bientôt épuisé de fatigue, de douleur et d'inanition, et ne tarde pas à périr, avant même d'être arrivé à un degré de marasme avancé.

(a) *Loc. cit.*, p. 48.

mais il est incontestable qu'elle est particulièrement fréquente, pendant les mois les plus chauds, tels que ceux de
juin, de juillet et d'août ; et qu'elle y acquiert fréquemment
une gravité tout à fait exceptionnelle. Souvent, j'ai vu des
enfants sains, et d'autres, déjà malades, mais dont rien ne
pouvait faire prévoir la mort, être pour ainsi dire foudroyés
par une journée orageuse. Ces faits sont communs à l'hospice
des Enfants-Assistés, où l'on qualifie de *tournés* les nouveau-nés frappés de la sorte.

Il est une autre influence qui, parfois, sévit avec une intensité désastreuse. C'est cet agent de nature inconnue, qui se
développe dans les maternités et les crèches ; même lorsque
les salles de ces établissements sont vastes et aérées. Aujourd'hui, personne ne conteste l'action nosocomiale et ses
fâcheux effets ; mais on ignore en quoi elle consiste. —
M. Hervieux (1) incline à croire qu'il s'agit d'un virus spécial, d'un agent particulier, résultant des miasmes humains,
d'un poison comparable à celui du typhus et aux émanations
telluriques qui font les fièvres d'accès ; et il déclare qu'il
n'est presque aucune affection des nouveau-nés, qui ne puisse

Influence noso-
comiale.

---

(1) A la septicémie nosocomiale,
M. Hervieux (*a*) rapporte un grand
nombre de maladies :

Les phlegmasies à tendances ulcé-
reuses ; — l'érythème ulcéreux et
surtout celui qui se développe au niveau des malléoles ; — l'onyxis ; —
les abcès multiples ; — l'ophthalmie
purulente et pseudo-membraneuse ;
— le coryza couenneux ; — le muguet ;
— le sclérème ; — le purpura ; — l'entérite cholériforme ; — certaines en-
térites à forme cachectique, s'accom-
pagnant de tous les symptômes de la
décrépitude infantile : émaciation
progressive, saillie des pommettes,
excavation des yeux et des joues, plis
séniles au front et à la face, dépressions sous-claviculaires et intercos-
tales, ventre en carène, système os-
seux du bassin et des membres se
dessinant sous la peau, pâleur, aspect
terne et ridé de la surface tégumen-
taire ; — l'ictère ; — la cyanose ; —
le typhus des nouveau-nés.

(*a*) Hervieux, *De la septicémie nosocomiale infantile et du typhus des nouveau-nés*,
in *Archives de tocologie*, 1874, p. 194.

et ne doive figurer parmi les expressions nosologiques de la *septicémie nosocomiale*.

C'est à mon avis, donner à cette influence un rôle étiologique beaucoup plus considérable qu'elle ne le mérite ; comment admettre en effet, pour ne citer qu'un exemple, qu'elle puisse engendrer tout à la fois, le muguet et l'œdème ? Le muguet, affection locale et toujours secondaire, due au développement de germes bien connus et d'origine végétale ; qui exige, il est vrai, un terrain préparé, un organisme malade, mais qui n'épargne aucun âge, et se montre loin des centres nosocomiaux ? — L'œdème, affection générale qui atteint un tissu à l'abri des contages ; qui ne frappe que les nouveau-nés immédiatement après la naissance, et d'emblée, sans l'intermédiaire d'accidents préparatoires ; qui sévit habituellement dans les maternités et les hospices ; mais parfois, en dehors d'eux ?

Pour moi, tout en admettant l'influence nocosomiale, je répugne à la faire consister en un virus spécial ; j'y vois, simplement, la résultante de conditions pathogéniques communes, se développant aisément et d'une manière presque fatale, partout où l'assistance publique recueille les nouveau-nés ; et agissant avec d'autant plus de puissance, que leur nombre est plus considérable. Et parmi ces causes secondaires, je place le développement imparfait et la faiblesse des nouveau-nés, le froid, une atmosphère chargée de germes végétaux de toute sorte, des soins insuffisants et surtout un mauvais régime alimentaire.

Conditions dans lesquelles l'allaitement maternel peut être préjudiciable. Après cette digression sur l'action nosocomiale, poursuivons l'étude des causes extrinsèques. Parmi celles qui atteignent directement le tube digestif, il en est un certain nombre qui viennent de la mère.

L'absence absolue de lait chez celle-ci n'a pas de grands

inconvénients pour le nouveau-né, parce qu'alors on n'hésite pas à lui donner immédiatement une autre nourrice. Mais quand la sécrétion lactée n'est qu'insuffisante ; — par l'obstination qu'en dépit de cette fâcheuse condition, beaucoup de femmes mettent à nourrir, — la santé de l'enfant peut-être compromise. Elle peut l'être encore par certaines affections de la mère. Les unes locales, sans modifier l'abondance du lait, non plus que sa qualité, empêchent pourtant l'alimentation d'être suffisante : tel est un mamelon trop court, qui ne peut être pris qu'avec effort ; telles sont des crevasses, qui rendent intolérable le contact de la bouche de l'enfant et la pression qu'elle exerce ; ou bien encore, une forme trop arrondie et une turgescence exagérée du sein, qui le transforment en une masse rigide, malaisée à saisir, ne cédant pas aux tractions des lèvres, et retenant en quelque sorte l'aliment qu'elle contient.

État du mamelon.

Les affections fébriles de la mère, lorsqu'elles sont de courte durée, n'ont souvent qu'un retentissement peu sensible sur la santé de l'enfant. Il n'en est pas de même lorsqu'elles se prolongent ; et, bien qu'il ne soit pas rare de voir la sécrétion lactée se rétablir après leur guérison, tant qu'elles durent, le lait diminue de quantité et perd souvent ses propriétés nutritives.

Diminution de la sécrétion lactée.

Vous parlerai-je de ces cas, où, dans un but criminel, l'on a vu des mères très-aptes à nourrir leur enfant, lui refuser le sein, et provoquer ainsi, par une privation calculée, tous les effets de l'Athrepsie ? Cet *infanticide par inanition* est rare, et l'on s'imagine malaisément une mère assez cruelle, pour résister aux cris de détresse et à la pantomime désolée de son enfant qui meurt de faim ; mais si le hasard vous met en présence d'un de ces actes coupables, il faut que vous puissiez le reconnaître ; et que vos recherches ne s'égarent pas

Privation intentionnelle de lait.

au loin, quand la cause du mal est à votre portée. Pour découvrir la vérité, que vos yeux ne quittent pas la femme soup-
çonnée. Faites en sorte qu'elle ne se débarrasse pas de son lait
à votre insu, et qu'après avoir donné le sein au nourrisson,
elle ne puisse le lui faire abandonner, avant qu'il y ait pris
ce qui est nécessaire à son alimentation.

De la nourrice mercenaire. Si de la mère, nous passons à la nourrice ; nous trouvons
là une source étiologique déplorablement féconde. L'on sait
aujourd'hui quel chiffre effrayant représente la mortalité,
parmi les nouveau-nés que des nourrices mercenaires élèvent
loin de la surveillance des parents. Eh bien ! l'on peut affirmer, que presque tous ces enfants, faute de soins et d'une
alimentation appropriée, succombent à l'Athrepsie.

Le vice des *ingesta* est en effet la plus fréquente et la plus
puissante des causes. Nous venons de voir qu'un grand nombre de celles précédemment indiquées n'agissent qu'en la
mettant en jeu ; j'ajoute que, dans la plupart des cas, elle est
primitive.

Ingestion trop copieuse du lait. L'aliment devient nuisible par sa quantité et sa qualité. Le
premier mode d'action peut être accusé, cela est incontes-
table, mais moins fréquemment qu'on ne semble le croire. Et
d'abord, il est rare qu'un nouveau-né qui tette, ait à souffrir
d'une alimentation trop copieuse. S'il est avide et que le lait
lui arrive en abondance, il peut bien se faire qu'il en prenne
trop ; mais il le rend presque aussitôt, à l'état liquide, et
avant que son estomac né l'ait digéré. Cette régurgitation,
qui suit le repas est, vous le savez, bien plutôt l'indice de
l'état de santé qu'un acte morbide.

Les choses peuvent se passer autrement et d'une manière
beaucoup moins satisfaisante, lorsque la nourriture se fait
à l'aide du biberon. Fréquemment, en effet, surtout dans les
salles où les nouveau-nés sont rassemblés en grand nombre et

restent couchés dans leur berceau, par manque d'un personnel suffisant, les repas sont rares et trop copieux. L'estomac dans lequel le lait arrive sans effort, est vite rempli et s'habitue à cette distension ; mais c'est là une tolérance morbide, qui a pour résultat une élaboration gastrique imparfaite ; d'où des diarrhées fréquentes, et plus tard des vomissements.

Il est rare que les troubles digestifs soient provoqués par une alimentation insuffisante, je veux dire une quantité moindre que ne l'exigent les besoins de l'enfant ; et contrairement à une opinion très-répandue, j'estime que c'est par la mauvaise qualité de l'aliment, que le nouveau-né est atteint et devient malade, dans la plupart des cas où l'on accuse l'inanition. C'est parce qu'au lait de la femme, on substitue du lait de vache ou même une autre matière encore moins appropriée aux organes digestifs du nouveau-né.

Si donc il y a des cas, et je me garde bien de les nier, où le mal doit être attribué à l'insuffisance alimentaire ; leur nombre est beaucoup moins considérable qu'on n'est porté à l'admettre. Aussi, le terme d'*inanition* est-il mal choisi pour exprimer l'état des malades qui nous occupent. Ce n'est pas, je le répète, la quantité qui fait habituellement défaut, mais la qualité.

Examinons donc comment cette qualité peut être dépravée et devenir le point de départ des troubles digestifs. Je vous ai déjà parlé de quelques circonstances, qui en agissant sur le lait maternel, le rendent indigeste pour l'enfant. Élargissons le cercle, et considérons d'une manière plus générale la source du lait, qu'il s'agisse de la mère ou d'une femme étrangère. La pratique vous prouvera que tel lait ne peut pas convenir à tel nourrisson ; et cela, en dépit des apparences les plus favorables. Il est abondant ; et la vue, l'examen microscopique, l'analyse chimique autorisent à le déclarer de bonne qualité. Cependant, l'enfant qui le prend, a une diarrhée habituelle et dépérit. Changez la nourrice ; et il arrive bien souvent que les garde-robes s'améliorent rapidement et que la nutrition s'accomplisse d'une manière normale, bien que le lait actuel ne semble pas différer du premier. Le réactif individuel est ici indispensable, et nulle règle ne peut être posée.

Dangers de l'allaitement artificiel. Mais le lait, qui le plus habituellement détermine les troubles de la digestion, ce n'est pas celui que le nouveau-né tire du sein ; c'est le lait de vache qu'on lui donne à l'aide d'un biberon. Ce mode d'alimentation devient surtout fâcheux, lorsque le liquide est altéré, soit par des mélanges, soit par la durée trop longue du temps qui s'est écoulé depuis la traite. Et j'ajoute que ses fâcheux effets se font sentir d'une manière beaucoup plus rapide et accentuée, à la ville qu'à la campagne. — Je pourrais m'étendre beaucoup ici, sur cette importante question de l'allaitement artificiel, mais je préfère réserver les détails qu'elle comporte, pour le moment où elle se représentera à propos de la thérapeutique.

Alimentation prématurée. Il semble, lorsqu'on parle de nouveau-nés, qu'il soit superflu de s'occuper de l'action malfaisante des aliments autres que le lait ; ceux-ci devant être proscrits de leur régime. Malheureusement cette infraction à la loi la plus naturelle de l'hygiène est beaucoup plus commune qu'on ne l'imagine et c'est à elle qu'il faut rapporter, dans un grand nombre de cas, les premiers accidents de l'Athrepsie (1).

______

(1) Dans son étude sur la mortalité des enfants du premier âge, à Amiens (1874), M. le docteur Faucon arrive à conclure que, dans les deux tiers des cas au moins, la mort arrive à la suite de maladies engendrées par un système vicieux d'alimentation, c'est-à-dire par l'allaitement artificiel et l'usage prématuré des bouillies et des soupes.

J'en aurais fini avec l'étiologie, si je n'avais à vous parler de celle du *mal de mâchoire*.

Vous savez que je considère cette affection comme liée, dans le plus grand nombre des cas, au processus athrepsique. Les raisons sur lesquelles j'ai basé cette manière de voir ont été jusqu'ici tirées de la clinique ; celles qui sont fournies par l'étiologie ne sont pas moins probantes.

Étiologie
du trismus.
—
Causes invo-
quées par les
auteurs.

On a émis des opinions très-diverses sur les causes du tétanos des nouveau-nés. On a indiqué le traumatisme ; on y a vu la conséquence d'une phlébite de la veine ombilicale ou d'un travail inflammatoire de mauvaise nature, se développant au niveau de l'ombilic, après la section du cordon.

Mais une semblable explication ne peut être admise. D'une part, en effet, on voit succomber au trismus un grand nombre d'enfants, chez lesquels la cicatrisation du cordon s'est accomplie normalement ; et, d'un autre côté, il résulte des recherches du docteur Milder, de Prague (*a*), que sur quarante-six cas mortels d'inflammation des veines ombilicales, on n'a observé des convulsions que cinq fois (1).

Le trismus est très-fréquent aux Antilles et dans les parties les plus chaudes des États-Unis, où il décime les négrillons ; or, comme dans ces régions, à des journées excessivement chaudes succèdent des nuits très-froides, on a pensé que cette transition arrêtait brusquement les fonctions de la peau, et provoquait ainsi des accidents tétaniques.

---

(1) Dans un travail récent (*b*), M. Stadfeld affirme que son expérience s'oppose à ce qu'il accepte l'opinion qui veut qu'un état morbide des vaisseaux ombilicaux soit la cause du *trismus neo-natorum*.

(*a*) *Prager Vierteljahrschrift*, v. II, 1848 ; *et Schmidt's Jahrb.*, n° 7, p. 64, 1848.

(*b*) A. Stadfeld, *Contribution à l'étude du trismus des nouveau-nés, avec statistique des cas observés dans l'espace de vingt ans (1853-1872) à la maison d'accouchement de Copenhague*, in *Archives de tocologie*, 1874, p. 356.

Cette étiologie, qui est la plus ancienne, est aussi celle qui a réuni le plus de suffrages.

Mais aujourd'hui il est parfaitement démontré que le mal sévit sous les latitudes les plus différentes ; et que s'il est endémique aux Indes occidentales et à Minorque, il l'est aussi à l'extrême nord, dans la petite île de Westmannô et à Kilda en Islande, où sur cent enfants il en meurt soixante-quatre du tétanos, entre le cinquième et le douzième jour après la naissance (a).

Il se montre aussi dans toutes les saisons ; et si le professeur Stadfeld a fait voir qu'à Copenhague il est plus fréquent en août-septembre que durant les autres mois de l'année, je puis vous affirmer que c'est pendant le siége de Paris, c'est-à-dire d'octobre à février, que j'en ai observé le plus grand nombre de cas, et que je l'ai vu régner d'une manière presque épidémique à l'hospice des Enfants-Assistés. L'on sait que cet hiver de 1870-71 fut très-rigoureux.

Justement frappé des résultats opposés fournis par l'enquête que je viens de vous faire connaître, M. Ch. West (b) fait remarquer que la saleté et le défaut de ventilation sont à peu près les seules conditions communes aux cabanes des nègres du Sud de l'Union et à celles des habitants du Nord de l'Europe et des régions arctiques. Il croit fermement à l'influence de ce vice hygiénique ; et à l'appui de sa manière de voir, il raconte qu'à la Maternité de Dublin, soixante ans avant l'époque où il écrit (1859), un sixième des enfants mourait dans la quinzaine qui suivait la naissance ; et le trismus était la cause de ces morts dix-neuf fois sur vingt. Le docteur J. Clark ayant adopté un procédé à l'aide duquel la ventila-

---

(a) Voir dans la *Revue médico-chirurgicale anglaise et étrangère* (avril 1850), l'analyse d'un travail du docteur Schleisner, sur l'état sanitaire de l'Islande.

(b) Ch. West, *Lectures on the diseases of infancy and childhood;* Londres, 1859.

tion de l'hôpital s'opérait d'une manière efficace, la mortalité ne fut plus que de un sur dix-neuf un tiers. Pendant le professorat du docteur Collin, de 1826 à 1833, elle fut seulement de un sur cinquante-huit et demi; et, dans un neuvième des cas, elle était consécutive au tétanos.

Avec M. Stadfeld, M. West pense que le trismus ne dépend point des conditions moins favorables de l'état puerpéral; mais son explication n'est pas plus acceptable que celle-ci. Il dit que très-probablement il existe un *contagium* spécifique pour le trismus. Or son important mémoire ne contient aucune preuve à l'appui.

Le trismus, à mon sens, n'a pas d'autre source que celle d'où vient l'Athrepsie.

Me basant sur ce qui précède, je crois devoir rejeter complétement l'influence étiologique du traumatisme et n'accorder qu'un rôle très-secondaire au refroidissement. La véritable cause est ailleurs. Elle est : en Europe, dans les hôpitaux, les maternités et les *maisons affiliées* (1), où le mal est endémique; en Amérique, dans les habitations mal aérées, enfumées et partant très-insalubres, où les négrillons vivent confinés, dépourvus de soins et d'une alimentation suffisante; toutes circonstances que nous avons vues favoriser la développement de l'Athrepsie. Et à l'appui de cette interprétation je vous rappelle que les premiers accidents qui frappent les nouveau-nés atteints par le mal de mâchoire, au milieu des

Le trismus a les mêmes causes que l'Athrepsie.

(1) Dans ces maisons, qui sont des succursales de la maternité, disséminées dans la ville, où l'administration dispose d'un ou deux lits, le danger du trismus pour les enfants qui y naissent est, d'après M. Stadfeld (*a*), beaucoup plus grand que pour ceux de la maison-mère. — Il est bien probable que les enfants sont plus mal soignés dans ces établissements parce qu'ils y sont bien moins surveillés.

(*a*) *Loc. cit.*, p. 338.

conditions étiologiques sus-indiquées, sont des troubles intestinaux. Ici, de même que dans le processus athrepsique, ils ouvrent la marche. Tous les auteurs en effet les ont signalés, comme aussi la cachexie qu'ils entraînent après eux. En parlant de la période prodromique, M. Matusynski dit que l'on y constate toujours un dérangement des voies digestives; et il note particulièrement les vomissements et les déjections de matières verdâtres. Dans toutes les relations il ne s'agit que d'enfants pâles, chétifs, amaigris, à la peau flasque et ridée. Ils se jettent avec une sorte d'avidité sur le sein qu'on leur présente, disent les observateurs, mais ils le quittent aussitôt en poussant des cris aigus. — Or, pour que le sein, lorsqu'il est rempli de lait, soit abandonné de la sorte, il faut que l'enfant soit sérieusement atteint, et que la puissance du mal l'emporte sur son instinct. J'ai maintes fois constaté ce fait, et je le considère comme un des indices les plus certains d'un dérangement profond de la digestion.

Ainsi, la participation des premières voies au processus pathologique qualifié de trismus n'a pas échappé à ceux qui l'ont étudié; et s'ils n'y ont pas suffisamment insisté, c'est que dans cette affection à marche rapide les symptômes du début, dans l'immense majorité des cas, ne fixent que faiblement l'attention du clinicien, tout entier aux accidents plus rares et plus dangereux qui en marquent la fin.

L'étude des causes, aussi bien que celle des symptômes, me conduit donc à rejeter la doctrine classique, qui fait du trismus des nouveau-nés une variété de tétanos. Je le rattache à l'Athrepsie, et je l'identifie aux troubles névropathiques, que souvent l'on observe à la dernière période de cette maladie.

Est-ce à dire que chez le nouveau-né le tétanos, tel qu'on Tétanos vrai.
le rencontre aux autres âges, ne puisse exister ? Je ne le pense
pas ; mais j'estime qu'il est infiniment plus rare que celui qui
vient de nous occuper. Il en est séparé par des différences
nombreuses, que met bien en relief un fait dû à M. Ribemont (1). Dans cette observation, la cause, les symptômes,

(1) Voici le résumé de cette observation (a) :

Le 10 juillet 1875, sont admis dans
le service de M. Dumontpallier, à
l'hôpital Saint-Antoine, une femme
dyspeptique, avec son enfant âgé de
dix jours, qu'elle allaite, et qui est
atteint d'une ophthalmie purulente
légère. En dehors de cette affection,
le nourrisson a les apparences de la
santé. — Le 13 juillet il a de la raideur du cou et tette très-difficile-
ment, bien qu'il saisisse le mamelon
avec avidité. Son facies grimaçant
indique une vive souffrance ; les lèvres sont tirées en dehors et en haut ;
le front est ridé ; les rebords alvéolaires séparés par un espace de 7 à
8 millim., et le maxillaire inférieur
est immobilisé dans cette position
par la contracture des masséters. La
dysphagie est absolue et rend toute
espèce d'alimentation impossible. La
tête rejetée en arrière ne peut être
fléchie ; et, dans quelque attitude
que l'on mette l'enfant, il reste rigide comme une barre de fer.

La cicatrice ombilicale est parfaite, mais à la partie postéro-externe
du cinquième orteil du pied gauche,
existe une croûte longue de 15 millimètres et large de 5 à 6. On la
panse avec de la pommade bella-

donée et l'on administre 1 gr. de
chloral en potion.

15. — Amélioration notable, les
mouvements de flexion de la tête sont
assez faciles et le trismus est moins
accentué.

13. — Aux accidents des premiers
jours, s'en ajoutent de nouveaux.
Les membres inférieurs sont contractés. Les cuisses un peu fléchies
sur l'abdomen sont dans une demi-
abduction ; les jambes à moitié fléchies sur les cuisses, sont croisées
au niveau de leur partie inférieure.
L'alimentation étant impossible, il se
produit un amaigrissement rapide.
La peau est flasque et ridée.

Les tentatives faites pour redres-
ser les membres restent infructueuses,
déterminent une grande souffrance et
de petites convulsions toniques dans
les supérieurs.

16. — Les bras tétanisés sont
collés au corps. Les avant-bras sont
fléchis à angle droit sur les bras, et
les poignets sur les avant-bras. Les
pouces courbés vers la paume de la
main sont recouverts par les trois
derniers doigts. L'index est également fléchi. Il y a du pleurosthotonos,
avec concavité droite. De temps en
temps, on peut provoquer quelques
mouvements limités de flexion et

(a) Ribemont, *Tétanos chez un nouveau-né*, in *Archives de tocologie*, 1875, p. 699.

et la marche, s'écartent tellement de ceux du mal de mâchoire, que sans y insister davantage il me suffira de vous faire remarquer que l'Athrepsie constatée ici, au lieu d'être la cause des accidents convulsifs, en a été très-manifestement la conséquence.

d'extension des jambes, mais cela amène de petites convulsions cloniques plus marquées aux membres supérieurs.

19. — Quelques mouvements spontanés, mais peu étendus des membres inférieurs.

20. — La contraction s'est généralisée. On peut enlever l'enfant par un point quelconque du corps, sans modifier la position de ses diverses parties.

La mort a lieu le 21, dans un état d'amaigrissement extrême. Pendant tout le cours de la maladie, il n'y a eu aucune modification notable, soit du pouls, soit de la température, et la respiration s'accomplissait librement.

L'AUTOPSIE est faite trente-trois heures après la mort, avec le concours de M. le docteur Parrot.

Le poumon droit est atélectasié dans une étendue assez notable.

Ses lobes moyen et inférieur sont enveloppés par un exsudat pleurétique assez mince. Dans son sommet existe un noyau apoplectique. Il y en a deux semblables à la base du poumon gauche.

Il y a un peu de sérosité sanguinolente dans le péricarde. Les cavités auriculaires sont gorgées de sang.

Le tube digestif est sain, le foie congestionné.

Il y a de l'infarctus urique des tubes rénaux.

Quelques points de stéatose dans les lobes sphénoïdaux. — La substance grise de la moelle a une coloration hortensia.

La région dorso-lombaire du rachis présente à droite une concavité très-prononcée.

DIX-NEUVIÈME LEÇON

PATHOGÉNIE ET PHYSIOLOGIE DE L'ATHREPSIE

Messieurs,

Je viens d'étudier l'Athrepsie analytiquement. Aujourd'hui je vais la reconstituer à l'aide de ses affections diverses, en vous montrant leur genèse successive, leur enchaînement réciproque, et les liens qui unissent les lésions des organes aux troubles fonctionnels et aux manifestations cliniques; en un mot, je vais vous en présenter la pathogénie et la physiologie (1).

Pour plus de simplicité et de précision, je n'envisagerai lé mal que sous sa forme *primitive* qui est la plus habituelle; faisant observer que les formes secondaires ne diffèrent de celle-ci que par leur point de départ, qui est plus éloigné.

Quelles que soient les causes qui, au début, affectent la santé des enfants; qu'il s'agisse, comme on le disait autre-

Pathogénie.

Période gastro-intestinale.

---

(1) Je dis physiologie et non physiologie pathologique de l'Athrepsie. C'est qu'il n'y a pas une *physiologie pathologique* comme il y a une *anatomie pathologique*. Celle-ci mérite sa qualification parce qu'elle s'applique à des organes, à des tissus altérés; mais la première est *une* et garde ses lois, qu'il s'agisse de l'homme sain ou de l'homme malade.

fois, des circumfusa ou des ingesta ; les premiers organes frappés sont ceux de la digestion, les premiers symptômes perçus sont d'origine gastrique ou intestinale.

D'une part, en effet, les ingestions sont moins abondantes qu'à l'état de santé ; et d'ailleurs les vomissements et les selles entraînent des pertes liquides considérables. Il s'ensuit une modification profonde du sang, qui pourvoit au travail nutritif, sans recevoir du dehors les éléments destinés à sa restauration, et qui est en outre dépouillé, par la diacrise intestinale, d'une partie de son plasma.

Ainsi : un gain minime ou nul, des dépenses excessives, tel est, au début de l'Athrepsie, le bilan de l'organisme. Cette situation, pour peu qu'elle se prolonge, s'accuse par un amaigrissement dont la marche rapide n'a rien qui doive surprendre, quand on songe à la puissance de l'activité nutritive chez les nouveau-nés. Non-seulement, en effet, elle entretient les organes qui existent; mais encore elle préside à leur accroissement. Comme cette dernière obligation est la plus urgente, le travail formateur, qui ne trouve plus dans les produits de la digestion ses éléments indispensables, les emprunte à l'organisme lui-même; et il l'entame d'autant plus aisément qu'à cet âge les tissus manquent de solidité. Relativement à ceux de l'adulte, ils sont ce que l'aubier est au cœur du bois; ils n'ont pas cette cohésion, cette dureté, si l'on peut ainsi dire, qui donne contre les atteintes morbides une grande résistance; faits d'hier, il suffit de peu pour les détruire.

Telle est la première étape de la maladie : elle ne manque jamais, elle constitue la base de la pathogénie athrepsique, et peut être qualifiée de *gastro-intestinale*.

Période hématique.

La seconde, qui en est la conséquence immédiate, doit être appelée *hématique*, étant caractérisée par l'altération du sang. Ce liquide appauvri, concentré, circule mal et ne remplit qu'imparfaitement ses importantes fonctions. Il stagne, et sa stase se traduit d'une manière très-apparente par la teinte bleuâtre des extrémités, et par celle de la peau autour des orifices de la face.

Les sécrétions sont rapidement atteintes. La muqueuse buccale devient acide, se desquame et se couvre d'une végétation de muguet. — L'urine est beaucoup moins abondante qu'à l'état normal, plus dense, plus colorée, toujours très-acide. Elle contient de la graisse, de l'urée, des cristaux d'urate de soude, de l'acide urique, de l'albumine et souvent du sucre.

Irriguées et nourries d'une manière insuffisante, la peau et les muqueuses résistent mal aux irritations. Les souillures excrémentitielles provoquent l'érythème des fesses, des cuisses et des parties génitales. Les talons s'excorient parce qu'ils subissent des frottements nombreux. Les malléoles internes, par la compression réciproque qu'elles exercent sur la peau qui les entoure, y déterminent des eschares, puis des ulcérations. — En même temps apparaissent, à la région postérieure de la voûte palatine, les plaques ptérygoïdiennes, dont le mode de formation est identique avec celui des pertes de substance de la peau. Les points où elles se développent sont déterminés par une apophyse osseuse, dont la saillie expose la muqueuse aux frottements de la langue pendant la succion ; l'abaissement de la vitalité, s'ajoutant à ces conditions fâcheuses, provoque rapidement l'irritation de ces parties, puis leur ulcération.

Et ce ne sont pas seulement les organes accessibles à la vue qui sont altérés de la sorte ; les nécropsies, faites à cette période, montrent, sur la paroi de l'estomac, des lésions de même espèce, à savoir : des érosions cupuliformes, dues manifestement à l'irritation de la muqueuse et aux troubles circulatoires dont elle est le siége.

Ce processus ulcératif est favorisé par l'activité formative qu'à cet âge possèdent tous les tissus. La moindre cause irritante détermine la naissance d'éléments embryonnaires. Mais, se développant dans un terrain malade, ils n'y peuvent vivre; ils sont tués par les causes qui font pâtir l'organisme entier; et leur fonte, leur élimination, déterminent des pertes de substance.

Tandis que l'altération du sang provoque ces nouveaux désordres, ceux du début poursuivent leur marche, s'aggravent et rendent l'autophagie plus active. Les divers tissus sont amoindris et même détruits par résorption. Les substances quaternaires, faciles à brûler, disparaissent rapidement; tandis que la graisse, d'un dédoublement et d'une oxydation moins rapides, est déposée par le sang dans les viscères où la circulation a conservé une certaine activité. Tels sont l'encéphale, les poumons, les reins et le cœur.

Cette stéatose de l'Athrepsie, stéatose que l'on peut considérer comme la modalité la plus simple des processus pathologiques de même espèce (1), n'est, en quelque sorte, que l'exagération d'un état qu'il n'est pas rare de rencontrer normalement dans l'espèce humaine au moment de la naissance et

(1) Dans les intoxications qui provoquent l'infiltration graisseuse des éléments anatomiques et en particulier dans celle que produit le phosphore, les viscères atteints sont les mêmes que ceux frappés par l'A-threpsie; et comme j'ai cherché à le démontrer avec M. Dusart, le mécanisme de la stéatose y est le même que dans cette dernière maladie (a).

(a) Parrot et Dusart, *Sur la pathogénie de la stéatose viscérale dans l'intoxication phosphorée* (*Comptes rendus de l'Acad. des sciences*, 7 mars 1870).

chez un grand nombre d'animaux, jeunes et adultes (1). Dans l'encéphale, elle est constante et parfois très-marquée. La formation exagérée des corps granuleux peut être rattachée, soit au développement des tubes nerveux,

---

(1) Chez le fœtus humain et l'enfant nouveau-né, à l'état physiologique, c'est surtout dans le cerveau, le poumon et le foie, que l'on trouve de la graisse. Beaucoup plus rarement il en existe dans les reins et le cœur, comme chez un grand nombre d'animaux.

La matière grasse s'accumule dans le cerveau, autour des noyaux de la névroglie, se substituant en quelque sorte au protoplasma qui les entoure. Dans les poumons, le foie et les reins, ce sont les cellules épithéliales qu'elle infiltre, et dont elle peut masquer le noyau.

Dans l'encéphale et les poumons, le groupement des particules graisseuses donne naissance à des corps sphéroïdaux, sans doute à cause de la facilité que ceux-ci trouvent à se former, au milieu d'un parenchyme mou dans un espace libre; dans le cœur, la graisse infiltre les faisceaux primitifs.

Il est probable que le sang est le véhicule de la matière grasse, et que c'est lui qui la dépose dans les éléments organiques, où il peut la reprendre ensuite.

Relativement à son rôle, on peut se demander si, dans l'encéphale, sa présence n'est pas liée au dé-veloppement du viscère, si elle n'accuse pas son imperfection. Cela semble probable, quand on songe aux relations qui existent entre la myéline et la matière grasse, et quand on remarque que celle-ci se rencontre là où les tubes nerveux apparaissent. Dans certains viscères, tels que le poumon et le foie, elle constitue très-probablement une réserve de combustible, toujours prêt pour les cas où la nutrition subit un changement rapide et considérable, tel que celui qui accompagne la naissance; et l'on peut admettre qu'il entre dans les fonctions de ces viscères de la condenser momentanément, pour la rendre ensuite à l'organisme, suivant les besoins (a).

D'après F. Boll (b), au moment de l'apparition des premières granulations graisseuses qui vont contribuer à la formation de la myéline autour des cylindres d'axe, on voit des cellules particulières, infiltrées de ces mêmes granulations, douées de mouvements amiboïdes qui leur permettent de se mouvoir à travers les masses de substance blanche. Leur nombre est énorme pendant les derniers jours de l'incubation, c'est-à-dire au moment où la formation de

---

(a) Voyez ma *Note sur la stéatose viscérale que l'on observe à l'état physiologique chez quelques animaux* (Arch. phys. norm. et path., 1872).

(b) T. Boll, *Die Histologie und Histogenese der nervösen Centralorgane* (Arch. für Psych., 1873, et *Revue des sciences médicales d'Hayem*, 1873, t. II, p. 3).

soit à leur destruction. Si l'on tient compte, en effet, de la proche parenté de la myéline et de la graisse, il est permis d'admettre, dans la première hypothèse, que les matériaux des tubes s'accumulent sur place, par arrêt du travail formateur; tandis que d'après la seconde, de beaucoup la plus probable, la graisse serait mise en liberté par voie régressive. — Dans les poumons, ce sont les cellules de l'épithélium alvéolaire qui emmagasinent la matière grasse. — Dans les reins, elle est parfois assez abondante pour modifier leur volume, leur consistance et leur couleur; et cette stéatose paraît être en rapport avec leur activité. — Si, parmi les muscles, le cœur est le seul que l'on trouve habituellement stéatosé, c'est qu'il est exceptionnellement actif. Ses contractions, non interrompues, y appellent nécessairement beaucoup de sang, et y déterminent le dépôt d'une grande quantité de matière grasse.

Vous savez combien, dans le foie, la quantité de la graisse est habituellement variable et mobile. Sous l'influence de causes nombreuses et que je ne saurais déterminer, chez les athrepsiés, sa proportion, tout en restant assez minime, subit de nombreuses oscillations. La cause en est probablement dans l'inégalité de l'alimentation et dans la rapidité avec laquelle la graisse pénètre l'organe et s'y laisse reprendre.

La stéatose viscérale n'est pas constamment généralisée; elle n'est abondante que chez les individus d'un certain

la myéline est la plus active, tandis que le deuxième jour de la naissance elles ont à peu près disparu. La myéline serait élaborée dans le sang ou ailleurs et amenée par les cellules amiboïdes jusque dans les interstices des cylindres d'axe. — Cette observation de Boll, dont je lui laisse la responsabilité pour les détails, peut être rapprochée de mon interprétation relativement à la présence de la graisse dans l'encéphale du fœtus et du nouveau-né, puisque je la regarde comme liée au développement des portions blanches.

embonpoint, qui succombent rapidement. Mais si la vie se prolonge jusqu'aux dernières limites de l'autophagie, toute la graisse est consommée, sans excepter celle qui avait été déposée dans les viscères. Toutefois dans le cerveau, bien loin d'être résorbée, elle tend à devenir plus abondante, surtout dans les points où elle a déterminé le ramollissement et la destruction partielle du tissu nerveux. A quelque moment, en effet, que l'on examine l'encéphale, on y trouve empreintes d'une manière indélébile les marques de la souffrance qu'il a subie. Sur des enfants qui, ayant échappé à l'Athrepsie, succombaient à une autre affection, j'ai pu constater, autour des ventricules, des foyers de stéatose. en voie de guérison, dans lesquels des particules calcaires s'étaient substituées à la matière grasse.

Lorsque la graisse viscérale a été résorbée, comme il vient d'être dit, il ne faudrait pas croire qu'il ne reste, dans les éléments qu'elle avait envahis, aucune trace de son passage. Il en est qui semblent revenir à leurs conditions physiologiques, comme certaines cellules épithéliales du poumon; mais d'autres, n'ayant pu recouvrer leur protoplasma de constitution, sont définitivement atrophiés.

La stéatose viscérale dérive de la dyscrasie du sang, et constitue, dans l'ordre pathogénique, une affection tertiaire. A son tour, elle devient le point de départ d'accidents nombreux et apporte ainsi son contingent étiologique à la maladie.

L'on comprend, en effet, que les alvéoles pulmonaires, par exemple, dont le revêtement épithélial est infiltré de graisse, ne soient plus propres à l'hématose; que, semblablement, le rein ne suffise plus à épurer le sang; et que le cœur lui-même n'ait plus la puissance nécessaire pour entretenir une circulation normale.

Mais là ne se borne pas l'action pathogénique du sang; de

plus en plus altéré, il détermine fréquemment des congestions et des thromboses veineuses. A leur tour, celles-ci provoquent souvent d'autres désordres. Au nombre des plus communs, sont le ramollissement cérébral rouge et les hémorrhagies de l'encéphale ; puis viennent, par ordre de fréquence, les apoplexies des poumons, des reins, des capsules surrénales et de l'estomac ; enfin les gastropathies ulcéreuse et diphthéroïde. On constate en effet, surtout dans la dernière, un état congestif des veines sous-muqueuses et périglandulaires, avec la présence de nombreux leucocytes hors des vaisseaux et jusque dans l'exsudat.

Physiologie.

Aperçu général.

Les altérations viscérales, engendrées par la dyscrasie sanguine, qui partout leur est associée et les domine, se traduisent rarement à l'extérieur par des symptômes caractéristiques. Ceux que l'on y peut rapporter sont rares et frustes. C'est là un fait très-remarquable, qui trouve son explication. dans l'âge des sujets et surtout dans la période de la maladie où ils apparaissent. L'organisme, en effet, très-affaibli, réagit mal sous l'influence des excitations qui l'atteignent ; l'expression symptomatologique a quelque chose de vague et d'indéterminé. Il est très-difficile de percevoir isolément les cris des viscères malades et de distinguer, dans les manifestations cliniques, les indices particuliers de chaque lésion. — C'est qu'en réalité nulle affection n'est isolée. Tous les organes, tous les tissus périclitent en même temps. Il est impossible de séparer la souffrance de l'un d'eux de celle de tous les autres, et, partant, de discerner les signes par lesquels elle s'accuse. Ce n'est pas à des unités distinctes que l'on a affaire, mais à une somme. — L'athrepsié est frappé, non ici ou là, mais dans toute sa substance ; voilà pourquoi son angoisse s'accuse par une agitation

incessante et générale, par l'anxiété du visage et le cri
de détresse; voilà pourquoi, dans aucune autre maladie,
la souffrance n'est aussi entière, et ne se traduit par
une expression aussi émouvante. Tous les organes de
relation, la peau, les sens, les muscles y concourent en
même temps.

Après vous avoir signalé dans leur ensemble les diffi- De l'encéphalo-
cultés de la physiologie de l'Athrepsie, je vais aborder son   pathie.
étude par le détail, à propos de l'encéphalopathie, qui à ce
point de vue présente un intérêt spécial.

De prime abord, il semble naturel de la rapporter aux
lésions si graves et si fréquentes de l'encéphale. Pourtant, je
ne pense pas qu'une pareille interprétation puisse être justifiée. Il n'est pas possible, en effet, d'établir une relation
entre le ramollissement et l'hémorrhagie intracrâniennes
d'une part, et le coma, le strabisme et les convulsions de
l'autre; car ces lésions existent, souvent très-accentuées,
chez des malades exempts de toute manifestation encéphalopathique; et, d'ailleurs, il n'est pas rare d'observer
des troubles cérébraux, dans des cas où l'autopsie ne révèle
aucune des altérations sus-mentionnées.

Deux lésions seulement sont constantes dans le cerveau
des athrepsiés, et partant coexistent toujours avec les
désordres névropathiques; ce sont : la stéatose diffuse et
la congestion. De la première, il ne faut pas tenir compte,
car, vous le savez, on la trouve à l'état physiologique.
Il est vrai que, chez nos malades, les corps granuleux
augmentent de nombre et de volume; mais cette graisse,
même dans le cas où elle est très-abondante, me semble
incapable de déterminer des troubles cérébraux. C'est,
en effet, un corps inoffensif, que j'ai rencontré en quan-

tité assez considérable pour former des foyers visibles à l'œil nu, dans le cerveau de jeunes enfants qui n'avaient présenté, durant la vie, aucun désordre nerveux. — Reste donc la congestion de la pie-mère et de la substance nerveuse elle-même, avec ou sans thrombose. Je ne doute pas de son influence sur les manifestations cliniques; mais, à ce point de vue, on ne peut l'isoler des altérations du sang qui la produisent et qui, par une action propre irritent incontestablement les centres nerveux. Voici comment cette action peut être comprise. Le sang est pauvre, je vous l'ai souvent répété; parce qu'il perd beaucoup et reçoit fort peu; mais, en outre, il est chargé de substances délétères. En effet, les malades, qui mangent à peine et qui digèrent fort mal, vivent sur leur propre substance. Ils se trouvent donc, au point de vue des déchets, dans les conditions d'individus qui s'alimenteraient de viande grasse. Chez eux, les résidus, loin d'être diminués, sont versés dans le sang en quantité considérable. Tels sont l'urée, les acides urique et hippurique, la créatinine, etc. (1). A l'état de santé, ces substances sont prises par le rein, au fur et à mesure de leur production, et expulsées du corps par les urines. Chez les athrepsiés, elles restent dans le sang; car à la fin de la maladie l'urine est très-rare; elle peut même être supprimée complétement. Ce n'est pas qu'elle soit retenue dans ses réservoirs habituels (le cathétérisme et l'autopsie montrant qu'ils sont vides); mais la fonction rénale est enrayée et parfois arrêtée, à cause des altérations du sang et des reins. — Je ne reviendrai pas sur ce que j'ai dit des premières, mais il

---

(1) Je mentionne cette dernière substance, parce que M. Berthold Hofmann, qui nie son existence dans l'urine de l'enfant à la mamelle, dit qu'elle y apparaît dès que la viande est introduite dans son alimentation, ce qui est le cas actuel (a).

(a) A. Hofmann (*Virchow's Archiv*, 1869).

est bon de rechercher comment agissent les autres. — De toutes, la plus importante, la thrombose des veines émulgentes, a pour conséquence une ischémie considérable du parenchyme glandulaire; en sorte que le sang artériel n'entre plus en contact avec les organes proprement dits de la sécrétion. Les effets de la stéatose ne sont pas moins manifeste. Si, comme on l'admet généralement, les éléments de l'urine, qu'il s'agisse de l'urée, des urates, des phosphates et des autres sels, ou de la créatinine, etc., sont séparés du sang par dyalise; si ce phénomène, commençant par les glomérules, continue à s'accomplir dans les tubes, n'est-il pas très-probable que, lorsque la matière albuminoïde qui, dans l'épithélium, forme l'atmosphère du noyau, a été remplacée par la graisse, la cellule se trouve dans des conditions anormales, et qu'il en résulte un obstacle considérable à la diffusion des corps précités, que contient le sérum?

Chez les athrepsiés, le sang reste, comme vous le voyez, chargé, du moins en grande partie, des excréments qu'y jette le travail nutritif, parce qu'il circule mal et parce que l'appareil rénal est altéré et ne peut plus jouer son rôle de filtre. Il est donc toxique. De plus, il stagne dans les veines de l'encéphale. Or l'ischémie et l'urémie des centres nerveux se traduisent, d'ordinaire, par des troubles analogues à ceux que l'on observe dans la dernière période de l'Athrepsie. — La qualification d'*encéphalopathie urémique*, que j'ai donnée à leur ensemble, se trouve ainsi pleinement justifiée. Il est vrai qu'elle ne rappelle pas toutes les altérations constatées dans le sang; elle exprime seulement qu'il est empoisonné par les produits de la désassimilation; mais cela suffit, car c'est par cette qualité toxique qu'il affecte surtout l'encéphale (1).

(1) On ignorait les principales causes de l'encéphalopathie des nouveau-nés et ses formes les plus habituelles, lorsque je publiai mes

J'ai cherché à vous démontrer que, presque toujours, le tétanos des nouveau-nés n'est qu'une variété de la forme

premières recherches sur le rôle capital que jouent dans leur développement, les troubles digestifs. Quelques observateurs pourtant avaient entrevu cette vérité, mais de loin, si l'on peut ainsi dire, comme le prouvent les citations suivantes.

D'après Avicenne, les convulsions adviennent aux enfants lorsque le lait se corrompt facilement, ou lorsqu'étant trop abondant il ne peut être cuit et digéré.

Guillemeau dit qu'elles sont engendrées, plutôt par réplétion que par inanition ; d'autant, ajoute-t-il, que les petits enfants abondent souvent en grandes humidités (a).

Pour Deleurye, elles viennent des douleurs de bas-ventre, des vers et des matières indigestes (b).

De tous les auteurs qu'il m'a été donné de consulter, Sableyrolles (c) est celui qui a le plus insisté sur la provenance gastro-intestinale des phénomènes convulsifs chez les nouveau-nés ; et dans ce processus morbide, il refuse au cerveau le premier rôle, pour l'attribuer à l'intestin et à l'estomac, par l'intermédiaire du grand sympathique. « Les maladies des enfants, dit-il, ont en général leur siége dans les organes digestifs. La gastro-entérite les plonge parfois dans un profond coma. Les urines sont rares ou nulles depuis le commencement de l'accès.

On voit les enfants soulever fortement l'épigastre et le porter alternativement de droite et de gauche, en même temps qu'ils fléchissent et étendent brusquement leurs membres ; et cela advient surtout chez ceux dont l'état d'assoupissement est interrompu de temps à autre, par des mouvements convulsifs. Ce mal dépend le plus souvent d'une affection du grand sympathique et de ses diverses ramifications, ou de l'irritation de la membrane muqueuse gastro-intestinale. Celle-ci peut être due, tantôt à la présence du méconium, à un développement progressif ou subit de gaz dans le canal intestinal, ou à l'infraction des régles hygiéniques qui appartiennent à cet âge ; tantôt à un amas de mucosités ou de matières bilieuses dans l'estomac ou les intestins, et à une mauvaise digestion stomacale ; tantôt, enfin, à la présence des vers ». Brachet (d) s'efforce de montrer les liens qui unissent le cerveau à l'estomac et, parlant des inconvénients d'une quantité de lait insuffisante, il dit : « Le malheureux enfant s'épuise par le défaut de nourriture et par ses cris ; tout le système nerveux acquiert un degré de sensibilité plus grand, et bien souvent, le sentiment de la faim devient si pressant et si vif, que les convulsions en sont la suite. »

(a) Guillemeau, *Œuvres de chirurgie*, Rouen, 1649, p. 426.
(b) Deleurye, *Traité des accouchements*, Paris, 1777, p. 540.
(c) Sableyrolles, *Recherches d'anat. et de phys. pathol. relatives à la prédominance et à l'influence des organes digestifs des enfants sur le cerveau.*
(d) Brachet, *Traité pratique des convulsions de l'enfance*, Paris, 1837.

convulsive ou éclamptique de l'encéphalopathie urémique ;
et, pour soutenir cette manière de voir, je me suis fondé sur
l'étude des symptômes et de l'étiologie. Je n'ai donc à vous
parler ici, que de la cause prochaine ou anatomique du *mal
de mâchoire*.

Presque tous les auteurs la trouvent dans une congestion
considérable des vaisseaux du canal rachidien et même dans
une véritable apoplexie sanguine, péri-méningée.

M. Ch. West, après avoir rejeté cette manière de voir, y
est revenu , ·sous l'influence des observations du docteur
Weber, de Kiel (1); qui, donnant aux cadavres diverses posi-
tions, croyait pouvoir, au moment de l'autopsie, différencier
ce qui était véritablement morbide de ce qui n'en avait que
l'apparence. Or, chaque fois qu'il en a eu l'occasion, ayant,
immédiatement après la mort, placé sur la face, les enfants qui
avaient succombé au trismus; il a trouvé, d'une manière constante, une injection considérable des petits vaisseaux de la
moelle et de ses membranes, et une extravasation de sang,
en dehors de l'enveloppe. Ces expériences de M. Weber ne
sont pas probantes. Ce n'est pas après la mort, qu'il fallait
placer le corps dans telle ou telle position, pour s'assurer des
effets de la pesanteur sur l'état du système vasculaire ; mais
bien durant les heures qui la précèdent ; car, chez les malades
ici en cause, la circulation s'accomplit d'une manière très-
imparfaite, non-seulement dans les derniers instants, mais
encore dans les derniers jours ; et c'est alors que se produisent des stases sanguines, que la position du cadavre ne saurait modifier d'une manière notable.

Maintes fois, chez les nouveau-nés qui avaient succombé
à l'Athrepsie, avec ou sans accidents nerveux terminaux,

---

(1) Weber, *Beitrage zur pathologischen Anatomie des Neugebornen*, vol. 8, part. I,
p. 7, 63, 75 ; Kiel, 1851.

j'ai constaté, à des degrés divers, cet état du réseau vasculaire péri-spinal, auquel on a rapporté les phénomènes tétaniformes. Billard frappé, par sa fréquence, est tenté de le considérer comme normal. Il pense que les troubles qui surviennent dans la circulation cérébro-rachidienne, peuvent provenir de la disposition même des vaisseaux; et, après avoir décrit le réseau veineux si remarquable qui entoure la moelle, il ajoute : « Il existe également, derrière la dure-mère, une couche assez épaisse de tissu cellulaire, qui, chez les jeunes enfants, est infiltrée d'une sérosité souvent jaunâtre, dont la consistance est quelquefois gélatiniforme, et qu'il faut se garder de prendre pour une production morbide. Le réseau veineux rachidien est presque toujours gorgé de sang, ce qui provient sans doute de la lenteur avec laquelle s'effectue la circulation veineuse du rachis à cette époque de la vie. »

La congestion du réseau veineux péri-médullaire existait aussi chez nos malades (1), et, sur ce point encore, le trismus ne diffère pas de l'encéphalopathie urémique. Mais, loin d'attribuer à cette stase sanguine, presque constante chez les malades qui succombent à l'Athrepsie, une importance de premier ordre, je la considère comme étant à peu près sans action, sur le développement des troubles nerveux.

Ainsi, par une filiation que l'on suit aisément, l'encéphalopathie urémique des athrepsiés dérive des troubles digestifs de la première heure. Si on la compare à celle que la

(1) Cet état anatomique n'est signalé que dans un petit nombre de mes observations, pour deux raisons: d'abord, parce que je n'ai pas toujours examiné la cavité rachidienne ; et puis, parce que, l'ayant rencontré dans un grand nombre de cas, en dehors de l'encéphalopathie, et le considérant comme fréquent à cet âge de la vie et sans signification déterminée, j'ai négligé de le noter.

même intoxication du sang provoque aux autres âges; avec des points de contact, on constate quelques différences, qui semblent devoir être attribuées surtout à l'état d'imperfection où sont les centres nerveux chez les nouveau-nés.

Ici, comme chez les adultes, la forme comateuse domine, et d'une manière très-marquée; mais, contrairement à ce que l'on observe chez ces derniers, le coma s'accompagne d'une contraction excessive des pupilles et de strabisme. Il est très-probable que la congestion si marquée de tout le système veineux de l'encéphale n'est pas étrangère à cette première différence. Nos malades ne nous ont jamais présenté isolément le délire non plus que les convulsions; toujours ces troubles étaient unis au coma.

Mais ces dissemblances ne sont pas les seules que, dans les manifestations névropathiques, l'Athrepsie mette en relief, entre les nouveau-nés et les individus plus âgés. Elle nous montre, en effet, que les lésions encéphaliques, qui, dans la pathologie commune, se traduisent par des symptômes caractéristiques, restent silencieuses chez les enfants que nous étudions. Il est très-malaisé d'expliquer ce fait; toutefois en invoquant, chez eux, l'absence actuelle de certains éléments anatomiques qui se développeront plus tard, l'imperfection de ceux qui existent déjà, un manque de solidarité entre les diverses parties des centres nerveux et l'abaissement où est tombé le pouvoir réactionnel dans l'organisme entier; on trouve moins surprenante la différence que je vous signale.

Le pouls, la respiration, la température et le poids, subissent dans l'Athrepsie des perturbations importantes, dont je vais chercher l'explication.

Je ne m'arrêterai pas longtemps sur le pouls. Chez un grand nombre de malades, il se ralentit considérablement à la dernière période de l'Athrepsie ; ce qui paraît devoir être attribué à l'affaiblissement du cœur et aux altérations du sang, surtout à sa viscosité.

La dyspnée, qui détermine souvent des déformations thoraciques, est constante dans la forme rapide ; et fréquente dans un certain nombre de cas chroniques. Elle coïncide toujours avec l'anxiété et la cyanose.

En toute circonstance, sa cause est dans l'état du sang. Celui-ci commande en effet la respiration, qui a pour office de le mettre en contact avec l'air extérieur. L'accomplissement imparfait de cet acte engendre la dyspnée ; et la fréquence, comme l'ampleur des mouvements respiratoires ont pour but de faire cesser ce trouble, en appelant dans la profondeur du poumon une quantité d'air plus considérable. Or, l'obstacle à l'hématose dépend tantôt du poumon, qui ne fournit pas une surface assez étendue au contact des deux fluides ; tantôt du sang, dont la quantité ou la qualité ne permettent pas une absorption suffisante d'oxygène.

Dans l'Athrepsie, laissant de côté les cas où il existe de la pneumonie, complication qui rigoureusement peut expliquer la gêne respiratoire, je ne m'occuperai que de ceux où les voies laryngo-bronchiques sont libres , où le parenchyme pulmonaire se présente avec toutes les apparences de la santé. Eh bien ! vous le savez, même en pareil cas, les alvéoles ne sont pas exempts de lésion , puisque leur épithélium est, sur un grand nombre de points, atteint de stéatose. Mais cela ne suffit pas à expliquer les accidents dyspnéiques. Pour s'en rendre compte, il est indispensable de faire intervenir l'état du sang. Je n'ai pas besoin de revenir sur les altérations qu'il présente ; je vous rappellerai seulement que sa viscosité et sa densité constituent un obstacle considérable à l'action de l'air. J'ajoute que son intoxication urémique est encore une cause de dyspnée.

Dans l'état thermique des athrepsiés, le fait capital est l'abaissement constant et graduel de la température au-dessous de la moyenne physiologique. Abaissement de la température.

Or, si l'on admet que la source du calorique se trouve dans toutes les parties du corps ; que la chaleur se dégage au contact des tissus et du sang, par le fait des actions chimiques qui sont le dernier terme de la nutrition (1) ; il est facile d'expliquer ce qui arrive aux athrepsiés ; car tout chez eux contribue à affaiblir la thermogenèse. En première ligne est l'état du sang, déjà si souvent invoqué. Pour que les phénomènes chimiques de la nutrition puissent s'accomplir, il faut que le *milieu intérieur* soit humide, que son plasma soit abondant. Si la composition physico-chimique du sang est sensiblement modifiée, la vie se trouble et même peut s'arrêter. Or, je vous l'ai répété jusqu'à satiété, ces conditions fâcheuses sont précisément celles qui existent dans l'Athrepsie. Tout, en effet, nous prouve l'altération du liquide nourricier. La diminution de sa masse nous est démontrée par le corps amoindri, par la peau desséchée et flétrie, par la fontanelle déprimée, par les muqueuses arides. L'appauvrissement de son plasma, et, si l'on peut ainsi dire, sa concentration, s'accusent par la cyanose et par l'augmentation relative des hématies.

La dyscrasie sanguine est donc la cause capitale du refroi-

(1) Dans ces considérations de pathogénie et de physiologie, je me suis inspiré des idées récemment émises sur la chaleur animale et la fièvre par M. Claude Bernard (a).

(a) Claude Bernard, *Leçons sur la chaleur animale, sur les effets de la chaleur et sur la fièvre*, Paris, 1876.

dissement des athrepsiés, et celle qui agit dès le début ; mais ce n'est pas la seule. Il en est d'autres qui, tout en se montrant à une période plus avancée, contribuent encore d'une manière notable, à la chute thermique. Telles sont : l'amoindrissement des sécrétions glanduleuses et du mouvement musculaire. — On sait, en effet, que ces deux ordres de phénomènes, le dernier surtout, sont des sources considérables de chaleur. Or, dans l'Athrepsie, ils sont habituellement réduits à de très-minimes proportions.

Il ne me semble pas que l'on puisse élever d'objection sérieuse contre cette explication de l'abaissement de la température des athrepsiés.

Dans l'interprétation des faits d'ordre secondaire, l'hypothèse aura une part plus grande. Prenons, par exemple, les oscillations, parfois assez marquées, que subit l'état thermique, en dehors de l'influence extérieure. Rien ne s'oppose à ce qu'on les attribue à une inégalité corrélative dans le fonctionnement des glandes et des muscles ; puisque l'on sait que le foie et l'intestin, qui constituent un appareil glandulaire considérable, agissent très-irrégulièrement ; et que la même irrégularité s'observe dans les mouvements musculaires. Cette explication est acceptable, mais elle n'a rien de saisissant. J'en puis dire autant de celle que je vous propose pour interpréter les rapports souvent très-inattendus, que l'on constate entre la température axillaire et celle du rectum. Vous vous rappelez, en effet, que la première l'emporte sur la seconde, pendant une période parfois assez longue, pour lui devenir finalement inférieure, dans quelques cas à marche lente. J'estime que cela résulte simplement, de l'inégale distance qui sépare ces deux régions du centre calorifique. Il s'agit toujours, en effet, d'enfants chétifs, malades depuis longtemps, et dont la température est au-dessous de la moyenne physiologique. Chez eux, l'équilibre thermique est rompu ; et la chaleur, au lieu d'être également répartie, domine en un foyer, d'où elle tend à se propager, de proche en proche, aux différentes régions du corps. Dans de telles conditions, les parties très-rapprochées de ce centre, bien que superficielles, sont plus chaudes que celles qui, étant profondes, en sont très-éloignées. Or, la région cardiaque peut être considérée comme la plus chaude, car elle reçoit directement le sang de l'encéphale et du foie, les deux viscères qui, en se refroidissant le moins, sont en même temps, chez ces malades, ceux qui produisent le plus de chaleur. — Et ce qui prouve bien qu'il s'agit ici d'une relation de distance et non de profondeur ou de surface ; c'est que, d'une manière invariable, alors que l'aisselle, région superficielle, mais voisine du cœur, l'emporte de 1 à 2 dixièmes de degrés sur le rectum, qui est profond, mais beaucoup plus éloigné du centre calorifique ; l'aine, à peu près aussi distante de ce dernier que l'est le rectum, est plus froide que lui, de 1 à 4 dixièmes de degré ; et que l'aisselle, de 2 à 6 dixièmes. Or, l'aisselle et l'aine sont deux régions de surface ; et, si la première est plus chaude que l'autre, c'est qu'elle est plus rapprochée du cœur. D'un autre côté, si l'aine est plus froide que le rectum, c'est que, par sa position superficielle, elle est plus exposée au refroidissement.

La profondeur joue donc encore ici son rôle, mais, contrairement à ce que l'on observe d'ordinaire, son importance est subordonnée à celle de la distance qui sépare le point exploré du foyer thermique.

Les autres faits dont il me reste à vous expliquer le mécanisme dependent de l'abaissement de la chaleur générale et de l'impuissance où est l'organisme de produire assez de calorique, pour résister à l'action refroidissante de l'extérieur. — Par là, les athrepsiés se rapprochent des animaux à température variable. Comme eux, ils subissent rapidement l'action des corps avec lesquels ils sont en contact, et en particulier celle de l'air ambiant. Il suffit, en effet, de les démailloter et de les découvrir, pour constater, au bout d'un temps très-court, une chute de la température, qui peut atteindre un degré.

Le rapprochement que je viens de faire est encore justifié par un autre fait ; à savoir que, chez les enfants très-affaiblis ou chez les avortons, lorsqu'une ou plusieurs affections inflammatoires, telles que la pneumonie, un phlegmon, ou l'érysipèle, viennent compliquer l'Athrepsie, elles peuvent ne pas modifier la température ; et en tout cas, ne l'élèvent jamais que d'une quantité très-minime. C'est que, chez ces malades, de même que chez les animaux à sang froid, la production de chaleur étant très-lente et comme invisible, il n'est pas surprenant que les phénomènes de la fièvre ne se montrent pas. Comment se montreraient-ils, et même comment se produiraient-ils, leur source ayant été épuisée par l'Athrepsie ?— La dénutrition qui les caractérise, et l'amaigrissement, qui en constitue le fait anatomique apparent, ne sauraient plus être, puisqu'ils viennent de se produire.

L'abaissement du poids est une conséquence toute naturelle de l'autophagie. Cela est tellement simple, que je n'y serais pas revenu, n'était la relation, si digne de remarque, qui lie le poids à la température. Je vous ai cité des observations, dans lesquelles, à diverses reprises, le thermomètre s'élevant brusquement, dépassait de plus d'un degré, le chiffre noté la veille. Presque toujours, en même temps, on notait une perte de poids considérable. — Or, ce dernier fait ne peut s'expliquer que par une suractivité dans la destruction des tissus, et dans les phénomènes chimiques, qui sont la source principale de la chaleur. Il est donc naturel que celle-ci subisse une augmentation proportionnée à la perte de poids.

Si l'on considère que ces cas sont ceux où l'excrétion de l'urée est le plus abondante, puisqu'elle peut s'élever au quintuple de son chiffre normal; on est bien tenté d'établir une relation intime entre l'accroissement de l'urée, la perte de poids et l'élévation de la température; et de se demander s'il ne s'agit pas là d'un véritable état fébrile. Cliniquement, en effet, il y a une élévation thermique; et en réalité, bien que moins apparemment, il se fait une oxydation plus active des tissus. Cette *fièvre athrepsique*, dont les faits précédents me semblent démontrer l'existence, est comme on le voit, la plus élémentaire, la plus simple des fièvres.

Dans l'Athrepsie, la mort vient presque toujours lentement. Il semble que la vie s'éteigne, faute de matériaux pour l'alimenter. Les grandes fonctions s'abaissent toutes simultanément et graduellement. Ce n'est que dans des cas bien rares, que l'on voit les malades succomber avec une très-grande rapidité; et l'on ne peut expliquer d'une manière satisfaisante cette terminaison exceptionnelle.

De la mort dans l'Athrepsie.

Je me résume et je dis : La maladie a pour point de départ constant une digestion viciée, suivie d'une assimilation insuffisante; et de proche en proche, elle s'étend à l'organisme entier. Au début, les acquisitions s'amoindrissent, puis s'arrêtent. Alors, les tissus protéiques et les graisses elles-mêmes sont brûlés. Pour vivre, l'individu se consume; et le terme de l'existence est la limite même de l'autophagie.

Résumé pathogénique.

Dans ce processus, un fait pathologique apparaît constant, essentiel ; que l'on rencontre à toutes les étapes, qui imprime sa marque à tous les symptômes, sur toutes les lésions. — Ce fait majeur, c'est le *renversement du mouvement nutritif.*

Il domine, il gouverne tout. Nulle affection, nul fait clinique, nulle altération d'organe ou de tissu, qu'il ne détermine. Il est l'essence même de la maladie ; — il doit donc servir à la qualifier. Voilà pourquoi je me sers du terme *Athrepsie.* Il est dans la nature des choses ; et trouve sa justification dans tout ce qui précède.

L'Athrepsie est une maladie. Vous comprenez maintenant le plan de cette étude, le but que j'y ai poursuivi ; et ce qu'elle présente de neuf et d'original. — Des affections et des altérations organiques nombreuses étaient jusqu'ici disséminées dans les cadres nosologiques ; et l'on avait complétement méconnu le lien qui les unit. — Après avoir démontré leur parenté, je les ai réunies en un faisceau solide, j'en ai fait une maladie, dont j'ai demandé la qualification à son essence même.

Dans cette succession pathologique, dans ce *cercle* morbide, les troubles, chose très-remarquable, disparaissent souvent après avoir, si l'on peut ainsi dire, rempli leur fonction génératrice pour l'évolution du processus auquel ils appartiennent. Les stéatoses rénale et cardiaque, nous le démontrent, puisque l'on n'en trouve aucune trace chez ceux qui succombent très-amaigris, bien qu'elles aient certainement existé, durant un certain temps ; mais la preuve la plus éclatante du fait que je vous signale nous est fournie par la diarrhée. Vous le savez, c'est elle qui donne le branle ; sans elle, pas de maladie. Eh bien ! à la période ultime, alors que la maigreur est arrivée à sa dernière limite, qu'il existe un abaissement notable de la température et du poids ; que tout annonce une mort prochaine ; — à ce moment, la petite quantité de lait que reçoit l'estomac, est bien digérée, et les garde-robes ont un aspect normal.

L'Athrepsie n'est donc pas une unité pathologique, une *affection* ; c'est une succession, une progression morbide, dont les deux termes extrêmes sont séparés par une série d'actes et de faits, qui s'engendrent réciproquement ; qui portent une marque caractéristique et commune, tout en évoluant d'une manière indépendante, puisque le premier peut avoir disparu, quand la terminaison fatale est imminente. Ce sont là tous les caractères d'une maladie. — L'Athrepsie est donc une *maladie*.

Voulez-vous maintenant mesurer la distance qui me sépare des auteurs ? — Cherchez les chapitres qu'ils ont consacrés à la diarrhée, au muguet, à l'érythème, aux ulcérations de la peau et des muqueuses, à l'otite interne, au sclérème, au coma, aux convulsions, au mal de mâchoire, aux infarctus uriques, aux hémorrhagies de l'encéphale ; — et vous les trouverez distribués, comme au hasard, du commencement à la fin de leurs traités. Lisez leurs descriptions, d'ailleurs fort bonnes pour la plupart ; et après l'avoir fait, demandez-vous d'où viennent ces affections, ces altérations organiques ; où elles mènent, ce qu'elles sont en réalité, et quelle est leur véritable signification pathologique. J'affirme que vous serez dans l'impossibilité de répondre à ces questions. Car, isolées de la sorte, elles constituent de simples faits morbides, curieux par les détails qu'ils présentent, mais incapables de faire naître dans l'esprit du pathologiste aucune idée d'origine, de filiation, d'ensemble.

Ce désordre nosologique est d'ailleurs la source de graves et de nombreuses erreurs.

Les observateurs, en effet, méconnaissant les affinités et la proche parenté des termes morbides qu'ils avaient sous les yeux ; et d'autre part, prenant à chaque instant pour des causes primordiales, des faits en réalité secondaires, ils ont placé à la tête d'une série d'affections successives, celle qui n'aurait dû y occuper qu'un rang intermédiaire.

Valleix nous fournit l'exemple le plus frappant de cette confusion, dans le long chapitre qu'il consacre au *muguet*. « Cette affection, dit-il, est, sans contredit, une des plus importantes parmi celles qui attaquent les nouveau-nés. Elle est importante par sa fréquence, par la multiplicité de ses symptômes et de ses lésions, par sa gravité... Les pathologistes n'avaient jusqu'ici réellement fixé leur attention que sur les lésions de la bouche ; pour eux, la maladie était là à peu près tout entière... Les nombreuses lésions secondaires étaient à peine mentionnées par eux... et, convaincus que le muguet n'était autre chose qu'une inflammation pseudo-membraneuse de la bouche, ils ne cherchaient point ailleurs les signes d'une maladie. Il m'a été démontré, ajoute Valleix, que le muguet n'était point une simple affection de la bouche, *une stomatite avec altération de sécrétion*, comme le dit Billard, mais une maladie dont le siége est beaucoup plus étendu dans le tube digestif, et dans laquelle on voit survenir un grand nombre de lésions secondaires. J'ai reconnu alors que, dans les traités des maladies des nouveau-nés, on avait fait un très-grand nombre de maladies diverses, en décomposant cette seule affection, et que, trouvant fréquemment des inflammations de l'œsophage, de l'estomac, des intestins, etc., on en avait fait autant d'affections diverses, quoiqu'elles ne fussent, en réalité, que des lésions primitives ou secondaires d'une seule et même maladie. »

Ne vous est-il pas clairement démontré, par cette citation, que, sous le titre de *Muguet*, c'est l'Athrepsie, ou tout au moins une fraction de l'Athrepsie, qui a été décrite ; et ne voyez-vous pas, en même temps, l'énormité de la faute ainsi commise?

Par une erreur semblable à celle de Valleix, M. Hervieux (1), sous la dénomination d'*Algidité progressive des enfants nouveau-nés*, a fait le tableau de l'Athrepsie, sinon dans son ensemble, du moins partiellement. Les conclusions de son travail ne laissent aucun doute là-dessus. Les voici:

« Il existe, chez les nouveau-nés placés dans certaines conditions, un état particulier, indépendant du sclérème, et qu'on peut désigner sous le nom d'*algidité progressive*.

» Cet état se caractérise non-seulement par l'abaissement progressif de la température du corps, mais par la dépression progressive, simultanée, de la circulation et de la respiration.

» La plupart des nouveau-nés atteints d'algidité progressive sont pâles, décolorés, souvent réduits au marasme, et semblables à de petits vieillards. Leurs mouvements sont obscurs, leurs cris voilés, et leur sensibilité presque nulle.

» Les trois causes principales qui semblent produire l'algidité progressive sont : d'une part, la faiblesse congénitale ; d'autre part, l'insuffisance de l'alimentation et le décubitus prolongé dans la position horizontale.

» Le sein de la mère et la sollicitude dont elle saurait entourer son enfant seraient, en ville, le seul remède à opposer au mal. Dans les hospices destinés aux nouveau-nés, il suffirait d'augmenter le nombre des bras pour prévenir l'apparition de l'algidité progressive. »

L'*inanition*, à laquelle M. Bouchaud a consacré la seconde partie de sa thèse, est, sans aucun doute, la maladie que je vous ai fait connaître. Je ne puis vous en donner une preuve plus convaincante, que le passage suivant, où se trouve résu-

_____

(1) Hervieux, *Bulletin de la Société médicale des hôpitaux*, t. II, p. 269, Paris, 1862, et *Mémoire cité*.

mée la pensée de l'auteur. « Nous devons, dit-il, considérer comme résultat de l'inanition non-seulement les morts dues à une privation absolue de nourriture, mais encore celles qui arrivent à un degré voulu d'émaciation, quelle que soit l'affection concomitante, puisque ce n'est plus le mal qui tue par sa violence, mais bien le défaut de nutrition, qui rend la vie impossible. C'est ainsi que nous avons envisagé la question, qu'il y ait muguet, diarrhée, pleurésie chronique, abcès profond, fièvre, érysipèle même, etc. Si la mort arrive quand le marasme est complet, son mécanisme n'est-il pas le même que si le malade eût été privé d'aliment? De même, qu'un enfant n'ait rien pris, ou qu'il ait pris une quantité insuffisante de lait, ou encore que ce lait pris n'ait été ni digéré, ni assimilé, n'aurons-nous pas mêmes phénomènes et même résultat? En un mot, je crois qu'on peut traiter de l'inanition, comme on le fait de l'asphyxie. Comme celle-ci, c'est un genre de mort spécial, ayant une multitude de causes, dont le résultat final est d'anéantir l'existence par un défaut de nutrition. »

Il n'est pas nécessaire d'une longue démonstration pour prouver ce qu'il y a d'impropre dans ces termes et combien sont justes les critiques que j'adressais par avance aux auteurs qui les ont employés. — Le *muguet*, dont Valleix a fait comme l'assise fondamentale de son travail, joue, parmi les nombreuses affections de l'Athrepsie, un rôle très-secondaire ; il n'est pas nécessaire et manque souvent. — De même, l'*algidité progressive*, à laquelle M. Hervieux fait un cortége avec les autres affections, n'est qu'une des conséquences de la maladie ; plus grave, il est vrai, que le muguet, mais qui, ne se montrant qu'à la dernière période, ne saurait en être considérée comme le pivot. — Enfin, l'*inanition* de M. Bouchaud, bien qu'étant de toutes ces conceptions celle qui se rapproche le plus de la vérité, dit tout à la fois trop et trop peu.

Dans ces différents travaux, d'ailleurs, on constate une tendance très-manifeste à rapprocher les unes des autres un certain nombre d'affections où le tube digestif et la nutrition sont particulièrement engagés. C'est là un fait que je vous signale, parce qu'il vient à l'appui de l'idée que je soutiens.

Et maintenant, si vous jetez un coup d'œil d'ensemble sur ces leçons, vous comprendrez sans peine que, me proposant de faire l'histoire pathologique du nouveau-né, j'aie commencé par l'Athrepsie, et que je l'aie longuement étudiée. C'est qu'en effet cette maladie prend sa source dans le trouble des deux fonctions (1) qui, chez l'enfant de cet âge, priment toutes les autres ; à savoir : la digestion et la nutrition. — Rappelez-vous combien j'y ai insisté à propos de la physiologie. — A cette époque de la vie, la tendance *formative* est considérable. Seule une autre l'égale : c'est la *destructive*, quand agit une impulsion contraire à celle qui favorise la première. La modalité vitale du nouveau-né est très-mobile ; il suffit de peu pour en changer le cours, pour la faire passer de la nutrition à la dénutrition, de l'état de santé à l'état de maladie. Dans cet équilibre instable, dans cette égale impétuo-

---

(1) « L'appareil digestif, dit Billard (*a*), offrant, à l'époque de la naissance, un état de formation et de développement très-avancé, et remplissant dès lors des fonctions fort actives, est, en même temps , le siége du plus grand nombre de maladies chez les enfants ; c'est, en effet, par le tube digestif qu'il en périt le plus, c'est là qu'est le plus souvent le siége des maladies qui altèrent leur santé et s'opposent au libre développement de leur constitution. »

(*a*) *Loc. cit.*, p. 435.

sité à se porter dans un sens ou dans le sens opposé, se trouve la clef de la pathologie du premier âge. L'histoire tout entière de l'Athrepsie vous l'a démontré (1).

(1) Dans la *description* de l'Athrepsie telle que je l'ai présentée, je n'ai pas cru devoir consacrer un chapitre spécial au *diagnostic ;* car on ne fait pas le diagnostic d'une *maladie*, mais celui de chacune des affections qui la constituent. Or, ce diagnostic partiel, je l'ai fait, du moins, dans le cas où il m'a semblé présenter quelque utilité.

VINGTIÈME LEÇON

TRAITEMENT DE L'ATHREPSIE

MESSIEURS,

L'étiologie nous a appris qu'il est facile de provoquer l'Athrepsie, de la faire naître, pour ainsi dire, à volonté. — Il est beaucoup plus malaisé, lorsqu'elle existe, de la combattre et d'en arrêter les progrès. Tout ce qui précède vous le prouve surabondamment. Soyez pourtant convaincus que l'hygiène et la thérapeutique, loin de rester impuissantes, vous rendront, dans le plus grand nombre des cas, de très-grands services.

Si le tableau que je vous ai présenté est sombre, c'est qu'il a été fait à l'hospice des Enfants-Assistés, c'est-à-dire dans une de ces maisons où il semble que tout se réunisse pour imprimer au mal une marche funeste. Lorsque les enfants sont isolés et dans un milieu sain, conditions habituellement réalisées dans la pratique de la ville, tout est moins grave, et il est rare qu'à l'aide d'un traitement bien institué l'on ne parvienne pas à triompher du mal.

Alimentation
du nouveau-né.

Avant de vous dire comment il faut le combattre, je crois devoir vous faire connaître sommairement le régime alimentaire des enfants du premier âge. J'aurais pu placer ces remarques à la fin de la deuxième leçon ; mais, comme nous puiserons dans ces règles d'hygiène plusieurs moyens thérapeutiques précieux, il m'a semblé que la meilleure place à leur donner était celle-ci.

Nécessité de l'allaitement naturel.

Tout nouveau-né doit être allaité par sa mère ; ou, à son défaut, par une nourrice étrangère ; et le lait qu'il tire du sein doit être son unique aliment.

Pour bien comprendre l'importance de ce précepte, reportez-vous à ce qui a été dit de la nutrition avant et après la naissance. Rappelez-vous que, pour le nouveau-né, la mamelle est l'équivalent du placenta ; que le lait de la mère est presque le sang que naguère elle lui donnait (1) ; et que l'arracher au sein, c'est rompre tous ses liens maternels, c'est l'exposer à ces troubles digestifs dont les conséquences sont parfois si redoutables.

Il est pourtant des cas où la mère ne peut pas nourrir ; alors vous devez exiger qu'elle laisse à une nourrice mercenaire le soin d'allaiter son enfant. Et je vous signale ici l'une des circonstances où votre responsabilité médicale sera le plus engagée, où votre fermeté sera mise à la plus rude épreuve. — La femme qui ne veut pas nourrir ne manque jamais de prétextes pour se soustraire au plus naturel des devoirs, et la raison n'a que bien peu de prise sur son caprice ou son égoïsme. Mais, je vous l'affirme, ce n'est pas à combattre ces mauvaises mères que vous aurez à vous efforcer : vos luttes les plus pénibles seront contre celles qui, mues par un sentiment ex-

---

(1) « Le sang monte aux mamelles, dit Ambroise Paré, et se convertit en lait, qui n'est qu'un sang blanchi, lequel l'enfant suce et tette jour et nuit. »

cessif de la maternité, n'admettent pas qu'un obstacle puisse les priver de nourrir leur enfant. Rien n'empêchera ces trop bonnes mères de satisfaire ce besoin. Il en est qui, vaincues par l'évidence, vous promettront de ne pas donner le sein ; mais elles ne resteront pas toujours maîtresses de leur résolution, tant est impérieuse la fonction génératrice. J'en ai vu qui, le jour, surveillées, n'osaient rompre leur parole ; mais qui, la nuit, abandonnées à toute l'impulsion de leur instinct, dans un élan de fureur jalouse, arrachaient l'enfant des bras de sa nourrice, pour lui présenter leur sein souvent tari, mais d'où leur venait, par le contact de ses lèvres, la pleine satisfaction de leurs désirs.

Après vous avoir avertis que les difficultés de la pratique ne viennent pas toutes de la maladie, revenons à celle-ci, et voyons dans quelles circonstances vous devez interdire l'allaitement maternel.

L'obstacle peut être du côté de la mère ou de l'enfant. Le premier cas est le plus fréquent.

J'y ai déjà fait allusion, à propos de l'étiologie, mais il n'y a aucun inconvénient à y revenir. Il peut se faire que la nouvelle accouchée n'ait pas de lait ; que l'apparition de celui-ci soit très-tardive ; ou bien que sa quantité, d'abord suffisante, diminue notablement, après six semaines, deux mois, au moment du retour des fonctions utéro-ovariennes. Il peut se faire encore que ses mamelons s'excorient ou se gercent ; que des abcès lui viennent aux seins ; qu'elle soit anémique, débile ou sujette à des attaques nerveuses ; qu'on redoute les atteintes de la diathèse tuberculeuse ; ou bien, enfin, qu'il se déclare chez elle une affection fébrile aiguë. Dans tous ces cas, vous devez donner à l'enfant une nourriture étrangère.

D'autres fois, la mère peut allaiter ; mais l'état du nouveau-né s'oppose à ce qu'elle le fasse. Supposez, en effet, qu'il ne soit pas à terme, ou bien qu'il soit atteint de faiblesse congénitale. L'eau sucrée, la décoction de gruau et toutes les autres boissons que l'on fait prendre en attendant le lait maternel sont, dans ces cas, tout à fait insuffisantes. Il faut immédiatement donner le lait d'une nourrice, qui, seul, est capable de ranimer l'enfant et de le faire vivre. S'il a un bec-de-lièvre, une division du voile du palais, ou s'il est atteint de syphilis héréditaire, et que, dans ce dernier cas, la mère ne paraisse pas infectée, on le nourrira à la cuiller, au biberon, avec du lait d'ânesse, de chèvre ou de vache, suivant la tolérance de son tube digestif.

Du choix d'une nourrice.

Lorsque vous serez obligés de choisir une nourrice pour l'enfant dont la santé vous sera confiée, je vais vous dire brièvement les signes qui doivent fixer votre choix et mettre de votre côté le plus de chances favorables.

La bonne nourrice est celle qui fait un beau nourrisson; c'est assez vous dire que l'usage seul vous fixera sur la valeur de celle que vous aurez prise. Telle femme, en effet, se présentant dans les meilleures conditions, laissera péricliter un enfant, qu'une autre, de beaucoup moins belle apparence, ne tardera pas à rendre prospère. — Toutefois, voici les garanties que vous exigerez.

La nourrice aura de 25 à 35 ans. Elle sera accouchée depuis 2 mois au moins, et non depuis plus de 4 ou 5 (1). Elle devra présenter tous les attributs d'une bonne constitution et d'une

(1) Les femmes les plus aptes à nourrir, suivant M. Jacquemier (a), sont celles qui, âgées de 18 à 35 ans, ont un lait de 6 semaines à 4 mois. Mais il ajoute que l'on peut sans inconvénient sérieux prendre une nourrice accouchée depuis 5 ou 6 mois.

(a) Jacquemier, *Manuel des accouchements*, t. II

santé actuellement bonne. Elle ne portera aucune trace d'une affection diathésique. Vous vous assurerez surtout qu'il n'existe, chez elle, aucun indice de syphilis. — Les seins, volumineux, assez fermes, mais souples et sans aucune dureté, seront mobiles sur la poitrine. Une vascularisation superficielle y marquera l'activité fonctionnelle. La palpation y fera découvrir un tissu glandulaire abondant et peu de graisse. L'aréole sera foncée; le mamelon allongé, un peu plus volumineux à son extrémité qu'à sa base, s'érigeant aisément, sans être trop sensible, couvert d'un tégument assez endurci pour être à l'abri des gerçures et des érosions. Il faut qu'en pressant le sommet du sein on en fasse jaillir sans peine, comme d'une pomme d'arrosoir, une gerbe lactée. Le lait, d'un blanc très-légèrement bleuâtre, fluide et sans saveur bien prononcée, ne présentera, à l'examen microscopique, ni corpuscules de colostrum, ni hématies, ni leucocytes. Enfin, et ce moyen d'information est certainement le plus précieux, vous examinerez l'enfant de la nourrice qui vous sera présentée. Sa belle apparence sera le meilleur garant des qualités de la mère (1).

Lorsqu'une nourrice réunit toutes ces qualités, il y a de grandes chances pour que le nouveau-né que vous lui confierez, s'il est dans un état satisfaisant, y reste; et pour qu'il recouvre la santé, s'il l'a perdue. Mais, je vous le répète, vous n'aurez la certitude de ces bons résultats qu'après l'épreuve faite (2).

---

(1) On voit souvent, dit Désormeaux, des femmes dont le lait est de médiocre qualité faire de leurs enfants de très-beaux élèves, et n'en faire que de fort chétifs des enfants étrangers qu'on leur a confiés d'après la bonne apparence de leur nourrisson.

(2) La couleur des cheveux, à laquelle semblent tenir encore un certain nombre de praticiens, n'a aucune importance. Les raisons qu'ils pourraient donner de leur préférence ne seraient pas meilleures que celles d'Ambroise Paré cherchant à justifier ce précepte : que la nourrice ne

Il ne faut pas, pour un motif futile, pour un dérangement passager de la digestion de l'enfant, dont vous triompherez sans peine, changer une nourrice ; et ce n'est, en général, qu'après un certain nombre de jours que l'on peut juger sa valeur ; mais dès que vous aurez acquis la conviction que son lait n'est pas celui qu'exige l'enfant, n'hésitez pas à la remplacer par une autre ; et cela autant de fois que vous le jugerez nécessaire, car la vie de l'enfant peut en dépendre, ce qui engage gravement votre responsabilité.

L'alimentation de la femme qui nourrit doit être très-réparatrice ; elle doit en effet suffire aux frais d'une sécrétion abondante et réelle en principes nutritifs ; mais il importe peu que ce soient la viande ou les végétaux qui y dominent. L'essentiel est que les aliments pris soient bien digérés et réparent les pertes qu'entraîne à chaque instant la production du lait. Une nourrice qui digère bien et mange suffisamment est dans les meilleures conditions pour remplir sa tâche ; et j'estime que fréquemment on met à tort sur le compte de tel mets ou de telle boisson un dérangement du nourrisson, dont la cause est ailleurs. Toutefois, certains enfants sont particulièrement affectés par des substances qui imprégnent le lait ; et, là-dessus, vous devez avoir l'attention constamment éveillée. Mais, je vous le répète, vous n'accepterez une pareille explication des troubles digestifs de l'enfant que si elle vous est imposée par la répétition du même accident, sous l'influence de la même cause, ou par toute autre circonstance de valeur (1).

---

doit pas être rousse, mais brunette. Il les empruntait à Sextus de Chéronèse. « Ainsi, dit-il, que la terre noire est plus fertile que n'est la blanche, par semblable, la femme brunette porte toujours le lait plus substancieux. »

(1) On s'est assuré par l'observation directe ou à l'aide d'expériences faites sur des animaux, que les principes odorants de certaines plantes, telles que l'asperge, l'anis, l'ail, l'oignon, la carotte, passent rapidement dans le lait.

—Vous empêcherez que la nourrice, sous prétexte de l'épuisement causé par l'allaitement, n'ingère une trop grande quantité de liquide, et, en particulier, de boissons alcooliques. — Vous lui prescrirez, autant que possible, l'exercice et la vie en plein air.

Le jour, — c'est toutes les deux heures seulement que le sein doit être présenté à l'enfant. La nuit, — il est bon qu'il dorme le plus possible; et par exemple, de 8 heures du soir à 6 heures du matin, deux ou trois tétées, sont suffisantes. Quand le nourrisson est bien portant et qu'il a dépassé quatre mois, on peut se contenter de l'allaiter toutes les trois heures. Les intervalles entre les repas seront toujours proportionnés à l'âge, et croîtront à mesure que l'on introduira dans le régime des aliments autres que le lait. Toutefois, ils ne doivent pas être trop éloignés, parce que, suivant la remarque de M. Péligot, le lait, en séjournant dans les mamelles, finit par s'appauvrir (1).

Fréquence des tétées.

(1) Voici, d'après M. Reyzet, la quantité de beurre trouvée dans 100 parties de lait d'une femme de 27 ans, nourrice et accouchée depuis 11 mois :

Avant de donner le sein :

2,0

3,5

3,9

3,3

Après avoir donné le sein :

1,9

1,1

7,4

7,0

M. Milne Edwards (a) explique cette différence de la manière suivante : « C'est, dit il, dans les ampoules initiales des conduits lactifères que naissent et se développent les utricules sécrétoires qui fournissent les matières grasses et les autres substances solides les plus importantes du lait, tandis que l'eau, plus ou moins chargée de matières albuminoïdes et salées, y est ajoutée par les parois membraneuses des conduits galactophores, qui ne sont pas aptes à sécréter les produits laiteux par excellence. Il en résulte que, plus le

(a) Milne Edwards, *Leçons sur la physiologie et l'anatomie comparée*, Paris, 1868, t. IX, p. 158.

Dans quelques cas exceptionnels, ces règles ne peuvent être suivies : c'est lorsque les enfants sont nés débiles ou ont été affaiblis par la maladie. Les repas seront alors très-peu copieux, et l'on devra les muliplier. La nourrice tirera du lait de son sein, et le fera boire à l'aide d'une cuiller préalablement réchauffée. Elle ne devra pas craindre de réveiller l'enfant pour l'alimenter ; car il serait dangereux de le laisser plongé trop longtemps dans la somnolence où le met sa faiblesse ; elle l'agitera même, de temps en temps, pour le faire respirer et crier, — pour le faire vivre.

Dans ce cas, la quantité du lait consommé restera bien au-dessous de celle que peut donner la nourrice ; aussi veillerez-vous très-attentivement à ce que les seins soient tétés par un autre enfant ou vidés artificiellement. Si l'on n'agissait de la sorte, la lactation diminuerait rapidement, et, plus tard, serait tout à fait insuffisante (1).

lait fourni par les ampoules traversera rapidement cette portion excrétoire des glandes mammaires, moins il sera aqueux. »

(1) « Comme chez la femme, dit M. Jacquemier (a), la quantité de lait sécrété se met en quelque sorte en rapport avec la consommation faite , un enfant fort, d'un grand appétit, qui tette souvent et vide complétement le sein, sans toutefois fatiguer la nourrice, porte la sécrétion au plus haut degré d'activité qu'elle peut atteindre, et reçoit le lait dans les conditions où il est le plus riche en principes nutritifs ; tandis qu'un enfant peu développé, faible, laissant, chaque fois qu'il prend le sein, une plus ou moins grande quantité de lait séjourner dans les mamelles, n'en prend que la partie la plus séreuse, et réduit bientôt la sécrétion dans la proportion de ses besoins. Mais si l'enfant, faible, soit parce qu'il est né prématurément, soit parce qu'il est maladif et que cet état se prolonge, ne peut pas entretenir une sécrétion suffisante , les mamelles sont d'abord exposées à s'enflammer, puis le lait se tarit. Il arrive souvent que des enfants nés dans ces conditions, après avoir perdu le lait de la mère, perdent aussi celui d'une bonne nourrice ; et, à la fin, celle-ci, la première victime, est accusée par la famille, et souvent par le médecin consulté tardivement, d'avoir nui à l'enfant. »

(a) *Loc. cit.*, t. II, p. 808.

L'allaitement naturel doit être prolongé le plus longtemps possible, et, si rien n'y met obstacle, l'enfant y sera soumis exclusivement jusqu'à 8 ou 10 mois. Mais il est quelques cas où l'on doit ajouter au lait du sein d'autres aliments; comme par exemple lorsque la mère veut nourrir malgré l'insuffisance de son lait. D'abord, on donnera, une ou deux fois dans les 24 heures, du lait de chèvre ou de vache; puis, vers 5 ou 6 mois, on commencera l'usage de crèmes préparées avec du lait et de la fécule de riz ou de l'arrow-root, qui, vous le savez, n'est autre chose qu'une fécule extraite des tubercules d'une amomacée (1) et débarrassée d'une huile volatile qu'elle contient. Son extrême finesse la rend très-recommandable en pareil cas. Je préfère ces aliments à ceux faits avec la farine de froment, ou le gruau d'avoine, que l'on a conseillé à cause de sa richesse en matières grasses et en principes albuminoïdes. Ces bouillies très-nourrissantes trouvent leur usage à une période plus avancée; on y joindra des potages gras au tapioca et des œufs frais, très-mous, que l'on fera prendre à l'aide d'une cuiller.

Lorsque vous introduirez ces aliments nouveaux dans le régime de l'enfant, vous le surveillerez très-attentivement, prêts à le remettre exclusivement au sein, s'il survenait des troubles digestifs (2).

---

(1) Le *Maranta Arundinacea.*

(2) Dans le compte rendu de la maison impériale des Enfants-Trouvés de Moscou pour l'année 1873, on trouve, sur la manière dont on pratique l'allaitement mixte dans cette maison, des renseignements que je crois devoir reproduire ici, avec les résultats obtenus.

Le nombre des enfants nourris au lait de vache en 1873 a été de 1570.

Chaque nourrice avait deux enfants à soigner auxquels elle donnait alternativement le sein et le biberon, et cela de deux heures en deux heures. Chaque enfant tetait par conséquent toutes les quatre heures une fois, et était nourri au biberon pendant l'intervalle.

Les biberons employés sont en

Époque du sevrage.

A quelle époque doit-on sevrer l'enfant, c'est-à-dire lui retirer complétement le sein ? Trousseau, qui, avec la plupart

verre et n'ont pas de tetin. Le lait de vache administré est plus ou moins étendu avec de l'infusion de semences d'aneth, suivant l'âge de l'enfant ; ainsi pour un enfant de 3 à 27 jours le mélange est de 1/3 lait et 2/3 d'infusion ; pour un de 27 à 34 jours, ce mélange est fait par moitié ; et pour un enfant de 34 à 100 jours on emploie 2/3 lait et 1/3 d'infusion. Quant à la température du mélange, elle est toujours réglée à 36°.

La quantité de lait qui entre dans le mélange n'est pas invariable, puisqu'elle est augmentée dès qu'on s'aperçoit que l'enfant perd de son poids, ou même seulement qu'il se maintient sans changement.

Quand les enfants tombent malades on ne les retire pas pour cela de la division des enfants au biberon. On les soigne tout en continuant de les nourrir au lait de vache, et on ne les envoie à l'infirmerie que lorsque l'on a reconnu l'inutilité des soins.

L'âge des enfants soumis à cette alimentation mixte a varié de 2 jours à 8 mois et le poids de chacun d'eux se trouve compris entre 2 kil. et 5 kil. 800 gr.

Sur ces 1570, 778 ont profité de ce régime, c'est-à-dire ont gagné en poids ; 491 sont restés stationnaires, et 301, non-seulement n'ont pas profité, mais ont perdu de leur poids.

Le nombre des enfants qui ont été malades s'est élevé à 272 ; sur ce nombre, 94 ont été atteints d'affection du tube digestif, et 178, de maladies diverses. La mortalité sur ces mêmes enfants a été de 117.

La maladie a frappé de préférence les enfants de 2 à 7 jours, puisque sur 431 enfants de cet âge, 123 ont été malades, tandis que sur 1139 enfants de 7 jours à 8 mois, le nombre des malades n'a été que de 149.

Le tableau ci-après indique du reste clairement ce mouvement de la maladie.

AGE DES ENFANTS.	NOMBRE D'ENFANTS.				PROPORTION °/°			
	Malades du tube digestif.	Atteints par d'autres maladies.	Envoyés dans les villages.	Décédés.	Enfants malades du tube digestif.	Enfants atteints d'autres maladies.	Envoyés dans les villages.	Décédés.
De 1093 enfants de 2 jours à 27 jours.	77	144	872	95	7.04	13.2	79.8	8.7
De 199 enfants de 27 jours à 1 mois 4 jours.	6	12	181	6	3.03	6.06	90.2	3.03
De 278 enfants de 1 mois 4 jours à 5 mois.	11	22	245	16	3.02	7.02	88.3	5.2

des observateurs, regardait l'évolution des dents comme exerçant une influence considérable sur la santé et, en particulier, sur les fonctions du tube digestif, attendait, pour effectuer le sevrage, que la sortie des canines, de toutes la plus laborieuse, fût complétement effectuée. Sans tenir compte de l'âge, il exigeait donc seize dents.

Je ne puis me ranger à cette manière de voir, et j'estime que c'est bien plutôt l'âge que l'état de la dentition qu'il faut consulter. Aussi, lorsqu'un enfant a été graduellement habitué à prendre les aliments que je vous ai précédemment indiqués et qu'il les digère bien, je conseille le sevrage entre 12 et 15 mois.

D'ailleurs, je ne vois aucun inconvénient à suivre un second précepte de Trousseau, qui conseillait de ne sevrer que lorsqu'un même groupe dentaire était complet.

Après vous avoir parlé de l'*allaitement naturel*, c'est-à-dire de celui qui se fait exclusivement au sein, et de l'*allaitement mixte*, dans lequel la ration insuffisante fournie par la mère ou la nourrice est complétée par un autre lait, il me reste à vous dire quelques mots de l'*allaitement artificiel*. Vous n'y aurez recours que dans des cas extrêmes ; par exemple, lorsque le lait de la mère faisant défaut, vous ne pourrez vous procurer une nourrice, ou bien encore lorsque l'enfant sera syphilitique.

De l'allaitement artificiel.

Il y a deux manières de le pratiquer. L'une, qui ne peut être employée que dans des conditions exceptionnelles et qui partant est peu usitée, bien qu'elle soit recommandable, consiste à remplacer le sein de la mère par la tétine d'une chèvre, qui, mieux que tout autre animal, se prête à ces exigences. Le lait, passant ainsi directement de ses réservoirs naturels dans la bouche et dans l'estomac de l'enfant, ne perd pas sa température normale et n'est pas altéré par le contact de l'air ou d'autres corps étrangers, ce qui rend sa digestion plus facile.

La seconde méthode, de beaucoup la plus usitée, consiste dans l'emploi du biberon ou d'un autre vase. Il faut, en principe, considérer ce mode d'allaitement comme très-fâcheux, et c'est à son emploi qu'est due pour une part considérable la mortalité qui sévit sur les enfants des hospices, des crèches, et même sur un grand nombre de ceux que des nourrices mercenaires, mal surveillées, alimentent de la sorte, au lieu de leur donner le sein. Cependant, je dois reconnaître que si l'usage du biberon est en général mal toléré dans les grands centres d'habitation et surtout dans les maisons hospitalières, il donne souvent de bons résultats à la campagne, quand il est administré avec beaucoup de soin.

Le premier et le plus grave des inconvénients de l'allaitement artificiel, vous le comprenez bien, consiste dans la substitution au lait de la femme de celui d'un animal, qui n'arrive dans l'estomac de l'enfant qu'après avoir subi une série de manipulations toujours fâcheuses. Mais ce n'est pas seulement par là que le manque de la nourrice se fait sentir, si l'on ne la remplace pas par une femme uniquement affectée au service de l'enfant. C'est elle, en effet, qui le porte, qui varie ses attitudes, qui le change, le baigne, qui l'anime de mille façons. Or toutes ces conditions de santé, je pourrais dire de vie, font défaut à celui que l'on élève au biberon; car aussitôt après ses repas on l'installe dans son berceau, où il fait des séjours beaucoup trop longs. L'immobilité qu'il y trouve, et qui finit par lui plaire, est très-préjudiciable à sa santé.

L'usage du biberon exige certaines précautions. Il importe

surtout que les repas ne soient pas trop copieux. Quand l'enfant tette, il est rare qu'il absorbe trop de lait; car la peine qu'il prend à le tirer est une sorte de frein à son appétit et de digue à l'exubérance de la sécrétion. Au contraire, le lait du biberon arrive sans effort dans la bouche et est pris souvent en excès. En outre, il se coagule plus facilement que le lait de femme et forme dans l'estomac une masse solide, dont la digestion, très-laborieuse, jette l'enfant dans l'abatte-ment et la torpeur. Il est donc nécessaire de déterminer la quantité de lait qui peut être donnée sans inconvénient à chaque repas et de ne pas la dépasser (a).

Ration de lait.

Méthodes d'é-valuation.

Il y a deux manières d'arriver à ce résultat : l'une consiste à prendre pour base d'appréciation l'allaitement par le sein, et à fixer, d'après la quantité de lait maternel que prend un enfant, la dose correspondante de lait de vache que l'on doit donner, en tenant compte, bien entendu, des différences qui existent entre ces deux sortes de lait ; — dans l'autre, on mesure directement le lait pris par des enfants élevés au biberon.

Le premier procédé a été mis le plus habituellement en usage. Vous n'exigerez pas que je passe en revue tout ce qui a été dit là-dessus; il me semble suffisant de vous indi-quer les résultats les plus connus, et surtout ceux que des observations rigoureuses rendent dignes de confiance.

C'est par des pesées faites à l'aide d'une balance que l'on arrive le plus sûrement à déterminer la quantité de lait que prend un enfant à la mamelle, soit à chaque tétée, soit dans les vingt-quatre heures. A Natalis Guillot (b) l'on doit d'avoir introduit ce mode d'expérimentation dans la pratique, et

(a) Voyez mon *Rapport sur l'allaitement artificiel dans les hôpitaux et hospices,* fait à la *Société médicale des hôpitaux, au nom d'une commission composée de MM. Labric, Parrot et Siredey* (*Union médicale,* 21 février 1874).

(b) N. Guillot, *De la nourrice et du nourrisson* (*Union méd.,* 1852, p. 61).

les conclusions auxquelles il est arrivé sont d'autant plus dignes d'être examinées qu'on les a citées partout et que plusieurs médecins les considèrent encore aujourd'hui comme très-exactes. — « Je ne crois pas exagérer, dit l'auteur que je cite, en avançant qu'il y a des enfants qui prennent, à la fin du premier mois, 2 kilogrammes de lait par jour, et qui s'accroissent régulièrement, dans la période diurne, de plus de 50 grammes; » et, plus loin, il ajoute : « que, pour un enfant sain, la quantité de lait que doit fournir la nourrice doit être supérieure à 1000 grammes ».

Cette évaluation est manifestement exagérée. Pour s'en convaincre, il suffit de considérer comment opérait Natalis Guillot. Il disait qu'un enfant fait de 20 à 30 tétées par jour, soit, en moyenne, 25 ; — et, pour savoir la quantité de lait qu'il prend dans une période diurne, il multipliait par ce chiffre 25 le poids d'une tétée, trouvé d'ailleurs très-aisément en pratiquant deux pesées : l'une, immédiatement avant la mise au sein; l'autre, aussitôt après la fin du repas. C'est en procédant de la sorte qu'il est arrivé à admettre qu'un enfant prend :

A 2 jours. . . . .   675 grammes de lait.
A 5 —   2,500   —
A 18 —   2,975   —

On saisit sans peine ce qu'il y a de vicieux dans ce procédé, — et d'où vient l'erreur commise. Et d'abord, au lieu de prendre le poids d'une seule tétée, Natalis Guillot aurait dû, comme on l'a fait depuis, les peser toutes; car on sait, lorsqu'elles sont très-nombreuses, combien grande est leur inégalité. Ensuite, il est impossible d'admettre le chiffre de 25 comme représentant le nombre des tétées faites, même par

un très-jeune enfant ; en estimant, dès le second jour, chacune d'elles à 25 grammes. Comme nous allons le voir tout à
l'heure, ces chiffres sont beaucoup trop élevés. Mais, ceci
dit, il faut savoir gré au médecin qui nous les a fait connaître
d'avoir préconisé une méthode qui, perfectionnée par ses
successeurs, les a conduits à des résultats d'une remarquable
exactitude.

C'est dans la thèse inaugurale de M. le docteur Bouchaud,
ancien interne de la Maternité, publiée en 1864, et à laquelle
j'ai déjà fait de nombreux emprunts, que l'on trouve les renseignements les plus précis sur le sujet qui nous occupe. Les
précautions dont il s'est entouré, le nombre de ses expériences, doivent les faire considérer comme l'expression la plus
rapprochée de la vérité.

Il a fait, pour les divers sujets mis en observation, les
pesées de toutes les tétées, dont le nombre, contrairement à
ce que supposait Natalis Guillot, était, pour vingt-quatre
heures, de 8 à 10 seulement. En procédant de la sorte, il a
établi que le poids de ces tétées était, en général, pendant les
quatre premiers jours, de 3, 15, 40 et 55 grammes ; pendant
le deuxième mois, de 70 grammes ; pendant le quatrième, de
100 grammes ; pendant le sixième, de 120 grammes ; et dans
les suivants, de 150 grammes. En additionnant toutes les
tétées faites dans une période diurne, il a donné les chiffres
suivants, comme représentant la moyenne de la quantité de
lait, prise en vingt-quatre heures, par un enfant, depuis la
naissance jusqu'à neuf mois.

Premier jour. . . . .   30 grammes.
Deuxième jour.   150   —
Troisième jour.   450   —
Quatrième jour.   550   —
Après le premier mois. . .   640   —

Après le troisième mois.. . 750 grammes.
Après le quatrième mois. . 850 —
Et de six à neuf mois.. . . 950 —

Ces chiffres sont beaucoup moins élevés que ceux donnés par Natalis Guillot. Je les accepte complétement, après en avoir contrôlé l'exactitude par des expériences qui me sont propres.

En les prenant comme un point de repère très-sûr, M. Jacquemier a cherché à déterminer la ration de lait de vache nécessaire à un enfant soumis à l'allaitement artificiel. Il fait observer que ce dernier lait contient beaucoup plus de caséine, de beurre et de sels que celui de femme, mais qu'il est moins riche en sucre et en eau ; et il admet qu'en l'étendant de 1/3 de ce liquide, et en ayant soin d'y ajouter 1/25 de son poids de sucre, on arrive à imiter approximativement le lait de femme (1).

---

(1) Suivant M. Ph Biedert (a), la caséine pure du lait de femme diffère essentiellement de celle du lait de vache ; mais, lorsqu'on ajoute à celui-ci quelques gouttes d'une solution alcaline, sa caséine tend à se rapprocher de celle du premier. — D'un autre côté, quand on traite le lait de femme par une solution faible d'acide lactique, sa caséine se transforme en une modification acide et insoluble, qui présente une grande analogie avec la caséine ordinaire du lait de vache.

L'auteur, ayant fait des digestions artificielles comparatives, a vu que le suc gastrique du veau (et probablement celui de l'enfant) détermine, dans le lait de vache, des caillots plus complets, plus durs, que dans le lait de femme, et moins solubles que ceux de ce dernier. — La caséine de vache est donc moins facilement digérée que celle de femme.

Le lait de vache contient 4 p. 100 de caséine, tandis qu'il n'y en a que 2 p. 100 dans celui de la femme (Biedert) ; si l'on admet que la digestibilité de la caséine de vache est moitié moindre que celle de la caséine de femme, dans le lait qu'on donnera à un nourrisson, on n'en devra laisser que 1 p. 100.

Voici, d'après cela, le mélange que recommande M. Biedert, comme se

(a) Biedert, *Arch. fur pathol. Anat. und Phys.*, t. LX, p. 353 et 379, et *Revue des sciences médicales*, t. IV, p. 566, 1874.

D'après cela, j'ai dressé le tableau suivant, qui représente en poids la quantité de lait de vache nécessaire à l'alimentation d'un enfant, depuis la naissance jusqu'à neuf mois.

Premier jour.........	20	grammes.
Deuxième jour.......	100	—
Troisième jour.......	300	—
Quatrième jour.......	434	—
Après le premier mois...	460	—
Après le troisième mois...	460	—
Après le quatrième mois..	566	—
De six à neuf mois.....	634	—

Bien que, rigoureusement, ces données fussent suffisantes, j'ai cru devoir les contrôler par la détermination directe de la quantité de lait que prend un enfant élevé au biberon, en opérant comme M. Bouchaud l'avait fait pour ceux élevés au sein. — Douze enfants, de différents âges et choisis parmi les plus robustes, ont été mis en expérience à la crèche de cet hospice. On les a nourris exclusivement au lait de vache pur, qu'ils prenaient six fois dans vingt-quatre heures, et on les a pesés immédiatement avant et après le repas. Voici les chiffres obtenus de la sorte :

Premier jour, un enfant.........	167	gram.
Deuxième jour, trois enfants (moyenne).	148	—
Troisième jour, id.	179	—
Quatrième jour, deux enfants (moyenne).	238	—

rapprochant le plus du lait de femme :

Bon lait non écrémé...	1/4 de litre.
Eau................	3/4 —
Sucre.............	15 gram.

Il contient pour 100 parties :

1 de caséine
2,6 de beurre
3,8 de sucre de lait.

Je ne puis partager la manière de voir de M. Biedert. J'estime que, dans le plus grand nombre des cas, le lait de vache doit être donné pur, et que, lorsqu'on le coupe, l'eau ne doit entrer dans le mélange que pour un tiers.

Cinquième jour, deux enfants (moyenne). 222 gram.
Onzième jour,　　　　　id.　　　　158　—
Premier mois,　　　　　id.　　　　257　—
Deux mois,　　　　　　id.　　　　400　—
Six mois,　　　　　　　id.　　　　708　—

En comparant ce tableau au précédent, on constate qu'ils diffèrent par le détail, mais que, dans l'ensemble, ils présentent une grande ressemblance ; ce qui est le point essentiel pour le but que je me propose.

Ainsi, comme moyenne du lait pris dans le mois qui suit la naissance, on trouve : dans l'un, 198 grammes par jour, et, dans l'autre, 196 grammes ; soit, en nombre rond, 200 grammes.

Dans le deuxième mois, le premier tableau dit 434, et le second 400 ; et, dans le sixième mois, le premier 634 et le second 708 grammes.

Si nous remarquons que le chiffre de 200 grammes, qui répond à la moyenne des premiers jours du premier mois, doit être un peu faible pour les derniers jours ; que celui de 400 grammes, très-suffisant pour les deuxième et troisième mois, ne saurait l'être pour les quatrième et cinquième, je crois devoir établir que :

300 grammes pour le premier mois ;
600 grammes pour les deuxième, troisième, quatrième et cinquième ;
800 grammes pour le sixième ;

représentent, dans tous les cas, une quantité de lait qui suffit à nourrir les enfants élevés au biberon, à la condition expresse que ce lait soit pur et de bonne qualité, et que, si l'on vient à le couper suivant le conseil de beaucoup de praticiens, il soit additionné d'une quantité de sucre, qui sera de :

30 grammes pour le premier mois ;

40 grammes pour les quatre suivants ;

50 grammes pour les autres, à partir du sixième.

A mon avis, il est toujours préférable de donner le lait pur. A partir du sixième mois, on augmentera la ration de 150 à 200 grammes par mois, ou bien, ce qui sera préférable, on introduira dans l'alimentation les bouillies et les potages, comme je l'ai précédemment indiqué.

Si, au lieu de lait de vache, on se sert du lait de chèvre, bien qu'il contienne plus de caséine et de beurre que le lait de femme, l'expérience a appris qu'on devait le donner à peu près à la même dose que ce dernier (1).

J'arrive au traitement proprement dit de l'Athrepsie.

La diarrhée jaune ou verte, qui ouvre la marche des accidents, est si fréquente chez les nouveau-nés ; elle disparaît si facilement et si vite, que l'on demande rarement au médecin d'intervenir. Lorsqu'il est appelé, il ne doit pas hésiter à la combattre, parce qu'elle a l'inconvénient d'affaiblir le malade ; et que parfois il suffit de quelques jours, et même de quelques heures, pour qu'elle détermine un état très-grave.

Les conditions dans lesquelles se présentent les malades ne sont pas toujours les mêmes, et il est bon d'examiner les différents aspects de l'affection gastro-intestinale. — Suppo-

Traitement de l'Athrepsie.

---

(1) Le lait de femme a la densité suivante :

Minimum. 1025,61)
Maximum. 1046,58) moyenne 1032.

Voici, d'après M. Regnault, sa composition moyenne :

Eau.......................... 38,6
Caséum et sels insolubles..... 3,9
Beurre....................... 2,6
Sucre de lait et sels solubles.. 4,9

Le tableau suivant montre la composition des différents laits qui servent le plus souvent à l'alimentation des enfants :

	Vache.	Anesse.	Chèvre.	Femme.
Eau	87,4	90,5	82,0	88,6
Beurre......	4,0	1,4	4,5	2,6
Sucre de lait.	5,0	6,4	4,5	4,9
Caséum......	3,6	1,7	9,8	3,9

sons que l'enfant soit soumis à l'allaitement naturel. Si, après avoir examiné la nourrice, vous la trouvez dans de bonnes conditions ; si vous supposez qu'un refroidissement a pu être la cause des troubles digestifs, hypothèse à laquelle l'existence d'un léger coryza ou d'un peu de toux donnera une grande probabilité ; vous vous contenterez de faire tenir le petit malade à la chambre, en recommandant qu'on diminue la dose de chaque repas, et qu'on maintienne sur le ventre des corps chauds ou très-légèrement rubéfiants. Si, malgré ces soins, la diarrhée persiste, vous ferez prendre 6 ou 8 fois dans les vingt-quatre heures, avant les tétées, une cuillerée à café de la mixture suivante :

Sirop de grande consoude, ou sirop de coings   100 gram.
Sous-azotate de bismuth. . . . .   2 —

Dans le cas de diarrhée verte, la formule précédente sera modifiée ainsi :

Sirop de grande consoude ⎱
Eau de chaux ⎰ aa 50 grammes.
Sous-azotate de bismuth   3 —

Lorsqu'il y a de l'agitation, avec ou sans fièvre, et du dégoût pour le lait, il est bon de faire précéder l'usage de la mixture astringente par l'administration d'un vomitif, si la langue est chargée ; et d'un purgatif, si les matières fécales sont muqueuses. Dans le premier cas, vous donnerez de 5 à 10 grammes de sirop d'ipécacuanha ; et, dans le second, 5 grammes d'huile de ricin.

Vous aurez beaucoup plus difficilement raison du mal, lorsqu'il prend sa source dans un vice de l'alimentation. Au lieu d'éclater brusquement, comme dans les cas où il est dû au froid, il apparaît d'une manière plus lente, plus insidieuse ; mais, en général, la diarrhée et les vomissements sont infiniment plus tenaces.

Si l'allaitement est mixte, vous réduirez l'enfant au sein, en conseillant les médicaments que je viens de vous indiquer. La persistance des désordres et *a fortiori* leur aggravation, en dépit de l'emploi des moyens que je viens de vous indiquer, surtout si la nourrice vous paraît insuffisante, — ou si, par une observation attentive, vous avez acquis la conviction que son lait ne convient pas à l'enfant, — devront vous engager à la changer.

En tout cela, vous ne mettrez pas de précipitation; vous observerez avec le sang-froid de celui qui est sur son terrain, sans vous laisser troubler par l'agitation qui se fera autour de vous. Vous éviterez les fausses manœuvres; mais votre décision prise, vous n'hésiterez pas à l'exécuter, car quelques heures perdues suffisent souvent à compromettre la vie du malade.

Que vous ayez changé ou non la nourrice, si le mal s'aggrave, vous devez intervenir d'une manière encore plus active, mais en tenant compte de l'allure du mal.

Supposons le cas le plus redoutable : celui d'une marche très-rapide et même foudroyante, où le mal mérite la qualification d'*Athrepsie aiguë*. Avant tout, il faut rétablir la tolérance du tube digestif, si profondément compromise, réparer les pertes liquides et rappeler la chaleur à la périphérie. Vous chercherez à obtenir ces résultats; et vous les atteindrez assez souvent, à l'aide des moyens suivants. — Toutes les dix minutes, tous les quarts d'heure, vous ferez prendre alternativement une cuillerée à café de deux boissons glacées préparées, l'une avec :

Eau sucrée. . . . . 200 grammes.
Cognac vieux. 10   —

l'autre avec du bouillon de bœuf frais, fait sans légumes,

absolument privé de graisse, très-légèrement salé; et la quantité d'eau ordinaire.

Deux ou trois fois dans la journée, pendant cinq minutes, l'enfant sera maintenu dans un bain d'eau à 35 degrés centigrades, à laquelle on aura ajouté, par 25 litres, de 50 à 60 grammes de farine de moutarde, mélangée directement; ou bien, comme le conseille Trousseau, enveloppée dans un nouet de grosse toile; en la malaxant dans l'eau, on en extraira le principe irritant. Au sortir du bain, on séchera rapidement l'enfant à l'aide de linges fins, secs et même chauds; on le frictionnera légèrement, et, après l'avoir enveloppé dans des langes de laine, on le placera dans son berceau; puis, de temps en temps, on le prendra dans les bras, en ayant soin de maintenir ses pieds et ses jambes auprès d'un foyer de chaleur. Il est bon que tous ces soins soient donnés par une personne intelligente, active, autre que sa nourrice, afin qu'elle ne puisse lui donner le sein, et que, lui-même, il ne soit pas tenté de le chercher. Pour maintenir la lactation en bon état, on fera téter un autre enfant, ou l'on videra les seins à l'aide d'une pompe.

Dès qu'un mieux notable s'accusera par des évacuations moins nombreuses, un cri plus normal, un pouls moins fréquent et plus facile à percevoir, surtout par un faciès meilleur; vous songerez, tout en éloignant les prises de boissons glacées, à redonner du lait. Si, sans trop de fatigue, l'enfant peut le prendre lui-même, on lui présentera le sein; dans le cas contraire, la nourrice se traira dans une cuiller, dont elle fera immédiatement boire le contenu au malade. Si le lait de femme ne peut être administré de la sorte, c'est par celui d'une ânesse qu'on le remplacera. — L'amélioration venant à s'accentuer, on supprimera rapidement le bouillon coupé, on ne donnera plus qu'un bain sinapisé chaque jour, ou même tous les deux jours ; mais l'on continuera l'usage de la solution de cognac dans l'eau sucrée, en élevant peu à peu sa température jusqu'à celle de la chambre.

Dans les formes plus lentes ou torpides, notamment lorsqu'on a affaire à des nouveau-nés, dont la faiblesse native a été exagérée par la maladie, il faut user de la plus grande circonspection. Tout en s'efforçant de stimuler l'enfant et de le nourrir, on doit se garder de dépasser une certaine limite ; car un organisme aussi débilité résisterait mal à une secousse, même provoquée dans un but thérapeutique. On agira sur la peau par des frictions, par l'application de quelques rubéfiants ; on maintiendra le corps entier à une température assez élevée, mais on ne donnera pas de bains. On fera boire le lait à l'aide d'une cuiller, de peur que l'action de téter, sans satisfaire aux besoins du malade, n'épuise rapidement ce qui lui reste de forces. Dans ce cas, pour aider l'estomac, qui, comme le reste de l'organisme, est dans la torpeur, je conseille d'administrer, six fois environ dans les vingt-quatre heures, immédiatement après le repas, une demi-cuillerée à café de l'élixir de pepsine de Mialhe. L'action de ce médicament est double ; par sa pepsine, il facilite la digestion du lait, et, par son principe alcoolique, il est stimulant. A ces enfants, je ne donne aucune autre boisson, car ce qu'exige leur état, c'est un aliment qui, pris fréquemment, mais à très-petite dose, soit la source d'une réparation continue. Dans ces cas, il n'y a pas de vomissements, et la diarrhée, en général peu intense, ne commande aucune médication spéciale.

L'on voit certains malades, surtout lorsque leurs garde-robes sont constituées par un liquide séreux et des amas de mucus verdâtre, s'agiter et pousser sans cesse des cris aigus, en même temps que leur faciès exprime une grande souffrance.

Puis ils font une selle bruyante et redeviennent calmes, jusqu'à ce que le même besoin amène la même torture. Bien souvent il m'est arrivé, en introduisant dans le rectum de ces enfants le réservoir d'un thermomètre, d'ouvrir un passage aux matières et de faire cesser du même coup les cris et l'agitation. Cela doit faire penser que, chez eux, les garde-robes sont douloureusenent retenues par une action spasmodique du sphincter anal, et que l'on amène un soulagement, en leur donnant un libre cours. Ce résultat sera facilement obtenu par l'introduction, dans l'anus, d'un petit suppositoire de beurre de cacao, ou de savon, préalablement huilé.

Je ne vous ai pas parlé de l'usage des lavements, et peut-être quelques-uns d'entre vous ont-ils pensé que c'était là de ma part une omission, tant il est habituel de les voir conseillés et administrés dans tous les cas où le tube digestif des enfants est en cause. Il n'en est rien ; et, si je ne vous ai pas signalé ce moyen, c'est que je le considère comme incapable de rendre les services que l'on attend généralement de lui. Les seuls liquides que l'on puisse introduire de la sorte sont ceux qui sont doués de propriétés émollientes ou astringentes. Or, la partie de l'intestin, sur laquelle ils peuvent agir, est certainement de toutes la moins malade chez les athrepsiés. Elle tolère mal ce que l'on introduit et le conserve à peine pendant quelques minutes. Voilà pourquoi j'ai laissé de côté, malgré la vogue dont elle jouit encore, une pratique qu'il n'est pas toujours facile de suivre, et dont l'efficacité est plus que douteuse.

Danger des préparations opiacées. Pour ce qui est des préparations opiacées, quelles qu'elles soient, j'en proscris absolument l'usage, même aux doses les plus minimes. Les nouveau-nés sont, en effet, d'une excessive sensibilité à leur action ; et je vous avoue que ce ne serait pas sans de grandes appréhensions, que je verrais prendre à un malade de cet âge un quart de goutte de laudanum de Sydenham (1).

Il me reste à vous indiquer les moyens à l'aide desquels vous combattrez les diverses affections locales de l'Athrepsie. Ce sont des adjuvants de la médication générale, et ils n'au-

(1) Trousseau considère l'opium comme un médicament dangereux, désastreux même, lorsqu'on l'applique au traitement des maladies de l'enfance. Il affirme qu'une goutte de laudanum, c'est-à-dire un trente-deuxième de grain d'opium, suffit pour jeter un enfant d'un an dans une stupeur qui dure parfois quarante-huit heures (a).

—Le fait suivant observé par le docteur Hawthorn (b) montre également combien les jeunes enfants sont sensibles à l'action de l'opium. « Une dame, ayant à subir une opération, fut soumise à des préparations opiacées. A dix heures du matin, elle prit 25 gouttes de la solution sédative de Battley, dose que l'on renouvela à deux heures de l'après-midi. A huit heures du soir, elle prit 5 centigrammes d'opium en pilule.

« Son enfant, un vigoureux enfant de sept semaines, fut agité tout le jour. A minuit, il prit le sein et tomba dans un sommeil dont il ne sortit que six heures après ; à son réveil, il téta un peu, puis s'endormit le reste du jour. A deux heures après midi, la respiration diminua un peu de fréquence, elle devint moins profonde et saccadée. A dix heures du soir, M. Hawthorn vit le petit malade ; il trouva sa pupille très-contractée ; la respiration, incomplète, saccadée, très-irrégulière, avait à peu près sa fréquence normale ; ce n'est qu'avec beaucoup de difficulté qu'on pouvait le tirer de son sommeil.

» On lui donna du café par la bouche et par le rectum, et on l'exposa à l'air de la fenêtre. Au bout d'une heure, l'état devint meilleur. Cependant, une heure après, sa respiration s'arrêta pendant quelque temps, et il tomba dans un état de mort apparente. Il revint à la vie, et le jour suivant, à deux heures du matin, il était hors de danger. »

L'auteur pense, avec raison, qu'il s'agit là d'un cas d'empoisonnement par l'opium, et que le lait de la mère a servi de véhicule au poison. On sait, en effet, que les alcaloïdes de l'opium, de même que les sels de mercure et les iodures, passent rapidement du sang dans le lait.

(a) Trousseau, *Clin. méd.*, t. III, p. 134, 1865.
(b) Hawthorn, *New Orleans med. and surg. Journal.* Analyse dans *Annales de la Société de médecine d'Anvers*, 1875, p. 521.

ront d'efficacité, qu'autant que cette dernière sera elle-même suivie de succès.

Traitement du muguet. Le muguet est, sans contredit, l'une de ces manifestations locales les plus fréquentes. On a proposé contre lui un grand nombre de topiques. Tous, ils peuvent réussir, quand l'état général s'améliore; ils échouent, au contraire, fatalement, quand il devient plus mauvais. Si la végétation est abondante, on frotte avec l'indicateur enveloppé d'un linge fin et sec, les points de la muqueuse buccale, de manière à en détacher le parasite; puis on y pratique un badigeonnage, que l'on renouvelle trois fois dans la journée, à l'aide d'un pinceau de blaireau, enduit de l'une des mixtures suivantes :

A. — Miel rosat
Borate de soude
} Parties égales.

B. — Glycérine neutre
Miel rosat
} aa 15 gram.
Chlorate de potasse   6 —

En même temps, l'on fait boire, toutes les deux ou trois heures, une cuillerée à café d'un mélange à parties égales d'eau sucrée et d'eau de Vichy.

Le muguet de la bouche et de la partie supérieure du pharynx est le seul que l'on puisse atteindre. Vous n'aurez aucune prise directe sur celui de la glotte, de l'œsophage et de l'estomac. Cela, d'ailleurs, n'a pas une grande importance; car, au moment où la mucédinée existe dans ces régions, le malade est mortellement atteint.

Les mêmes topiques seront portés sur les plaques ptérygoïdiennes, qui, presque toujours, coïncident avec la végétation parasitaire.

Traitement de l'érythème. L'érythème des fesses, des parties génitales et des cuisses,

étant déterminé par le contact humide des urines et des matières fécales, disparaît aisément, au début, par l'usage de
couches fines et sèches, fréquemment renouvelées ; surtout
lorsque, chaque fois, l'on a soin de couvrir les parties
atteintes d'une poudre inerte, fine et non parfumée ;
celles d'amidon, de riz, et surtout de lycopode, remplissent
ce but à merveille. Elles ont le double avantage de sécher
complétement les parties malades et de les isoler les unes
des autres, ou des linges. Ces précautions resteraient sans
efficacité si, avant de les employer, on n'enlevait pas très-
soigneusement, à l'aide de lotions détersives, toutes les
souillures résultant des déjections. Lorsqu'il y a des érosions,
le blanc de baleine ou cétine, matière onctueuse et difficilement altérable, est un excellent topique. Quand il se forme
des ulcérations profondes, on les saupoudre très-légèrement
avec de l'iodoforme, puis on fait un pansement simple avec
de la charpie enduite de cérat ou de pommade de concombre.

Je n'ai pas d'autres recommandations pratiques à vous
faire, car vous n'attendez pas de moi que je vous parle du
traitement de l'encéphalopathie. Chez ceux où elle se manifeste, vous le savez, le mal est incurable ; d'ailleurs, comment
agirions-nous sur les centres nerveux, alors que la sensibilité
et l'absorption sont nulles ou considérablement affaiblies ?
Cependant, depuis que le chloral a été proposé contre le
tétanos des adultes, et qu'il a procuré quelques cas de guérison, on a cru devoir l'administrer dans celui des nouveau-
nés ; et vous trouverez dans les journaux de médecine la
relation d'un certain nombre de succès (1).

(1) F. Ehrendorfer, *Un cas de tétanos chez une petite fille âgée d'une semaine,
guéri par l'hydrate de chloral (Jahr. f. Kinderkr.*, 1873, et *Rev. des sc. méd.*, 1873,
t. II, p. 769). — Von Huttenbrenner, *Du traitement du trismus et du tétanos des
nouveau-nés par l'hydrate de chloral (Jahr. f. Kinderkr.*, VII Jahr, et *Gaz. hebd.*,
1874, p. 358). — Bouchut, *Du tétanos et de l'hydrate de chloral dans cette maladie
(Gaz. des hôpit.*, 1873, p. 371).

Je ne crains pas d'affirmer qu'aucun de ces faits ne se rapporte au trismus, tel que je l'entends avec la plupart des cliniciens, et tel qu'il se présente dans l'Athrepsie. Aussi, sans nier que le tétanos vrai des enfants du premier âge, dont je vous ai cité un exemple, puisse être guéri par l'hydrate de chloral, je ne saurais admettre que l'affection traitée par les auteurs qui ont fait usage de ce remède avec succès soit comparable au trismus que je vous ai décrit, d'après mes observations personnelles et celles de Matuszynski, du professeur Cederschœld et des autres cliniciens qui ont eu l'occasion d'étudier ce mal redoutable.

FIN.

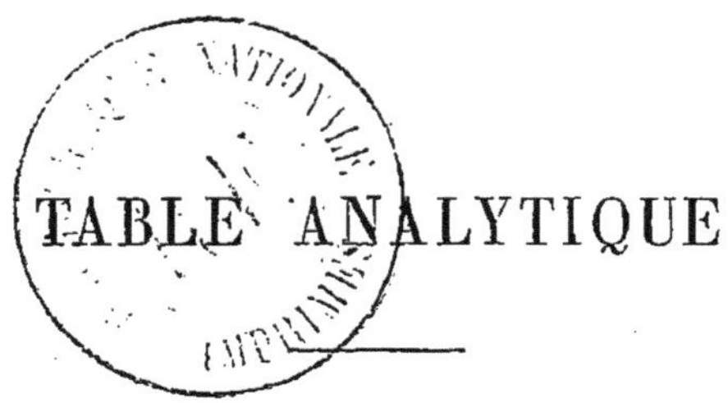

TABLE ANALYTIQUE

A

Accroissement. De l' — du nouveau-né, 44.

Age. Influence de l' — dans le développement de l'Athrepsie, 377.

Agonie. L' — dans l'Athrepsie, 60.

Albuminurie. De l' — dans l'Athrepsie, 151.

Algidité progressive. L' — des nouveau-nés et l'Athrepsie, 415.

Alimentation. Dangers de l' — prématurée, 384.

Allaitement. Nécessité de l' — naturel, 420. Conditions dans lesquelles l' — par la mère peut être préjudiciable à l'enfant, 380, 420. Insuffisance de l' — et privation intentionnelle de lait, 381, 383. De l' — trop copieux, 382. Dangers de l' — artificiel, 384. Règles de l' — artificiel, 429. Ration de lait à donner par jour aux nouveau-nés, 431.

Amaigrissement. État de la peau et des parties molles dans l' — athrepsique, caractères extérieurs, 115. Anatomie pathologique de l' — athrepsique, 204.

Anus. Prétendu muguet de l' —, 231.

Apoplexie. De l' — ou asphyxie des nouveau-nés, 29.

Appétit. De l' — dans l'Athrepsie, 71.

Asphyxie. De l' — ou apoplexie des nouveau-nés, 29. De l' — par pénétration du chyme dans les voies aériennes, 67.

Athrepsie. Coup d'œil sur l' —, 55. L' — est une maladie dans toute l'acception du mot, 412. Erreurs nosologiques commises par les auteurs qui ont décrit l' — sous différents noms, 413.

Attitude. De l' — dans l'Athrepsie, 128.

B

Biberon. De l'allaitement au —, 382, 430.

Botal (Trou de). Valvule du —, 12. Mode d'oblitération du —, 12.

Bouche. Les malformations de la — prédisposent à l'Athrepsie, 377, 422. Lésions de la — dans l'Athrepsie. Voy. *Muguet, plaques ptérygoïdiennes.*

C

Canal artériel. Époque à laquelle le — s'oblitère, 15. Mode d'oblitération du —, 16. Structure du —, 20. Structure du cordon fibreux qui remplace le —, 22. — Thrombose du —, 23.

Capsules surrénales. De l'hémorrhagie des —, 356.

Cholériforme. L'Athrepsie — ou foudroyante, 185.

Circulation. Seconde — fœtale, 6. Troubles de la — du sang dans l'Athrepsie, 400.

Coagulation. De la — du sang pendant la vie, dans l'Athrepsie; siège, caractères extérieurs et structure des caillots, 372.

Cœur. Auscultation du — chez le nouveau-né, 36.

Coliques. Des — chez les nouveau-nés, 65.

Coma. Le — dans l'Athrepsie, 136.

Complications. Des — les plus communes de l'Athrepsie, 167.

Convulsions. Les — dans l'Athrepsie, 138.

Coryza. Le —, cause prédisposante de l'Athrepsie, 378.

Crâne. Dépression de la fontanelle et chevauchement des os du — dans l'Athrepsie, 129. Causes et mécanisme de cette malformation, 281.

Cri. Le premier —, 30. Le — chez le nouveau-né, 131. Modifications du — dans l'Athrepsie, 133. Le — de détresse, 134.

Cyanose. La — dans l'Athrepsie foudroyante, 185.

D

Diarrhée. De la — dans l'Athrepsie; fréquence, coloration, odeur des garderobes, 63. Traitement de la —, 437.

Digestion. Troubles de la — dans l'Athrepsie, 63. La — chez le nouveauné, 54.

Dyspnée. De la — dans l'Athrepsie. Physiologie pathologique de la —, 406.

E

Encéphale. L'— à l'état normal chez les nouveau-nés, 291. La stéatose de l'— dans l'Athrepsie; stéatose en noyaux, 298; stéatose diffuse, 303. Rapports de la stéatose de l'— avec les formes de l'Athrepsie, 306. Pathogénie de la stéatose de l'—, 307. Stéatose des méninges, 311. Ramollissement cadavérique de l'—, 314. Ramollissement athrepsique, 317; ramollissement blanc à foyers multiples, 324; ramollissement rouge, 327. Thrombose des veines de l'—, 330. Pathogénie du ramollissement de l'—, 331. Hémorrhagie de l'— dans l'Athrepsie, 336.

Encéphalopathie. L'— athrepsique, 136. Physiologie pathologique de l'—, 399. Voy. *Coma, convulsions, urémie.*

Endurcissement. De l'— athrepsique, 116. Nature de l'—, 118. Anatomie pathologique de l'—, 205. Voy. *Œdème.*

Entéropathie. Les — dans l'Athrepsie, 276.

Épiderme. Exfoliation de l'— chez le nouveau-né, 35.

Érysipèle. L'—, complication de l'Athrepsie, 172. L'—, cause de l'Athrepsie, 378.

Erythème. De l'— dans l'Athrepsie, 99. Siége particulier de l'—, 102. Forme vésiculeuse de l'—, 99. Forme papuleuse de l'—, 103. Diagnostic de l'—, 104. Causes et pathogénie de l'—, 107. Anatomie pathologique de l'— vésiculeux, 199; de l'— papuleux, 201; de l'— ulcéré, 202. Traitement de l'—, 444.

Estomac. Muguet de l'—, 218. Ramollissement nécro-chimique ou gélatiniforme de l'—, 241. Gastropathies, 245.

Évolution. Des maladies d'—, 1 (préface).

F

Faciès. Du — dans l'Athrepsie, 130.

Faiblesse congénitale. De la —, 26. La — et l'Athrepsie, 377.

Fièvre. La — athrepsique, 411.

Foie. Lésions du — dans l'Athrepsie, 280. La stéatose du —, 280.

Fontanelle. Dépression de la — dans l'Athrepsie, 129.

Forme. La — rapide, foudroyante, chalériforme, cyanotique, de l'Athrepsie, 185. La — lente, chronique, 186.

G

Garde-robe. Caractères des — à l'état normal chez le nouveau-né, 61. Voy. *Diarrhée.*

Gastropathie. Les — dans l'Athrepsie, 245. La — ulcéreuse; description, variétés, 246; pathogénie, 258, 261; diagnostic, 260. La — pseudo-membraneuse ou diphthéroïde, 264; description; variétés microscopiques, 264, et variétés histologiques, 269; pathogénie, 275.

Globules. Variation du nombre de — rouges et de — blancs du sang dans l'Athrepsie, 369.

Glotte. Muguet de la —, 232.

Glycosurie. De la — dans l'Athrepsie, 152.

Guérison. La — de l'Athrepsie, 191.

H

Habitude extérieure. De l'— dans l'Athrepsie, 114. Voy. *Attitude, faciès, endurcissement.*

Hémorrhagie. De l'— de l'encéphale dans l'Athrepsie, 336. De l'— rachidienne, 342. Rapports de l'— avec l'encéphalopathie, 343. Pathogénie de l'— de l'encéphale, 343. De l'— du rein, 354. De l'— des capsules surrénales, 356.

Hoquet. Du — chez le nouveau-né, 66.

I

Inanition. L'Athrepsie n'est pas synonyme d'—, 415.

Infarctus. De l'— uratique, 357. Nature et pathogénie des — uratiques chez le nouveau-né, 359.

Intestin. Muguet de l'—, 229. Lésions de l'— dans l'Athrepsie, 276.

K

Kystes épidermiques. Des — et de l'ulcération médiane de la voûte palatine; caractères extérieurs, 95. Anatomie pathologique des —, 208.

L

Lait. Dangers pour l'enfant de l'insuffisance de —, chez la mère ou la nourrice, 381. Privation intentionnelle de —, 381. Effets de l'ingestion trop copieuse de —, 382. La qualité du — et l'Athrepsie, 384. Le — de femme est difficilement remplacé par le — de vache, 384, 430. Caractères du bon —, 423. Quantité de — à donner par jour aux nouveau-nés, 431.

M

Mâchoire (mal de). Voy. *Tétanos des nouveau-nés.*
Mamelon. De l'état du —, pouvant gêner l'allaitement, 381, 420.
Meconium. Du —, 32.
Méninges. Stéatose des — dans l'Athrepsie, 311. Hémorrhagies sous-arachnoïdiennes, 338. Congestion de la pie-mère, 342. Thrombose des veines des —, 342.
Mort. De la — apparente chez les nouveau-nés, 29. La — dans l'Athrepsie, 61, 411.
Muguet. Le — buccal; ses caractères extérieurs; état de la muqueuse sous-jacente, 72. Troubles fonctionnels occasionnés par le — buccal, 79. Contagion du —, 80. Diagnostic du — buccal, 84. — Le — est de nature essentiellement parasitaire, 92, 240. Conditions de végétation du —, 87. Le — est toujours deutéropathique, 88. Le — ne constitue pas une maladie, 414. Traitement du —, 444. Anatomie pathologique du — buccal, 208; du — du pharynx, 212; du — de l'œsophage, 213; du — de l'estomac, 218; du — de l'intestin, 229. Prétendu — de l'anus, 231. Le — de la glotte, 232. Le — pulmonaire, 238. Rapports généraux du — avec les tissus sous-jacents, 240.

N

Naissance. Changements organiques et fonctionnels qui s'opèrent à la —, 5.
Nosocomiale (influence). De l'— dans la production de l'Athrepsie, 379.
Nourrice. Dangers que peut offrir l'élevage du nouveau-né par une — mercenaire, 382. Du choix d'une —, 422.
Nouveau-né. Définition du —, 3. Nécessité de décrire à part les maladies du —, 1.
Nutrition. La — chez le fœtus et le nouveau-né, 53. La — et l'Athrepsie, 417.

O

Œdème des nouveau-nés. L'endurcissement ou sclérème diffère essentiellement de l'—, 121. Antagonisme entre ces deux affections, 127. L'Athrepsie survenant chez les enfants atteints d'—, 177. La gastropathie ulcéreuse dans les cas d'—, 253.
Œsophage. Muguet de l'—, 213. Lésions de l'— dans l'Athrepsie, 276.
Ombilical (cordon). Structure du —, 7. Chute du —, 8.
Ombilicaux (vaisseaux). Rétraction des —, 10.
Opium. Danger des préparations d'— chez les nouveau-nés, 442.
Oreille. Lésions de l'— moyenne dans l'Athrepsie, 286.
Otite. De l'— interne dans l'Athrepsie, 286.

P

Peau. Etat et coloration de la — chez le nouveau-né, 35, 114. Affections de la — dans l'Athrepsie, 99. Colorations morbides de la —, 115. Anatomie pathologique des lésions de la — dans l'Athrepsie, 199.
Pemphigus. Du — dans l'Athrepsie, 111. Diagnostic du —, 112. — Anatomie pathologique du —, 204.
Période. L'Athrepsie présente trois périodes; coup d'œil sur l'Athrepsie, 55. Première — ou — gastro-intestinale, 391. Seconde — ou — hématique, 392. Troisième — ou encéphalopathique, 394.
Plagiocéphalie. De la — athrepsique, 282.

Plaques ptérygoïdiennes. Des — ou ulcérations ptérygoïdiennes, 96. Anatomie pathologique des —, 206.

Pharynx. Muguet du —, 212.

Poids. Le — chez le nouveau-né, 42. De l'augmentation de — ou accroissement, 44. Le — dans l'Athrepsie, 163. Causes de l'abaissement du — dans l'Athrepsie, 410.

Pouls. Le — chez le nouveau-né, 37. Le — dans l'Athrepsie, 156, 405.

Poumon. Ramollissement chimique du —, consécutif à la pénétration du chyme dans les bronches, 67. Muguet du —, 238. Stéatose du — dans l'Athrepsie, 346. Emphysème du —, 347. Ramollissement du —, 348.

Pneumonie. La —, complication de l'Athrepsie, 167. La —, cause de l'Athrepsie, 378.

R

Ramollissement. — gélatiniforme de l'estomac. Le — cadavérique de l'encéphale, 314. Le — athrepsique de l'encéphale, 317; — blanc à foyers multiples, 324; — rouge, 327. Pathogénie du — de l'encéphale, 331. Comparaison du — athrepsique avec le — sénile, 334. Le — du poumon, 348.

Régurgitations. Des — laiteuses, 66.

Rein. Lésions des — dans l'Athrepsie, 348. Stéatose des —, 349. Thrombose des veines rénales, 352. Hémorrhagie du —, 354. Infarctus du —, 357.

Respiration. De la vie sans — chez les nouveau-nés, 25. Rhythme et fréquence de la — chez le nouveau-né, 31. Troubles de la — dans l'Athrepsie, 154, 406.

S

Saison. Influence de la — dans la production de l'Athrepsie, 378.

Sang. Composition du — chez le nouveau-né, 368. Altérations du — dans l'Athrepsie, 369, 400. Caractères du — après la mort, 372. Etude des caillots formés pendant la vie, 372.

Sclérème. Voy. *Endurcissement*.

Sevrage. Epoque du —, 427.

Sexe. Influence du — dans la production de l'Athrepsie, 378.

Stéatose. De la — du foie, 280; — de l'encéphale, 298; — des méninges, 311; — des poumons, 346; — des reins, 349. Etude générale de la — athrepsique, 394.

Sternum. Dépression du — dans l'Athrepsie, 155.

Strabisme. Du — dans l'Athrepsie, 139.

T

Température. La — chez le nouveau-né, 30. La — dans l'Athrepsie, 156. Causes de l'abaissement de la —, 407. Influence de la — extérieure sur la — de l'athrepsié, 409. Influence des complications inflammatoires sur la —, 410. La — axillaire et la — rectale, 162, 408.

Tétanos des nouveau-nés. Le — est une modalité de l'encéphalopathie athrepsique, 142. Etiologie du —, 385. Pathogénie du —, 402. Le — idiopathique est rare, 389. Le — et l'hydrate de chloral, 445.

Tétées. De la fréquence des — dans l'allaitement au sein, 425.

Thrombose. La — des veines de l'encéphale, 330, 342. La — des veines rénales, 352. Etude générale des caillots formés par —, 372.

Traitement. — de l'Athrepsie, 437.

Trismus. Voy. *Tétanos des nouveau-nés*.

U

Ulcérations. Des — buccales dans l'Athrepsie; — du frein de la lèvre inférieure, — du frein de la langue, — médiane de la voûte palatine; les — ou plaques ptérygoïdiennes, 94. Diagnostic des — buccales, 98. Les — des malléoles et des talons, 109. Les — de l'estomac, 246.

Urée. L'— chez le nouveau-né, 49. L'— chez l'athrepsié, 149.

Urémie. Analogie des troubles encéphalopathiques de l'Athrepsie avec l'—, 401.

Urine. L'— du nouveau-né, 47. Altérations de l'— dans l'Athrepsie, 145.

V

Veines. Voy. *Thrombose*.

Vomissement. Des — dans l'Athrepsie, 68

TABLE DES MATIÈRES

Préface I

1re Leçon. — **Considérations préliminaires sur le nouveau-né.**
Anatomie 1

2me Leçon. — Physiologie 25

3me Leçon. — **Symptomatologie de l'Athrepsie.**
Aperçu général. — Troubles digestifs 53

4me Leçon. — Le muguet 73

5me Leçon. — Ulcérations buccales. — Lésions cutanées 94

6me Leçon. — Habitude extérieure. — Facies. — Cri 114

7me Leçon. — Encéphalopathie. — Altérations de l'urine 136

8me Leçon. — Respiration. — Pouls. — Température. — Poids 154
Complications de l'Athrepsie 167

9me Leçon. — **Marche. — Terminaisons de l'Athrepsie** 184

10me Leçon. — **Anatomie pathologique de l'Athrepsie.**
Lésions de la Peau et de la Bouche. — Muguet de la
Bouche, du Pharynx et de l'Œsophage 199

11me Leçon. — Muguet de l'Estomac, de l'Intestin, de la Glotte et du
Poumon 218

12me Leçon. — Lésions de l'Estomac 241

13me Leçon. — Lésions de l'Estomac (*suite*), de l'Intestin et du Foie. 264

14me Leçon. — Lésions du Crâne, de l'Oreille moyenne et de l'Encéphale 281

15me Leçon. — Lésions de l'Encéphale (*suite*) 298

16me Leçon. — Lésions de l'Encéphale (*suite*) 314

17me Leçon. — Lésions des Poumons et des Reins. — Altérations du
sang 346

18me Leçon. — **Étiologie de l'Athrepsie** 376

19me Leçon. — **Pathogénie et physiologie de l'Athrepsie** 391

20me Leçon. — **Traitement de l'Athrepsie** 419

Table analytique 447

PARIS. — IMPRIMERIE DE E. MARTINET, RUE MIGNON, 2.

ERRATA

Page 200. — Dernière ligne, *au lieu de* Pl. XII, *voy.* Pl. XI.
— 201. —   id.   id.   id.
— 205. — Dernière ligne, Pl. XI, fig. 1. (Cette figure n'a pas été dessinée.)
— 268. — Dernière ligne de la note, *au lieu de* Pl. III, *voy.* Pl. II.
— 346. — Dernière ligne, Pl. X. (Cette figure n'a pas été dessinée.)
— 350. — Dernière ligne, *au lieu de* Pl. IX et X, *voy.* Pl. IX.

PLANCHES

D'ANATOMIE PATHOLOGIQUE

ET

TRACÉS GRAPHIQUES

PLANCHE I

Fig. A. — **Coupe horizontale de la face, à la hauteur de la bouche, chez un athrepsié.**
    1. Voûte palatine et voile du palais.
    2. Coupe des joues.
    a. Plaques ou ulcérations ptérygoïdiennes.

Fig. B. — **Pièce d'ensemble montrant le muguet dans le tube digestif.**
    a. Muguet lingual.
    b.   — pharyngien.
    c.   — œsophagien. La teinte noirâtre de la partie inférieure de l'œsophage est due à une exsudation sanguine.
    d.   — gastrique.

Fig. C. — **Larynx ouvert par sa partie postérieure.**
    1. Coupe du cartilage cricoïde.
    a. Muguet glottique.
    b.   — pharyngien.

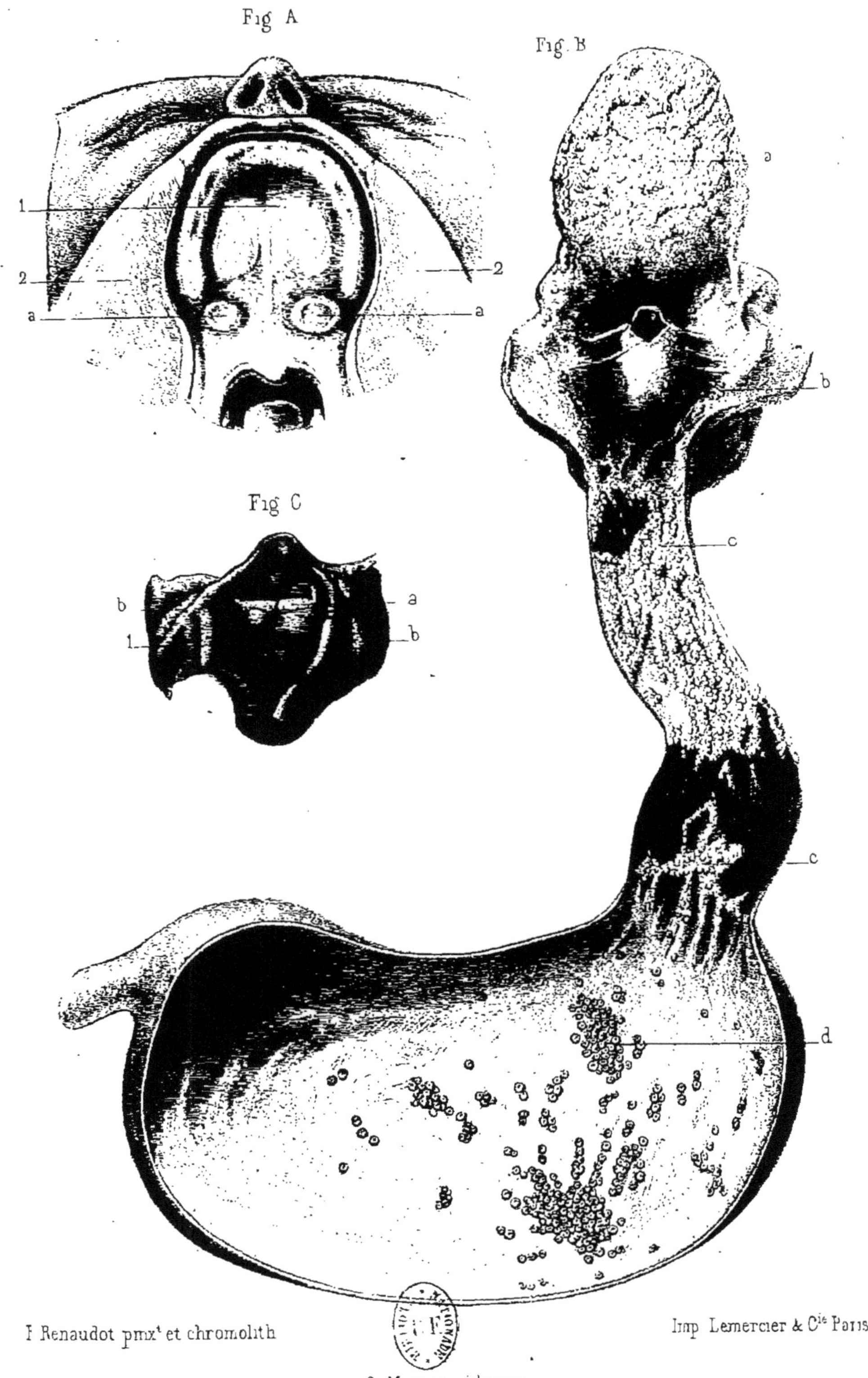

F. Renaudot pinx¹ et chromolith   Imp. Lemercier & Cⁱᵉ Paris

G. Masson, éditeur

PLANCHE II

Fig. A. — **Face interne d'un estomac ouvert suivant sa grande courbure, dans un cas de gastropathie pseudo-membraneuse.**
a, a. Plis formés par la muqueuse du grand cul-de-sac.
b, b. Plis de la muqueuse au niveau des régions altérées; ils sont larges, saillants et très-injectés.
c, c. Sillons profonds qui séparent les plis.
d. Exsudat membraniforme de teinte verdâtre, sur une surface unie de la petite courbure.
e. Le même exsudat sur un pli.

Fig. B. — **Le gros intestin au voisinage de la valvule iléo-cæcale, atteint d'une lésion semblable à la précédente.**
a, a. Plis de la muqueuse congestionnée.
b. Plis recouverts d'un exsudat membraniforme verdâtre.

Fig C. — **Portion de l'intestin grêle.**
a. Muqueuse légèrement injectée.
b. Cette muqueuse recouverte d'exsudat.

Fig. D. — **Le gros intestin, au voisinage du rectum.**
a. Plis de la muqueuse restée saine.
b. Follicules clos altérés.

(Ces quatre figures se rapportent à l'observation XLI, p. 267.)

Fig. A.

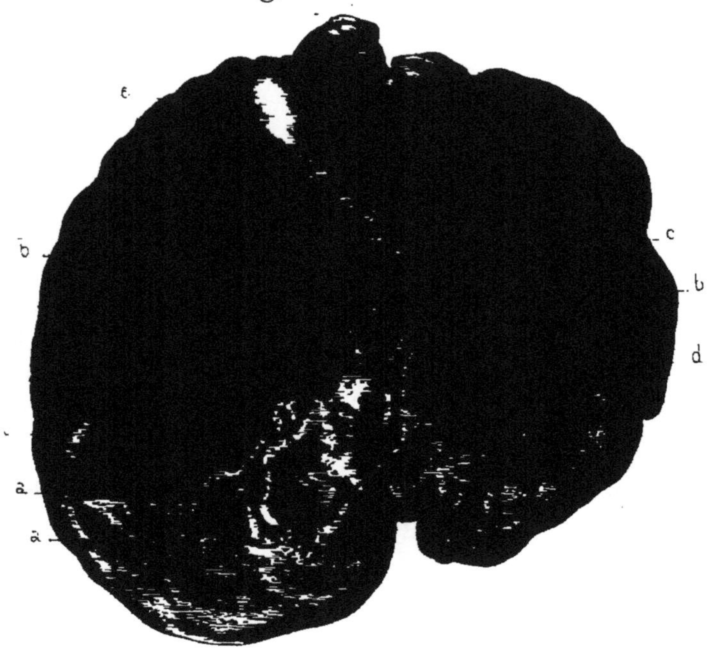

Fig D

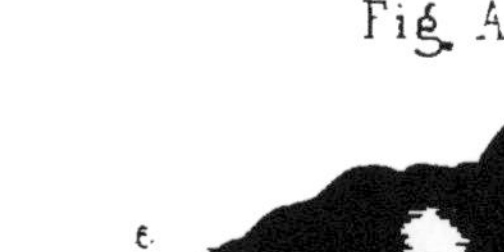

Fig. B

Fig C

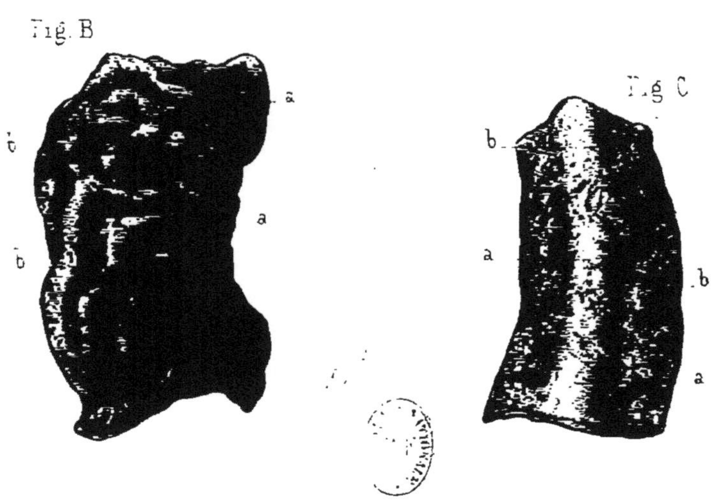

J. Renaudot pinxit et Chromolith.							Imp Lemercier & Cie Paris

C Masson Éditeur

PLANCHE III

Fig. A. — Face antérieure de l'estomac dans un cas de gastropathie ulcéreuse.
   a. Mucus coloré par du sang altéré.
   b. Ulcérations en cupule.

Fig. B. — Fragment de la paroi antérieure d'un estomac atteint de gastropathie ulcéreuse.
   a. Ulcérations en cupule.

Fig. C. — Fragment de l'estomac d'un nouveau-né atteint d'œdème et d'ictère, ayant succombé aux progrès de l'Athrepsie.
   a. Muqueuse très-congestionnée.
   b. Ulcérations en cupule à fond jaunâtre.

Fig. D. — Fragment de la face interne de l'estomac d'un athrepsié atteint de gastropathie pseudo-membraneuse.
   a. Pseudo-membrane de couleur jaunâtre.
   b. Plis de la muqueuse.

Fig. E. — Rein d'un nouveau-né mort ictérique et athrepsié.
   a. Coupe d'une pyramide suivant son grand axe, et dont les tubules sont remplis d'urate de soude jaune.
   b. Sommets des pyramides présentant la même altération.

Fig. F. — Rein de nouveau-né athrepsié, dans un cas de thrombose veineuse.
   a. Veines rénales remplies de coagulations sanguines anciennes.
   b. Pyramides colorées en violet-noirâtre par l'injection extrême de leurs veines.
   c. Infarctus uratique des tubules.

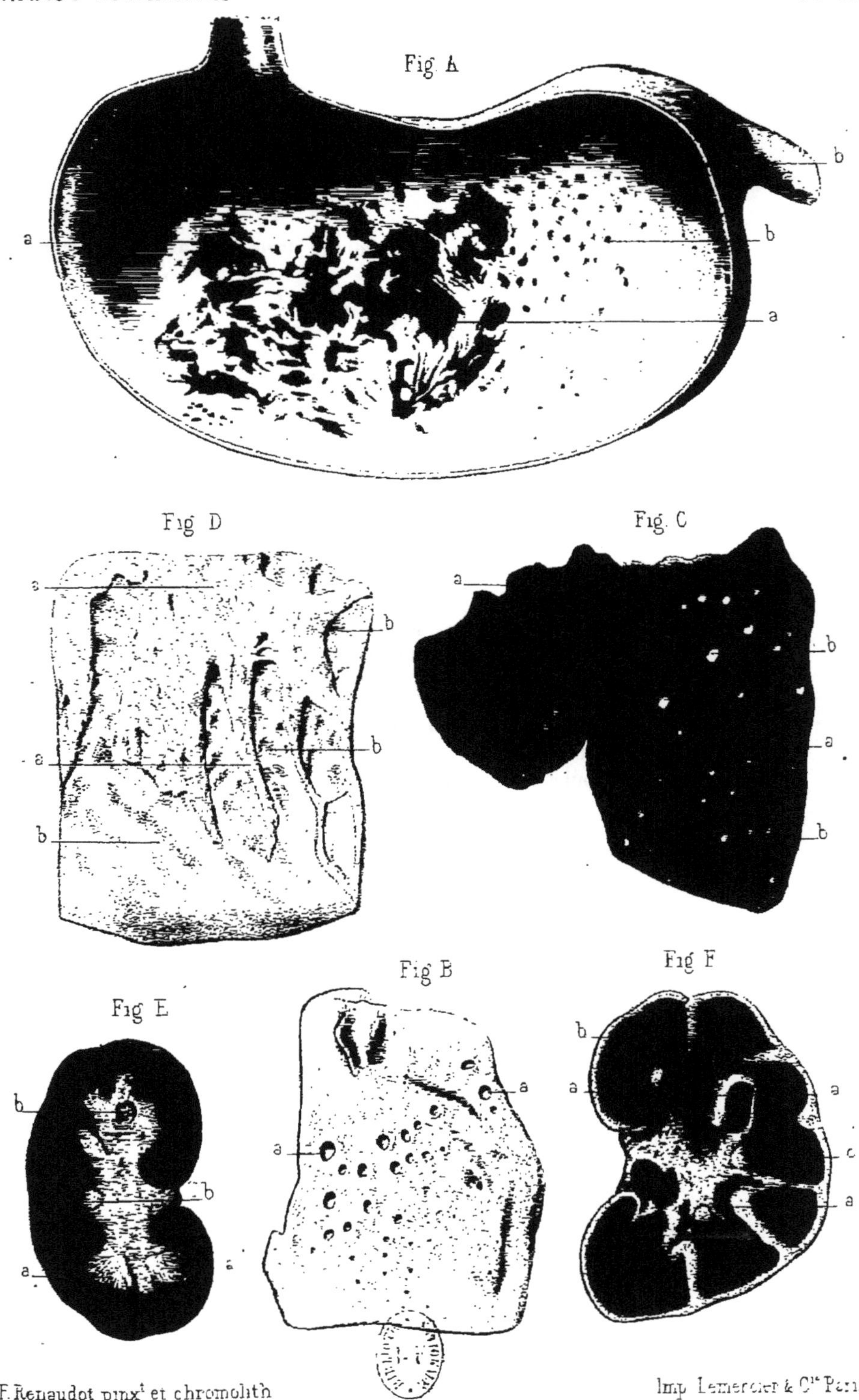

F. Renaudot pinx.t et chromolith   Imp. Lemercier & Cie Paris

G. Masson Éditeur

PLANCHE IV

Fig. A. — **Hémorrhagie sous-arachnoïdienne par thrombose veineuse.**
a. a. a. Veines remplies par des caillots anciens.
b. b. Parties décolorées d'une coagulation intra-veineuse.
c. c. Sang épanché sous l'arachnoïde.

Fig. B. — **Coupe transversale d'un hémisphère cérébral atteint de stéatose en noyaux, faite au niveau du ventricule latéral.**
a. Ventricule latéral.
b. Vaisseau congestionné.
c. c. c. c. Noyaux de stéatose.

Fig. C. — **Fragment de substance cérébrale présentant la même lésion.**
a. Paroi ventriculaire.
b. Vaisseau congestionné.
c. Noyaux de stéatose.

Fig. D. — **Coupe transversale d'un hémisphère cérébral atteint de stéatose centrale.**
a. Cavité ventriculaire ouverte au niveau du corps strié.
b. Pie-mère injectée.
c. c. Centre hémisphérique stéatosé et ramolli.
d. d. Limites de cette lésion.

Fig A

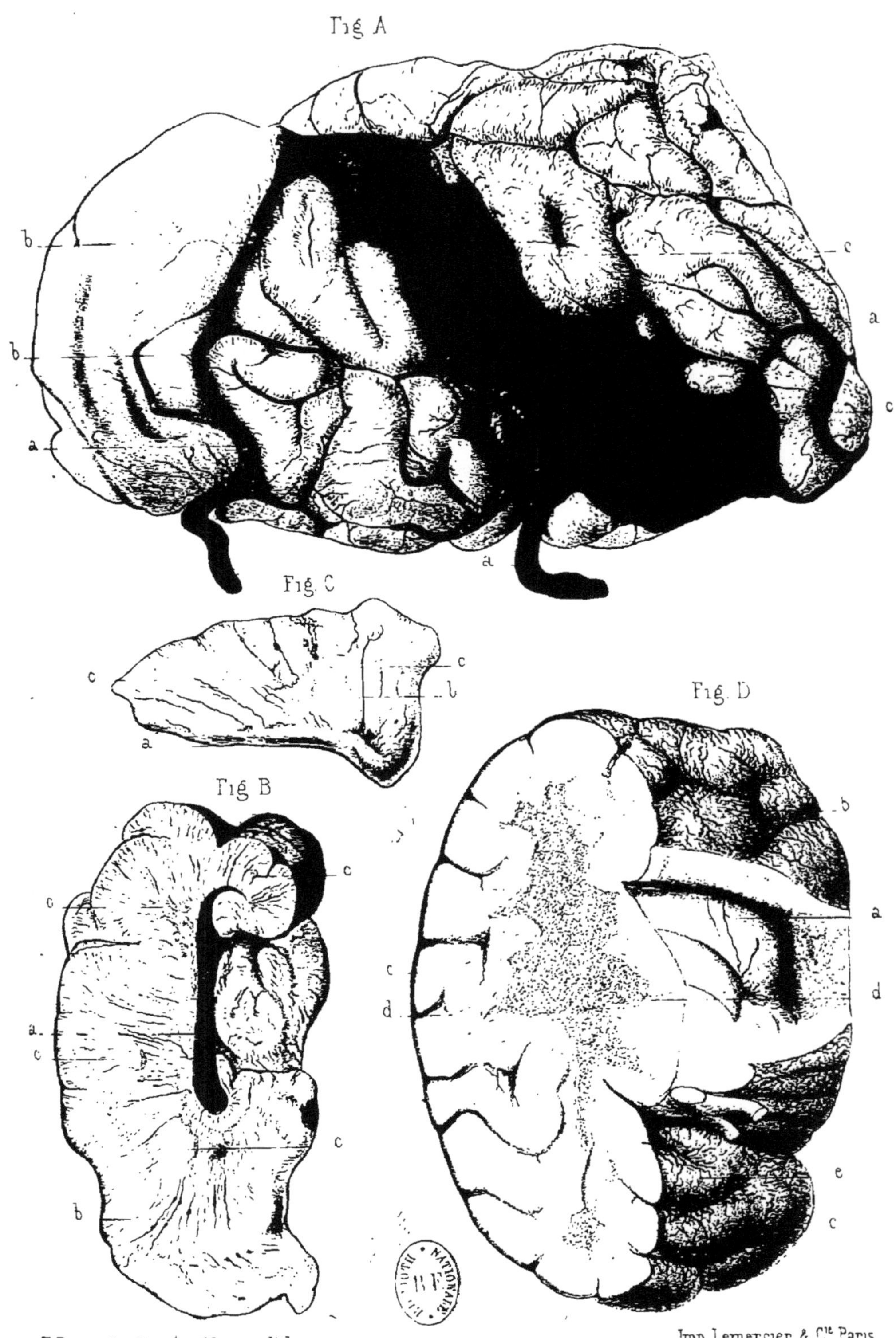

PLANCHE V·

Fig. 1. — **Gastropathie ulcéreuse. Coupe faite perpendiculairement
à la paroi, au niveau d'une ulcération** (35 diam.).

A′. A′. Les glandes et la couche musculeuse sur laquelle elles
reposent sont saines.

A. A. Glandes altérées ; elles sont détruites en partie et le tissu
conjonctif interstitiel est en prolifération.

C. Tunique fibro-vasculaire.

M. Tunique musculaire.

S. S. Tunique séreuse.

a. a. Limites de l'ulcération.

b. Portion dénudée de la tunique fibro-vasculaire. Multiplication
abondante des éléments nucléaires.

v. v. Thrombose veineuse.

c. Injection artérielle.

Fig. 2. — **Gastropathie pseudo-membraneuse. Coupe perpendiculaire
à la surface et à la longueur d'un pli** (20 diam.).

A. Région de la muqueuse déprimée et à peu près saine.

B. B. Tunique fibro-vasculaire.

M. Tunique musculaire.

S. Tunique séreuse.

p. Pli de la tunique fibreuse, couronné par la muqueuse altérée,
et couvert en quelques points par un exsudat membraniforme.

e. e. e. Exsudat.

v. v. v. Veines interglandulaires dilatées par du sang et ayant
l'aspect de massues noires.

b. Pli formé par la tunique fibreuse.

v′. Veine de cette tunique remplie par un thrombus.

Fig. 3. — **Fragment de la couche superficielle de la muqueuse représentée dans la figure précédente, en un point couvert de
l'exsudat membraniforme** (100 diam.).

G. G. Glandes en tube aplaties par les veines congestionnées.

V. V. Veines interglandulaires remplies de sang.

C. C. Partie supérieure de la muqueuse infiltrée d'une grande
quantité de globules rouges et blancs du sang et se confondant
avec l'exsudat.

e. e. Exsudat membraniforme.

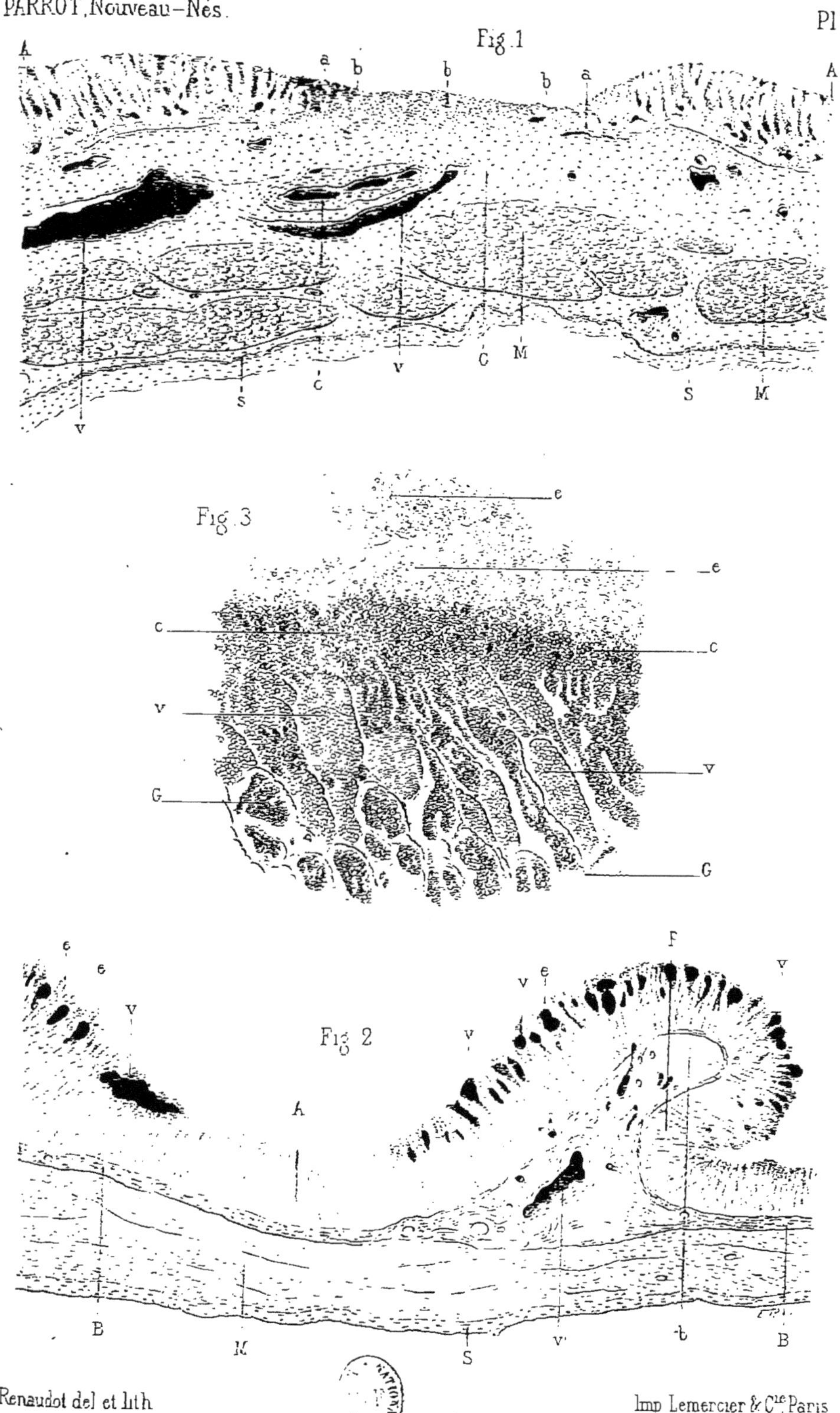
Fig. 1
A a b b b a A
v c v C M
S M
S
v

Fig. 3
e
e
c c
v v
G G

Fig. 2
e e
v
v e v
A F v
B M S v t B

PLANCHE VI

Fig. 1'. — Coupe d'ensemble du larynx d'un enfant nouveau-né atteint de muguet glottique; faite perpendiculairement à la corde vocale inférieure (grandeur naturelle).

A. Corde vocale inférieure.

T. Cartilage thyroïde.

C. — cricoïde.

a. Petite masse de muguet.

Fig. 1. — Portion de la fig. 1' correspondant à la corde vocale (20 diam.).

A. A. Muqueuse saine.

M. Muscle.

a. Produit pathologique (portion flottante).

a'. Produit pathologique (portion adhérente).

b. Point d'implantation du muguet dans le derme muqueux et le tissu sous-jacent.

Fig. 2. — Région de la fig. 1 correspondant au point d'implantation du parasite (160 diamètres).

M. M. Corps muqueux sain.

C. C. Couche fibreuse saine.

p. p. Produit pathologique.

s. s. s. Amas de spores du muguet.

t. t. Tubes du mycélium.

e. e. Couches de cellules épithéliales remplies de granulations parasitaires.

m. Point d'implantation du muguet sur la muqueuse dont les éléments sont en voie de prolifération.

c. Portion de la couche fibreuse pénétrée par les tubes du muguet ; on y voit une multiplication des éléments plasmatiques.

Fig. 3. — Muguet lingual. Coupe faite perpendiculairement à la surface de la langue (35 diamètres).

E. Couche des cellules plates.

C. Colonnes du corps muqueux.

P. Papilles.

M. Muscles.

m. Touffe de muguet.

Fig. 4. — Portion correspondant au point *m* de la fig. 3 (160 diam.).

E. Cellules normales.

s. Cellules séparées les unes des autres et dissociées par les spores du muguet.

m. Masse considérable de spores, au milieu desquelles on voit quelques cellules épithéliales.

t. t. Végétation arborescente de tubes du mycélium.

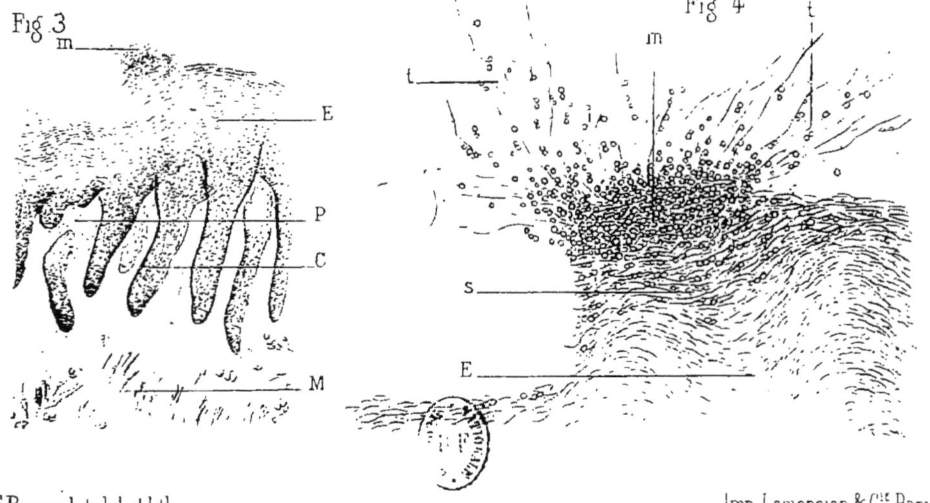

F. Renaudot del et lith   Imp Lemercier & C.ie Paris

G Masson Editeur

PLANCHE VII

Fig. 1. — **Coupe de la paroi d'un estomac atteint de muguet, faite perpendiculairement à sa surface et passant par le centre d'un godet** (15 diam.).

A. Péritoine.

B. Couche musculaire.

C. Couche celluleuse.

v. v. v. v. Vaisseaux oblitérés par des thrombus.

m. Couche sous-muqueuse.

α, β; α, β′. Pourtour saillant du godet.

β, β′. Centre du godet.

γ, β″. Partie de la couche celluleuse remplie de spores et de mycélium.

Fig. 2. — **Partie de la fig. 1 comprise entre** β′ **et** β″. (150 diam.)

g. g. g. g. Glandes gastriques remplies de spores de muguet qui masquent l'épithélium.

f. f′. Tunique fibro-vasculaire envahie par le muguet.

f″. Partie saine de cette tunique.

m. Couche sous-muqueuse.

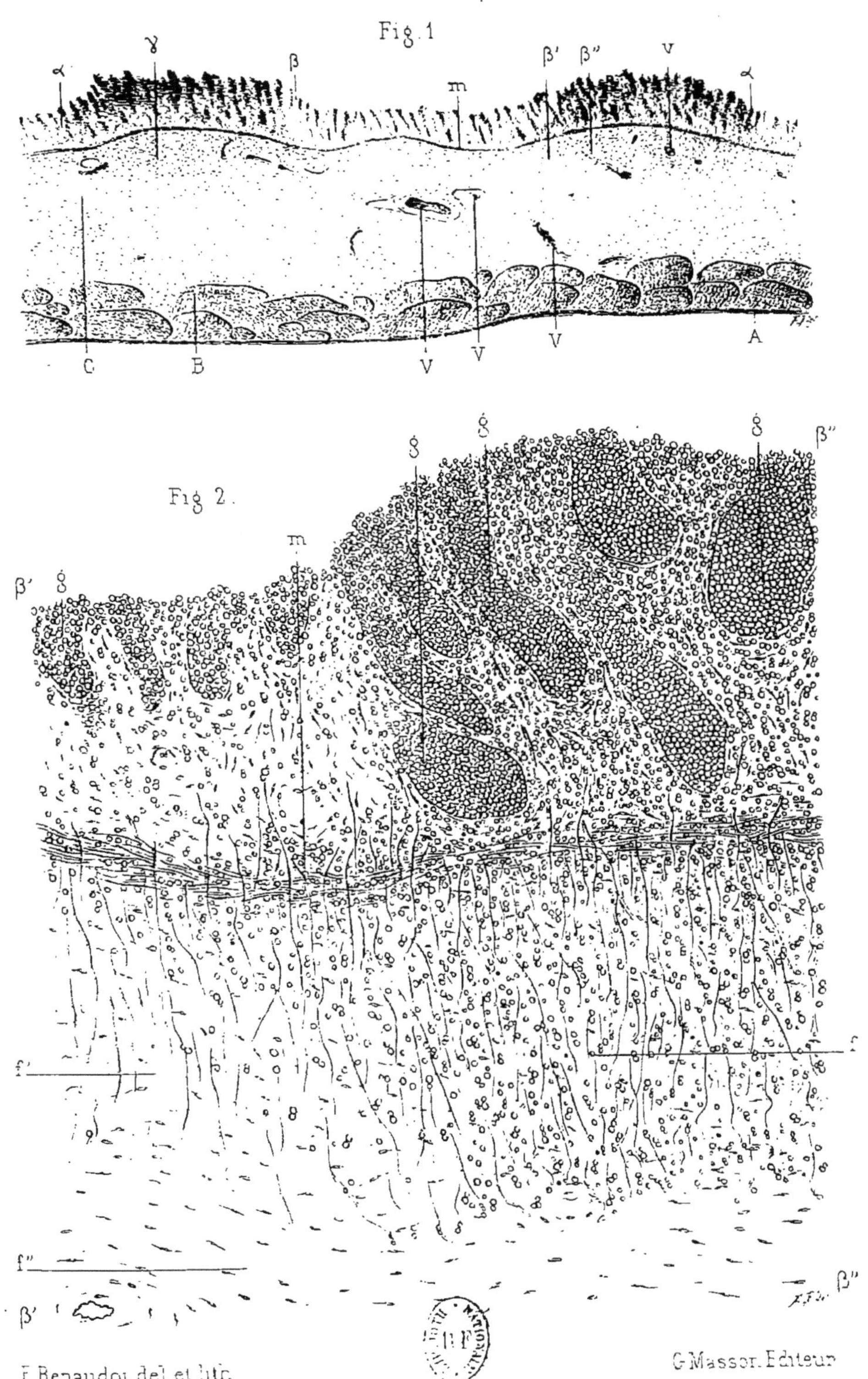
Fig. 1
α γ β β' β'' v α
m
C B V V V A
Fig 2.
ß ß ß ß''
β' ß
m
f'
r
f''
β' ß''

PLANCHE VIII

Fig. 1. — **Coupe d'une pyramide d'un rein atteint d'infarctus uratique, faite parallèlement à son grand axe (25 diam.).**
A. A. A. Tubes de Bellini sains, vus suivant leur longueur.
a. a. Mêmes tubes contenant des amas allongés de concrétions uratiques.
B. Tube de Bellini coupé transversalement.
b. Même tube contenant une concrétion uratique.
C. Vide correspondant à un groupe de tubes de Bellini, coupés transversalement.
c. Un point semblable au précédent contenant un amas uratique.

Fig. 2. — **Amas de sphérules d'urate de soude agglomérées sous forme de stalactites, provenant des tubes *a, a*, de la fig. 1.**

Fig. 3. — **Sphérules isolées.**

Fig. 4. — **Urate de soude amorphe obtenu par l'écrasement d'une sphérule.**

Fig. 5. — **Cellules épithéliales restées saines, provenant d'un tube rempli de sphérules.**

Fig. 6. — **Coupe longitudinale d'un tube de Bellini rempli d'urate de soude amorphe.**
A. Cellules épithéliales.
b. Amas isolé d'urate de soude.
c. Masse compacte d'urate de soude amorphe.

Fig. 7. — **Coupe transversale du même tube au point *b*.**

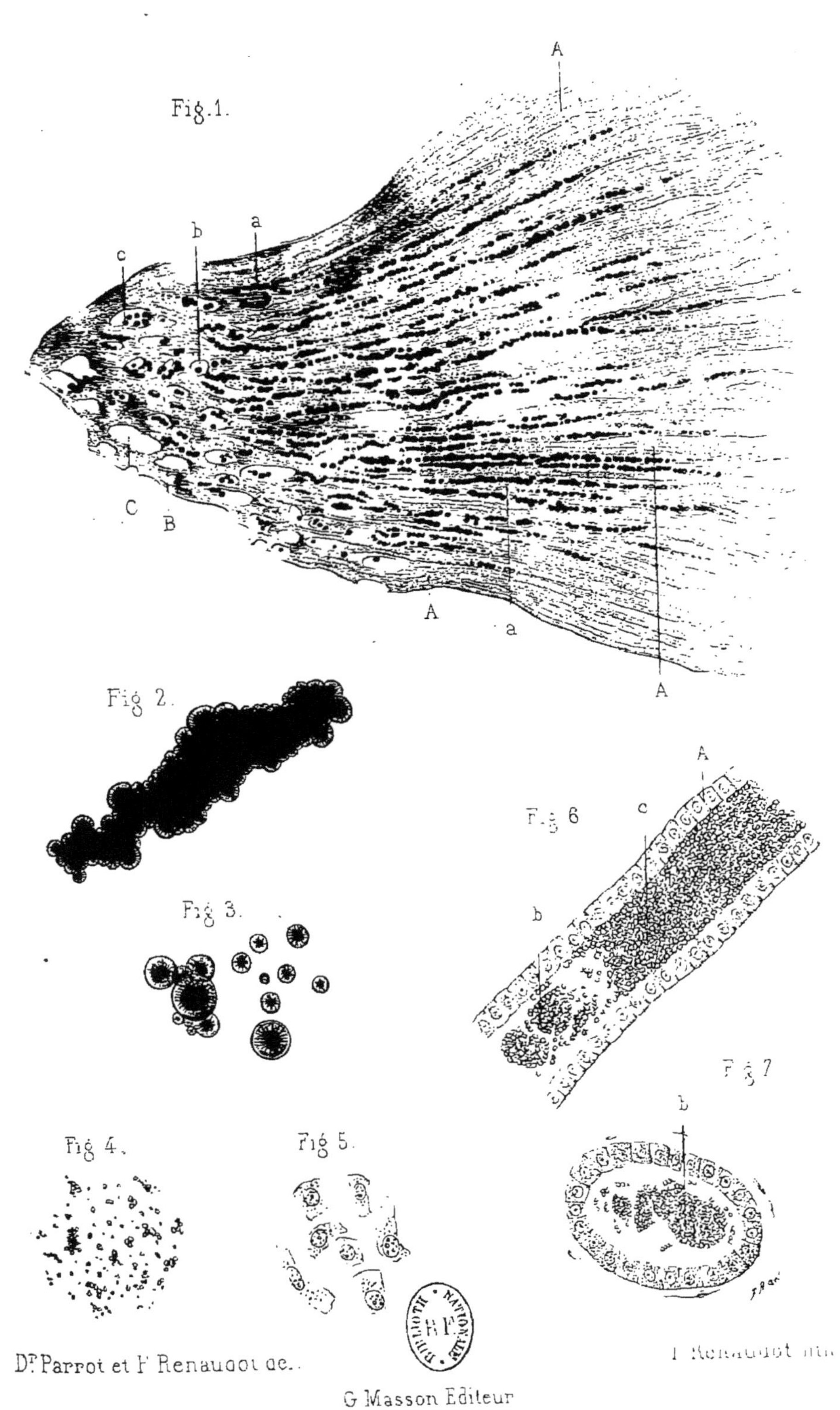
Fig. 1.
A
a
b
c
C
B
A
a
A
Fig 2.
Fig 3.
Fig 6
A
c
b
Fig 7
b
Fig 4.
Fig 5.
Dr Parrot et F. Renaudot ad.
F. Renaudot lith.
G Masson Editeur
Imp. Lemercier et Cie Paris

PLANCHE IX

Fig. 1. — **Fragment de substance cérébrale pris au niveau d'un foyer de stéatose** (15 diam.).

    s. Portion correspondant à la partie opaque et laiteuse.

    s. Substance cérébrale très-légèrement altérée et paraissant saine à l'œil nu.

Fig. 2. — **Éléments constituant la tache opaque de la préparation précédente** (600 diam.).

    G. G. Corps granuleux de différents diamètres.

    N. N. N. Corps granuleux aplati dont on voit le noyau.

    C.· Élément de la névroglie incomplètement stéatosé.

    D. Globules graisseux résultant de l'écrasement d'un corps granuleux.

    T. T. Tubes nerveux altérés et variqueux.

    T′. Les mêmes pelotonnées autour de granulations graisseuses.

Fig. 3. — **Apoplexie rénale consécutive à une thrombose veineuse et stéatose rénale. Coupe d'ensemble faite au niveau d'un foyer hémorrhagique** (12 diam.).

    A. Taches claires correspondant à des foyers circonscrits par des portions C, peu altérées ou même saines.

Fig. 4. — **Partie correspondant au point α de la fig. 3** (500 diam.).

    C. Gaîne conjonctive des tubes.

    T. Tube sain.

    t, t, t. Tubes stéatosés; la graisse infiltre leurs cellules et est accumulée à leur centre.

Fig. 5. — **Partie correspondant au point β de la fig. 3** (500 diam.).

    T. T. Tubes sains.

    t. t. Tubes stéatosés à des degrés divers.

    G. Globules rouges du sang épanchés entre les éléments du tissu rénal.

Fig. 6. — **Centre d'une tache claire de la fig. 3** (500 diam.).

    T. T. Tubes sains, mais aplatis.

    C. C. Gaînes conjonctives des tubules. Quelques-unes se présentent avec l'apparence de trabécules.

    G. Globules rouges du sang épanchés dans les tissus.

    B. Globules blancs.

    t. Tubes stéatosés et aplatis.

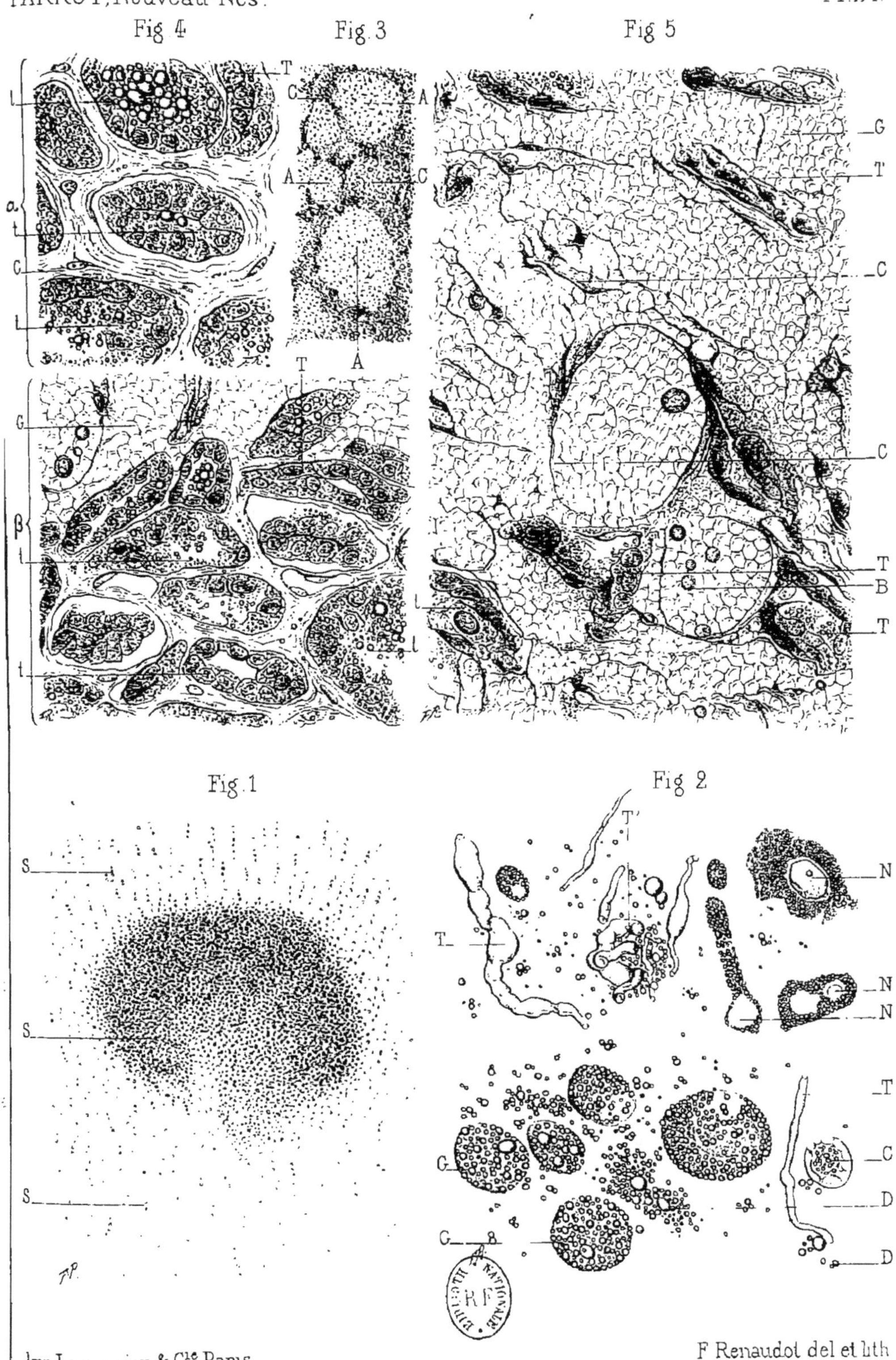

F Renaudot del et lith

PLANCHE X

Fig. 1. — **Amas de cellules adipeuses normales des couches profondes de la peau d'un nouveau-né** (500 diam.).

a, a, a, a. Cellules superficielles.

b, b. Cellules profondes.

Fig. 2. — **Amas de cellules adipeuses des couches profondes de la peau ayant subi un amaigrissement avancé dans l'Athrepsie** (500 diam.).

Les cellules sont inégalement amaigries.

a, a, a, a, a. 1er degré. On ne distingue pas encore nettement le noyau ; mais le volume de la cellule est notablement amoindri.

b, b, b, b. 2e degré. Les cellules sont encore moins volumineuses que les précédentes ; on y distingue nettement le noyau et une zone considérable de protoplasma.

c, c. 3e degré. Les cellules ne contiennent plus de graisse et sont très-peu volumineuses.

Fig. 3. — **Amas de cellules adipeuses des couches profondes de la peau, arrivées au dernier terme de l'amaigrissement** (500 diam.).

a, a, a, a. Cellules qui contiennent encore une petite quantité de graisse.

b, b, b. Toutes les autres en sont complétement dépourvues et rappellent les cellules superficielles de la couche de Malpighi.

Fig. 2

Fig. 3.

F. Renaudot del et lith.

Imp. Lemercier & C.ie Paris.

G. Masson Editeur.

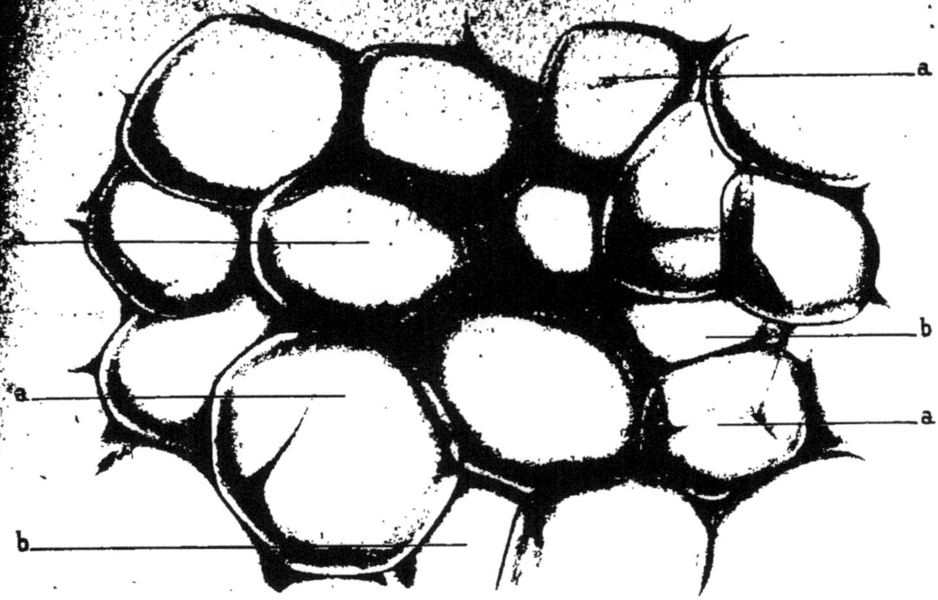

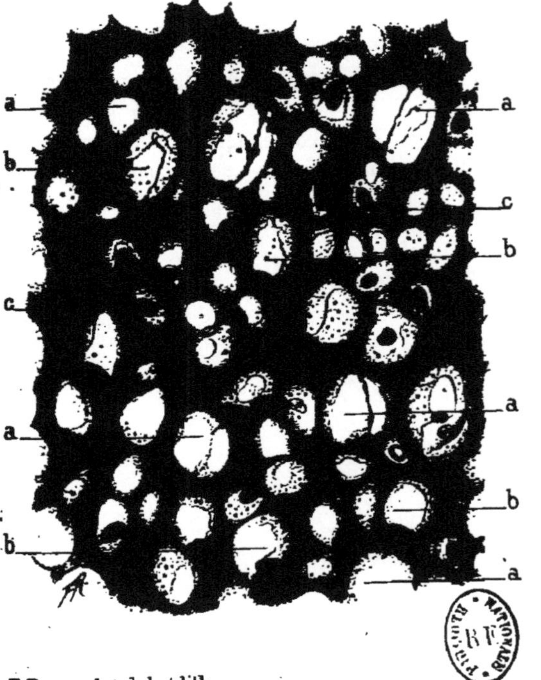

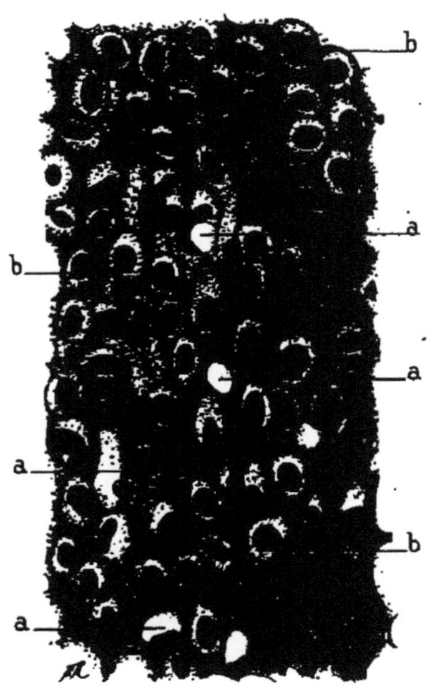

PLANCHE XI

Fig. 1. — Érythème vésiculeux. Coupe faite perpendiculairement à la surface cutanée, au niveau d'une vésicule (80 diam.).

A. Couche cornée de l'épiderme.

B. Colonne du corps muqueux ; cellules saines.

C. Chorion.

a. Espace rempli de liquide dans la couche cornée, limité par la partie la plus superficielle de cette couche, et en bas par des cellules déchiquetées et altérées.

b. Couche intermédiaire du corps muqueux altérée. Les cellules sont hydropiques et notablement augmentées de volume.

d. Amas de noyaux dus à la prolifération des éléments du tissu conjonctif du chorion.

Fig. 1 bis. — Une partie de la coupe précédente vue à un grossissement de 500 diamètres.

Mêmes lettres.

Dans la couche intermédiaire du corps muqueux (*b*), on distingue, malgré la lésion, les dentelures d'un grand nombre de cellules.

Fig. 2. — Érythème papuleux. Coupe faite perpendiculairement à la surface de la peau, au niveau d'une papule (80 diam.).

A. Couche cornée.

B. Corps muqueux où l'on distingue un certain nombre de cellules vésiculeuses.

C. Chorion sain.

d. d. Prolifération considérable des éléments du tissu conjonctif dans le corps papillaire et dans les couches plus profondes du derme. On voit que la lésion est surtout périvasculaire.

Fig. 2 bis. — Une partie de la coupe précédente vue à un grossissement de 500 diamètres.

Mêmes lettres.

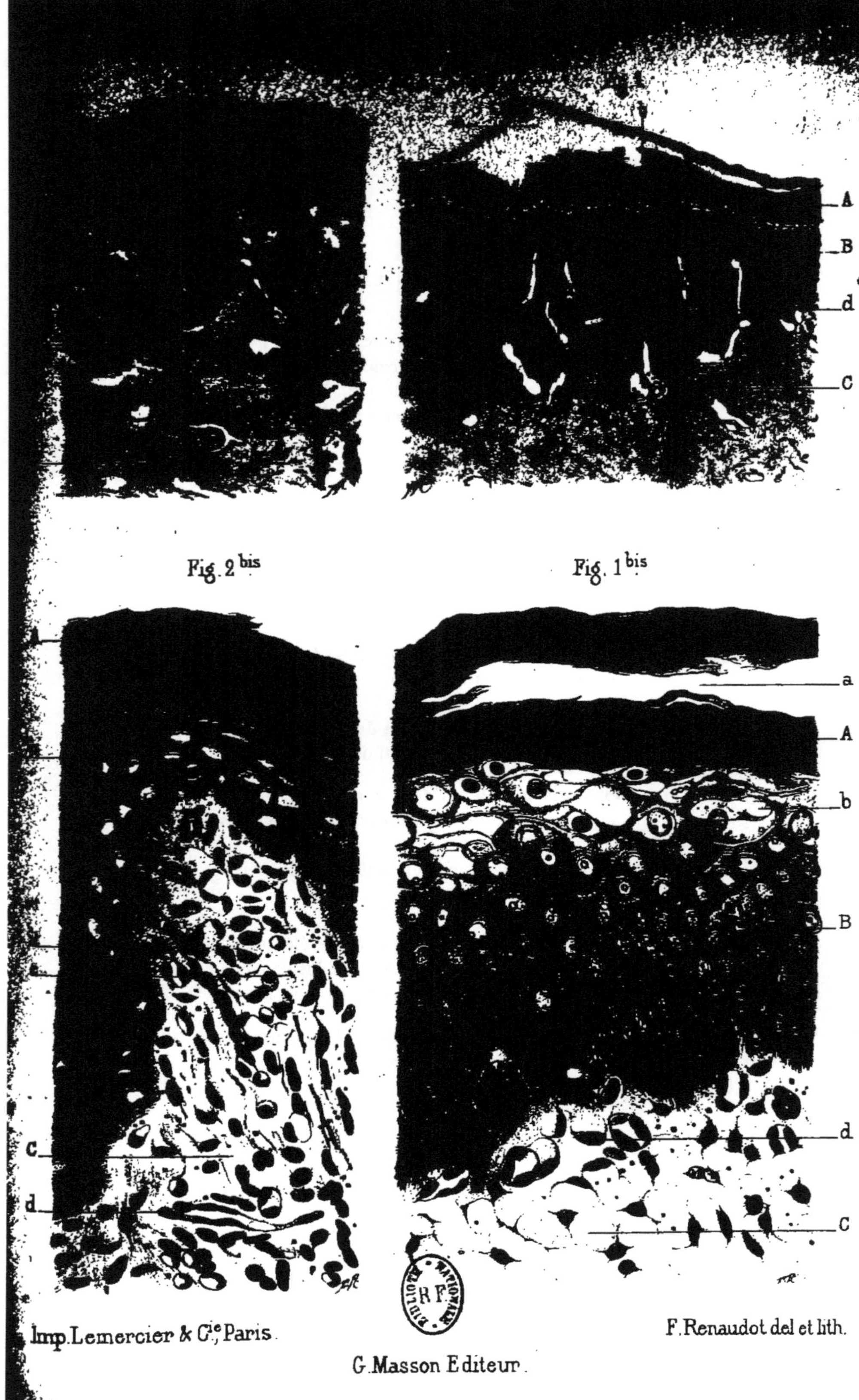

Fig. 2 bis

Fig. 1 bis

Imp. Lemercier & C.ie Paris.

G. Masson Editeur.

F. Renaudot del et lith.

PLANCHE XII

Fig. 1. — **Tracés comparatifs du poids, dans les différentes formes de l'Athrepsie.**
  a. Guérison rapide (obs. XXIX, p. 196).
  b. Forme lente suivie de guérison (obs. XXVI, p. 193).
  c. Forme lente suivie de mort (obs. XXIV, p. 188).
  d. Forme foudroyante suivie de mort (obs. XII, p. 165).

Fig. 2. — **Tracé de la température et du poids, dans un cas de guérison** (obs. XXVI, p. 193).

Fig. 3. — **Tracé de la température, du poids et du pouls, dans un cas de forme aiguë suivie de mort** (obs. IX, p. 160).

(Ces trois figures ne sont pas comparables entre elles, parce que les échelles des tracés ne sont pas les mêmes.)

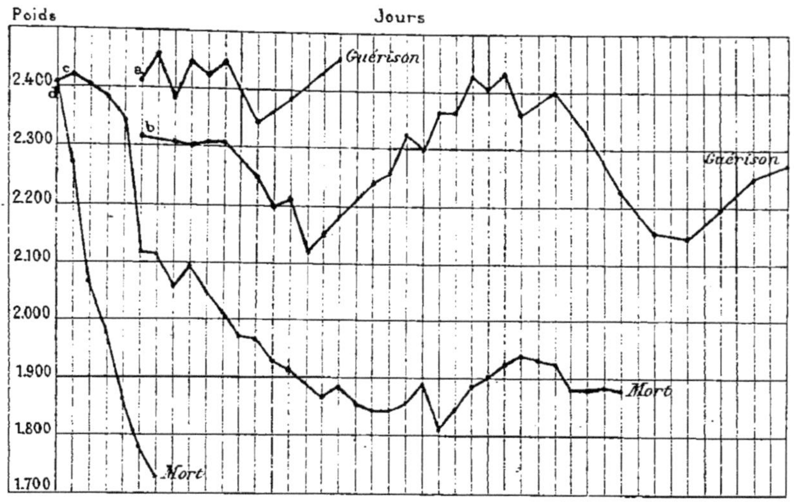

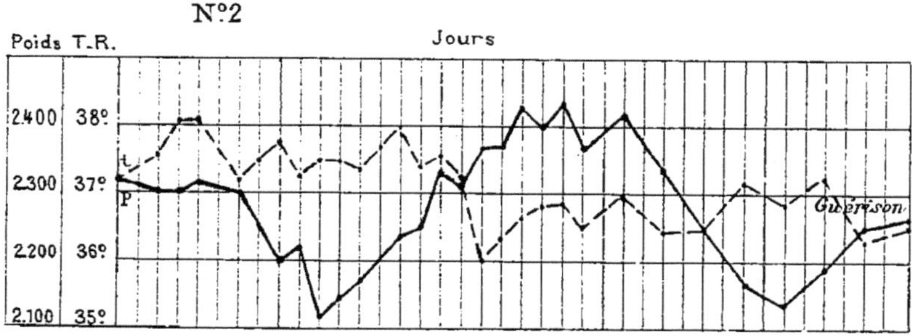

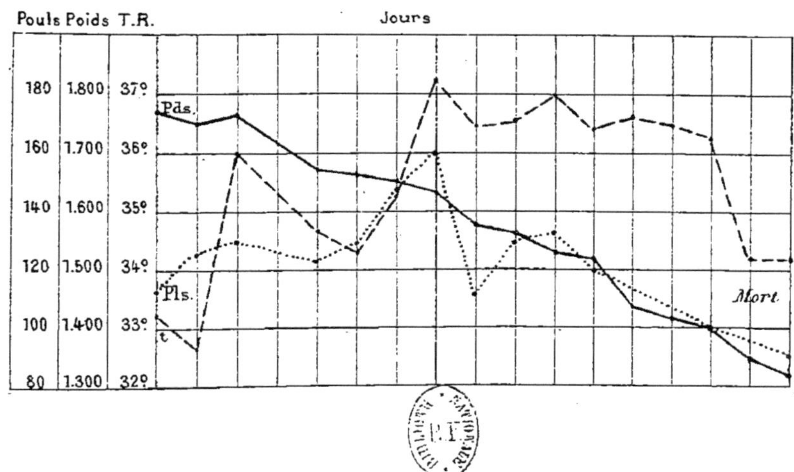

D.r Parrot del.

Morieu sculpsit.

G. Masson, Editeur.

Imp. Lemercier & C.ie Paris.

PLANCHE XIII

Fig. 1. — **Tracé de la température et du poids dans un cas d'Athrepsie lente suivie de mort** (obs. XXIV, p. 188).
Aux chutes rapides du poids correspondent des élévations thermiques brusques.

Fig. 2. — **Tracé du poids et de la température dans un cas d'Athrepsie aiguë, avec complication de pneumonie, suivie de mort.**
Montrant encore qu'à une chute du poids correspond une élévation thermique, et que l'inflammation pulmonaire ne modifie pas la marche de la température.

Fig. 3 et 4. — **Tracé comparatif de la marche de la température, quelques heures avant et après la mort, chez un nouveau-né atteint d'Athrepsie, et chez un enfant plus âgé, atteint de méningite tuberculeuse.**

Fig. 3. — **Méningite tuberculeuse.**
La ligne thermique constamment ascendante, au-dessus de la normale, avant la mort, s'abaisse immédiatement après.
Fig. 4. — **Athrepsie.**
La ligne thermique constamment descendante, au-dessous de la normale, n'accuse pas le moment de la mort (obs. VII, p. 158).

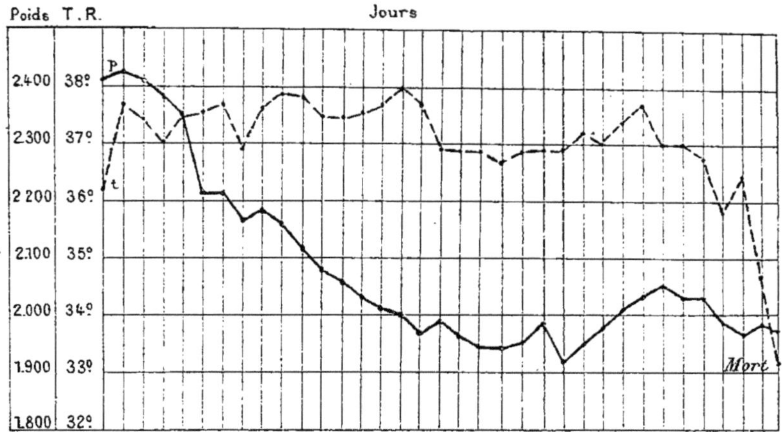

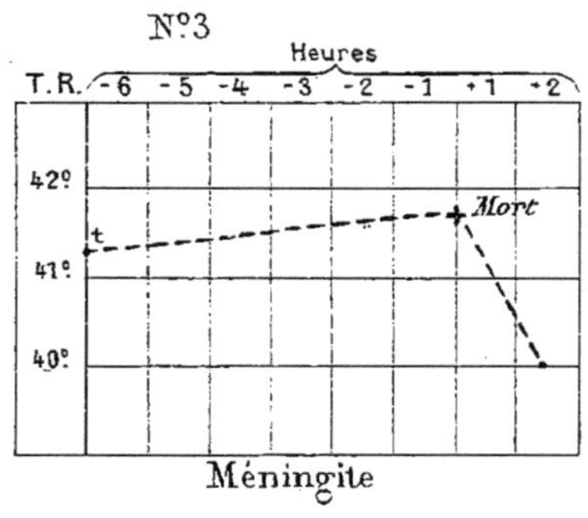

Méningite

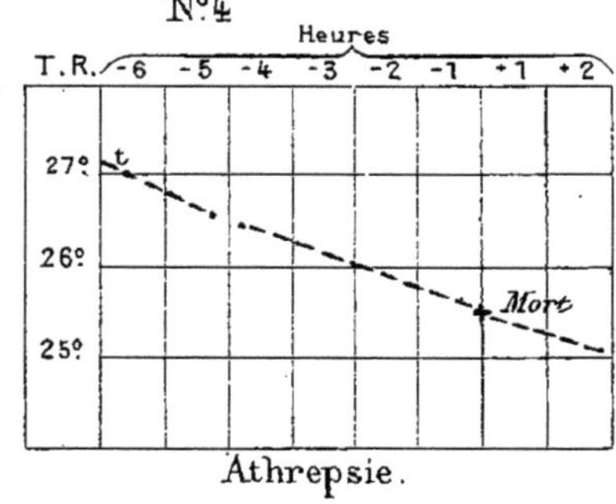

Athrepsie.

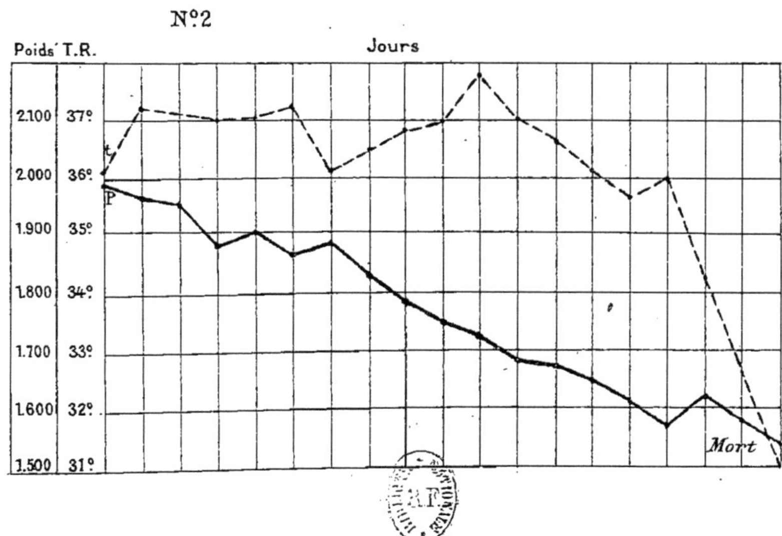

D.r Parrot del.   Morieu sculpsit.

G.Masson, Editeur.

Imp. Lemercier & C.ie, Paris